CB018505

SÉRIE MANUAL DO MÉDICO-RESIDENTE

CIRURGIA GERAL

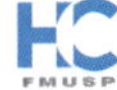

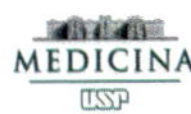

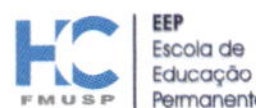

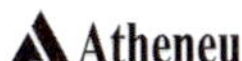

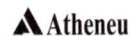

SÉRIE MANUAL DO MÉDICO-RESIDENTE

Coordenadores da Série
José Otávio Costa Auler Junior
Luis Yu

- *Acupuntura e Medicina Tradicional Chinesa*
- *Alergia e Imunologia*
- *Cardiologia*
- *Cirurgia*
- *Cirurgia de Cabeça e Pescoço*
- *Cirurgia do Aparelho Digestivo*
- *Cirurgia Geral*
- *Cirurgia Pediátrica*
- *Cirurgia Plástica*
- *Cirurgia Torácica*
- *Cuidados Paliativos – Falências Orgânicas*
- *Dermatologia*
- *Endocrinologia*
- *Endoscopia*
- *Gastroenterologia e Hepatologia*
- *Genética Médica*
- *Geriatria*
- *Ginecologia e Obstetrícia*
- *Mastologia*
- *Medicina de Família e Comunidade*
- *Medicina Legal e Perícia Médica*
- *Neurocirurgia*
- *Neurologia*
- *Neurologia Infantil*
- *Nutrologia*
- *Ortopedia*
- *Otorrinolaringologia*
- *Patologia*
- *Pediatria*
- *Pneumologia*
- *Radiologia e Diagnóstico por Imagem*
- *Radioterapia*
- *Reumatologia*
- *Transplante*
- *Urologia*

SMMR

Série Manual do Médico-Residente do Hospital das Clínicas da Faculdade de Medicina da Universidade de São Paulo

Coordenadores da Série

JOSÉ OTÁVIO COSTA AULER JUNIOR

LUIS YU

VOLUME
CIRURGIA GERAL

Editores do Volume

EDIVALDO MASSAZO UTIYAMA

JOSÉ PINHATA OTOCH

LENIRA CHIERENTIN RENGEL

SUMAYA ABDUL GHAFFAR

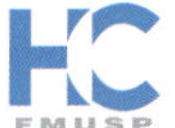

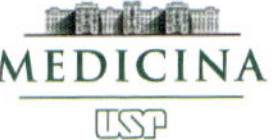

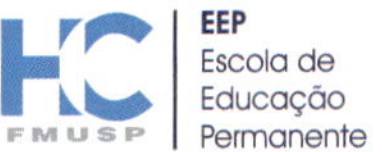

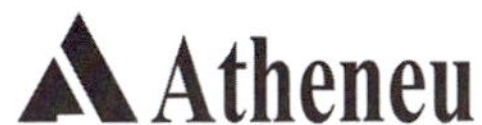

EDITORA ATHENEU

São Paulo	—	*Rua Avanhandava, 126 - 8º andar* *Tel.: (11) 2858-8750* *E-mail: atheneu@atheneu.com.br*
Rio de Janeiro	—	*Rua Bambina, 74* *Tel.: (21) 3094-1295* *E-mail: atheneu@atheneu.com.br*

CAPA: Equipe Atheneu
PRODUÇÃO EDITORIAL: MKX Editorial

CIP-BRASIL. CATALOGAÇÃO NA PUBLICAÇÃO
SINDICATO NACIONAL DOS EDITORES DE LIVROS, RJ

C526

Cirurgia geral / editores do volume Edivaldo Massazo Utiyama ... [et al.] ; coordenadores da série José Otávio Costa Auler Junior, Luis Yu. - 1. ed. - Rio de Janeiro : Atheneu, 2019.
(Manual do médico-residente do Hospital das Clínicas da Faculdade de Medicina da Universidade de São Paulo)

Inclui bibliografia e índice
ISBN 978-85-388-1042-1

1. Medicina. 2. Cirurgia. I. Utiyama, Edivaldo Massazo. II. Auler Junior, José Otávio Costa Auler. III. Yu, Luis. IV. Série.

19-59611 CDD: 617
CDU: 617

Meri Gleice Rodrigues de Souza - Bibliotecária CRB-7/6439

03/09/2019 12/09/2019

UTIYAMA, E.M.; OTOCH, J.P.; RENGEL, L.C.; GHAFFAR, S.A.
Série Manual do Médico-Residente do Hospital das Clínicas da Faculdade de Medicina da Universidade de São Paulo – Volume Cirurgia Geral.

Coordenadores da Série

José Otávio Costa Auler Junior
Professor Titular da Disciplina de Anestesiologia da Faculdade de Medicina da Universidade de São Paulo (FMUSP). Diretor da FMUSP (2014-2018).

Luis Yu
Professor-Associado de Nefrologia da Faculdade de Medicina da Universidade de São Paulo (FMUSP). Ex-Coordenador-Geral da Comissão de Residência Médica (Coreme) da FMUSP.

Editores do Volume

Edivaldo Massazo Utiyama
Professor Titular do Departamento de Cirurgia da Faculdade de Medicina da Universidade de São Paulo (FMUSP).
Diretor Técnico de Saúde da Divisão de Clínica Cirúrgica III do Hospital das Clínicas da FMUSP (HCFMUSP).

José Pinhata Otoch
Professor Titular do Departamento de Cirurgia da Faculdade de Medicina da Universidade de São Paulo (FMUSP).

Lenira Chierentin Rengel
Médica Colaboradora do Serviço de Cirurgia Oncológica da Divisão de Clínica Cirúrgica III do Hospital das Clínicas da Faculdade de Medicina da Universidade de São Paulo (HCFMUSP).

Sumaya Abdul Ghaffar
Médica Residente do Programa de Cirurgia Geral do Departamento de Cirurgia da Faculdade de Medicina da Universidade de São Paulo (FMUSP).

Colaboradores

Abel Hiroshi Murakami

Médico Assistente do Grupo de Parede Abdominal da Divisão de Clínica Cirúrgica III do Hospital das Clínicas da Faculdade de Medicina da Universidade de São Paulo (HCFMUSP). Médico Assistente do Pronto-Socorro de Cirurgia Geral da Divisão de Clínica Cirúrgica III do HCFMUSP.

Adriano Pflug

Médico Assistente da Divisão de Clínica Cirúrgica III do Hospital das Clínicas da Faculdade de Medicina da Universidade de São Paulo (HCFMUSP).

Alberto Azoubel Antunes

Professor-Associado de Urologia da Faculdade de Medicina da Universidade de São Paulo (FMUSP). Chefe do Setor de Próstata do Hospital das Clínicas da FMUSP (HCFMUSP).

Alberto Bitran

Médico Assistente da Divisão de Clínica Cirúrgica III do Hospital das Clínicas da Faculdade de Medicina da Universidade de São Paulo (HCFMUSP).

Alberto Jorge Monteiro Dela Vega

Cirurgião Torácico. Médico Assistente do Instituto do Câncer do Estado de São Paulo (ICESP).

Alessandro Wasum Mariani

Professor Colaborador da Disciplina de Cirurgia Torácica da Faculdade de Medicina da Universidade de São Paulo (FMUSP). Doutor em Ciências pela FMUSP. Médico Assistente do Serviço e Cirurgia Torácica do Instituto do Coração do Hospital das Clínicas da FMUSP (InCor-HCMUSP).

Alexandre Iscaife

Doutor em Urologia pela Faculdade de Medicina da Universidade de São Paulo (FMUSP). Médico Assistente da Clínica Urológica do Hospital das Clínicas da FMUSP (HCFMUSP).

Alexandre Kirchner Paschoini

Médico graduado pela Universidade Federal do Triângulo Mineiro (UFTM). Residente do Programa de Cirurgia Geral do Hospital das Clínicas da Faculdade de Medicina da Universidade de São Paulo (HCFMUSP).

Alfredo Jacomo

Professor-Associado do Departamento de Cirurgia da Faculdade de Medicina da Universidade de São Paulo (FMUSP). Professor Responsável pela Disciplina de Topografia Estrutural Humana do Departamento de Cirurgia da FMUSP.

Ana Cristina Aoun Tannuri

Professora-Associada da Disciplina de Técnica Cirúrgica e Cirurgia Experimental do Departamento de Cirurgia da Faculdade de Medicina da Universidade de São Paulo (FMUSP). Médica-Assistente do Serviço de Cirurgia Pediátrica do Instituto da Criança do Hospital das Clínicas da FMUSP (ICr-HCFMUSP).

Ana Kober Nogueira Leite

Cirurgiã de Cabeça e Pescoço. Médica-Assistente do Instituto do Câncer do Estado de São Paulo (ICESP). Disciplina de Cirurgia de Cabeça e Pescoço da Faculdade de Medicina da Universidade de São Paulo (FMUSP).

Antonio Eduardo Zerati

Professor Livre-Docente da Disciplina de Cirurgia Vascular e Endovascular da Faculdade de Medicina da Universidade de São Paulo (FMUSP). Chefe da Equipe de Cirurgia Vascular e Endovascular do Instituto do Câncer do Hospital das Clínicas da FMUSP (ICESP-FMUSP).

Benoit Jacques Bibas

Médico Assistente da Disciplina de Cirurgia Torácica no Instituto do Câncer do Hospital das Clínicas da Faculdade de Medicina da Universidade de São Paulo (ICESP-HCFMUSP). Membro Titular da Sociedade Brasileira de Cirurgia Torácica (SBCT).

Bruno Erick Sinedino

Médico Assistente da Disciplina de Anestesiologia do Hospital das Clínicas da Faculdade de Medicina da Universidade de São Paulo (HCFMUSP). Título Superior de Anestesiologia (TSA) pela Sociedade Brasileira de Anestesiologia (SBA). Supervisor de Anestesia da Trauma do HCFMUSP.

Bruno Gouveia Nascimento

Urologista pelo Hospital das Clínicas da Faculdade de Medicina da Universidade de São Paulo (HCFMUSP). Médico do Grupo de Medicina Sexual da Divisão de Urologia do HCFMUSP.

Bruno Nicolino Cezarino

Médico Assistente da Divisão de Urologia do Hospital das Clínicas da Faculdade de Medicina da Universidade de São Paulo (HCFMUSP).

Carlos Augusto Metidieri Menegozzo

Médico Assistente da Divisão de Clínica Cirúrgica III do Hospital das Clínicas da Faculdade de Medicina da Universidade de São Paulo (HCFMUSP). Titular do Capítulo de São Paulo do Colégio Brasileiro de Cirurgiões (TCBC).

Celso de Oliveira Bernini

Médico Assistente da Divisão de Clínica Cirúrgica III do Hospital das Clínicas da Faculdade de Medicina da Universidade de São Paulo (HCFMUSP).

Chen Jen Shan

Graduado em Medicina pela Faculdade de Medicina da Universidade de São Paulo (FMUSP). Residência Médica em Cirurgia Geral no Departamento de Clínica Cirúrgica do Hospital das Clínicas da FMUSP (HCFMUSP). Residência Médica em Urologia na Clínica Urológica do Departamento de Cirurgia do HCFMUSP. Título de Especialista em Urologia pela Sociedade Brasileira de Urologia (SBU). Doutorado em Urologia pela FMUSP. Médico Assistente Responsável pelo Grupo de Doenças Sexualmente Transmissíveis (DST) da Clínica Urológica do HCFMUSP desde 2004.

Claudio Roberto Cernea

Professor-Associado do Departamento de Cirurgia da Faculdade de Medicina da Universidade de São Paulo (FMUSP). Director Técnico I do Serviço de Cirurgia de Cabeça e Pescoço do Hospital das Clínicas da FMUSP (HCFMUSP). Professor Responsável pela Disciplina de Cirurgia de Cabeça e Pescoço do Departamento de Cirurgia da FMUSP.

Cornelius Mitteldorf

Docente do Departamento de Cirurgia da Faculdade de Medicina da Universidade de São Paulo (FMUSP). Chefe Técnico da Divisão de Cirurgia do Hospital Universitário da USP (HU-USP).

Daniel Ayabe Ninomiya

Médico Infectologista do Hospital Estadual Mário Covas. Ex-Preceptor do Departamento de Moléstias Infecciosas e Parasitárias da Faculdade de Medicina da Universidade de São Paulo (FMUSP).

Danielli Matsuura

Médica-Assistente do Serviço de Cirurgia de Cabeça e Pescoço do Instituto do Câncer do Estado de São Paulo (ICESP).

Danila Gomez

Médica graduada pelo Centro Universitário São Camilo (CUSC). Médica Preceptora do Pronto-Socorro da Divisão de Clínica Cirúrgica III do Hospital das Clínicas da Faculdade de Medicina da Universidade de São Paulo (FMUSP).

Danilo Alves Andrade

Médico Preceptor da Divisão de Clínica Cirúrgica III do Hospital das Clínicas da Faculdade de Medicina da Universidade de São Paulo (HCFMUSP).

Dário Birolini

Professor Emérito da Disciplina de Clínica Cirúrgica da Faculdade de Medicina da Universidade de São Paulo (FMUSP).

David Gomez

Médico Assistente da Divisão de Cirurgia Plástica do Hospital das Clínicas da Faculdade de Medicina da Universidade de São Paulo (HCFMUSP).

Dimas Milcheski

Médico Assistente do Grupo de Feridas da Divisão de Cirurgia Plástica e Queimaduras do Hospital das Clínicas da Faculdade de Medicina da Universidade de São Paulo (HCFMUSP). Mestre, Doutor e Pós-Doutor pela FMUSP. Membro Titular da Sociedade Brasileira de Cirurgia Plástica (SBCP). Membro da Sociedade Brasileira de Cirurgia da Mão (SBCM). Membro da Sociedade Brasileira de Microcirurgia Reconstrutiva (SBMR).

Dov Goldenberg

Livre-Docente pela Faculdade de Medicina da Universidade de São Paulo (FMUSP). Ex-Presidente da Associação Brasileira de Cirurgia Craniomaxilofacial (ABCCMF). Responsável pelo Grupo de Cirurgia Plástica Pediátrica do Hospital das Clínicas da FMUSP (HCFMUSP).

Eduardo Mazzucchi

Médico Assistente da Divisão de Urologia do Hospital das Clínicas da Faculdade de Medicina da Universidade de São Paulo (HCFMUSP).

Eduardo Rissi Silva

Médico graduado pela Faculdade de Medicina da Universidade de São Paulo (FMUSP). Residência de Cirurgia Geral e Cirurgia Geral – Programa Avançado no Hospital das Clínicas da FMUSP (HCFMUSP). Preceptor pelo Departamento de Cirurgia Geral e Trauma (3CC) de 2016 a 2018.

Eduardo Yasusshi Tanaka
Médico Assistente da Divisão de Clínica Cirúrgica III do Hospital das Clínicas da Faculdade de Medicina da Universidade de São Paulo (HCFMUSP).

Edvaldo Leal de Moraes
Mestrado, Doutorado e Pós-Doutorado pela Escola de Enfermagem da Universidade de São Paulo (EE-USP). Diretor Técnico de Saúde Nível I da Organização de Procura de Órgãos do Hospital das Clínicas da Faculdade de Medicina da Universidade de São Paulo (HCFMUSP).

Erasmo Simão da Silva
Professor-Associado da Disciplina de Cirurgia Vascular e Endovascular do Departamento de Cirurgia da Faculdade de Medicina da Universidade de São Paulo (FMUSP).

Fábio Busnardo
Professor Livre-Docente pelo Departamento de Cirurgia da Faculdade de Medicina da Universidade de São Paulo (FMUSP). Médico Supervisor da Disciplina de Cirurgia Plástica da FMUSP.

Fábio de Barros
Médico Assistente da Disciplina de Cirurgia Pediátrica e Transplante Hepático do Instituto da Criança do Hospital das Clínicas da Faculdade de Medicina da Universidade de São Paulo (ICr-HCFMUSP). Médico Assistente do Departamento de Cirurgia Pediátrica do AC Camargo Câncer Center.

Fábio Torricelli
Médico Assistente da Divisão de Urologia do Hospital das Clínicas da Faculdade de Medicina da Universidade de São Paulo (HCFMUSP).

Felipe Rodrigues de Noronha
Médico graduado pela Universidade de São Paulo (USP).

Fernando da Costa Ferreira Novo
Cirurgião do Pronto-Socorro do Hospital das Clínicas da Faculdade de Medicina da Universidade de São Paulo (HCFMUSP).

Fernando Ramos de Freitas

Médico Residente da Divisão de Cirurgia Plástica e Queimaduras do Hospital das Clínicas da Faculdade de Medicina da Universidade de São Paulo (HCFMUSP).

Filipe Matheus Cadamuro

Médico Intensivista Titulado pela Associação Médica Brasileira (AMB). Médico Diarista da Unidade de Terapia Intensiva (UTI) da Emergência Cirúrgica do Hospital das Clínicas da Faculdade de Medicina da Universidade de São Paulo (HCFMUSP). Médico Diarista da UTI D do Hospital Nove de Julho.

Filippe Moura de Gouvêa

Médico Preceptor da Disciplina de Cirurgia Torácica do Instituto do Coração do Hospital das Clínicas da Faculdade de Medicina da Universidade de São Paulo (InCor-HCFMUSP).

Flávia Emi Akamatsu

Professora Doutora do Departamento de Cirurgia da Faculdade de Medicina da Universidade de São Paulo (FMUSP).

Flávio Carneiro Hojaij

Professor Livre-Docente pelo Departamento Cirurgia da Faculdade de Medicina da Universidade de São Paulo (FMUSP). Médico do Laboratório de Anatomia Médico-Cirúrgica (LIM-02) do Hospital das Clínicas da FMUSP (HCFMUSP). Professor Colaborador da Disciplina de Topografia Estrutural Humana do Departamento de Cirurgia da FMUSP.

Francisco de Sales Collet e Silva

Médico Assistente da Divisão de Clínica Cirúrgica III do Hospital das Clínicas da Faculdade de Medicina da Universidade de São Paulo (HCFMUSP).

Frederico José Ribeiro Teixeira Jr.

Médico Assistente da Divisão de Cirurgia Oncológica, Clínica Cirúrgica III do Hospital das Clínicas da Faculdade de Medicina da Universidade de São Paulo (HCFMUSP).

Giovanni S. Marchini

Médico Assistente da Divisão de Urologia do Hospital das Clínicas da Faculdade de Medicina da Universidade de São Paulo (HCFMUSP).

Giuliano B. Guglielmetti

Médico Assistente da Disciplina de Urologia do Hospital das Clínicas da Faculdade de Medicina da Universidade de São Paulo (HCFMUSP).

Glauco Fernandes Saes

Doutor em Ciências pela Faculdade de Medicina da Universidade de São Paulo (FMUSP). Médico Assistente da Equipe de Cirurgia Vascular e Endovascular do Instituto do Câncer do Hospital das Clínicas da Faculdade de Medicina da Universidade de São Paulo (ICESP-HCFMUSP).

Grace Mulatti

Graduação em Medicina e Residência em Cirurgia Vascular pela Faculdade de Medicina da Universidade de São Paulo (FMUSP). Doutorado em Clínica Cirúrgica pela FMUSP. Título de Especialista em Angiologista e Cirurgia Vascular pela Sociedade Brasileira de Angiologista e Cirurgia Vascular (SBACV). Médica Assistente do Serviço de Cirurgia Vascular do Hospital das Clínicas da FMUSP (HCFMUSP).

Helio Minamoto

Médico Assistente Doutor e Professor Colaborador da Disciplina de Cirurqia Torácica do Instituto do Coração do Hospital das Clínicas da Faculdade de Medicina da Universidade de São Paulo (InCor-HCFMUSP).

Homero Bruschini

Médico Assistente da Disciplina de Urologia do HCFMUSP.

Jeammy Andrea Perez Parra

Médica Preceptora da Divisão de Clínica Cirúrgica III do Hospital das Clínicas da Faculdade de Medicina da Universidade de São Paulo (HCFMUSP).

Joaquim Edson Vieira

Professor-Associado Livre-Docente da Disciplina de Anestesiologia do Departamento de Cirurgia da Faculdade de Medicina da Universidade de São Paulo (FMUSP). Médico Anestesiologista da Divisão de Anestesia do Instituto Central do Hospital das Clínicas da FMUSP (IC-HCFMUSP).

Jocielle Santos de Miranda

Médico Assistente da Disciplina de Cirurgia Geral do Hospital das Clínicas da Faculdade de Medicina da Universidade de São Paulo (HCFMUSP).

José Cury

Chefe do Grupo de Medicina Sexual da Divisão de Urologia do Hospital das Clínicas da Faculdade de Medicina da Universidade de São Paulo (HCFMUSP). Membro Titular da Sociedade Brasileira de Urologia e Confederação Americana de Urologia (SBU-CAU) e da International Society for Sexual Medicine (ISSM). Coordenador da Graduação Médica da Divisão de Urologia do HCFMUSP.

José Luis Borges Mesquita (*in memoriam*)

Médico Assistente da Disciplina de Urologia do Hospital das Clínicas da Faculdade de Medicina da Universidade de São Paulo (HCFMUSP).

Juliana Mol Trindade

Fellow em Cirurgia de Traqueia e Endoscopia Respiratória Terapêutica. Disciplina de Cirurgia Torácica do Instituto do Coração do Hospital das Clínicas da Faculdade de Medicina da Universidade de São Paulo (InCor-HCFMUSP).

Leandro Luongo de Matos

Professor Livre-Docente do Departamento de Cirurgia da Disciplina de Cirurgia de Cabeça e Pescoço da Faculdade de Medicina da Universidade de São Paulo (FMUSP). Pesquisador no LIM28 da FMUSP. Médico Assistente em Cirurgia de Cabeça e Pescoço do Instituto do Câncer do Estado de São Paulo (ICESP). Professor-Associado da Disciplina de Clínica Cirúrgica da Faculdade Israelita de Ciências da Saúde Albert Einstein (FICSAE). Diretor Científico da Sociedade Brasileira de Cirurgia de Cabeça e Pescoço (SBCCP).

Leonardo Borges de Barros e Silva

Médico graduado pela Universidade de Pernambuco (UPE). Especialista em Clínica Médica pela Faculdade de Medicina da Universidade de São Paulo (FMUSP). Coordenador da Organização de Procura de Órgãos do Hospital das Clínicas da FMUSP (OPO-HCFMUSP).

Lorena Marçalo Oliveira

Médica Assistente da Divisão de Urologia do Hospital das Clínicas da Faculdade de Medicina da Universidade de São Paulo (HCFMUSP).

Luccas Soares Laferreira

Médico graduado pela Faculdade de Medicina da Universidade de São Paulo (FMUSP). Urologista pelo Hospital das Clínicas da FMUSP (HCFMUSP). Médico Preceptor do Serviço de Urologia do HCFMUSP.

Luiz Roberto Schlaich Ricardi

Médico Assistente da Disciplina de Cirurgia Pediátrica e Transplante Hepático Infantil do Instituto da Criança do Hospital das Clínicas da Faculdade de Medicina da Universidade de São Paulo (ICr-HCFMUSP).

Maira Benito Scapolan

Cirurgiã Plástica pela Faculdade de Medicina da Universidade de São Paulo (FMUSP). *Fellow* de Microcirurgia da Divisão de Cirurgia Plástica e Queimaduras do Hospital das Clínicas da FMUSP (HCFMUSP). *Fellow* de Cirurgia Órbito-Palpebral da Divisão de Cirurgia Plástica e Queimaduras do HCFMUSP.

Marcelo Cristiano Rocha

Chefe de Equipe do Pronto-Socorro de Cirurgia do Hospital das Clínicas da Faculdade de Medicina da Universidade de São Paulo (HCFMUSP). Médico Assistente da Disciplina de Cirurgia Geral e do Trauma.

Marcelo Hisano

Médico Assistente do Setor de Disfunção Miccional e Urologia Feminina do Hospital das Clínicas da Faculdade de Medicina da Universidade de São Paulo (HCFMUSP). Doutor em Urologia pela FMUSP. *Faisant Fonction Interne* (FFI) em Urologia no Hôpital Henri-Mondor, Créteil, França.

Marco Aurélio Vamondes Kulcsar

Professor Livre-Docente pelo Departamento de Cirurgia da Faculdade de Medicina da Universidade de São Paulo (FMUSP). Supervisor do Serviço de Cirurgia de Cabeça e Pescoço do Instituto do Câncer do Estado de São Paulo (ICESP).

Marcos Vinícius Melo de Oliveira

Graduado pela Universidade de Brasília (UnB). Cirurgia Geral pelo Hospital das Clínicas da Faculdade de Medicina da Universidade de São Paulo (HCFMUSP). Cirurgia Vascular pelo HCFMUSP. Preceptor da Disciplina de Cirurgia Vascular no HCFMUSP em 2018.

Mauro Figueiredo Carvalho de Andrade

Professor-Associado do Departamento de Cirurgia da Faculdade de Medicina da Universidade de São Paulo (FMUSP). Vice-Chefe do Laboratório de Anatomia e Cirurgia Vascular (LIM02) do Hospital das Clínicas da FMUSP (HCFMUSP).

Miguel Srougi

Professor Titular de Urologia da Faculdade de Medicina da Universidade de São Paulo (FMUSP).

Nelson De Luccia

Professor Titular da Disciplina de Cirurgia Vascular e Endovascular da Faculdade de Medicina da Universidade de São Paulo (FMUSP).

Nelson Elias Mendes Gibelli

Médico Assistente do Serviço de Cirurgia Pediátrica do Instituto da Criança do Hospital das Clínicas da Faculdade de Medicina da Universidade de São Paulo (ICr-HCFMUSP). Doutor em Cirurgia pela FMUSP. Formado pela FMUSP.

Nicole Inforsato

Graduada em Medicina pela Universidade de São Paulo (USP). Residência Médica em Cirurgia Geral pelo Hospital das Clínicas da Faculdade de Medicina da USP (HCFMUSP). Residência Médica em Cirurgia Vascular e Endovascular pelo HCFMUSP. Médica Preceptora da Disciplina de Cirurgia Vascular e Endovascular do HCFMUSP (2016).

Octacílio Martins Júnior

Doutor em Cirurgia pela Faculdade de Medicina da Universidade de São Paulo (FMUSP). Médico Assistente do Serviço de Cirurgia de Emergência da Divisão de Clínica Cirúrgica III do Hospital das Clínicas da FMUSP (HCFMUSP). Membro Titular do Colégio Brasileiro de Cirurgiões (CBC). *Fellow* do American College of Surgeons (FACS). Instrutor dos Cursos Advanced Trauma Life Support (ATLS), Advanced Trauma Operative Management (ATOM), Disaster Management and Emergency Preparedness Course (DMEP) e Trauma Evaluation and Management (TEAM) do Comitê de Trauma do American College of Surgeons, Capítulo do Brasil. Ex-*International Trauma Fellow* – Division of Trauma and Critical Care, Department of Surgery University of Tennessee Medical Center, Knoxville (EUA).

Olavo Letaif

Médico Assistente do Grupo de Coluna do Instituto de Ortopedia e Traumatologia do Hospital das Clínicas da Faculdade de Medicina da Universidade de São Paulo (IOT-HCFMUSP). Mestre em Ciências Médicas pela FMUSP. Médico Assistente do Grupo de Escoliose da Associação de Apoio à Criança com Câncer (AACC) – SP. Membro Titular da Sociedade Brasileira de Ortopedia e Traumatologia (SBOT). Membro Titular da Sociedade Brasileira de Coluna (SBC).

Paulo Francisco Guerreiro Cardoso

Médico Assistente e Professor Colaborador da Disciplina de Cirurgia Torácica no Instituto do Coração do Hospital das Clínicas da Faculdade de Medicina da Universidade de São Paulo (InCor-HCFMUSP). Membro Titular da Sociedade Brasileira de Cirurgia Torácica (SBCT).

Paulo Manuel Pêgo-Fernandes
Professor Titular da Disciplina de Cirurgia Torácica da Faculdade de Medicina da Universidade de São Paulo (FMUSP).

Paulo Massarollo
Professor Doutor da Disciplina de Topografia Estrutural Humana do Departamento de Cirurgia da Faculdade de Medicina da Universidade de São Paulo (FMUSP).

Pedro Henrique Ferreira Alves
Médico Assistente da Divisão de Clínica Cirúrgica III do Hospital das Clínicas da Faculdade de Medicina da Universidade de São Paulo (HCFMUSP).

Pedro Henrique Xavier Nabuco de Araújo
Professor Colaborador da Disciplina de Cirurgia Torácica da Faculdade de Medicina da Universidade de São Paulo (FMUSP). Cirurgião Torácico do Instituto do Câncer do Estado de São Paulo (ICESP).

Pedro Puech-Leão
Professor Titular da Disciplina de Cirurgia Vascular e Endovascular. Departamento de Cirurgia da Faculdade de Medicina da Universidade de São Paulo (FMUSP).

Rafael Ferreira Coelho
Chefe de Equipe de Urologia do Instituto do Câncer do Estado de São Paulo (ICESP).

Raul Cutait
Médico Assistente da Divisão de Clínica Cirúrgica III do Hospital das Clínicas da Faculdade de Medicina da Universidade de São Paulo (HCFMUSP).

Renato Fidelis Ivanovic
Urologista pelo Hospital das Clínicas da Faculdade de Medicina da Universidade de São Paulo (HCFMUSP). Médico do Grupo de Medicina Sexual da Divisão de Urologia do HCFMUSP.

Renato Hajime Oyama

Médico pela Faculdade de Medicina da Universidade de São Paulo (FMUSP). Médico Preceptor da Divisão de Urologia do Hospital das Clínicas da FMUSP (HCFMUSP).

Renato Silveira Leal

Médico Assistente da Divisão de Clínica Cirúrgica III do Hospital das Clínicas da Faculdade de Medicina da Universidade de São Paulo (HCFMUSP).

Ricardo Jordão Duarte

Graduado em Medicina pela Universidade Gama Filho (UGF). Mestre e Doutor em Urologia pela Universidade de São Paulo (USP). Professor Livre-Docente pelo Departamento de Cirurgia na Disciplina de Urologia da USP. Médico Assistente e Chefe do Grupo de Laparoscopia da Divisão de Clínica Urológica do Hospital das Clínicas da Faculdade de Medicina da USP (HCFMUSP). Coordenador Chefe do Centro de Ensino e Pesquisa em Cirurgia Vicky Safra da FMUSP.

Ricardo Terra

Médico Assistente da Disciplina de Cirurgia Torácica do Instituto do Coração da Hospital das Clínicas da Faculdade de Medicina da Universidade de São Paulo (InCor-HCFMUSP).

Roberto Rasslan

Médico Assistente Doutor da Divisão de Clinica Cirúrgica III da Faculdade de Medicina da Universidade de São Paulo (FMUSP).

Rogério Mendes

Médico Residente da Divisão de Cirurgia Plástica e Queimaduras do Hospital das Clínicas da Faculdade de Medicina da Universidade de São Paulo (HCFMUSP).

Rolf Gemperli

Professor Titular da Disciplina de Cirurgia Plástica da Faculdade de Medicina da Universidade de São Paulo (FMUSP). Chefe do Serviço de Cirurgia Plástica do Hospital das Clínicas da FMUSP (HCFMUSP).

Roseny dos Reis Rodrigues

Anestesiologista e Intensivista. Título Superior de Anestesia pela Sociedade Brasileira de Anestesiologia (SBA). Intensivista da Unidade de Terapia Intensiva (UTI) Adulto do Hospital Israelita Albert Einstein (HIAE). Supervisora da Anestesia do Trauma do Hospital das Clínicas da Faculdade de Medicina da Universidade de São Paulo (HCFMUSP). Doutora pela USP.

Sabrina de Castro Boscariol

Médica graduada pela Faculdade de Medicina da Universidade de São Paulo (FMUSP). Residente do Programa de Cirurgia Geral da FMUSP.

Samir Rasslan

Professor Titular Sênior do Departamento de Cirurgia da Faculdade de Medicina da Universidade de São Paulo (FMUSP).

Sérgio Dias de Couto Netto

Médico Assistente da Divisão de Cirurgia Oncológica da Clínica Cirúrgica III do Hospital das Clínicas da Faculdade de Medicina da Universidade de São Paulo (HCFMUSP).

Sérgio Henrique Bastos Damous

Médico Assistente da Divisão de Clínica Cirúrgica III do Hospital das Clínicas da Faculdade de Medicina da Universidade de São Paulo (HCFMUSP).

Tatiane Carneiro Gratão

Graduada em Medicina pela Universidade de Brasília (UnB). Residência Médica em Cirurgia Geral pelo Hospital das Clínicas da Faculdade de Medicina da Universidade de São Paulo (HCFMUSP). Residência Médica em Cirurgia Vascular e Endovascular pelo HCFMUSP. Preceptora do Serviço de Cirurgia Vascular e Endovascular do HCFMUSP.

Thalita Mara Uehara

Médica graduada pela Faculdade de Medicina da Universidade de São Paulo (FMUSP). Residência em Cirurgia Geral no Hospital das Clínicas da FMUSP (HCFMUSP). Residência de Cirurgia de Cabeça e Pescoço no HCFMUSP. Médica Preceptora do Serviço de Cirurgia de Cabeça e Pescoço do HCFMUSP.

Tibério de Andrade Lima

Médico Assistente da Divisão de Cirurgia Oncológica da Clínica Cirúrgica III do Hospital das Clínicas da Faculdade de Medicina da Universidade de São Paulo (HCFMUSP).

Uenis Tannuri

Professor Titular da Disciplina de Cirurgia Pediátrica e Transplante Hepático da Faculdade de Medicina da Universidade de São Paulo (FMUSP). Chefe do Setor de Cirurgia Pediátrica e Transplante Hepático do Instituto da Criança do Hospital das Clínicas da FMUSP (ICr-HCFMUSP). Chefe do Laboratório de Cirurgia Pediátrica da FMUSP (LIM-30).

Valdir Zamboni

Médico Assistente da Cirurgia Geral e do Trauma do Hospital das Clínicas da Faculdade de Medicina da Universidade de São Paulo (HCFMUSP). Doutor em Cirurgia pela FMUSP. Médico da Equipe de Clínica Cirúrgica do Hospital Universitário da USP (HU-USP).

Vergilius José Furtado de Araújo Filho

Médico Assistente da Disciplina de Cirurgia de Cabeça e Pescoço do Hospital das Clínicas da Faculdade de Medicina da Universidade de São Paulo (HCFMUSP)

Vergilius José Furtado de Araújo Neto

Preceptor do Serviço de Cirurgia de Cabeça e Pescoço do Hospital das Clínicas da Faculdade de Medicina da Universidade de São Paulo (HCFMUSP).

Victor Srougi

Médico Assistente do Grupo de Laparoscopia da Divisão de Urologia da Faculdade de Medicina da Universidade de São Paulo (FMUSP). Médico Assistente do Grupo de Doenças da Adrenal da Divisão de Urologia da FMUSP.

Wagner de Castro Andrade

Doutor em Ciências pela Faculdade de Medicina da Universidade de São Paulo (FMUSP). Médico Assistente do Serviço de Cirurgia Pediátrica e Transplante Hepático do Instituto da Criança do Hospital daas Clínicas da FMUSP (ICr-HCFMUSP).

Walter Campos Junior

Professor Titular da Disciplina de Cirurgia Vascular e Endovascular da Faculdade de Medicina da Universidade de São Paulo (FMUSP).

Para todos aqueles que são ou foram Residentes de Cirurgia Geral.
Que vocês tenham em mãos um material completo e,
ao mesmo tempo, sucinto, para ajudar
nas decisões do dia a dia.

Os Editores

Agradecemos a cada paciente que passou pelas nossas mãos. A verdadeira Medicina é aprendida à beira do leito.

Os Editores

Apresentação da Série

A *Série Manual do Médico-Residente do Hospital das Clínicas da Faculdade de Medicina da Universidade de São Paulo (HCFMUSP)*, em parceria com a conceituada editora médica Atheneu, foi criada como uma das celebrações ao centenário da Faculdade de Medicina. Trata-se de uma justa homenagem à instituição e ao hospital onde a residência médica foi criada, em 1944. Desde então, a residência médica do HCFMUSP vem se ampliando e aprimorando, tornando-se um dos maiores e melhores programas de residência médica do país. Atualmente, os programas de residência médica dessa instituição abrangem quase todas as especialidades e áreas de atuação, totalizando cerca de 1.600 médicos-residentes em treinamento.

A despeito da grandeza dos programas de residência médica, há uma preocupação permanente da instituição com a qualidade do ensino, da pesquisa e da assistência prestada por nossos residentes. O HCFMUSP, maior complexo hospitalar da América Latina, oferece um centro médico-hospitalar amplo, bem estruturado e moderno, com todos os recursos diagnósticos e terapêuticos para o treinamento adequado dos residentes. Além disso, os residentes contam permanentemente com médicos preceptores exclusivos, médicos-assistentes e docentes altamente capacitados para o ensino da prática médica.

Esta série visa à difusão dos conhecimentos gerados na prática médica cotidiana e na assistência médica qualificada praticada pelos professores e assistentes nas diversas áreas do HCFMUSP.

Este volume de *Cirurgia Geral*, editado pelo Dr. Edivaldo Massazo Utiyama, Dr. José Pinhata Otoch, Dra. Lenira Chierentin Rengel e Dra. Sumaya Abdul Ghaffar, excepcionais professores e especialistas em Cirurgia Geral, que aliam extensa prática clínica com pesquisa e ensino nessa área, foi elaborado como um manual completo sobre o assunto. Diversos especialistas, envolvidos no ensino médico, foram convidados para elaborar os capítulos. Os aspectos da Cirurgia Geral foram amplamente abordados, com foco no ensino de médicos-residentes, porém, certamente servirá aos demais médicos interessados em Cirurgia Geral. O Manual do Residente de *Cirurgia Geral* faz parte de uma série de manuais, que seguramente se constituirá em grande sucesso editorial, assim como ocorreu com os demais manuais já lançados em nosso meio.

José Otávio Costa Auler Jr. e **Luis Yu**
Coordenadores da Série

Apresentação do Volume

"If you can't explain it simply, you don't understand it well enough."
Albert Einstein

Visando os jovens cirurgiões em formação, o Volume *Cirurgia Geral* da *Série Manual do Médico-Residente* foi idealizado e elaborado para ser uma ferramenta de auxílio na tomada de decisões e diagnósticos cirúrgicos do dia a dia, sem abordar profundamente situações de exceção ou técnicas cirúrgicas. Apresenta as principais situações cirúrgicas de maneira simples e direta, com foco no que é essencial para o bom tratamento do doente.

Todos os grandes temas em Cirurgia Geral se encontram neste volume. A colaboração das especialidades cirúrgicas foi de grande importância para relembrar as principais situações clínicas que podem ser encontradas na prática diária e como manejá-las em um primeiro momento.

Esperamos que o livro seja incorporado no cotidiano e na rotina de estudos do jovem cirurgião, entregando os conteúdos de maneira simples, como preconizado.

Bons estudos,

Sumaya Abdul Ghaffar

Sumário

» Parte 3: Cirurgia do trauma
Coordenador da Parte: Edivaldo Massazo Utiyama

» Parte 10: Cirurgia de cabeça e pescoço
Coordenadores da Parte: Vergilius José Furtado de Araújo Filho e Claudio Roberto Cernea

» Parte 11: Principais acessos em cirurgia
Coordenadores da Parte: José Pinhata Otoch e Alfredo Luiz Jacomo

Parte 1

Bases da cirurgia

Coordenador
Edivaldo Massazo Utiyama

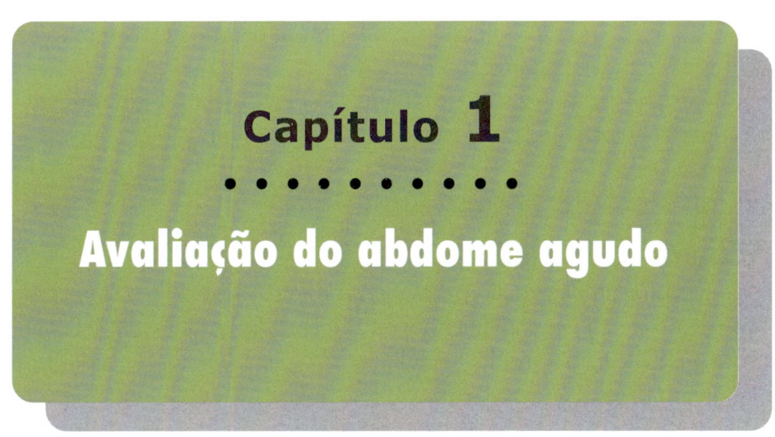

Capítulo 1

Avaliação do abdome agudo

Adriano R. M. Pflug
Edivaldo Massazo Utiyama

Definição

Abdome agudo é quando há uma afecção intra-abdominal aguda que demanda intervenção médica imediata. É didaticamente classificado em cinco tipos: inflamatório, obstrutivo, perfurativo, vascular e hemorrágico.

Epidemiologia

Dor abdominal é uma das afecções mais comuns no pronto-socorro, sendo responsável por cerca de 7% de todas as admissões em um pronto-socorro geral.

Apenas uma parcela pequena dos doentes admitidos em um pronto-socorro geral por queixa de dor abdominal possui um abdome agudo. Além disso, cerca de 25% dos casos de dor abdominal aguda apresentam-se com queixas atípicas e inespecíficas, dificultando o raciocínio clínico.

A idade e o sexo influenciam a hipótese diagnóstica: em adolescentes e crianças há uma maior incidência de apendicite aguda; em mulheres jovens, mais casos de inflamação pélvica aguda; em mulheres multíparas, colecistite; em idosos, neoplasia de cólon.

Fisiopatologia breve

Abdome agudo inflamatório

Decorre da obstrução permanente de um anexo digestivo, como obstrução de óstio apendicular por fecalito, reação linfonodal para apendicite ou obstrução por cálculo vesicular em colecistite aguda. A perfuração de um divertículo também é considerada uma afecção inflamatória, a diverticulite. O raciocínio advém de que a perfuração do divertículo decorre, em última análise, de uma obstrução inicial.

Abdome agudo obstrutivo

Decorre da obstrução de um segmento intestinal. Pode ser:

» Intraluminal. Ex.: bezoar ou fecaloma.
» Intrínseco à parede intestinal: Ex.: neoplasia de cólon ou hematoma de parede abdominal induzido por anticoagulante.
» Extrínseco à parede intestinal: Ex.: hérnia encarcerada, volvo e brida.
» Funcional. Ex.: íleo paralítico ou Ogilvie.

Abdome agudo perfurativo

Decorre da perfuração de uma víscera oca. Pode advir de causa:

» Neoplásica: tumor de sigmoide perfurado.
» Inflamatória: úlcera péptica.
» Infecciosa: tuberculose intestinal.
» Mecânica: obstrução em alça fechada.

Abdome agudo vascular

Pode ocorrer por quatro motivos:

» Embolia arterial: maioria dos casos, relacionada habitualmente a fibrilação atrial crônica ou aterosclerose.
» Trombose arterial: raro, associado a aterosclerose importante.

- Trombose venosa: relacionada aos fatores de risco da tríade de Virchow: estase venosa (ex.: hipertensão portal), hipercoagulabilidade (ex.: lúpus sistêmico, deficiência de proteína S ou C, hiper-homocisteinemia, tumores, uso de anticoncepcional oral) e lesão endotelial (ex.: pós-operatório recente de esplenectomia).
- Não oclusivo: decorrente de vasoconstrição arterial não regulada, típica de pacientes cardiopatas críticos em uso de drogas vasoativas em altas doses.

Abdome agudo hemorrágico

Não se trata de afecções traumáticas. Decorre de sangramento intraperitoneal. Basicamente as causas são:

- Afecção ginecológica. Ex.: gravidez ectópica ou cisto ovariano hemorrágico.
- Tumor hepático. Ex.: hepatocarcinoma em cirrótico.
- Aneurismas de artérias esplâncnicas rotas. Ex.: ruptura de aneurisma de artéria esplênica em gestantes.
- Aneurisma de aorta roto.

Anamnese

A primeira parte de uma avaliação de dor abdominal deve ser descrição anatômica da dor e seu tipo. A dor assim deve ser dividida em:

1. Dor visceral: Provocada por distensão ou contração de vísceras ocas. Paciente tem dificuldade em descrever a dor ou mesmo localizá-la precisamente. Pode ser em padrão de cólica ou constante. A dor é transmitida pelo plexo simpático e parassimpático disposto entre a parede das vísceras ou gânglios abdominais, conduzida ao sistema nervoso autônomo.
2. Dor parietal: Constante, acentua-se com movimentação, habitualmente acompanha sinais de peritonismo no exame físico, como sinal de Murphy, descompressão brusca positiva. A dor é transmitida por fibras nervosas no peritônio parietal e conduzida ao sistema nervoso central. O paciente consegue localizar a dor precisamente.
3. Dor referida: Decorre de um "curto-circuito" neural. Um estímulo doloroso é referido em uma outra área, devido ao compartilhamento de condução nervosa. Ex.: dor em ombro direito

após uma cirurgia abdominal laparoscópica. A dor ocorre pelo estiramento do diafragma, cuja inervação é proveniente do nervo frênico, oriundo de raiz nervosa de C4, a mesma do nervo sensitivo do deltoide, assim temos essa "má interpretação" cerebral.

Além dessa caracterização, devemos tentar analisar a topografia da dor. Como o intestino é dividido embriologicamente em três porções: intestino anterior, médio e posterior, a dor habitualmente mantém uma correspondência com essa divisão anatômica também. Assim:

1. Intestino anterior: Composto pelos órgãos desde o esôfago abdominal até ângulo de Treitz, incluindo o anexo digestivo hepatobiliar e o baço. A dor é supraumbilical e epigástrica. O território vascular é do tronco celíaco.
2. Intestino médio: Composto pelos órgãos desde jejuno (pós-Treitz) até a flexura esplênica. A dor é mesogástrica e periumbilical. O território é da artéria mesentérica superior.
3. Intestino posterior: Composto pelos órgãos desde o cólon descendente até a cloaca embriológica (contendo ânus, aparelhos urinário inferior e reprodutor). A dor é hipogástrica e infraumbilical. O território vascular é da artéria mesentérica inferior.

A análise conjunta da topografia com o tipo da dor permite a formulação de uma hipótese diagnostica mais elaborada. Por exemplo, um paciente com dor abdominal mesogástrica imprecisa (dor visceral em intestino médio) que posteriormente irradia para fossa ilíaca direita, com peritonismo localizado (dor parietal), provavelmente trata-se de apendicite. Um quadro de dor inespecífica em hipogástrio (dor visceral, intestino posterior) com defesa em fossa ilíaca esquerda (dor parietal) geralmente corresponde a diverticulite. Um quadro de dor abdominal em mesogástrio associada a diarreia, sem peritonismo ou defesa, pode se tratar de uma gastroenterite (apenas dor visceral em intestino médio).

A seguir, devemos analisar a presença ou ausência de sinais de gravidade. São dez sinais:

1. Febre.
2. Anorexia.
3. Vômitos.

4. Náusea ou ânsia.
5. Alteração do hábito intestinal.
6. Sangramento intestinal.
7. Icterícia.
8. Alteração do nível de consciência.
9. Emagrecimento.
10. Extremos de idade.

O número de sinais de gravidade presentes na anamnese aumenta em escala logarítmica a gravidade da afecção abdominal. Assim, um caso de um paciente de 24 anos com quadro há quatro dias de evacuação líquida cinco vezes por dia, náuseas, sem alteração no exame físico, provavelmente trata-se de uma gastroenterite; entretanto, a mesma clínica em um paciente de 72 anos, com emagrecimento de 5 kg, levanta hipóteses de afecções mais graves.

A ausência de todos os dez sinais, aliada a um exame físico inalterado, exclui abdome agudo, mas não necessariamente uma afecção abdominal. Isto é, um paciente de 54 anos com quadro de epigastralgia há 20 dias, sem nenhum dos dez sinais de gravidade acima mencionados e exame físico abdominal inalterado, não precisa ser internado na urgência, mas pode, eventualmente, possuir uma neoplasia gástrica, que deverá ser conduzida ambulatorialmente.

Outros detalhes da anamnese são essenciais:

- Hábitos e vícios: o uso de anti-inflamatórios é um dos principais causadores de abdome agudo perfurativo por úlcera péptica. O uso de cigarro e álcool favorece a hipótese de neoplasia abdominal.
- Antecedente pessoal: o abdome agudo vascular é típico de pacientes com fatores de risco cardiovasculares como hipertensão arterial sistêmica, diabetes *mellitus*, coronariopatia, insuficiência renal ou cardíaca. O abdome agudo hemorrágico é típico de mulheres na menacme, principalmente em uso de anticoagulantes, e em cirróticos com tumor hepático. Um caso de abdome agudo obstrutivo associado a antecedente de laparotomia prévia reforça a hipótese de brida intestinal.
- Antecedente familiar: importante para reforçar uma hipótese de neoplasia abdominal.

Exame físico

» Sinais vitais: hipotensão, taquicardia, taquipneia e febre direcionam para um abdome agudo perfurativo ou vascular. Esses sinais são essenciais para decidir se o paciente deve ser abordado na sala de emergência ou na sala de observação.

» Inspeção: a distensão abdominal direciona para obstrutivo. Deve-se avaliar eventuais hérnias abdominais. Cicatrizes abdominais com distensão sugerem brida. Peristaltismo visível norteia diagnóstico de obstrução mecânica crônica.

» Ausculta: ruídos aumentados com distensão abdominal favorecem obstrução intestinal mecânica. Ausculta silente com distensão favorece obstrução funcional.

» Percussão: colabora para diagnóstico de ascite e hepatomegalia. Sinal de Joubert é o timpanismo na região hepática sugerindo pneumoperitônio.

» Palpação: sinal de Murphy favorece colecistite aguda; sinal de McBurney favorece apendicite. Descompressão brusca difusa favorece peritonite. Massas palpáveis favorecem neoplasias ou perfurações intestinais bloqueadas. O toque retal é essencial na hipótese de obstrutivo, avalia se a ampola retal está vazia, se há presença de fecaloma ou tumor retal.

Exames laboratoriais

» Hemograma: a leucocitose favorece a hipótese de abdome agudo, particularmente abdome agudo inflamatório. Valores muito elevados favorecem a hipótese de vascular ou perfurativo.

» Creatinina e ureia: possibilitam a avaliação de prejuízo renal pelo abdome agudo. O obstrutivo habitualmente causa insuficiência renal pré-renal por perda de volume para o 3º espaço. Pacientes com abdome agudo vascular habitualmente apresentam-se com insuficiência renal devido à combinação de sepse com algum prejuízo renal prévio determinada pelas comorbidades ateroscleróticas típicas.

» Amilase e lipase: essenciais para diagnóstico de pancreatite aguda.

» Enzimas hepáticas: essenciais para avaliação de pacientes ictéricos, com suspeita de colecistite aguda ou coledocolitíase.

» B-HCG: fundamentais no abdome agudo hemorrágico e para se excluir gravidez quando atraso menstrual associado a dor abdominal

» Gasometria arterial: útil para avaliar choque séptico associado a dor abdominal.

» Coagulograma: deve ser colhido na hipótese de abdome agudo, pois sempre é possível a necessidade de uma intervenção cirúrgica.

Exames de imagem

» Raio X: proceder em três incidências: decúbito dorsal, ortostático e de cúpulas frênicas. Indicado na hipótese de perfurativo e obstrutivo. Nesse último, inclusive, o raio X colabora para classificar a obstrução entre alta (cólon murcho) e baixa (cólon distendido).

» Ultrassom: deve ser realizado na hipótese de abdome agudo inflamatório, quando tipicamente encontramos dor localizada. Ex.: Colecistite aguda ou apendicite. Fundamental na avaliação de pacientes com icterícia, assim como nos casos de pancreatite aguda (para avaliar colelitíase). Não deve ser solicitado em hipótese de abdome agudo obstrutivo ou vascular. Pode ser útil na hipótese de hemorrágico para demonstrar líquido livre abdominal.

» Tomografia: certamente o exame radiológico mais útil na avaliação de abdome agudo. O uso de contraste auxilia na investigação de possível abdome vascular e hemorrágico. Também pode trazer informações anatômicas essenciais na avaliação de obstrutivo, assim como em complicações de inflamatório ou mesmo para detectar perfurativos bloqueados que escapam da acuidade do raio X simples de abdome.

Protocolo para diagnóstico (Tabela 1.1)

Protocolo para conduta (Tabela 1.2)

Tabela 1.1 – Protocolo para diagnóstico						
TIPO	**Tipo de dor**	**Tempo de clínica**	**Exame físico**	**SIRS**	**Raio X**	**Exemplos**
Inflamatório	Constante. Inicialmente visceral depois parietal localizada.	+/- 2 dias	Peritonismo localizado como sinal de Murphy ou de McBurney	Leve, tipicamente leucocitose e taquicardia, mas sem choque	Pouco valor. Proceder a ultrassom ou tomografia.	Apendicite, pancreatite, colecistite aguda.
Obstrutivo	Cólicas e visceral, difusa.	+/- 7 dias	Distensão abdominal, ruídos aumentados. Toque retal com ampola retal vazia ou massa tocável.	Deve ser mínima. Na presença de sepse, ponderar se há complicação do obstrutivo como perfuração.	Essencial para classificar obstrução entre alta e baixa.	Alta: Hérnia encarcerada, brida. Baixa: Volvo, tumor de sigmoide.
Perfurativo	Súbita. Parietal difusa.	< 1 dia	Abdome em tábua. Rigidez. Peritonismo difuso.	Choque séptico	Pneumoperitônio.	Úlcera péptica. Tumor de sigmoide perfurado.
Vascular	Dor difusa e desproporcional ao exame físico	< 1 dia salvo em trombose venosa que pode cursar com vários dias.	Exame físico abdominal sem achados importantes.	Choque séptico.	Pouco valor. Proceder a angiotomografia	Embolia arterial em paciente com fibrilação atrial crônica.
Hemorrágico	Dor visceral e difusa, pouco intensa.	< 1 dia e súbita	Distensão abdominal com ascite súbita.	Choque hemorrágico.	Pouco valor. Proceder a angiotomografia ou ultrassom.	Gravidez ectópica ou hepatocarcinoma roto.

Tabela 1.2 – Protocolo para conduta

TIPO	
Inflamatório	1. Apendicite. Apendicectomia laparoscópica. Em presença de abscessos organizados e bloqueados, ponderar drenagem e apendicectomia de intervalo. Apendicectomia por laparotomia apenas em peritonite difusa com distensão abdominal ou instabilidade hemodinâmica. 2. Colecistite. Colecistectomia laparoscópica. Em presença de paciente com instabilidade hemodinâmica e insuficiência de múltiplos órgãos, ponderar colecistostomia guiada por ultrassom. 3. Diverticulite. Hinchey I: Antibioticoterapia. Hinchey II: Drenagem percutânea + antibioticoterapia. Hinchey III e IV: Colectomia Hartmann.
Obstrutivo	1. Brida: Jejum, sonda nasogástrica, hidratação. Operar após 48h, caso não haja resposta clínica ou evolua com presença de sepse. 2. Hérnia inguinal: Hernioplastia Lichtenstein mesmo se presença de sinais flogísticos locais, salvo apenas se presença de peritonite difusa. 3. Tumor de sigmoide obstrutivo: Colectomia Hartmann 4. Volvo de sigmoide: Colonoscopia descompressiva. Colectomia Hartmann se insucesso ou presença de peritonite ou choque séptico. 5. Fecaloma: Esvaziamento manual sob analgesia.

Continua

Continuação

TIPO	
Perfurativo	1. Úlcera péptica perfurada: Ulcerorrafia com epiplonplastia. Gastrectomia apenas na impossibilidade técnica de ulcerorrafia. 2. Tumor de sigmoide perfurado: Colectomia Hartmann.
Vascular	1. Embolia arteria : Enterectomia segmentar com grampeador linear + reconstrução em 2° tempo cirúrgico após estabilização hemodinâmica em UTI (+/- 24-48h). 2. Trombose arterial: Enterectomia segmentar e tentativa de revascularização endovascular. Prognóstico reservado. 3. Trombose venosa: Anticoagulação sistêmica. Laparotomia em casos raros de má resposta clínica. 4. Não oclusivo: Prognóstico reservado. Prioridade é compensação cardíaca. Laparotomia com ressecção segmentar em caso de necrose franca e peritoniostomia.
Hemorrágico	1. Ginecológicas: Habitualmente ooforectomia parcial ou total. 2. Aneurismas esplâncnicos: Embolização endovascular. 3. Hepatocarcinoma roto: Embolização endovascular.

Referências consultadas

Hardy A, Butler B, Crandall M. The Evaluation of the Acute Abdomen. Common Problems in Acute Care Surgery. Nova York: Springer Science+Business Media, 2013.

I Curso de Condutas Médicas nas Intercorrências em Pacientes Internados. Conselho Federal de Medicina. Câmara Técnica de Medicina de Urgência e Emergência, 2012.

Macaluso CR, McNamara RM. Evaluation and management of acute abdominal pain in the emergency department. Int J of General Med, 2012; 5: 789-97.

Steinman M, Steinman E, Pogetti RS, Birolini D. Condutas em Cirurgia de Urgência. São Paulo: Atheneu, 2003.

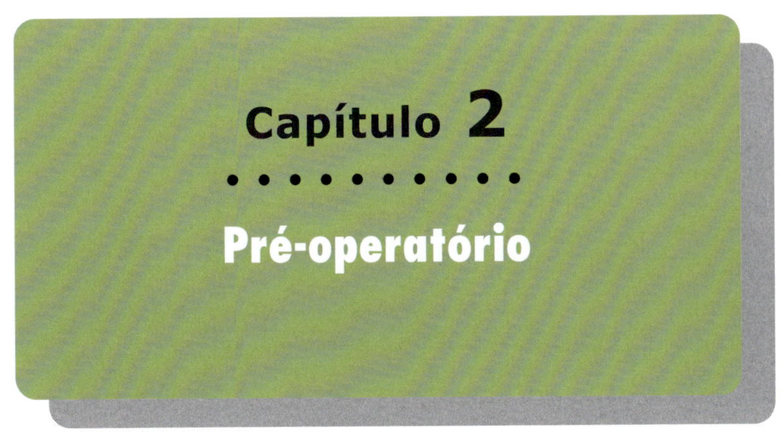

Capítulo 2

Pré-operatório

Octacílio Martins Junior
Sumaya Abdul Ghaffar

Introdução

O pré-operatório é uma análise clínica com a finalidade de medir o risco de complicações de um paciente cirúrgico. Avalia fatores de risco, risco/benefício do procedimento, e permite tomar medidas para redução de efeitos adversos no pós-operatório (PO).

Os objetivos são obter informações sobre o estado prévio de saúde do paciente, definir quais exames subsidiários são necessários, estabelecer o risco cirúrgico e otimizar a saúde do paciente para o procedimento. Hoje, diante do conceito de *fast-track surgery*, que objetiva diminuir o estresse cirúrgico e dar alta hospitalar precoce para o paciente, meio comprovado de diminuir complicações em PO, é necessário um pré-operatório minucioso, evitando complicações em PO com o paciente fora do ambiente intra-hospitalar.

Deve-se ter atenção especial em pré-operatório de recém-nascido (RN), que têm maior labilidade no equilíbrio ácido-base e hidratação, com maior suscetibilidade a infecções, e de idosos, em razão de comorbidades diversas sujeitas a descompensação e possibilidade de *delirium* em internação hospitalar.

Os fatores de risco para *delirium* no idoso são o estado mental, o uso de três ou mais medicações, o grau de restrição de atividades e a disfunção vesical.

Risco cirúrgico

Depende de características do paciente e da cirurgia (Tabela 2.1).

Tabela 2.1 - Classificação de risco cirúrgico

Baixo	Intermediário	Alto	Proibitivo
• Paciente hígido, cirurgia de até médio porte.	• Cirurgia eletiva, de médio porte, em paciente com alguma alteração funcional. • Cirurgia em idosos. • Cirurgia de urgência, de médio porte, sem preparo adequado.	• Paciente com enfermidade grave e cirurgia de médio ou grande porte. • Paciente com comorbidade descompensada. • Urgência com cirurgia de grande porte.	• Pela enfermidade ou por patologias associadas tem-se risco inevitável de mortalidade no intraoperatório ou no PO.

Exames básicos de pré-operatório (Tabela 2.2)

Tabela 2.2 - Exames básicos de pré-operatório

Idade	Masculino	Feminino
< 40 a	Nenhum	Teste de gravidez*
40-49 a	ECG	Hb/Ht Teste de gravidez*
50-64 a	ECG	Hb/Ht ECG
> 64 a	Hb/Ht Ureia/Creat Glicemia ECG RX de tórax	Hb/Ht Ureia/Creat Glicemia ECG RX de tórax

**Teste de gravidez quando não for possível afastar a hipótese pela história clínica.*

Avaliação de risco nutricional

A manutenção do trofismo é essencial para a cicatrização, combate a infecções e prevenção de distúrbios hidroeletrolíticos (DHE). A nutrição pré-operatória pode ser via oral (VO), por SNE ou em NP (central ou periférica) em casos em que não seja possível o uso do TGI (obstruções totais, síndromes disabsortivas e outros). Mais de uma via pode ser utilizada concomitantemente, se necessário.

A desnutrição não é o único problema que deve ser notado no pré-operatório, já que a presença de obesidade aumenta o risco de infecção de FO, atelectasia pulmonar, insuficiência respiratória, fenômenos tromboembólicos e deiscência de incisão.

Para a avaliação do estado nutricional utilizam-se os seguintes parâmetros laboratoriais: albumina sérica (detecta desnutrição proteica, *turnover* de 20 dias), triglicerídeos, leucócitos e transferrina (Tabela 2.3).

Tabela 2.3 - Avaliação do estado nutricional

Proteína	Valor normal	Depleção leve	Depleção moderada	Depleção grave
Albumina	> 3,5	3,0-3,5	2,4-2,9	< 2,4
Transferrina	> 200	150-200	100-150	< 100

Os parâmetros clínicos são perda ponderal, redução de massa muscular, edema periférico e sinais específicos de deficiências vitamínicas (Tabela 2.4).

Tabela 2.4 - Avaliação do risco cirúrgico conforme perda ponderal

Perda ponderal	Risco cirúrgico
0-10%	Limitado
11-20%	Significativo
20-30%	Grave
30-40%	Risco de morte
40%	Letal

O Índice de risco nutricional (IRN) é uma fórmula a partir do peso e do valor de albumina sérica que classifica o grau de desnutrição em leve, moderada e grave (Tabela 2.5):

IRN = [(1,519 × albumina g/L) + 0,147] + [(peso atual/peso usual) × 100]

Tabela 2.5 – Índice de risco nutricional

Desnutrição	Valor
Leve	> 97,5
Moderada	83,5 a 97,5
Grave	< 83,5

A Estimativa de gasto energético basal – Fórmula de Harris Benedict é utilizada na prescrição de aporte calórico suplementar e possui valores diferentes para mulher e homem; envolve peso, altura e idade. Na prática, faz-se peso ideal x 30 e tem-se o valor energético aproximado.

Homens: 66 + (13,7 × peso kg) + (5,0 × altura cm) – (6,8 × idade)

Mulheres: 66,5 + (9,6 × peso kg) + (1,8 × altura cm) – (4,7 × idade)

Avaliação de risco cardiovascular

O risco cardiovascular é avaliado pelo Índice de Goldman, que prediz a necessidade ou não de uma avaliação cardiológica no pré-operatório. Usa como parâmetros a idade, história de doença cardiovascular, alterações cardiovasculares ao exame físico, alteraçoes no ECG, exames laboratoriais gerais e o tipo de cirurgia (Tabelas 2.6 e 2.7).

É importante realizar avaliação de estenose carotídea em pacientes, especialmente naqueles com sopro carotídeo ou história de dislipidemia de longa data.

Algumas patologias merecem atenção especial durante a avaliação pré-operatória:

- Na estenose aórtica há diminuição de fluxo para coronárias na diástole em função da menor pressão na aorta; a FC elevada também reduz a duração da diástole. Ambos os fatores contribuem na diminuição da perfusão coronariana, colaborando para a maior incidência de IAM intraoperatório.
- O paciente com ICC está sempre congesto, o que dificulta a administração de fluidos EV.

» A ocorrência de um IAM recente aumenta de 30 a 300x o risco de IAM intraoperatório.
» No caso de valvopatia ou prótese valvar está indicado ATB profilático para endocardite.

Tabela 2.6 – Índice de Goldman

Critério	Pontos
Idade > 70 anos	5
IAM nos últimos 6 meses	10
Galope de B3 ou turgência jugular	11
Estenose significativa de valva aórtica	3
Contrações atriais prematuras ou ritmo diferente do sinusal	7
> 5 contrações ventriculares prematuras por minuto	7
Gasometria arterial com pO_2 < 60 mmHg ou pCO_2 > 50 mmHg K < 3 mEq/L ou HCO_3 < 20 mEq/L Função renal anormal Paciente restrito ao leito	3
Cirurgia de emergência	4
Cirurgia intraperitoneal, intratorácica ou aórtica	3

Tabela 2.7 – Interpretação do risco de Goldman

Classe	Pontos	Risco de complicação	Risco de morte	Conduta
I	0-5	1%	0,2%	Não é necessária avaliação cardiológica
II	6-12	7%	2%	A critério médico – não é necessária
III	13-25	13%	2%	Justifica avaliação cardiológica
IV	Maior ou igual a 26	78%	56%	Não justifica o procedimento cirúrgico

Avaliação do risco respiratório

Avaliados objetivamente pela Escala de Torrington e Henderson, são considerados fatores de risco para complicação respiratória nesta escala: idade, desempenho espirométrico, obesidade, história de doença pulmonar e tipo de cirurgia. Na prática, faz-se a identificação do paciente com reserva pulmonar limítrofe como aquele que não consegue subir dois lances de escada sem interrupção.

Para a profilaxia de complicações respiratórias, deve-se orientar a interrupção do tabagismo oito semanas antes (o tabagismo aumenta em 4× o risco pulmonar), fornecer fisioterapia respiratória em pré-operatório, realizar um controle da dor adequado a fim de evitar taquipneia, realizar laparoscopia com pressão diminuída e estimular deambulação precoce no PO.

Avaliação do risco de insuficiência renal

A IRA decorrente de cirurgia é aquela que ocorre em até duas semanas após cirurgia. O paciente que faz IRA em PO e necessita de diálise tem mortalidade que varia de 10 a 90%, e, quando esta ocorre, vem associada a distúrbios hidroeletrolíticos, hipertensão arterial e infecção.

São fatores de risco para IRA: idade avançada, DM, icterícia, alterações hemodinâmicas, uso de agentes nefrotóxicos no intraoperatório (contraste, antibióticos), doença renal crônica, cirurgia cardíaca ou aórtica.

A profilaxia pode ser feita evitando-se o uso de contraste EV, e, se este for necessário, realizar administração de bicarbonato de sódio EV e N-acetilcisteína VO, além de hidratação adequada. Também é importante evitar a hipovolemia, mantendo o volume plasmático adequado, evitar a hipotensão e diminuição do débito cardíaco, além das medicações nefrotóxicas, manitol e outros diuréticos. As doses de vancomicina e aminoglicosídeos devem ser corrigidas conforme *clearance*. O paciente dialítico deve dialisar 24-48h antes da cirurgia para prevenir sobrecarga hídrica e controlar hipercalcemia.

Avaliação dos riscos de TVP/TEP

A profilaxia de TVP deve ser realizada sempre. Mas o tipo de profilaxia (mecânica ou química) vai depender do número de fatores de risco que um indivíduo possui (Tabelas 2.8 e 2.9).

Tabela 2.8 – Fatores de risco para TEV	
Fatores de risco	**Pontos**
Idade > 40	1
Idade > 60	2
Obesidade	1
Estrógenos/ACO	1
Neoplasia	2
Gravidez e puerpério	1
Imobilização	2
Trombofilia	2
Síndrome nefrótica	1
Policitemia	2
Doença autoimune	1
Leucemias	1
IAM não complicado	1
IAM complicado	2
AVCI	2
Antecedente de TVP/TEP	2
Edema, varizes, úlcera e estase em MMII	2
ICC	2
História familiar de TVP/TEP	2
Cirurgia de grande porte nos últimos seis meses	1
Queimadura extensa	2
SAF	2
Infecções	1
Cirurgia geral maior que 1 hora	2
Cirurgias ortopédicas/politrauma	4
DM	1

ACO: anticoncepcional oral; IAM: infarto agudo do miocárdio; AVCI: acidente vascular cerebral isquêmico; TVP: trombose venosa profunda; TEP: tromboembolismo pulmonar; SAF: síndrome antifosfolípide

Tabela 2.9 – Profilaxia conforme risco de TEV		
Risco baixo < 2 pontos	Risco moderado 2-4 pontos	Risco alto > 4 pontos
Medidas não farmacológicas	Medidas não farmacológicas	Medidas não farmacológicas
	Anticoagulação profilática meia dose	Anticoagulação profilática dose total

São medidas não farmacológicas: movimentação ativa de MMII, deambulação precoce, uso de meias elásticas de média compressão até coxas, uso de compressão pneumática intermitente se acamado.

As medidas farmacológicas são feitas com o uso de anticoagulantes:

» Enoxaparina 40 mg SC 1×/dia
» Heparina 5000 UI 2×/dia
» Dalteparina 5000 UI SC 1×/dia
» Nadroparina 0,3 mL SC 1×/dia

Nos pacientes cirúrgicos deve-se iniciar 12 horas após a cirurgia, mantendo o uso enquanto persistir o risco.

São contraindicações absolutas de profilaxia para TVP: hipersensibilidade (trombocitopenia induzida por heparina) e sangramento ativo. São contraindicações relativas: cirurgia intracraniana ou ocular recente; coleta de LCR nas últimas 24 horas; alteração de plaquetas ou coagulograma; HAS não controlada (PAS > 180 e PAD >110); insuficiência renal (*clearance* > 30 mL/minuto).

Para pacientes em uso de varfarina (anticoagulante oral), esta deve ser suspensa sete dias antes da cirurgia e a enoxaparina ou heparina não fracionada pode ser introduzida dois dias depois, reintroduzindo-se a varfarina com ponte após obtenção de INR-alvo. Em pacientes com uso de enoxaparina, esta deve ser suspensa 12 horas antes da cirurgia; se em uso de HNF em bomba de infusão contínua, a suspensão pode ocorrer 2 horas antes da cirurgia.

Avaliação do risco infeccioso

O risco infeccioso depende da classificação da FO, se é limpa, potencialmente contaminada, contaminada ou infectada. A profilaxia está indicada em cirurgias potencialmente contaminadas e contaminadas. Em cirurgias limpas indica-se profilaxia apenas se houver uso de prótese. Em cirurgias infectadas está indicada antibioticoterapia.

Avaliação de *performance-status*

Em pacientes oncológicos, é de fundamental importância se avaliar o quão ativo é o paciente, permitindo visualizar como será sua resposta ao ato cirúrgico, seu pós-operatório imediato e tardio e o impacto em sua qualidade de vida. Para esse tipo de avaliação, duas escalas são as mais utilizadas: Karnofsky (Tabela 2.10) e The Eastern Cooperative Oncology Group (ECOG) (Tabela 2.11).

Tabela 2.10 - Escala Karnofsky

Capaz de realizar atividades normais e trabalhar. Não necessita de cuidados especiais	100	Normal. Sem queixas; sem evidências de doença
	90	Capaz de manter uma atividade normal; sinais e sintomas mínimos de doença
	80	Atividade normal com algum esforço; alguns sinais e sintomas de doença
Incapaz de trabalhar; capaz de viver em casa e realizar a maioria de suas necessidades pessoais. Necessita de uma assistência variável	70	Cuida de si mesmo; incapaz de manter uma atividade normal ou de realizar tarefas ativamente
	60	Necessita de assistência ocasional, mas é capaz de atender a si mesmo na maior parte de suas necessidades pessoais
	50	Necessita de assistência considerável e frequentes cuidados médicos
Incapaz de manter-se por si mesmo. Necessita de cuidados de instituições e hospitais. A enfermidade pode estar progredindo rapidamente.	40	Incapaz. Necessita de cuidado e assistência especiais
	30	Gravemente incapaz. Está indicada internação embora a morte não seja iminente
	20	Muito doente; necessita de internação e tratamento de suporte ativo
	10	Moribundo. A morte está muito próxima
	0	Morto

Fonte: David A. Karnofsky,1948.

Tabela 2.11 – Escala ECOG	
Estado	**Definição**
0	Atividade normal
1	Sintomas com tratamento ambulatorial
2	Acamado em menos de 50% do tempo
3	Acamado em mais de 50% do tempo
4	100% acamado

Fonte: The Eastern Cooperative Oncology Group, 1982.

Avaliação do Risco Anestésico – ASA (Tabela 2.12)

Tabela 2.12 – Avaliação de risco anestésico – ASA		
ASA	**Descrição**	**Mortalidade**
1	Paciente normal sem patologias	0,06-0,08%
2	Paciente com doença sistêmica leve[1]	0,27-0,40%
3	Paciente com doença sistêmica que limita atividade[2]	1,8-4,3%
4	Paciente com doença sistêmica que representa ameaça constante de vida[3]	7,8-23%
5	Paciente moribundo cuja expectativa de vida é menor que 24h sem cirurgia[4]	9,4-51%
6	Paciente com morte cerebral cujos órgãos estão sendo removidos para doação	
E	Sufixo colocado para designar emergência	

[1]Doença sistêmica leve – exemplos: anemia, HAS leve, obesidade.

[2]Doença sistêmica que limita atividade: angina estável, IAM prévio, insuficiência pulmonar moderada, DM severa, obesidade mórbida.

[3]Doença sistêmica representa ameaça constante de vida: angina instável, estágios avançados de doença hepática, renal, pulmonar ou endócrina.

[4]Expectativa de vida menor que 24h: TCE com rápido aumento de PIC, ruptura de aneurisma de aorta com instabilidade hemodinâmica, embolia pulmonar maciça.

Fonte: Sociedade Americana de Anestesiologia, 2014.

Referências consultadas

Goldman L, Caldera DL, Nussbaum SR, Southwick FS, et al. Multifactorial index of cardiac risk in noncardiac surgical procedures. N Engl J Med 1977; 297:845-50.

Henderson CJ and Torrington KG. Perioperative Respiratory Therapy (PORT). A program of preoperative risk assessment and individualized postoperative care. Chest 1988; 93:946-51.

Karnofsky DA, Burchenal JH. The Clinical Evaluation of Chemotherapeutic Agents in Cancer. In: MacLeod CM (Ed). Evaluation of Chemotherapeutic Agents. Columbia Univ Press, 1949. p. 196.

Saklad M. Grading of patients for surgical procedures. Anesthesiology. 1941; 2(3):281-284.

Utiyama EM, Damous S. Avaliação pré-operatória e risco cirúrgico. In: Utiyama EM, Otoch JP, Rasslan S, Birolini D. Propedêutica cirúrgica. 2ª ed. São Paulo: Editora Manole, 2007. p. 39-66.

Weinmann EE, Salzman E. Deep-vein thrombosis. N Engl J Med 1994; 331: 1630-40.

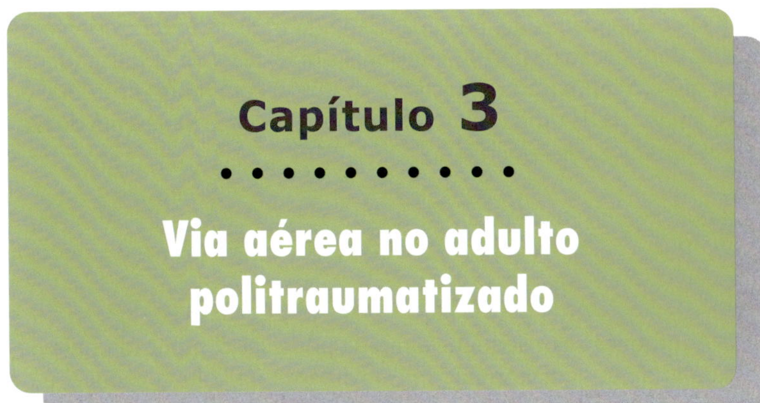

Capítulo 3

Via aérea no adulto politraumatizado

Pedro Henrique Ferreira Alves

Introdução

A hipóxia e o comprometimento das vias aéreas são reconhecidamente fatores que contribuem em até 34% das mortes no pré-hospitalar. A via aérea comprometida após trauma coloca o paciente em risco de hipóxia e hipercapnia. Hipóxia rapidamente resulta em lesão de órgão terminal e parada cardíaca; hipercarbia precipita vasodilatação cerebral, acidose respiratória e rebaixamento do nível de consciência. A aspiração de conteúdo gástrico e lesão pulmonar posterior são fatores independentes de aumento da morbidade e mortalidade nesse grupo de pacientes. Problemas encontrados nos pacientes traumatizados que influenciam a oxigenação incluem obstrução das vias aéreas, hipoventilação, lesão pulmonar associada, comorbidades e redução dos reflexos de laringe. Obstrução das vias aéreas e hipoventilação são questões associadas a rebaixamento de consciência, queimaduras faciais e trauma maxilofacial grave.

Hipovolemia resulta na capacidade de transporte de oxigênio reduzida, diminuição da perfusão tecidual e hipóxia tecidual subsequente. Além disso, a intubação do paciente confusos, com hipóxia cerebral ou sob a influência de drogas ou de álcool pode ser necessária a fim de facilitar as tentativas de reanimação.

1. No paciente com potencial de lesão na coluna cervical necessitando de intubação de emergência na sala de reanimação, qual é o método ideal de alcançar uma via aérea segura?

A intubação em sequência rápida pode ser complicada pela necessidade de minimizar qualquer movimento da coluna cervical e de estar ciente dos riscos associados do procedimento (Tabela 3.1).

Em pacientes com trauma submetidos a intubação de emergência no departamento de emergência o objetivo é imobilizar a coluna cervical, assegurando as condições ideais para intubação eficaz e minimizar

Tabela 3.1 – Diretriz para IOT em pacientes politraumatizados	
Diretriz	**Nível de evidência**
Intubação sequência rápida (RSI) é o processo por etapas a serem realizadas para a intubação no politraumatizado (ver descrição do RSI). Intubação orotraqueal é a técnica de escolha.	Consenso
Os pacientes estáveis o suficiente para intubação no centro cirúrgico podem ter alternativas para a realização de uma via aérea segura, incluindo intubação acordado e uso de fibroscopia.	Consenso
Recomenda-se que um introdutor do tubo traqueal (*bougie* flexível ou estilete) esteja imediatamente à mão sempre que RSI é realizada. O introdutor do tubo traqueal deve ser considerado de rotina para maximizar as taxas de intubação na primeira tentativa	Nível II

as complicações. Recomenda-se o uso de Manual In-Line Stabilisation (MILS) para imobilizar a coluna cervical. Isso implica manter o pescoço e cabeça na linha média sobre superfície firme imobilizada pelo auxiliar. Tração não é aplicada. O objetivo é evitar qualquer flexão ou rotação da coluna cervical quando é realizada laringoscopia. Para auxiliar o responsável pela via aérea, o assistente precisa agachar-se, um pouco de lado, enquanto é realizada a intubação MILS. O colar cervical pode ser solto ou a porção anterior removida temporariamente para permitir a abertura da boca e a aplicação de manobra de Selik.

Uma seleção de lâminas de laringoscópio deve também estar disponível tanto em tamanho quanto em *design*. Os materiais de Intubação de via aérea difícil, incluindo a caixa de cricotireoidostomia, devem estar facilmente acessíveis, assim como todo o material checado. A máscara laríngea (LMA) é um equipamento simples e eficaz para manutenção provisória da via aérea quando a inserção do tubo endotraqueal falhar.

2. Em adultos com traumatismo craniano grave (ECG ≤ 8) submetidos a intubação de emergência na sala de trauma, quais são os melhores agentes de indução para minimizar a lesão cerebral secundária?

A autorregulação cerebral normal é alterada depois de um traumatismo craniano. Após uma lesão cerebral traumática, a pressão no interior da calota craniana aumenta devido ao edema do tecido e a hemorragia intracraniana. O aumento da PIC reduz a perfusão cerebral, resultando em isquemia cerebral, lesão neuronal e mais edema cerebral. A prevenção da lesão cerebral secundária por meio do manejo da pressão arterial e oxigenação mostrou ter um enorme impacto sobre o prognóstico. A lesão cerebral secundária consiste no dano neuronal após o impacto inicial, desencadeado pela resposta fisiológica sistêmica e adaptações visando manter a perfusão cerebral. Cascatas de substâncias inflamatórias, tais como as citoquinas, o glutamato e os radicais livres, são consideradas os mediadores de lesão cerebral secundária. O reconhecimento deste fenômeno forneceu a base para as atuais orientações sobre ao manejo do paciente com TCE.

Laringoscopia e intubação levam a um aumento da FC, PAM e um aumento da secreção de catecolaminas. Esse fato demonstrou ser ainda mais exacerbado quando realizada a sequência rápida de intubação. Os detalhes do mecanismo pelo qual o PIC é aumentado não são conhecidos. Para atenuar a resposta hemodinâmica e os efeitos subsequentes sobre a PIC tem- se procurado drogas adjuvantes para serem utilizadas como pré-medicação na RSI.

Embora o mecanismo exato pelo qual a lidocaína funcione não esteja claro, ele está relacionado à sua capacidade de inibir o aumento da FC e da pressão arterial associada a laringoscopia e intubação traqueal, o que posteriormente causa um aumento na PIC. O racional para o uso da lidocaína justifica-se pelo efeito de estabilização da membrana neuronal inibindo a liberação de neuroaminas excitatórias como o glutamato e reduzindo a taxa metabólica cerebral e a resistência vascular cerebral. Finalmente, a lidocaína, como um bloqueador de canal de sódio, pode diminuir o metabolismo cerebral e estabilizar as membranas neuronais, o que pode levar a uma diminuição da lesão cerebral secundária em lesão cerebral traumática.

O etomidato é o fármaco sedativo-hipnótico mais frequentemente usado na intubação com sequência rápida, mas seu uso tem sido contestado, pois pode causar uma insuficiência adrenal reversível pela inibição, dependente da dose, da 11β- hidroxilase.

A mínima alteração hemodinâmica pelo etomidato, mesmo em pacientes com choque, e as excelentes condições de intubação fornecidas têm de ser pesadas contra potencial efeito adverso, incluindo a insuficiência adrenal. Uma alternativa possível ao etomidato é a cetamina, que se sabe que não inibe o eixo adrenal. O uso de cetamina para pacientes instáveis tem sido defendido devido à manutenção de estabilidade hemodinâmica mediada centralmente. Isto é de particular importância no contexto do TCE, em que a instabilidade hemodinâmica deve ser evitada. Numerosos estudos têm demonstrado que a hipotensão arterial é um importante preditor de mortalidade em pacientes com TCE. Outro mecanismo potencial de ação das propriedades neuroprotetoras da cetamina são os seus efeitos sobre a resposta inflamatória. Acredita-se que as propriedades anti-inflamatórias da cetamina atuem por meio da supressão da ativação da micróglia induzida por lipopolissacarídeo e redução das citocinas inflamatórias, tais como necrose tumoral fator e IL-6. Elevadas concentrações plasmáticas de IL-6 foram investigadas como marcadores de prognóstico e de complicações infecciosas em pacientes com lesões cerebrais.

Não há estudos identificados para excluir pacientes com ECG 3 e reflexos de laringe ausentes na indução com agentes venosos como descrito. Porém entende-se que o paciente com ECG 3 mantém resposta simpática a estimulação da laringoscopia e intubação, parecendo clara a necessidade da administração de drogas que diminuam esse efeito (Tabela 3.2).

Tabela 3.2 – IOT em pacientes hipotensos

Diretriz	Nível de evidência
Indução de sequência rápida (RSI) é a técnica básica ideal para intubar pacientes traumatizados hipotensos.	Consenso
Cetamina e etomidato são drogas com mínimo efeito hipotensor. Recomenda-se que o propofol seja evitado nesse grupo de pacientes.	Consenso
Um bolus de fluido deve ser administrado no momento da indução para atenuar ainda mais a resposta hemodinâmica. Vasopressores são recomendados como auxiliares na manutenção da PAM, porém sem atrasar o tratamento cirúrgico quando indicado. Agonistas alfa como a fenilefrina ou o metaraminol são recomendados em *bolus* incrementais.	Nível II

3. Em adultos traumatizados hipotensos que necessitam de intubação de emergência na sala de trauma, qual é a técnica de indução para minimizar ainda mais a instabilidade hemodinâmica?

Para a finalidade desta revisão, hipotensão foi definida como uma pressão sanguínea sistólica (SBP) de <90 mmHg em adultos e <100 mmHg em adultos com mais de 55 anos.

Não há grandes séries para indicar quando os vasopressores devem ser administrados em choque hipovolêmico durante a indução da anestesia. Há consistência na identificação da necessidade de doses reduzidas de agentes intravenosos, mas uma evidência muito limitada disponível para responder adequadamente esta questão clínica.

Generalização para pacientes vítimas de trauma é duvidosa, e daí a necessidade de recomendações suportadas por opinião de especialistas. No choque hemorrágico uma nova queda da pressão arterial na indução da anestesia pode ser catastrófica. A maioria dos agentes farmacológicos para induzir sedação e paralisia pode causar hipotensão dependente com maior efeito em pacientes hipovolêmicos e em idosos. Embora RSI ainda seja a técnica básica aceita para intubar esse grupo de pacientes, modificações nos agentes indutores utilizados podem ser necessárias para atenuar ainda mais a resposta hemodinâmica.

Naqueles pacientes que vão necessitar de cirurgia imediata, sempre que possível, a indução da anestesia deve ser na mesa de operação para permitir a intervenção cirúrgica imediata. Se isto não é uma opção, o RSI deve ser realizado no departamento de emergência pelo cirurgião com maior experiência disponível. O conhecimento profundo do perfil dos agentes a serem utilizados é essencial para que o paciente não tenha piora do choque hemodinâmico no momento da indução.

Há pouca evidência-base para responder a esta pergunta. Um consenso de opinião sugere que o uso de cetamina e de etomidato pode proporcionar condições ideais de intubação com mínimo efeito hipotensor.

Recomenda-se que o propofol seja evitado nesse grupo de pacientes. Um *bolus* de fluido deve ser administrado no momento da indução para atenuar ainda mais comprometimento hemodinâmico.

Figura 3.1 – Manejo da via aérea.

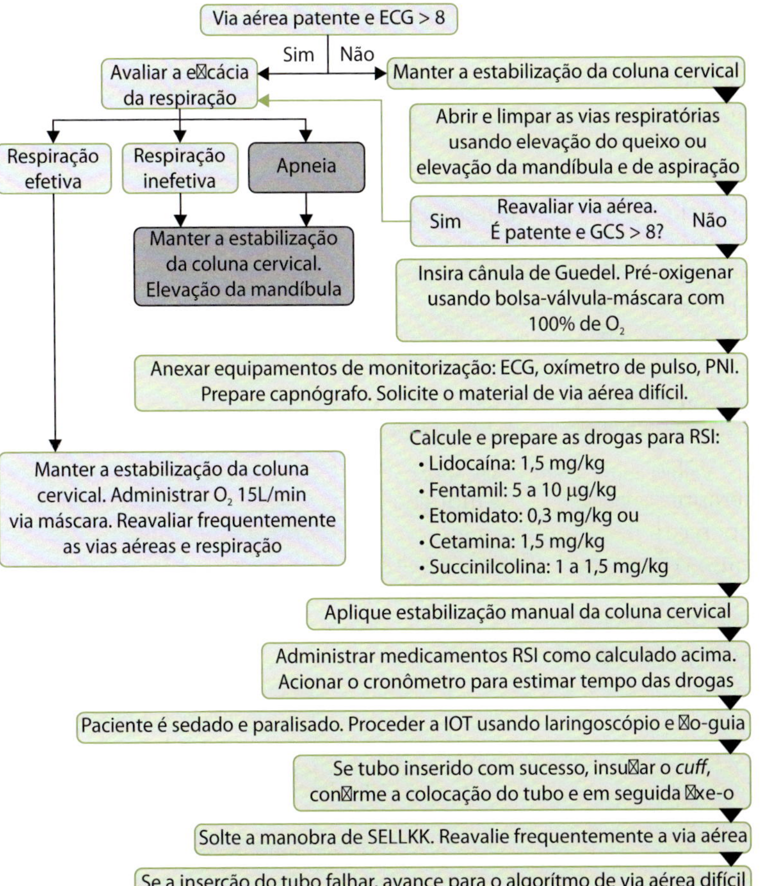

Fonte: Adaptado de: Manejo da Via Aérea no Adulto Politraumatizado – HCFMUSP.

Figura 3.2 – Manejo da via aérea difícil.

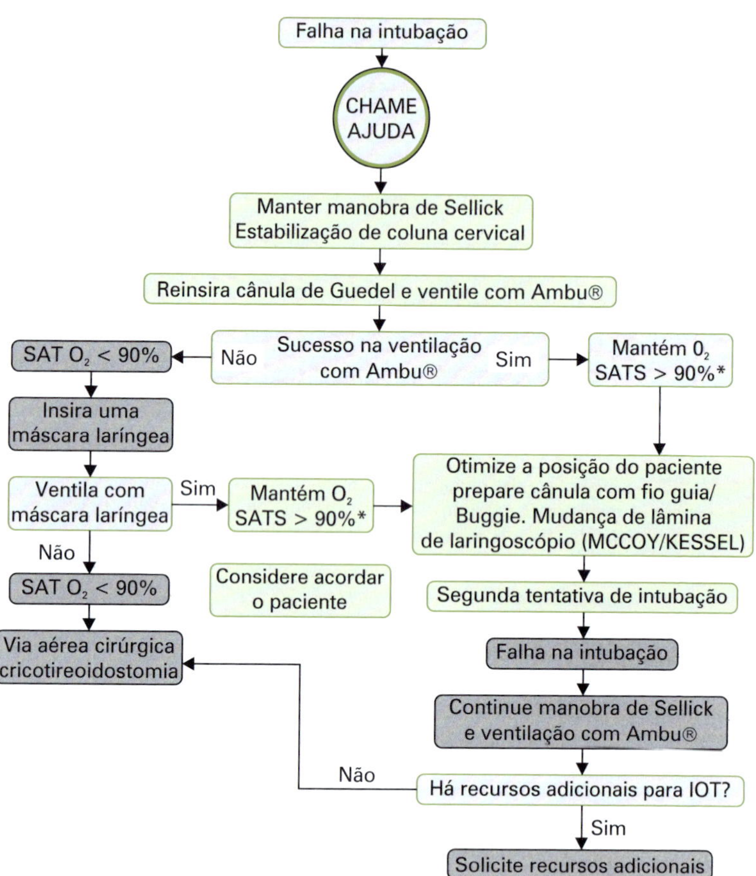

Fonte: Adaptado de: Manejo da Via Aérea no Adulto Politraumatizado – HCFMUSP.

Referências consultadas

Alves, PHF. POP – 03 (Procedimento Operacional Padrão). Manejo da via aérea no adulto politraumatizado. III Clínica Cirúrgica do Hospital das Clínicas da Faculdade de Medicina da USP. (Não publicado).

Dufour DG, Larose DL, Clement SC. Rapid sequence intubation in the emergency department. J Emerg Med. 1995 Sep-Oct;13(5):705-10.

Hussain LM, Redmond AD. Are pre-hospital deaths from accidental injury preventable BMJ. 1994 Apr 23;308(6936):1077-80.

Lockey DJ, Coats T, Parr MJ. Aspiration in severe trauma: a prospective study. Anaesthesia. 1999 Nov;54(11):1097-8.

Stept WJ, Safar P. Rapid induction-intubation for prevention of gastric-content aspiration. Anesthesia and Analgesia. 1970 Jul-Aug;49(4):633-6.

Talucci RC, Shaikh KA, Schwab CW. Rapid sequence induction with oral endotracheal intubation in the multiply injured patient. The American Surgeon.1988 Apr;54(4):185-7.

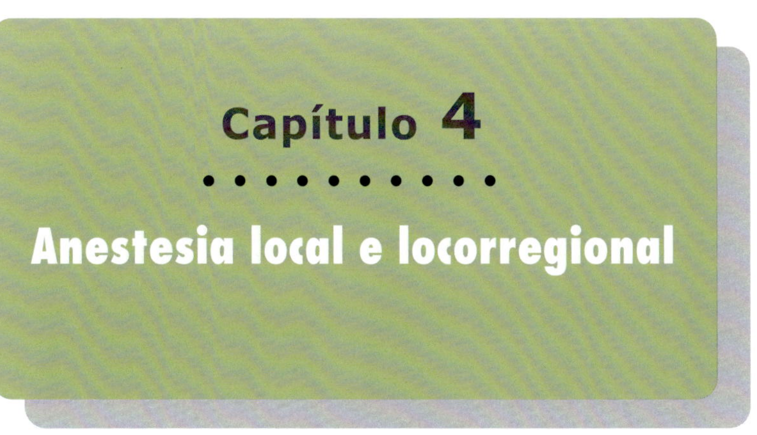

Capítulo 4

Anestesia local e locorregional

Joaquim Edson Vieira
Felipe Rodrigues de Noronha

Introdução

A anestesia locorregional emprega um anestésico para promover insensibilidade reversível e transitória em determinada região do corpo, sem perda da consciência. É indicada para pequenos procedimentos, suturas, redução de fraturas e biópsias. As modalidades de anestesia locorregional incluem: tópica, infiltrativa, bloqueio de nervos periféricos, anestesia regional intravenosa e o bloqueio do neuroeixo.

Características da anestesia local

Deve-se considerar o anestésico local (AL) e sua dosagem máxima, a velocidade de administração, vascularização do tecido, técnica de administração, uso da epinefrina e comorbidades do paciente.

Calcular a dosagem máxima é fundamental para a prevenção de reações adversas e toxicidade sistêmica (Tabela 4.1). Os anestésicos mais utilizados na prática clínica são disponibilizados em concentrações de

Tabela 4.1 – Doses indicadas e duração esperada com uso de anestésicos locais

Anestésico	Dose máxima (sem adrenalina)	Dose máxima (com adrenalina)	Duração (sem adrenalina)	Duração (com adrenalina)
Lidocaína	4,5 mg/kg	7 mg/kg	120 min	240 min
Mepivacaína	5 mg/kg	7 mg/kg	180 min	360 min
Bupivacaína	2,5 mg/kg	3 mg/kg	4 horas	8 horas
Ropivacaína	2-3 mg/kg		3 horas	6 horas
Levobupivacaína	2 mg/kg ou 400 mg/24horas		4-6 horas	8-12 horas
Procaína	8 mg/kg	10 mg/kg	45 min	90 min
Cloroprocaína	10 mg/kg	15 mg/kg	30 min	90 min
Etidocaína	2,5 mg/kg	4 mg/kg	4 horas	8 horas
Prilocaína	5 mg/kg	7,5 mg/kg	90 min	360 min
Tetracaína	1,5 mg/kg	2,5 mg/kg	3 horas	10 horas

1% a 2%, superiores às necessárias para uma analgesia de qualidade. Um recurso para aumentar o volume administrado, sem elevar a quantidade total do AL, é diluir o fármaco em solução salina, obtendo-se uma solução final com concentração de 0,5% ou até 0,25%. Essa alternativa permite anestesiar maior superfície corporal, mantendo a eficiência do bloqueio, sem maior risco de intoxicação.

Algumas considerações:

- Associar adrenalina (vasoconstritor) diminui a velocidade de absorção sistêmica do AL, aumenta a dose máxima tolerada e a duração da analgesia e contribui para hemostasia. O uso é controverso em locais com vascularização reduzida e terminal como dedos, nariz, pênis e orelha.
- Tecidos ricamente vascularizados (mucosas oral e nasal, couro cabeludo e face) permitem maior absorção sistêmica, podendo precipitar evento adverso.
- A toxicidade sistêmica depende do pico sérico da droga, o que implica a velocidade de infusão. Na necessidade de anestesiar grandes áreas, recomenda-se fracionar a dose total ao longo do tempo, evitando aumentos repentinos da concentração sérica e com menor risco de reações adversas.

Administração da anestesia infiltrativa

Deve-se informar ao paciente sobre o procedimento, obter seu consentimento e explicar as possíveis complicações associadas. Afastar contraindicações absolutas: recusa do paciente, infecção do sítio local e alergia ao anestésico escolhido. Quando a pele não estiver íntegra (por exemplo, no trauma), é apropriado realizar limpeza local e antissepsia. Para pele íntegra, aplica-se apenas uma solução degermante (clorexidina ou iodopovidona).

No local indicado: inserir a agulha de menor calibre possível (25-30G) através da pele até o tecido subcutâneo. Aspirar o êmbolo da seringa antes da administração do anestésico para evitar a infusão intravascular e reduzir efeitos adversos (EA). O aquecimento prévio da solução anestésica, assim como sua infusão lenta, em pequeno volume, reduz o desconforto do paciente. Por fim, testar a região para assegurar a eficácia do bloqueio.

Anestesia tópica

Melhor uso em pequenos procedimentos estéticos, analgesia de queimadura solar, erupção cutânea da varicela, picada de insetos e redução de dor na analgesia infiltrativa, principalmente em crianças (Tabela 4.2). A concentração é uma medida de grama por 100 mL (1% equivale a 10 mg/mL). As precauções de uso são as mesmas dos AL, que nesta formulação são pouco absorvidos pela pele integra, exceto a mistura eutética de lidocaína-prilocaína (EMLA) (Tabela 4.3).

Complicações e toxicidade dos anestésicos locais

Os EA dos anestésicos locais são causados por elevações abruptas da concentração sérica, resultado de sua administração intravascular, desrespeito à dosagem máxima, alta velocidade de infusão e metabolização reduzida do fármaco (por exemplo, por disfunção hepática). As complicações podem ser locais (analgesia e parestesia prolongadas) ou sistêmicas, acometendo o sistema nervoso central e o cardiovascular. Manifestações alérgicas como *rash* cutâneo, urticária e anafilaxia são raras e, geralmente, associadas com anestésicos aminoésteres (cloroprocaína, procaína e tetracaína). A toxicidade dos AL ocorre entre 1 a 5 minutos ou até 60 minutos após infiltração (Figura 4.1).

Manifestações neurológicas

» Sintomas iniciais (excitatórios): agitação psicomotora, distúrbios visuais e auditivos (zumbidos), parestesias lingual e perioral, sensação de gosto metálico, tremores musculares, convulsão tônico-clônica.

» Progressão dos sintomas (depressores): rebaixamento do nível de consciência, coma, depressão respiratória e morte.

Manifestações cardiovasculares

» Subsequentes aos sintomas neurológicos, decorrentes de doses e concentrações mais elevadas;

» Depressão miocárdica, redução do tônus vascular, disfunção do sistema de condução cardíaco com alargamento do complexo QRS, aumento de intervalo PR e dissociação atrioventricular.

Tabela 4.2 – Anestésicos locais para uso tópico					
Droga	**Concentração %**	**Dose máxima (DM) (mg)**	**DM em mucosa (mg)**	**Início da ação (min)**	**Duração (min)**
Lidocaína	2 a 5	Variável, de acordo com apresentação	250-300	2-5	15-45
Tetracaína	0,5 a 2	50	20	3-8	30-60
Lidocaína + Prilocaína (EMLA)	2,5	1 g/10 cm^2		60-120	30-60 (pós-remoção)

Tabela 4.3 – Dosagem pediátrica máxima EMLA		
Idade	**Peso**	**Dose máxima**
0 a 3 meses	< 5 kg	1 g
3 a 12 meses	> 5 kg	2 g
1 a 6 anos	> 10 kg	10 g
7 a 12 anos	> 20 kg	20 g

Figura 4.1 – Fluxograma – Cuidados na intoxicação sistêmica por anestésico local.

1) Reconhecimento da intoxicação

- Percepção precoce de sinais e sintomas neurológicos como alteração do estado mental, agitação psicomotora, rebaixamento do nível de consciência
- Percepção precoce de sinais e sintomas cardiovasculares: bradicardia sinusal, bloqueios de ramos e arritmias

2) Suporte inicial

- Interrupção imediata da administração da anestesia local;
- Encaminhamento de paciente à sala de emergência;
- Monitorização do paciente, ofertar oxigênio à 100% e considerar intubação orotraqueal e obter 2 acessos venosos calibrosos;
- Em casos de crise convulsiva: utilizar benzodiazepínicos (diazepam 0,2 a 0,3mg/kg). Em casos refratários, uso de tiopental (5 a 7 mg/kg)

3) Tratamento específico

- Para paciente sem parada cardiorrespiratória, utilizar tratamentos convencionais para corrigir hipotensão, bradiarritmias e taquiarritmias.
- Para pacientes com parada cardiorrespiratória:
  - Iniciar ressucitação cardiopulmonar, conforme o Advanced Cardiovascular Life Support (ACLS).
  - Evitar uso de vasopressina, bloqueadores de canais de cálcio, beta-bloqueadroes e anetésicos locais;
  - Limitar uso de adrenalina para dose < 1 mcg/kg;
  - Em caso de PCR refratáriárla, a infusão de Intralípide a 20% pode ser ncessária.
  - Iniciar com bolus de 1,5ml/kg IV em 1 minuto;
  - Manutenção de 0,25ml/kg/min.
  - A dose de ataque (bolus) pode ser repetida até 2 vezes, caso persista a PCR.
  - Após o retorno à circulação espontânea, a dose de manutenção pode ser dobrada (0,5 mg/kg/min) em casos de hipotensão
  - A dose de manutenção deve permanecer pelo menos 10 minutos após estabilização hemodinâmica
  - A dose máxima infunidade é de 10 ml/kg nos primeiros 30 minutos

Fonte: Adaptado da diretriz The Association of Anaesthetists of Great Britain and Ireland (AAGBI) e American Society of Regional Anesthesia and Pain Medicine.

Bloqueio de nervo digital

- Indicado para analgesia total dos dedos.
- Vantagens em comparação à anestesia infiltrativa: número menor de infiltrações, menor volume de anestésico administrado e menor distorção anatômica do local anestesiado.
- Explicar procedimento ao paciente e obter seu consentimento;
- Utilizar estéreis: campo e gazes, seringa de 10 mL, agulha fina (24-26G) e anestésico local sem vasoconstritor;
- Realizar limpeza local, antissepsia e colocar campo estéril. Posicionar a mão do paciente em pronação;
- Inserir a agulha perpendicularmente no espaço interdigital (Figura 4.2), imediatamente distal à articulação metacarpofalangeana, em direção anterior à base da falange até tocá-la levemente. Infundir lentamente 1 mL do AL.
- Retirar a agulha e infundir continuamente 1mL adicional. Realizar o mesmo procedimento no lado contralateral.

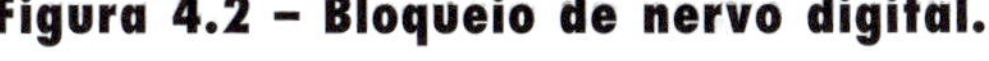
Figura 4.2 – Bloqueio de nervo digital.

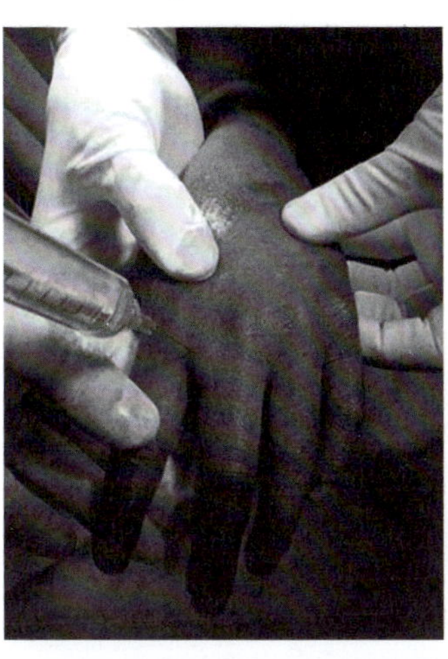

Bloqueio de tornozelo

Para a analgesia completa do pé é possível a realização do penta-bloqueio, ou seja, infiltração de cada um dos nervos (n.) da inervação do pé: dois deles profundos (n. tibial posterior e n. fibular profundo) e três superficiais (n. fibular superficial, n. sural e n. safeno).

- Explicar procedimento ao paciente e obter seu consentimento;
- Utilizar estéreis: campo, gazes e luvas, solução antisséptica, seringa de 10 mL, agulha fina (24-26G) e anestésico local;
- Colocar o pé do paciente em posição supina, realizar limpeza local e antissepsia dos locais de punção e colocar campos;
- Infiltrar individualmente cada nervo, de acordo com reparos anatômicos:
    - N. fibular profundo: Tendão do m. extensor longo do hálux (solicitar ao paciente a dorsiflexão do hálux, Figura 4.3). Evitar puncionar artéria (a.) tibial anterior. Inserir a agulha lateralmente ao tendão, até senti-la tocando o periósteo. Recolher a agulha 1-2 mm e injetar 2-3 mL de AL. A infiltração em leque melhora a qualidade do bloqueio.
    - N. tibial posterior: Retromaleolar medial (Figura 4.4). Inserir a agulha posteriormente à artéria tibial posterior até um leve contato com periósteo. Recolher a agulha 1-2 mm e injetar 2-3 mL de AL. A infiltração em leque melhora a qualidade do bloqueio.

Figura 4.3 – Bloqueio de nervo fibular profundo.

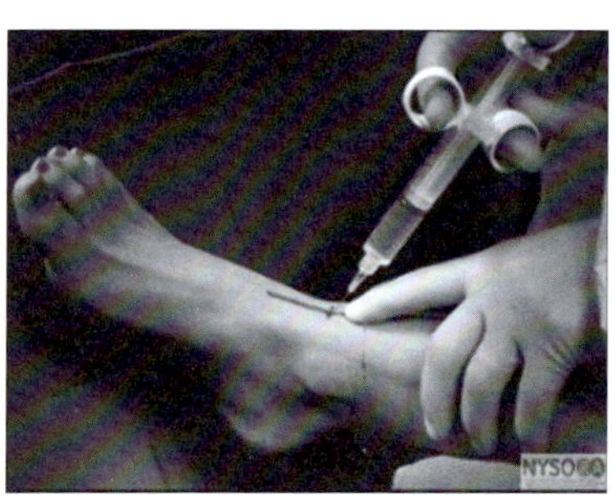

Figura 4.4 – Bloqueio de nervo tibial posterior.

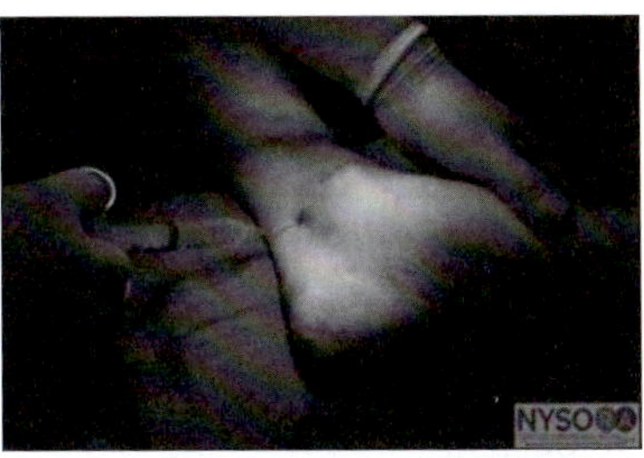

- N. safeno: Borda superior do maleólo medial e o tendão do m. tibial anterior (Figura 4.5). Infiltrar 3-5 mL de solução no subcutâneo.
- N. fibular superficial: Maléolo lateral em direção ao tendão do extensor longo do hálux (Figura 4.6). Visualizar abaulamento durante infiltração de 5-7 mL de AL que asseguram nível subcutâneo.
- N. sural: Ponto 1 cm superior ao maléolo lateral e o tendão do calcâneo (Figura 4.7). Infiltrar 5 mL de solução anestésica, em leque.

Figura 4.5 – Bloqueio de nervo safeno.

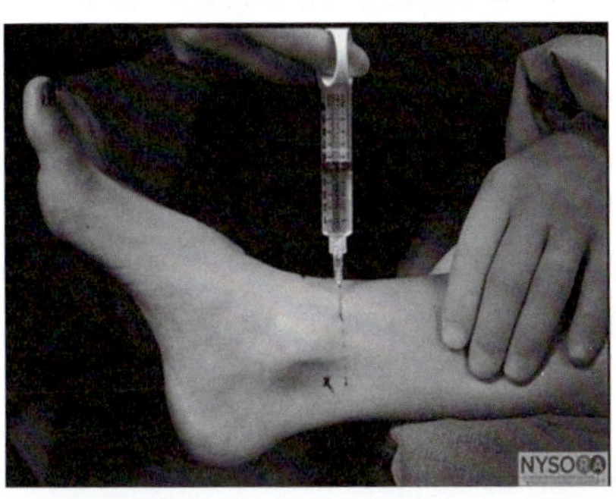

Figura 4.6 – Bloqueio de nervo fibular superficial.

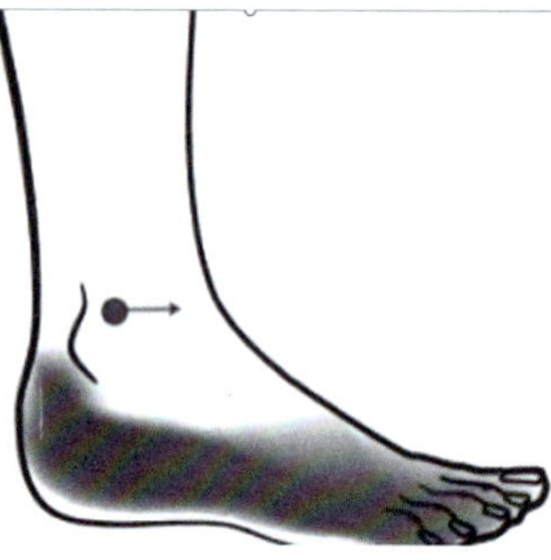

Figura 4.7 – Bloqueio de nervo sural.

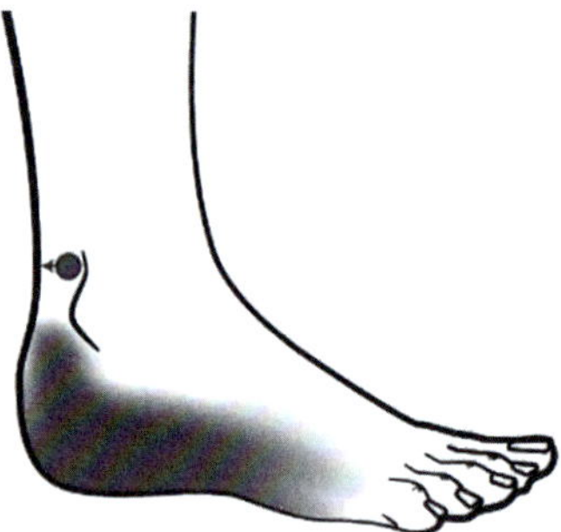

Referências bibliográficas

Ankle Block, Regional Anesthesia. NYSORA: New York School of Regional Anesthesia. Disponível em: http://www.nysora.com/ankle-block. Acesso em: 10/08/2017.

Digital Block, Regional Anesthesia. NYSORA: New York School of Regional Anesthesia. Disponível em: http://www.nysora.com/digital-nerve-block. Acesso em: 08/08/2017.

Kundu S, Achar S. Principles of office anesthesia: part II. Topical anesthesia. Am Fam Physician. 2002 Jul 1. 66(1):99-102.

Neal JM, Mulroy MF, Weinberg GL. American Society of Regional Anesthesia and Pain Medicine checklist for managing local anesthetic systemic toxicity: 2012 version. Reg Anesth Pain Med. 2012 Jan-Feb. 37(1):16-8.

Rosenberg PH, Veering BT, Urmey WF. Maximum recommended doses of local anesthetics: a multifactorial concept. Reg Anesth Pain Med. 2004 Nov-Dec. 29(6):564-75; discussion 524.

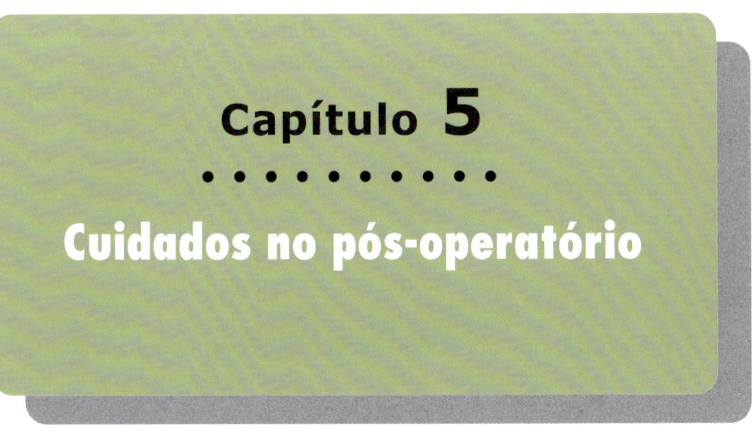

Capítulo 5

Cuidados no pós-operatório

Edivaldo Massazo Utiyama
Sérgio Henrique Bastos Damous

Introdução

Apesar do refinamento da técnica cirúrgica, da cirurgia minimamente invasiva e do desenvolvimento da anestesia, os doentes operados continuam apresentando alterações metabólicas que provocam o desequilíbrio fisiológico no período do pós-operatório. A lesão tecidual, a perda sanguínea, o grau de contaminação, o tempo de jejum e a imobilidade prolongada são fatores presentes no doente cirúrgico e produzem modificações no organismo muito semelhantes às de uma enfermidade. Devido à presença de mecanismo neuroendócrino adaptativo, que libera vários hormônios e realiza os ajustes do metabolismo orgânico (proteico, glicídico e lipídico) e inorgânico (hídricas, eletrolíticas e acidobásicas), as alterações metabólicas pós-operatórias apresentam evolução benigna.

A intensidade das alterações do metabolismo depende da extensão do trauma cirúrgico. Os traumas cirúrgicos são classificados em:

» Trauma leve, quando não há necessidade de deixar o doente em jejum ou imobilizado e não provoca alteração da volemia;
» Trauma moderado, quando há necessidade de manter o jejum no pós-operatório, devido ao íleo paralítico, e ocorre redução da volemia de fácil reposição; e
» Trauma extenso, quando ocorre grande destruição de tecidos, hipovolemia grave e persistente ou contaminação bacteriana maciça.

O período do pós-operatório inicia com o rompimento da homeostase pela operação e termina quando o indivíduo readquire o equilíbrio fisiológico. No pós-operatório não complicado consideramos as seguintes fases:

» Catabólica: dura de 3 a 5 dias, ocorrem intensa ativação neuroendócrina e balanço calórico, nitrogenado, de potássio negativo. Balanço hídrico e de sódio positivo.
» Equilíbrio: dura de 1 a 2 dias, reduz a atuação de catecolaminas e corticosteroides, inicia a estabilização do metabolismo nitrogenado, regressão do edema, retorno do apetite e da disposição geral.
» Anabolismo proteico: dura de dias a semanas, predominam as ações dos hormônios anabolizantes, ocorre o balanço positivo do potássio e do nitrogênio, aumenta a resistência da cicatriz e o indivíduo inicia o retorno ao trabalho.

O tempo de recuperação do doente será maior quanto mais intenso o trauma cirúrgico e pode prolongar-se por período considerável quando ocorrerem complicações sistêmicas ou no sítio cirúrgico.

Neste capítulo, descreveremos as atenções voltadas ao doente que evoluiu sem complicações no período entre o término da operação e a alta hospitalar. Mencionaremos os cuidados essenciais para acelerar a recuperação do doente e evitar a ocorrência de complicações.

Definição

Os cuidados pós-operatórios iniciam ao final da operação e continuam na sala de recuperação anestésica, durante todo o período de internação e após a alta hospitalar até a completa recuperação da cirurgia pelo doente.

A recuperação pós-operatória pode ser dividida em três fases:

1. Pós-operatório imediato (POI) ou pós-anestésica: essa fase começa ao final da cirurgia e pode se estender até as primeiras 24 horas;
2. Pós-operatório mediato (PO): essa fase começa no dia seguinte ou após 24 horas do término da operação e se estende até a alta da unidade de internação; e
3. Pós-operatório tardio (POT): essa fase começa após alta hospitalar e se estende até a completa recuperação operatória do doente.

Durante as duas primeiras fases, o cuidado é direcionado principalmente à manutenção da homeostase, ao tratamento da dor e à prevenção e detecção precoce de complicações. O POT corresponde à fase de convalescença, é o período de transição desde o momento da alta hospitalar até a recuperação total, quando o doente recebe a alta médica.

Objetivos

- Permitir a recuperação rápida e sem complicações do paciente operado;
- Reduzir a taxa de morbidade e mortalidade pós-operatórias;
- Reduzir o tempo de internação do paciente;
- Fornecer um serviço de cuidados de qualidade; e
- Reduzir o custo hospitalar do período de pós-operatório.

Pós-operatório imediato (POI) ou pós-anestésico

Após cirurgia de médio ou grande porte, as principais causas de complicações e morte imediata ao término da operação são as disfunções respiratórias, cardiovasculares primárias ou decorrentes de sangramento. Ao sair da sala de operação, habitualmente o doente é encaminhado para a unidade de recuperação pós-anestésica (RPA) ou de terapia intensiva (UTI). Nesse período, a monitoração dos parâmetros respiratórios, cardiovasculares e de hemorragia é essencial para prevenir ou diagnosticar as causas das possíveis complicações, esteja o doente na RPA ou na UTI. Na RPA, o serviço de anestesiologia é o principal responsável pela função cardiopulmonar. O cirurgião é responsável pelo sítio operatório e por todos os outros aspectos do cuidado não diretamente relacionados aos efeitos da anestesia. Quando a função cardiovascular, pulmonar e neurológica retornar à condição basal, o paciente pode ser transferido da RPA ou da UTI para a unidade de internação. Aqueles que necessitam de suporte ventilatório ou hemodinâmico ou outras condições que requerem monitoramento frequente são transferidos ou mantidos na UTI.

Monitoramento

Sinais vitais

A pressão arterial, o pulso, a saturação de oxigênio, a respiração e a temperatura devem ser registrados com frequência até ficar estáveis. A frequência das medições dos sinais vitais depende da natureza da operação e do estado clínico do doente. O monitoramento eletrocardiográfico contínuo é indicado para a maioria dos pacientes na RPA. Na instabilidade hemodinâmica intensa, a pressão arterial e o pulso devem ser monitorados continuamente pela instalação do cateter arterial. Qualquer alteração importante nos sinais vitais deve ser comunicada imediatamente ao anestesista e ao cirurgião.

Balanço hídrico

O balanço hídrico ajuda a avaliar a hidratação e a orientar a prescrição do fluido intravenoso no POI. É importante quantificar e registrar todos os fluidos administrados, bem como a perda de sangue e da diurese durante o ato operatório.

Sondas e drenos

A equipe cirúrgica deve especificar os cuidados com as sondas e drenos introduzidos no paciente. Detalhes como tipo e pressão de sucção, solução de irrigação, volume coletado, características da secreção e cuidados com o curativo no local da saída do dreno devem ser anotados na planilha de controle. O cirurgião deve examinar os drenos diariamente, uma vez que a característica e a quantidade da secreção eliminada podem anunciar o desenvolvimento de complicações pós-operatórias, como sangramento ou fístulas.

O uso profilático da sonda nasogástrica (SNG) para o íleo paralítico no pós-operatório não é mais recomendado para pacientes submetido a cirurgia colorretal eletiva, enquanto nos pacientes submetidos a gastrectomia e esofagectomia o uso da SNG profilática permanece controverso. Pacientes com esvaziamento gástrico ou íleo paralítico prolongado após a operação devem ser tratados inserindo a SNG, manter o doente sem alimentação via oral e prescrever suporte nutricional enteral ou parenteral até o trato gastrointestinal apresentar movimentos peristálticos.

A sondagem vesical com a sonda de Foley após a anestesia está indicada para monitorar a perfusão renal pelo controle da diurese. A necessidade do controle da diurese está presente nas operações de médio e grande portes, nos doentes com instabilidade hemodinâmica e nas operações com estimativa de perda sanguínea maior do que 500 mililitros. Deve ser retirada assim que o doente estabilizar os sinais hemodinâmicos. A sondagem do trato urinário também é utilizada após procedimentos urológicos, por exemplo da próstata, uretra, bexiga e ureter. Nessas intervenções, deve-se manter a sonda até que ocorra a cicatrização do órgão operado e não haja risco de deiscência da sutura.

Cuidados no pós-operatório mediato

Dieta

Nos procedimentos operatórios fora da cavidade peritoneal, a maioria dos pacientes pode receber dieta via oral, assim que os efeitos da anestesia tenham passado completamente e tenha sido restabelecido plenamente o nível de consciência.

Entretanto, doentes com risco de apresentar vômitos e aspiração pulmonar decorrentes das medicações anestésicas devem permanecer em jejum até que as drogas sejam antagonizadas ou metabolizadas e o doente deixe de apresentar náuseas e vômitos. Outro motivo para manter o doente em jejum no pós-operatório é o íleo paralítico devido aos efeitos dos opioides e à manipulação cirúrgica das vísceras intra-abdominais. Nessa condição, deve-se reintroduzir a alimentação via oral ou enteral assim que o doente recuperar o peristaltismo gastrointestinal.

Após a laparotomia ou laparoscopia, o peristaltismo gastrointestinal diminui temporariamente. O peristaltismo do intestino delgado retorna à normalidade em 24 horas, o estômago retorna mais lentamente que o delgado, o cólon direito retorna em 48 horas e o cólon esquerdo em até 72 horas. Após as operações no estômago e no intestino superior, a atividade propulsora do intestino pode permanecer desorganizada por três a quatro dias.

Prescrever dietas regulares e palatáveis no pós-operatório imediato para atender às necessidades proteicas e calóricas é importante para a cicatrização de feridas e compatível com as melhores práticas clínicas, desde que não haja contraindicação. A reintrodução alimentar deve satisfazer a necessidade nutricional do paciente, permitindo-lhe que escolha a consistência, isto é, líquidos ou sólidos, e a composição dos alimentos conforme sua preferência. Nos pacientes submetidos a cirurgia abdominal, iniciar com refeições mais consistentes, em quantidade menor e mais frequentes acelera a recuperação no período pós-operatório.

Reintroduzir a alimentação sólida oral dentro de 24 horas de pós-operatório mostrou-se seguro e com benefícios para o paciente, reduzindo riscos de fístulas da anastomose, complicações infecciosas e o período de internação hospitalar. Os benefícios da prescrição de dieta sólida precoce foram claramente demonstrados em cirurgias do andar supra e inframesocólico. A tolerância à alimentação precoce é a avaliação mais objetiva do peristaltismo intestinal do que a eliminação de gases ou fezes. As observações e os estudos clínicos indicam a obsolescência e o absurdo de iniciar sempre com dietas líquidas no pós-operatório. À luz do conhecimento atual é racional abandonar essa prática.

Em pacientes que estavam malnutridos no pré-operatório, o suporte nutricional e a nutrição imunomoduladora devem ser continuadas até o quinto ou sétimo dia de pós-operatório ou até a aceitação da dieta oral com pelo menos 60% da necessidade calórico-proteica.

Administração de fluidos e eletrólitos

A administração de fluidos intravenosos no POI deve basear-se nas necessidades de manutenção e na reposição das perdas gastrointestinais pelos drenos, fístulas, ostomias e diurese.

A reposição de líquido no pós-operatório deve basear-se nas seguintes considerações:

- » Necessidade de manutenção;
- » Necessidades extras resultantes de fatores sistêmicos (por exemplo, febre, queimaduras);
- » Perdas pela diurese, diarreias, sondas e drenos;
- » Requisitos resultantes de edema de tecido e íleo (perdas para o terceiro espaço); e
- » A reposição realizada no pré-operatório e durante a operação.

A necessidade diária de água é de cerca de 1500 a 2000 mililitros (mL) no adulto, para repor a perda sensível e insensível. O volume de água diário depende da idade, do gênero, do peso e da área da superfície corpórea do paciente. A estimativa diária aproximada pode ser obtida multiplicando o peso do paciente em quilogramas (kg) por 30 (por exemplo, em um paciente com 60 kg devem-se administrar 1800 mL de água ao dia). O volume do soro de manutenção estará aumentado se o doente apresentar febre, hiperventilação ou condições que aumentem o catabolismo.

A maioria dos pacientes necessita de reposição de líquido intravenoso por curto período no pós-operatório. Nessa condição não é necessário dosar os eletrólitos séricos. Entretanto, em pacientes complicados (aqueles com perda excessiva de secreções, septicemia, anormalidades eletrolíticas preexistentes ou outros fatores) a dosagem dos eletrólitos se faz necessária. O estado de hidratação é avaliado pela presença de sintomas como sede ou oligúria, pelos sinais vitais, e também ao exame clínico podem-se identificar sinais de desidratação ou hiper-hidratação. Nos doentes que se encontram com carência ou excesso de água é importante realizar o balanço hídrico diário, isto é, registrar a quantidade de líquido ingerido no dia e subtrair a quantidade eliminada no mesmo período. A pesagem diária do paciente é outra medida que auxilia no controle hídrico do doente.

No adulto sem comorbidade, pesando 70 kg, é recomendado administrar diariamente a solução contendo: 2000 mL de glicose a 5%, com cloreto de sódio a 20%, 40 mL ao dia. O potássio geralmente não é adicionado durante as primeiras 24 horas após a cirurgia, devido ao aumento do potássio na circulação como resultado do trauma operatório e do aumento da atividade da aldosterona. Nos doentes com hipocalemia prévia ou a partir do segundo dia de pós-operatório devem-se acrescentar 20 mL da solução de cloreto de potássio a 19,1% no soro de manutenção.

As perdas resultantes do sequestro de fluidos no local da operação são geralmente substituídas adequadamente durante a operação, mas no paciente com dissecções extensas ou peritonite difusa grave as perdas de líquido para o terceiro espaço podem ser substanciais e devem ser repostas também no pós-operatório.

A necessidade de infusão de líquidos no pós-operatório deve ser avaliada com frequência principalmente se houver a presença de perdas excessivas de secreções ou sequestro volumoso para o terceiro espaço. Após uma operação extensa, as necessidades de fluidos no primeiro dia devem ser reavaliadas a cada quatro-seis horas.

Nos pacientes com perdas externas excessiva, total das perdas de 1.500 mL/dia, seja pela sonda nasogástrica, vômitos, diarreia, drenos e sonda vesical, além do soro de manutenção, é necessário prescrever o soro de reposição. O volume de água e a composição dos eletrólitos dependerão das características das perdas. Quando houver a necessidade de administrar o soro de reposição, as concentrações de eletrólitos devem ser medidas periodicamente. A Tabela 5.1 mostra a composição das soluções mais utilizadas.

Medicamentos

Os analgésicos, supressores da acidez gástrica, anticoagulantes e sedativos são os fármacos administrados ao doente no pós-operatório. Se apropriado, os medicamentos de uso habitual devem ser reinstituídos. Deve ser dada atenção cuidadosa à substituição de corticosteroides orais para intravenosos, uma vez que a insuficiência adrenal pós-operatória pode ser fatal. Nos diabéticos controlados com hipoglicemiante oral ou insulina de longa duração, essas medicações devem ser substituídas pela insulina regular e só retornadas quando o doente apresentar níveis de glicemia estáveis. Os anticoagulantes orais, que são substituídos pela heparina no pré-operatório, devem ser prescritos assim que o risco de sangramento no sítio cirúrgico for mínimo, o que ocorre entre 48 e 72 horas após a operação.

Analgesia da dor aguda pós-operatória

A analgesia inadequada da dor aguda pós-operatória, seja devido ao tratamento insuficiente ou excessivo, está associada a uma variedade de consequências negativas como as alterações do ritmo cardíaco e aumenta o risco de isquemia ou infarto miocárdio, predispõe ao tromboembolismo pulmonar, provoca alterações imunológicas e maior incidência de dor pós-operatória persistente, dificulta a reabilitação, prolonga o tempo de internação, aumenta a taxa de reinternação hospitalar e diminuí a qualidade de vida.

Tabela 5.1 – Composição das soluções intravenosas de uso mais frequente (eletrólitos em mEq/L)

Solução	Osm/L	pH	Na^+	Cl^-	K^+	Ca^{++}	Mg^{++}	Tampão
Plasma	240	7,4	140	103	4	4	2	Bicarbonato 24 mEq/L
Soro Glicosado 5%	252	3,5 a 6,5	-	-	-	-	-	-
Solução NaCl 0,9%	308	5,7	154	154	0	0	0	0
Ringer simples	309	5,8	147	156	4	4	0	0
Ringer lactato	273	6,5	130	109	4	3		Lactato 28 mEq/L
Plasma Lyte	295	7,4	140	98	5	0	3	Gluconato 23 mEq/L
NaCl 20%/mL	684	4,5	3,4	3,4	-	-	-	-
KCl 19,1%/mL	512		2,5	2,5	-	-	-	-

As técnicas analgésicas visam não só fornecer controle ideal da dor, mas também facilitar a realimentação oral e a mobilização precoce. O controle da dor aguda pós-operatória se inicia com medidas no pré-operatório, durante o intraoperatório e no pós-operatório. Esta abordagem e os novos medicamentos analgésicos resultaram em melhor eficácia e maior segurança para o paciente.

As medidas analgésicas no período pré-operatório são cada vez mais frequentes. A analgesia preventiva envolve a administração de analgésico e/ou ansiolítico antes da operação, para que durante a cirurgia exerçam sua ação. O objetivo é evitar a sensibilização central, bloqueando a transmissão neural de todos os estímulos perioperatórios nocivos decorrentes desde o momento da incisão até a cicatrização da ferida, diminuindo assim a intensidade da dor pós-operatória e o uso de analgésicos.

Os fármacos utilizados para a analgesia profilática são os anti-inflamatórios não esteroides (AINE) e ansiolíticos (midazolam). Os AINE preferidos são aqueles cuja ação é mais longa e podem ser administrados via intramuscular ou intravenosa. Lembrar que o uso de AINE apresenta risco de eventos adversos graves que incluem os sistemas gastrointestinal, renal e cardiovascular. A ansiedade é comum antes da cirurgia e está associada a resultados ruins, incluindo a dor pós-operatória. O midazolam é o benzodiazepínico comumente administrado para diminuir a ansiedade pré-operatória e também pode ser utilizado como analgésico profilático.

As medidas no intraoperatório para o controle da dor incluem a administração intravenosa de analgésicos durante a operação, anestesia ou analgesia epidural, infiltração da ferida com anestésico local e bloqueio de nervos periféricos. Entre essas medidas, a mais acessível ao cirurgião é a infiltração da incisão com anestésico local, bupivacaína 0,25% no máximo 40 mL ou ropivacaína 0,25% no máximo 60 mL. A equipe cirúrgica também colabora diminuindo a intensidade da dor pós-operatória ao usar de modo adequado os afastadores ortostáticos, evitando a distensão duradoura e exagerada dos músculos da parede abdominal.

No pós-operatório é importante avaliar a intensidade da dor e o impacto no desempenho do doente. Dessa maneira verifica-se se a dor está controlada adequadamente. A medida da dor mais utilizada é a escala numérica verbal, em que o doente sugere um número de 0 a 10 para a intensidade da dor, com 0 significando ausência e 10, a dor mais intensa experimentada pelo doente. Classifica-se a dor como intensa quando o número for igual ou maior que 7, moderada, de 4 a 6 e leve, igual ou menor que 3.

Na presença de dor, sempre se deve identificar a sua causa e verificar se não é devida a alguma complicação no sítio cirúrgico. O controle da dor pós-operatória deve ser específico para cada procedimento operatório. A Tabela 5.2 sugere a técnica de analgesia conforme a intensidade de dor. Se essas medidas não controlarem adequadamente a dor, solicite avaliação do grupo de dor. Como os efeitos colaterais dos

Tabela 5.2 – Esquema analgésico conforme intensidade da dor

Técnica	Dor intensa	Dor moderada	Dor leve
Sistêmica venosa	a. Dipirona 30 mg/kg 4×/dia b. Cetorolaco 30 mg 3×/dia ou Cetoprofeno 100 mg 3×/dia c. Tramadol 100 mg 4×/dia d. Morfina 1 a 2 mg de 10 a 15 minutos até o controle da dor e repetir sempre que necessário, como resgate	a. Dipirona 30 mg/kg 4×/dia b. Cetorolaco 30 mg 3×/dia ou Cetoprofeno 100 mg 3×/dia c. Tramadol 50 a 100 mg 4×/dia de resgate	a. Dipirona 30 mg/kg 4×/dia b. Cetorolaco 30 mg 3×/dia ou Cetoprofeno 100 mg 3×/dia de resgate
Venosa controlada pelo doente	Soro fisiológico 90 mL Morfina 10 mg/mL – 10 mL (1 mg/mL). Infundir 1 a 2 mL por hora Ou em *bolus* entre 5 a 7 minutos	-	-

opioides são dose-dependentes e retardam a recuperação, nas dores intensas de difícil controle deve-se adotar estratégia analgésica multimodal, que economiza a administração de opioides, evitando os seus efeitos deletérios. Como exemplo citamos a analgesia intravenosa associada ao bloqueio de nervos regionais.

Náuseas e vômitos no pós-operatório (NVPO)

Náusea é uma sensação desagradável referida ao desejo de vomitar não associado ao movimento muscular expulsivo, enquanto vômito é a expulsão vigorosa de uma pequena quantidade de conteúdo gastrointestinal superior através da boca. A náusea e o vômito são a segunda queixa mais frequente do doente operado, perdendo apenas para a queixa de dor.

A etiologia da êmese é multifatorial. Os fatores que influenciam a NVPO são os seguintes:

» Fatores do paciente

As mulheres são mais propensas em relação aos homens. Pacientes com história de doença do movimento ou vômitos após cirurgia anterior têm maior predisposição. Os não fumantes são mais propensos, enquanto nos fumantes ocorre a dessensibilização gradual da zona quimiorreceptora do centro do vômito. Idade menor de 50 anos é um fator de risco significativo. Dados recentes sugerem que o índice de massa corporal não está correlacionado a um risco aumentado de desenvolvimento de NVPO. Pacientes com patologia abdominal, diabetes mellitus, hipotireoidismo, gravidez, aumento da pressão intracraniana, história de hemorragia digestiva alta e com estômago cheio apresentam maior risco.

» Fatores pré-operatórios

Embora sem comprovação, especula-se que a ansiedade e o medo predispõem a NVPO.

» Fatores intraoperatórios:

— Fatores cirúrgicos

Colecistectomia, cirurgias ginecológicas e laparoscópicas estão associadas a alta incidência de NVPO. As cirurgias de duração mais longa estão associadas ao aumento da incidência de NVPO. O acréscimo de 30 minutos na duração da operação aumenta em 60% o risco de NVPO.

— Fatores da anestesia

O risco de NVPO é nove vezes maior entre os pacientes que receberam anestesia geral quando comparados com a anestesia regional devido ao uso de óxido nitroso, ou agentes inalatórios (éter, ciclopropano, halotano e outros), ou infusão contínua de etomidato, cetamina e opioides durante a anestesia geral. O mecanismo pode ser a estimulação direta dos quimiorreceptores no centro do vômito ou a estimulação do sistema nervoso simpático com a liberação de catecolaminas.

O propofol, que é muito utilizado na sala de emergência, na indução anestésica e na anestesia ambulatorial, apresenta risco de NVPO reduzido em relação aos outros fármacos.

» Fatores pós-operatórios

O movimento repentino, mudanças na posição, transporte da unidade de RPA para a unidade de internação podem precipitar náuseas e vômitos em pacientes que receberam opioides.

A administração de opioides no pós-operatório, para o controle da dor, aumenta o risco de NVPO dependente da dose e independentemente da via de administração.

A escala de risco de Apfel (Tabela 5.3) considera quatro fatores: mulher, história prévia de NVPO ou vômitos do movimento, não fumante e uso de opioides no pós-operatório.

Tabela 5.3 – Escala de risco de Apfel para náuseas e vômito no pós-operatório

Número de fatores de risco presentes	Incidência de NVPO
0	10%
1	20%
2	40%
3	60%
4	80%

Os antagonistas da serotonina (5-HT3) têm melhor eficácia antiemética do que antináusea. Esses fármacos podem ser usados em combinação com droperidol, que possui maior eficácia antináusea e está associado a menor risco de cefaleia. Os antagonistas da serotonina também podem ser efetivamente combinados com a dexametasona. Foi sugerido que, quando utilizadas como terapia de combinação, as doses de dexametasona não devem exceder 10 mg IV, as doses de droperidol não devem exceder 1 mg IV e as doses de ondansetron em adultos não devem exceder 4 mg.

A terapia de combinação farmacológica que pode ser usada é a seguinte:

1. Droperidol e dexametasona
2. Antagonista do receptor serotonina e dexametasona
3. Antagonista do receptor serotonina e droperidol
4. Antagonista do receptor serotonina e dexametasona e droperidol.

A profilaxia da NVPO deve ser considerada para pacientes que apresentam dois ou mais fatores de risco na escala de Apfel. Com base no nível de risco, o paciente pode ser tratado com monoterapia ou uma combinação de antieméticos. A abordagem planejada no pré-operatório provavelmente assegura o sucesso do tratamento da NVPO, o que melhora significativamente a qualidade do atendimento ao paciente.

Profilaxia da hemorragia digestiva por estresse

Estudos endoscópicos mostraram que as erosões gástricas estão presentes em 10 a 25% dos pacientes em unidade de terapia intensiva (UTI). A incidência de hemorragia gastrointestinal variou de 1,5% a 8,5% entre todos os pacientes em UTI e atingiu 15% entre os pacientes que não receberam medidas profiláticas. O sangramento pela úlcera de estresse diminuiu ao longo do tempo em consequência das medidas preventivas. A incidência no final do século XX variou de 2% a 6% e após a virada do milênio variou entre 0,1% e 4%.

Os fatores de risco para desenvolver úlcera de estresse são: ventilação mecânica, coagulopatia, história de doença péptica ou de hemorragia digestiva no último ano, traumatismo de crânio, queimadura grave, sepse, politraumatizado e uso de corticosteroide em alta dose. Na presença de um desses fatores está indicada a profilaxia para se evitar o desenvolvimento das lesões de estresse e sangramento.

As medicações mais utilizadas são os inibidores da bomba de prótons (IBP), antagonistas dos receptores da histamina e sucralfato. Os estudos de meta-análise recentes revelam evidência de qualidade moderada de que os IBPs são mais efetivos para prevenção da úlcera de estresse, com uma redução absoluta de 1,6% do risco de hemorragia em relação aos doentes sem nenhuma profilaxia, e que a magnitude do benefício com a profilaxia não é grande, considerando as estimativas atuais da frequência de hemorragia digestiva. Por outro lado, o uso profilático dos IBPs apresentou maior risco de pneumonia do que outros regimes, e estima-se aumento de 3% na taxa de pneumonia com IBPs. Há estudos sugerindo que o sucralfato reduz a pneumonia em comparação com o placebo e o IBP, o que é consistente com dados fisiológicos e microbiológicos prévios que estabelecem o efeito antibacteriano do sucralfato, independentemente do nível de pH gástrico.

Estudos recentes levantam questões sérias sobre o real benefício da profilaxia da úlcera de estresse e seu uso generalizado. As evidências atuais sugerem que a profilaxia deve ser realizada de maneira seletiva. Está indicada nos doentes com fatores de risco, e mesmo assim deve-se considerar se vale a pena submeter o doente ao risco de pneumonia.

Profilaxia de trombose venosa profunda (TVP) e tromboembolismo pulmonar (TEP)

O TEP é causa comum de morte evitável em pacientes hospitalizados. Cerca de 50.000 a 70.000 mortes por TEP ocorreram nos Estados Unidos após a cirurgia durante um ano. Cerca de um terço das mortes por TEP em doentes internados em hospitais era de doentes operados. Portanto, todos os pacientes submetidos a operação devem ser submetidos a profilaxia de trombose venosa profunda e do tromboembolismo pulmonar. A profilaxia medicamentosa está indicada nos doentes com idade superior a 39 anos e impedidos de deambular além de 48 horas de pós-operatório ou em doentes que apresentam pelo menos um dos fatores de risco citados na Tabela 5.4.

Tabela 5.4 – Fatores de risco para TVP e TEP

Abortamento recorrente	Insuficiência cardíaca classe funcional
Acidente vascular cerebral	Internação em unidade de terapia intensiva
Anticoncepcional hormonal	Obesidade
Câncer	Paresia ou paralisia de membros inferiores
Cateter venoso central	Puerpério (até quatro semanas)
Doença inflamatória intestinal	Quimioterapia
Doença pulmonar obstrutiva crônica	Reposição hormonal
Doença hematológica ativa	Síndrome neurótica
Idade ≥ 55 anos	Tabagismo
Infarto agudo do miocárdio atual	TEV prévio
Infecção	Trombofilias (trombose na família)
Insuficiência arterial periférica	Insuficiência venosa periférica
Insuficiência cardíaca Classe III ou IV	
Insuficiência respiratória	

Os esquemas de profilaxia medicamentosa mais adotados são:

» Pacientes com risco intermediário (presença de um fator de risco) devem ser submetidos a profilaxia com heparina de baixo peso molecular (HBPM) ou heparina não fracionada (HNF) via subcutânea, nas doses profiláticas baixas:
  - HNF 5000 UI a cada 12 horas
  - Enoxaparina 20 mg 1× ao dia

» Pacientes com risco alto (presença de dois fatores de risco) devem ser submetidos a profilaxia com HBPM ou HNF subcutânea, nas doses profiláticas altas:
  - HNF 5000 UI a cada 8 horas,
  - Enoxaparina 40 mg 1× ao dia,

» Pacientes considerados com risco particularmente alto devem receber medicamentosa associada a profilaxia mecânica.

A profilaxia deve ser iniciada 12 horas antes nos doentes com risco alto e duas horas antes da operação nos doentes com risco intermediário. Deve ser mantida por sete a dez dias, mesmo que o paciente tenha alta ou volte a deambular.

Os doentes que apresentam hipersensibilidade às heparinas, plaquetopenia induzida por heparina ou sangramento ativo não devem receber heparina profilática.

Deve-se evitar a administração de heparina nos doentes submetidos a cirurgia intracraniana ou ocular, a coleta de liquor nas últimas 24 horas, diátese hemorrágica (alteração de plaquetas ou no coagulograma), hipertensão arterial não controlada (>180 × 110 mmHg) e doentes com *clearance* <30 mL/minuto. Em pacientes com insuficiência renal, é melhor utilizar as HNF, por dependerem menos de eliminação renal do que as HBPM. Outra vantagem é a fácil monitorização com tempo de tromboplastina parcial ativada (TTPA), que não deve alterar quando se utilizam doses profiláticas de HNF.

No impedimento de realizar a profilaxia com a heparina devem-se utilizar os métodos mecânicos de profilaxia, como a meia elástica de compressão gradual, dispositivos mecânicos de compressão pneumática intermitente, exceto nos casos de realizar compressão dos membros como na presença de fraturas, isquemia arterial, feridas infectadas ou edema excessivo dos membros. Para os doentes em tratamento para trombose venosa profunda que serão submetidos ao tratamento operatório e os impedidos de receber heparina profilática com alto risco de tromboembolismo é recomendada a introdução do filtro de veia cava, além das medidas mecânicas mencionadas anteriormente.

Cuidados respiratórios

No pós-operatório, o paciente pode permanecer ventilado mecanicamente ou ser tratado com oxigênio suplementar por máscara ou cateteres nasais. Para pacientes intubados, a aspiração traqueal ou outras formas de terapia respiratória devem ser especificadas conforme necessário.

Após anestesia geral e cirurgias as principais alterações observadas na função pulmonar são a redução da capacidade vital (CV), redução do volume residual funcional (VRF) e edema pulmonar. Nas primeiras quatro horas das operações de grande porte ocorre 40% de redução da CV, que permanece durante 12 horas após o término da anestesia. Mesmo após sete dias da operação a CV é de 70% do valor pré-operatório.

A redução do VRF é mais lenta e em menor grau, e após 24 horas corresponde a 70% do nível pré-operatório. Mantém-se reduzido por vários dias e retorna ao seu valor pré-operatório após o décimo dia. Essas alterações são mais acentuadas em idosos, obesos, tabagistas e com doenças pulmonares preexistentes, predispondo ao desenvolvimento de atelectasia e infecções pulmonares no pós-operatório.

A diminuição pós-operatória do VRF é causada por um padrão de respiração consistindo em inspirações rápidas e superficiais, sem a inspiração profunda periódica (suspiro). Os seres humanos suspiram várias vezes por hora, abrindo os alvéolos colapsados. A dor é considerada uma das principais causas de respiração superficial no pós-operatório. A ausência da dor, no entanto, não restaura completamente a função pulmonar. Reflexos neurais, distensão abdominal, obesidade e outros fatores que limitam a incursão diafragmática têm influência negativa significativa no VRF.

Pacientes que não estão intubados devem fazer exercícios respiratórios com frequência para prevenir as atelectasias. A maneira mais simples para impedir a atelectasia pulmonar é ensinar e estimular o doente a realizar a sequência de cinco inspirações profundas e repeti-la a cada quatro horas. Esse exercício pode ser estimulado utilizando um espirômetro. Isso é particularmente útil para os pacientes com maior risco de complicações pulmonares. A mobilização precoce, o encorajamento para inspirar profundamente (especialmente quando em pé) são o suficiente para evitar atelectasia na maioria dos pacientes.

Cuidados com a incisão

Ver Capítulo 8 – Cuidados com a ferida operatória.

Posição na cama e mobilização

O paciente deve ser mobilizado de um lado para outro, a cada 30 minutos, até estar consciente, e de hora em hora durante as primeiras 8 a 12 horas de pós-operatório para minimizar a atelectasia e evitar as úlceras de pressão, exceto se houver contraindicação. A deambulação precoce deve ser estimulada para reduzir a estase venosa e consequentemente a trombose venosa profunda. O uso da meia elástica e da compressão pneumática intermitente também minimiza a estase venosa. A movimentação precoce melhora os movimentos respiratórios e encurta o período de íleo paralítico.

Nos pacientes com dificuldade ou contraindicação para deambular deve-se solicitar auxílio da fisioterapeuta para realizar exercícios motores e respiratórios.

Exames laboratoriais e imagens

Os exames de laboratório e radiográfico no pós-operatório devem ser usados para detectar anormalidades específicas em grupos de alto risco. O uso rotineiro de radiografia de tórax e exames de sangue diários para checagem de eletrólitos e painéis de função renal ou hepática não melhoram a qualidade dos cuidados, mas aumentam o custo hospitalar. Além disso, sobrecarregam o serviço de apoio diagnóstico, que, por sua vez, se torna mais lento para divulgar os resultados, retardando as intervenções necessárias aos doentes que realmente necessitam.

Conclusão

Os novos desenvolvimentos na cirurgia não envolveram apenas avanços tecnológicos, incluíram a implementação dos programas de recuperação acelerada do pós-operatório usando um conjunto de medidas durante o período perioperatório. As seguintes medidas no pós-operatório foram efetivas e reduziram a morbidade pós-operatória:

» Hidratação e reposição volêmica controlada. Não permitir que o doente ganhe mais de 2,5 quilogramas em relação ao seu peso antes de ser operado.
» Manter níveis de saturação de oxigênio acima de 95%.
» Manter níveis normais de glicemia.
» Estimular os movimentos intestinais ou evitar o íleo no pós-operatório.
» Evitar o uso excessivo de opioides.
» Estimular a movimentação precoce.
» Realimentação precoce com dieta consistente.

Referências consultadas

Alhazzani W, Alshamsi F, Belley-Cote E, Heels-Ansdell D, Brignardello-Petersen R, et al. Efficacy and safety of stress ulcer prophylaxis in critically ill patients: a network meta-analysis of randomized trials. Intensive Care Med. 2018; 44(1):1-11.

Apfel CC, Läärä E, Koivuranta M, Greim CA, Roewer N. A simplified risk score for predicting postoperative nausea and vomiting: Conclusions from cross-validations between two centers. Anesthesiology. 1999;91:693-700.

Argoff CE. Recent management advances in acute postoperative pain. Pain Pract. 2014;14(5):477-87.

Gould MK, Garcia DA, Wren SM, Karanicolas PJ, Arcelus JI, et al. Prevention of VTE in nonorthopedic surgical patients: antithrombotic therapy and prevention of thrombosis, 9th ed: American College of Chest Physicians Evidence-Based Clinical Practice Guidelines. Chest 2012;141:e227S-e277S.

Mariette C. Role of the nutritional support in the ERAS programme. Journal of Visceral Surgery 2015; 152: S18-S20.

Shaikh SI, Nagarekha D, Hegade G, Marutheesh M. Postoperative nausea and vomiting: A simple yet complex problem. Anesth Essays Res. 2016; 10(3): 388-96.

Sriram K, Ramasubramaniam V, Meguid MM. Special postoperative diet orders: Irrational, obsolete, and imprudent. Nutrition 2016; 32(4):498-502.

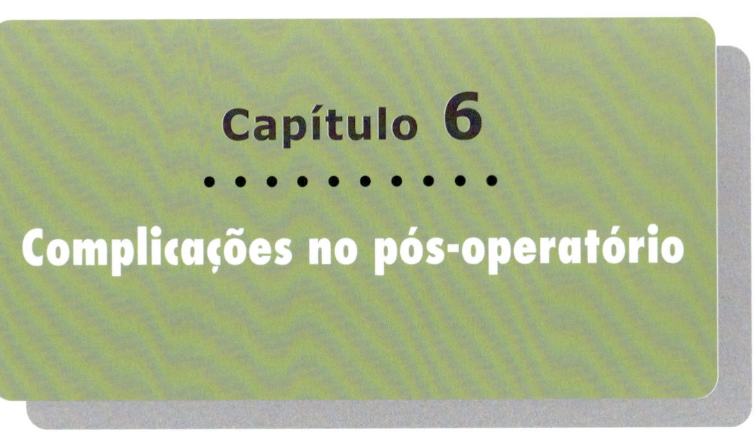

Capítulo 6

Complicações no pós-operatório

Fernando da Costa Ferreira Novo
Sumaya Abdul Ghaffar

Introdução – definição

O pós-operatório pode ser definido como o período que se inicia logo após o ato operatório (ou procedimento invasivo) e se caracteriza pelos processos de reparação dos tecidos lesados e por alterações, funcionais ou orgânicas, que são induzidas tanto pelos fármacos utilizados quanto pela agressão aos tecidos. É importante enfatizar que, para efeitos de complicações e pelos cuidados que podem inspirar, os procedimentos invasivos, frequentemente chamados de minimamente invasivos, devem merecer a mesma atenção que o ato operatório. Assim, procedimentos como colangiopancreatografia retrógrada endoscópica, endoscopia digestiva alta, colonoscopia, drenagem de tórax e, mesmo, passagem de cateter venoso central ou outras intervenções devem ser considerados como ato operatório, sujeitos a complicações, tanto mecânicas (sangramento, perfuração, fístula) quanto sistêmicas (febre, infecção, hipotensão, alterações pulmonares), que podem ser tão sérias quanto as complicações associadas a operações de grande porte.

No pós-operatório podem ocorrer complicações. Os médicos devem estar preparados para preveni-las, antecipar-se a elas, reconhecê-las e saber como lidar com elas. Apesar de indesejadas, as complicações ocorrem com frequência. Elas podem ser desde muito simples e sem qualquer significado clínico para a evolução do paciente até verdadeiras catástrofes, que podem implicar necessidade de nova intervenção operatória, deixar sequelas ou, até culminar com a morte do paciente.

Em 2004, foi proposta a classificação de Clavien-Dindo, mostrada na Tabela 6.1, para as complicações pós-operatórias.

Vimos que as complicações pós-operatórias são indesejadas. De fato, elas podem comprometer o resultado da intervenção cirúrgica, pôr em risco a saúde e a vida do paciente ou obrigar a nova intervenção operatória (reoperação) e são, seguramente, uma fonte de sofrimento para o paciente, a família e o médico que atende ou operou o paciente. Além disso, os custos das complicações podem ser muito elevados, tanto os custos mensuráveis (diretos ou indiretos) quanto os custos de mensuração difícil ou impossível, como o sofrimento de todos os envolvidos. Daí a necessidade de conhecer as complicações, para saber como as prevenir e como as reconhecer e tratar precocemente, quando ocorrem.

As complicações podem ocorrer por problemas do próprio paciente, quer sejam decorrentes da doença de base cujo tratamento leva à necessidade da operação (câncer de esôfago, por exemplo, que precisa de cirurgia mas desnutre tanto o paciente que faz com que sejam esperadas complicações sérias no pós-operatório), quer sejam associadas a comorbidades (uma cirurgia de hérnia inguinal, que habitualmente evolui muito bem, pode ter complicação grave no paciente diabético, desnutrido ou com pneumopatia ou cardiopatia grave, por exemplo). Mas as complicações podem também estar associadas a problemas técnicos na operação, ao preparo inadequado do paciente no pré-operatório, ao ambiente cirúrgico inapropriado ou aos cuidados no pós-operatório. Frequentemente, há armadilhas envolvendo o período perioperatório que precisam ser percebidas e enfrentadas, para que as complicações possam ser prevenidas ou seus efeitos minimizados. O preparo adequado do paciente no pré-operatório, a escolha da operação apropriada para o paciente naquelas condições, o rigor técnico em cada momento da operação, o trabalho em equipe, o *time-out* cuidadoso e a continuidade do bom atendimento no pós-operatório, detectando

Tabela 6.1 – Classificação das complicações pós-operatórias de Clavien-Dindo

Grau	Definição
I	Qualquer desvio da evolução normal no pós-operatório, mas sem necessidade de tratamento farmacológico nem de intervenção cirúrgica, endoscópica ou radiológica. Tratamentos aceitos: medicações antieméticas, antipiréticas, analgésicos, diuréticos, eletrólitos e fisioterapia. Este grau inclui ainda infecções de incisões drenadas no leito.
II	Requer tratamento farmacológico com medicações que não as aceitas nas complicações grau I. Inclui transfusão de sangue e nutrição parenteral total.
III	Requer intervenção cirúrgica, endoscópica ou radiológica. IIIa Intervenção sem anestesia geral IIIb Intervenção sob anestesia geral
IV	Complicação com risco de vida (incluindo complicações do SNC)* que necessita de tratamento em unidade de terapia intensiva (UTI) ou de cuidados intermediários (UCI). IVa Disfunção de um único órgão (incluindo necessidade de diálise). IVb Disfunção de múltiplos órgãos.
V	Morte

Acrescenta-se o sufixo "d" (de "deficiência") ao grau da complicação, se o paciente ainda tiver alguma complicação no momento da alta. Ele indica necessidade de seguimento, para avaliar completamente a complicação.

**Hemorragia cerebral, AVC isquêmico, sangramento subaracnóideo; os acidentes isquêmicos transitórios estão excluídos.*

Adaptado e traduzido de: Dindo D, Demartines N, Clavien PA. Classification of surgical complications: a new proposal with evaluation in a cohort of 6336 patients and results of a survey. Ann Surg 2004;240(2):205-13.

precocemente qualquer complicação que possa ocorrer, são medidas fundamentais para minimizar a ocorrência e a gravidade das complicações pós-operatórias.

O *time-out* é uma revisão muito simples e rápida, feita com todos os profissionais envolvidos no ato cirúrgico (cirurgiões, anestesistas, instrumentadores, circulantes e demais profissionais de enfermagem) logo antes de se iniciar o procedimento. Visa a que seja feito o procedimento correto, no paciente correto e no lado correto (quando aplicável), de maneira segura. Em alguns segundos apenas, são revisados a identificação do paciente, o procedimento a ser feito, algumas características do paciente (alergias, medicações em uso, restrições e exames disponíveis), as expectativas quanto a perda sanguínea, dificuldades esperadas (via aérea e procedimento cirúrgico), tempo previsto de duração do procedimento, disponibilidade de materiais e equipamentos necessários e uso de antibiótico profilático (qual, dose e horário). É um verdadeiro *check-list* antes da "decolagem". Alguns serviços completam o *time-out* ao final do ato cirúrgico, antes de o paciente deixar a sala de operações. Nesse momento, é revisado o procedimento feito, anotado algum problema ocorrido, conferido o número de compressas utilizadas, checado se há peça cirúrgica a ser encaminhada e discutidos o destino do paciente e algum cuidado especial necessário durante o transporte e no pós-operatório imediato. O *time-out* é feito em três etapas: antes da indução anestésica, antes da incisão cirúrgica e, ao final, antes da saída do paciente da sala. Apesar de muito simples e rápido, há evidências de que o *time-out* tem impacto significativo na prevenção de complicações relacionadas à operação.

Para melhor sistematização, as complicações no pós-operatório podem ser divididas em mecânicas (diretamente ligadas ao procedimento) e sistêmicas (ligadas aos diversos sistemas orgânicos). A febre no pós-operatório é um capítulo à parte, que será analisado a seguir.

Febre no pós-operatório

Febre é uma ocorrência frequente no pós-operatório. Cerca de 40% dos pacientes submetidos a operações de grande porte apresentam aumento de temperatura depois de operados. Na maioria das vezes, a febre não é muito elevada e resolve-se espontaneamente. No entanto, o paciente que apresenta febre deve ser muito bem avaliado, já que a febre pode ser sinal de complicação grave. É fundamental descartar que o paciente operado que apresenta febre tenha complicação infecciosa, relacionada ou não com a operação.

A Tabela 6.2 apresenta as principais causas de febre no pós-operatório. Como se pode ver, a febre pode ter causa infecciosa ou não infecciosa. Todo o contexto do paciente deve ser bem analisado, para verificar até que ponto deve ser feita investigação da causa da febre. Nos primeiros dois dias após a operação, a febre pode ser devida a atelectasia

Tabela 6.2 – Principais causas infecciosas e não infecciosas de febre no pós-operatório.	
Causas infecciosas de febre no pós-operatório	**Causas não infecciosas de febre no pós-operatório**
• Ferida operatória • Pneumonia • Infecção urinária • Abscesso ou infecção intraperitoneal • Infecção de cateter venoso • Bacteremia/Fungemia • Endocardite • Colite pseudomembranosa • Úlcera por pressão • Corpo estranho retido	• Atelectasia pulmonar • Tromboflebite superficial ("febre do terceiro dia") • Reação a drogas • Pancreatite aguda • SIRS – síndrome da resposta inflamatória sistêmica • Embolia pulmonar • Hematoma retroperitoneal • Infarto de órgãos • Hipertermia maligna

pulmonar, mais ou menos extensa, a causa preexistente ou a síndrome da resposta inflamatória sistêmica. Se o paciente estiver em boas condições gerais, não há necessidade de proceder a mais investigação laboratorial ou radiológica. Uma avaliação clínica cuidadosa e observação vigilante, além de fisioterapia respiratória, costumam ser suficientes.

Muito raramente, a febre que ocorre precocemente no pós-operatório pode ser devida a hipertermia maligna. Esta pode começar já no intraoperatório. É devida a alteração genética que afeta a liberação de cálcio para o intracelular, levando a contração muscular mantida, rabdomiólise, hipercalemia, mioglobinúria, acidose respiratória e metabólica, produção muito aumentada de calor que não pode ser dissipado e, por isso, a hipertermia. A temperatura central pode elevar-se em 1 ^{0}C a cada poucos minutos, podendo chegar a 45 ^{0}C em pouco tempo. Ocorre então coagulação intravascular disseminada (CIVD), sinal de extrema gravidade, que pode prenunciar desfecho fatal iminente. A hipertermia maligna é muito rara. Estima-se que ocorra em 1 para cada 100.000 anestesias. Ocorre em todas as partes do mundo, sendo mais frequente nos homens que nas mulheres (2:1). Cerca de metade dos casos ocorre antes dos 19 anos de idade. É desencadeada por alguns anestésicos inalatórios, em indivíduos suscetíveis. Pode haver história familiar, quando, então, é possível evitar o uso dos anestésicos desencadeantes. O diagnóstico pré-operatório pode ser firmado por biópsia muscular, que, no entanto, não é exame feito de rotina. Todo o ciclo da hipertermia maligna pode ser controlado com o uso de dantrolene. A hipertermia maligna é mais conhecida (e temida) pelos anestesistas, mas é bom que todos os médicos sejam preparados para reconhecê-la e saibam tratá-la.

A febre que surge por volta do terceiro dia de pós-operatório é chamada às vezes de "febre dos cateteres". Pode ser devida a tromboflebite superficial, associada ao acesso venoso. Mas pode ser também já decorrente de infecção urinária ou, mesmo, pneumonia.

A febre que surge após o quinto dia de pós-operatório geralmente tem causa infecciosa, muitas vezes associada diretamente à operação (infecção de ferida operatória, deiscência de anastomose, peritonite, abscesso). Dificilmente a febre que ocorre antes do quinto dia de pós-operatório se origina do local operado. A partir desta fase, contudo, a probabilidade de complicação relacionada à operação é elevada. Com frequência, o paciente pode estar já em casa. Daí a necessidade de orientação adequada e de seguimento. Diferentemente do que ocorre com a febre dos primeiros dias após a operação, nesta situação, a menos que a causa da febre seja evidente (infecção de ferida operatória, por exemplo), o paciente precisa ser amplamente investigado, com exame clínico detalhado, exames laboratoriais e radiológicos. Dependendo do achado e das condições do paciente, pode mesmo ser necessária nova intervenção, cirúrgica ou por via radiológica.

Complicações mecânicas

São as complicações pós-operatórias relacionadas a problemas técnicos associados à operação ou ao procedimento. Estão neste grupo: hemorragia (hematoma, hemoperitônio), seroma, infecção ou deiscência de ferida operatória, deiscência de anastomose e problemas com drenos, acessos vasculares e corpos estranhos retidos. As complicações relacionadas a ferida operatória serão abordadas em capítulo próprio (capítulo 8).

Hemorragia, hematoma e hemoperitônio

Pode ocorrer hemorragia no pós-operatório, com acúmulo de sangue e de coágulos na incisão ou na área operada. A hemorragia pode levar a choque e nem sempre é fácil de diagnosticar no pós-operatório.

O paciente pode ter outros motivos para o choque e nem sempre a evidência de sangramento é tão clara. É necessário observar bem o paciente e procurar ativamente a fonte de sangramento e o acúmulo de sangue. Geralmente a hemorragia está relacionada a problema de coagulação ou de hemostasia. O preparo pré-operatório adequado (incluindo o histórico de medicamentos em uso e os antecedentes de problema hemorrágico) e a técnica operatória cuidadosa tendem a diminuir a incidência de sangramento, embora não eliminem completamente o risco de sua ocorrência. Eventualmente, os drenos deixados na área operada podem sinalizar o sangramento, mas nem sempre isso acontece. Pode ocorrer hemoperitônio com volume considerável de sangue acumulado, sem que o dreno abdominal tenha saída de sangue em quantidade significativa.

O hematoma pode levar a infecção, além do problema associado à perda sanguínea por si só. Além de remover o hematoma, o que pode por vezes ser feito à beira do leito, pode ser necessária nova intervenção para rever a hemostasia.

Deiscência de anastomose

A deiscência de anastomose do tubo digestivo associa-se a morbidade muito elevada e a aumento de três vezes na mortalidade operatória. Anastomoses distais têm incidência aumentada de deiscência, quando comparadas com anastomoses mais proximais do tubo digestivo.

Os fatores de risco para deiscência de anastomose são semelhantes aos fatores que aumentam o risco de deiscência de incisão cirúrgica. Idade, desnutrição, deficiência de vitaminas, diabetes, tabagismo, doença inflamatória intestinal, hipotensão, quimioterapia e anemia são os principais fatores de risco sistêmicos. Anastomose com tensão, perfusão sanguínea inadequada, irradiação prévia e contaminação são os principais fatores locais que aumentam o risco de deiscência. Problemas técnicos, como sutura manual ou mecânica, sutura contínua ou pontos separados, sutura em plano único ou em dois planos, podem também estar envolvidos no risco de deiscência ou estenose da anastomose.

O diagnóstico de deiscência pode ser clínico (dor, febre, sinais de peritonite, drenagem de material purulento, entérico ou fecal), radiológico (coleção com líquido e gás junto da anastomose, pneumoperitônio, extravasamento de contraste) ou achado intraoperatório (contaminação grosseira, secreção entérica ou fecal e anastomose com deiscência ou vazamento). O tratamento da deiscência pode ser conservador (observação, jejum, antibiótico, drenagem percutânea) ou operatório (drenagem aberta, desvio do trânsito intestinal, nova anastomose).

Problemas com drenos

Na cavidade abdominal, os drenos são usados para prevenir o acúmulo de secreções, como bile ou suco pancreático, ou para tratar abscessos. Podem ser usados também para evitar pequeno acúmulo de sangue, embora, como já vimos, o débito do dreno possa não ser um indicador fiel de possível sangramento. O uso de drenos sem necessidade, particularmente de drenos abertos (sem pressão de sucção), aumenta o risco de infecção, tanto da incisão quanto da área operada. Drenos grandes e rígidos podem provocar erosão de vísceras ou de vasos sanguíneos, levando a peritonite, fístulas, abscessos ou sangramento. Os drenos não devem ficar em contato com anastomoses, pois podem provocar sua deiscência e a formação ou manutenção de fístula. A retirada precoce ou a perda acidental de drenos pode ser um problema sério. Dependendo da indicação do dreno, pode ser necessária nova intervenção cirúrgica no caso de dreno perdido ou retirado antes do momento oportuno. A princípio, os drenos não devem ser retirados ou mobilizados sem consulta e anuência do cirurgião que os deixou.

Acessos vasculares

Acessos venosos podem complicar com flebite (processo inflamatório envolvendo a veia canulada), flebite supurativa (trombo infectado à volta do cateter) e infecção de corrente sanguínea, podendo evoluir mesmo para endocardite e sepse. A flebite é mais frequente em veias de membros inferiores. Por esta razão, deve ser dada preferência aos acessos venosos em membros superiores. Embolia gasosa é outra complicação potencialmente muito grave, que pode ocorrer tanto na inserção do cateter venoso quanto durante o seu uso ou a retirada. A passagem de cateter venoso central pode causar pneumotórax, hemotórax, lesão arterial ou, mais raramente, perfuração de átrio direito, com tamponamento cardíaco. Eventualmente, o cateter pode ter sua extremidade colocada no espaço pleural, que passa a receber todo o conteúdo administrado pelo cateter, formando hidrotórax.

As lesões associadas aos acessos venosos podem ser prevenidas com treinamento e uso de técnica adequada, posicionamento correto do paciente e utilização de ultrassom, para melhor localização do vaso e passagem do cateter. Os acessos venosos devem ser inspecionados com frequência e removidos ao primeiro sinal de processo inflamatório ou infeccioso. Soluções hipertônicas ou irritantes devem ser administradas apenas em veias de alto fluxo. Além disso, a cada três a quatro dias deve ser feito rodízio dos locais de acesso venoso periférico, mesmo na ausência de sinais inflamatórios. É a maneira de diminuir o risco de flebite. A manipulação dos acessos venosos deve ser feita sempre com o máximo rigor de assepsia, para diminuir o risco de infecção do cateter e de corrente sanguínea.

A monitorização contínua da pressão arterial média, no intraoperatório ou na unidade de terapia intensiva, exige a colocação de cateter na artéria radial (mais frequente) ou femoral. Antes de cateterizar a artéria radial, é fundamental testar se o arco palmar existe e está pérvio (teste de Allen), para evitar que possa ocorrer necrose isquêmica da extremidade dos dedos da mão, complicação rara, mas muito grave, do uso da artéria radial para monitorização contínua da pressão arterial média, quando a artéria ulnar não está patente.

A punção arterial, intencional ou inadvertida, pode evoluir ainda com formação de pseudoaneurisma, que pode exigir tratamento cirúrgico.

Corpos estranhos retidos

Compressas, gazes e instrumentos cirúrgicos podem ser esquecidos dentro da cavidade operada. Embora se associem a baixa mortalidade, os corpos estranhos retidos têm morbidade elevada, pois obrigam frequentemente a reoperação. A cavidade abdominal é o local onde com mais frequência são esquecidos os corpos estranhos. O tórax vem em segundo lugar. Genericamente, falamos em gossipiboma ou textiloma quando o corpo estranho esquecido é uma compressa ou gaze, que são os corpos estranhos mais frequentemente esquecidos. A contagem rigorosa e formal dos materiais utilizados na operação e a utilização de exame radiológico nos casos de dúvida diminuem significativamente a incidência de corpos estranhos retidos.

São condições mais frequentemente associadas a corpos estranhos retidos: cirurgias na pelve, pacientes obesos, cirurgias demoradas, operações de urgência, particularmente no horário noturno, e troca de equipes cirúrgica e de enfermagem.

Complicações respiratórias

As complicações respiratórias são provavelmente as mais frequentes no pós-operatório, ocorrendo em até 25% dos pacientes operados. A Tabela 6.3 lista as principais complicações respiratórias no pós-operatório.

Tabela 6.3 – Principais complicações respiratórias no pós-operatório
Embolia pulmonar prévia
Tempo operatório prolongado/Posição durante a operação
Idade
Neoplasia maligna
Contraceptivo oral
Lesões traumáticas/Fraturas
Imobilização/Paralisia
Obesidade
Coagulopatias/Trombofilias
Doença cardíaca crônica

Atelectasia

É a falta de expansão de parênquima pulmonar, devido a hipoventilação. Pode ser mais ou menos extensa, podendo envolver todo um lado do pulmão. A intubação traqueal seletiva mantida por várias horas pode levar a atelectasia total do pulmão esquerdo. A compressão mecânica por derrame pleural ou distensão abdominal e o acúmulo de secreção pulmonar, especialmente em pacientes tabagistas ou com doença pulmonar obstrutiva crônica (DPOC), são também fatores que podem causar atelectasia pulmonar. A atelectasia pós-operatória ocorre precocemente, sendo mais comum nas primeiras 48 horas após a operação. Pode cursar com febre, geralmente baixa, taquicardia e taquipneia. Leva a acúmulo de secreção em alvéolos e brônquios, o que predispõe a infecção. É uma das principais causas de febre nos primeiros dois dias de pós-operatório. A atelectasia deve ser prevenida e tratada com fisioterapia respiratória, que inclui analgesia, mudança de decúbito, movimentação e deambulação precoces e aspiração da secreção traqueal e brônquica. Atelectasias extensas podem exigir tratamento com aspiração brônquica por broncoscopia, para permitir a reexpansão pulmonar.

Pneumonia

Cinco por cento dos pacientes operados evoluem com pneumonia, seja bacteriana ou aspirativa (pneumonite química, por aspiração do conteúdo gástrico – síndrome de Mendelson). A pneumonite química deve ser prevenida respeitando-se o jejum pré-anestésico e usando sonda gástrica para manter o estômago vazio. O tratamento é de suporte. Pode evoluir com infecção, caracterizando pneumonia. A pneumonia pode ser prevenida por fisioterapia e tratada com antibióticos e fisioterapia respiratória.

Tromboembolismo pulmonar (TEP)

Ocorre quando um trombo migra (geralmente de trombose profunda de membros inferiores ou de pelve) e obstrui a circulação pulmonar. O quadro clínico típico é caracterizado por ser de início súbito, abrupto, com falta de ar e dor torácica. Quando mais extenso, o TEP pode levar a hipotensão ou, mesmo, choque com falência cardíaca e circulatória. Quando ocorre TEP no pós-operatório, a mortalidade é de cerca de 20%. O quadro clínico pode ser mais leve, apenas com hipóxia e sobrecarga cardíaca direita. Nesta situação, o diagnóstico pode não ser tão evidente. A Tabela 6.4 mostra os principais fatores de risco para TEP.

No pré-operatório, deve ser calculado o risco de o doente apresentar trombose venosa profunda (TVP) e TEP, devendo-se instituir as medidas de prevenção, que podem incluir deambulação precoce, uso de meias elásticas, massagem sequencial de membros inferiores ou profilaxia farmacológica, com o uso de heparina convencional ou de baixo peso molecular.

Tabela 6.4 - Fatores de risco para tromboembolismo pulmonar (TEP)
Atelectasia
Pneumonia
Pneumonite aspirativa (síndrome de Mendelson)
Edema agudo de pulmão
Síndrome da angústia respiratória do adulto (SARA)
Tromboembolismo pulmonar (TEP)
Derrame pleural
Pneumotórax
Embolia gordurosa

Edema agudo de pulmão

Associa-se a insuficiência cardíaca e a sobrecarga de volume. É previsível, devendo ser prevenido com o uso judicioso de volume nos pacientes de risco e tratado com o uso de diuréticos e, eventualmente, também cardiotônicos.

Síndrome da angústia respiratória aguda (SARA)

Caracteriza-se por insuficiência respiratória (PaO_2/FiO_2 < 300) em paciente sem infecção pulmonar, inicialmente. Várias condições clínicas, como sepse, trauma e pós-operatório de grandes cirurgias, podem levar a insuficiência respiratória aguda, decorrente de lesão pulmonar induzida por resposta inflamatória sistêmica, com aumento da permeabilidade alveolar e extravasamento de líquido para o espaço alveolar. É a SARA.

Derrame pleural

Derrame pleural pequeno é bastante frequente após cirurgia no andar superior do abdome. Geralmente não tem significado clínico. Quando surge tardiamente no pós-operatório, pode estar relacionado a complicação subdiafragmática (abscesso subfrênico, por exemplo). Pode associar-se também a pneumonia. A conduta pode ser desde simples observação até punção ou drenagem, no caso de suspeita de infecção ou comprometimento da ventilação.

Pneumotórax

Pode ser devido à passagem de cateter central, barotrauma por ventilação com pressão positiva ou abertura da pleura (operação de esôfago, transição esofagogástrica, rim ou suprarrenal). Em geral, é tratado com drenagem. Dependendo de sua etiologia e tamanho, pode ser apenas observado.

Embolia gordurosa

Razoavelmente comum, em poucos casos causa quadro clínico ou é diagnosticada. Ocorre em associação com fratura de ossos longos ou cirurgia de prótese de quadril ou joelho. Mais raramente ainda, fontes exógenas de gordura, como transfusão de sangue, administração de lipídios ou transplante de medula, podem também causar embolia gordurosa. A síndrome da embolia gordurosa é caracterizada por alteração neurológica (depressão do nível de consciência), insuficiência respiratória (inicia-se com hipoxemia subclínica, que pode evoluir para insuficiência respiratória franca) e aparecimento de petéquias em axilas, tórax, parte proximal dos braços e conjuntivas. O diagnóstico é clínico. O tratamento é de suporte, até melhora do quadro neurológico e da insuficiência respiratória. Não existe tratamento específico. O prognóstico depende do grau de insuficiência respiratória, que é tratada com ventilação com pressão positiva (com PEEP, *positive end-expiratory pressure*) e com o uso de diuréticos, quando indicado.

Em geral, o tratamento das complicações respiratórias envolve fisioterapia respiratória, uso de oxigênio suplementar (máscara de O_2 ou cateter), administração cuidadosa de volume intravenoso, ventilação não invasiva (VNI) e antibióticos. Pode ser necessário fazer intubação traqueal para ventilação mecânica.

Complicações cardiocirculatórias

Podem ter risco de vida. Sempre que possível, deve haver o preparo pré-operatório adequado, com a correção de arritmias, angina instável, insuficiência cardíaca e hipertensão grave. Isso diminui o risco de complicações cardiocirculatórias graves no perioperatório. Pacientes com cardiopatia devem ser avaliados por cardiologista antes de serem submetidos a cirurgia.

Hipertensão arterial

Pode ocorrer por dor, sobrecarga de volume ou hipertensão arterial prévia descompensada. Aumenta o risco de acidente vascular encefálico e de hemorragia, no intraoperatório e no pós-operatório. No paciente hipertenso grave, os anti-hipertensivos devem ser tomados também no dia da cirurgia. As medicações podem ser tomadas mesmo em jejum, com pouca água. A hipertensão deve ser tratada com o controle da dor, evitando-se a sobrecarga de volume e utilizando-se medicação específica. Agudamente, os inibidores da enzima de conversão são a medicação mais utilizada. Raramente é necessário utilizar medicação intravenosa, como o nitroprussiato de sódio.

Arritmias cardíacas

Podem ocorrer no intraoperatório ou no pós-operatório, geralmente nos primeiros três dias após a operação. Cardiopatia prévia e cirurgia torácica aumentam o risco de arritmias. Cerca da terça parte das arritmias intraoperatórias ocorre na indução anestésica, sendo geralmente associadas a medicações anestésicas, drogas simpaticomiméticas, intoxicação digitálica ou retenção de CO_2. No pós-operatório, as arritmias podem ser devidas a hipocalemia, hipoxemia, alcalose, toxicidade por digitálicos, estresse, dor ou sobrecarga de volume. As arritmias podem ter as mais variadas formas, podendo ser supraventriculares ou ventriculares. Pode ocorrer ainda bloqueio atrioventricular, que, quando completo, precisa ser tratado com marca-passo de urgência. Mesmo podendo não ter gravidade maior por si sós, as arritmias podem levar a diminuição do débito cardíaco e do fluxo coronariano, aumentando o risco de isquemia cardíaca. Eventualmente, a arritmia pode ser o primeiro sinal de infarto agudo do miocárdio.

Infarto agudo do miocárdio (IAM) e outras isquemias

O diagnóstico de IAM pode ser muito difícil no intraoperatório ou no pós-operatório imediato ou precoce. O paciente frequentemente está sedado e, por isso, pode não se queixar de dor torácica. Por outro lado, a dor pode ter outra causa. O eletrocardiograma, por sua vez, pode não ter supra de ST e as enzimas podem estar elevadas por causa da agressão cirúrgica. Às vezes, o único sinal de IAM é choque ou hipotensão de causa não explicada ou arritmia. Falta de ar, taquicardia, dor torácica, hipotensão ou choque devem levantar a suspeita de isquemia de miocárdio, que deve ser investigada. Os pacientes de risco devem ser monitorados em unidade de terapia intensiva, com eletrocardiograma e enzimas seriadas. Por causa da dificuldade no diagnóstico, principalmente, a mortalidade por IAM no perioperatório chega a 30%. O risco de IAM é maior nos pacientes com cardiopatia prévia e nos que tiveram IAM recente. Por esse motivo, as cirurgias eletivas devem, a princípio, ser postergadas nos pacientes com IAM há menos de seis meses.

Insuficiência cardíaca congestiva (ICC)

É devida principalmente a sobrecarga de volume, em pacientes com pouca reserva de miocárdio. Infarto agudo do miocárdio e arritmia são outras causas. Cursa com dispneia progressiva, hipoxemia com CO_2 normal e sinais clínicos e radiológicos de congestão pulmonar. O tratamento deve ser feito em unidade de terapia intensiva, tomando-se medidas para diminuir a pré-carga e a pós-carga, como o uso de diuréticos, a restrição de volume e, eventualmente, a administração de drogas vasodilatadoras e inotrópicas.

Complicações urinárias

Retenção urinária

Decorre da incapacidade de esvaziamento vesical. É comum no pós-operatório de cirurgias sobre a pelve e o períneo e, ainda, associada a anestesia com bloqueio espinhal (raquidiano ou peridural). No paciente sem problema prévio, em geral é uma complicação transitória e reversível. O tratamento consiste na sondagem vesical, que pode ser de alívio ou de demora. Quando a expectativa é de que o paciente demore a recuperar a contratilidade vesical, é melhor fazer sondagem de demora (Foley). No paciente sem grande manipulação pélvica ou perineal, no qual a retenção está mais provavelmente associada a bloqueio espinhal anestésico, deve-se preferir a sondagem de alívio. Para prevenir a retenção urinária, deve-se esvaziar a bexiga sempre que a cirurgia for demorar e orientar o paciente a urinar pelo menos a cada três a quatro horas, particularmente se receber muito volume. O paciente que não é candidato a sondagem vesical durante a cirurgia deve esvaziar a bexiga imediatamente antes do seu início. Quando sofre hiperdistensão, a bexiga perde a capacidade de se contrair normalmente. Por isso, deve-se evitar que a bexiga sofra hiperdistensão. Também se recomenda que o paciente não tome grande quantidade de volume perto do final do dia e que a sonda vesical seja retirada preferencialmente pela manhã, para evitar que faça retenção no período noturno.

Infecção urinária

É uma complicação comum no pós-operatório, frequentemente associada a sondagem vesical. Pode ser decorrente de contaminação urinária prévia, retenção urinária ou instrumentação da via urinária. Apesar de aparentemente benigna, a infecção do trato urinário tem morbidade considerável e associa-se também a aumento da mortalidade hospitalar. Deve ser prevenida mantendo-se a sondagem vesical sempre pelo menor tempo possível, manipulando-a apenas o necessário e sempre com todos os cuidados de antissepsia. A infecção urinária é uma causa de febre no pós-operatório, mas pode ter manifestações clínicas frustras, atípicas ou ausentes. Nos pacientes de risco, com ou sem febre, deve ser procurada ativamente e tratada com hidratação, drenagem adequada da via urinária e antibioticoterapia, de acordo com os achados de exame de urina.

Complicações renais

Insuficiência renal aguda

É a piora rápida da função renal, com acúmulo de elementos nitrogenados no sangue. Pode ser oligúrica (diurese < 500 mL em 24 horas) ou não oligúrica. Pode ser pré-renal (hemorragia, hipovolemia, ascite, insuficiência cardíaca, desidratação), renal (necrose tubular aguda, fármacos, contraste iodado, mioglobinúria, bilirrubina, lesão renal por hipotensão prolongada) ou pós-renal (obstrução do trato urinário, por vezes de causa iatrogênica, como ligadura ou lesão de ureter) (Tabela 6.5).

A melhor prevenção da insuficiência renal aguda é garantir a perfusão renal adequada, mantendo a euvolemia e corrigindo os distúrbios hidroeletrolíticos, e evitar drogas nefrotóxicas, particularmente no doente de risco. Uma vez estabelecida a insuficiência renal, o tratamento, na fase aguda, é a hemodiálise.

Tabela 6.5 – Principais condições predisponentes para insuficiência renal aguda
Cirurgias associadas a sepse
Correção de aneurisma de aorta
Circulação extracorpórea
Síndrome compartimental abdominal
Trauma com grande hemorragia e esmagamento (mioglobinúria)
Reposição volêmica inadequada/hipotensão ou choque
Queimaduras extensas
Diabetes, icterícia, função renal limítrofe
Complicações de transfusão (raras)
Drogas (antibióticos, anti-inflamatórios, contraste iodado)

Complicações do trato gastrointestinal

São muito frequentes e variadas, podendo envolver tanto o tubo digestivo quanto os órgãos a ele anexos, como fígado, vesícula biliar e pâncreas. A Tabela 6.6 lista as principais complicações pós-operatórias do sistema digestivo.

Alteração da motilidade gastrointestinal

A anestesia e a manipulação levam a diminuição do peristaltismo normal, ocasionando o íleo paralítico, também chamado de íleo adinâmico ou simplesmente íleo. Algumas medicações (principalmente opiáceos e seus derivados), distúrbios eletrolíticos, processos inflamatórios (como pancreatite ou peritonite) e dor pioram o íleo paralítico, aumentando a sua duração. A duração do íleo paralítico pós-operatório depende ainda da extensão da manipulação cirúrgica e da existência de obstrução intestinal no pré-operatório. Em geral, os procedimentos laparoscópicos costumam evoluir com íleo paralítico menos prolongado do que os procedimentos abertos. A motilidade do intestino delgado é menos afetada pela cirurgia do que a motilidade do estômago e do cólon. Na maior parte das vezes, o peristaltismo volta ao normal em cerca de 48 horas. A recuperação do peristaltismo é denotada por

Tabela 6.6 – Principais complicações pós-operatórias do trato gastrointestinal

Íleo prolongado: ausência de sinais de trânsito intestinal por mais de cinco dias, dispepsia, vômitos, ausência de eliminação de gases e drenagem por sonda gástrica > 500 mL/dia
Hemorragia digestiva/Isquemia intestinal
Deiscências de suturas ou anastomoses digestivas/Fístulas
Abscessos intraperitoneais/Peritonite
Colite pseudomembranosa
Pseudo-obstrução intestinal (síndrome de Ogilvie)
Complicações de ostomias (isquemia, prolapso, sangramento, afundamento)
Complicações das vias biliares (fístulas, estenose)
Pancreatite pós-operatória
Impactação fecal
Drenos abdominais retirados precocemente
Síndrome compartimental abdominal

cólicas leves, eliminação de gases e restabelecimento do apetite. No exame físico, o abdome fica menos distendido e menos doloroso e surgem os ruídos hidroaéreos com características próximas da normalidade. Se o paciente estiver com sonda gástrica, esta apresenta diminuição de débito e o aspecto do líquido drenado fica mais fluido e deixa de ser bilioso. Não existe um volume fixo de débito da sonda gástrica abaixo do qual ela possa ser retirada, por se considerar que acabou a fase de íleo paralítico, embora se considere que o paciente que tem drenagem acima de 500 mL em 24 horas ainda precise da sonda gástrica. Além do volume, há que considerar também as características do líquido drenado e todo o contexto do paciente, tanto os sintomas quanto os achados de exame físico.

Alguns pacientes persistem com distensão e desconforto abdominal por vários dias. Cabe então a distinção entre íleo paralítico prolongado e alguma complicação associada à manipulação abdominal, como aderência (brida) precoce, intussuscepção ou, mesmo, deiscência de anastomose bloqueada. Novamente, o que vai diferenciar os quadros é o exame do paciente como um todo: na eventualidade de brida precoce ou intussuscepção, é esperado que os ruídos hidroaéreos estejam aumentados, enquanto no íleo paralítico a tendência é que estejam ausentes; na deiscência de anastomose é esperado que o paciente apresente algum sinal de infecção sistêmica e exame abdominal sugerindo peritonite. No entanto, nem sempre a distinção é tão clara. Pode ser necessário lançar mão de exames radiológicos para esclarecer o quadro do paciente. O diagnóstico diferencial é importante, pois no íleo paralítico prolongado o tratamento consiste em observação, enquanto na obstrução intestinal, quer por brida precoce quer por intussuscepção (rara no adulto, mas mais frequente na criança), e na deiscência de anastomose, pode ser necessária nova intervenção cirúrgica.

Não existe tratamento específico para o íleo prolongado. O paciente deve ser mantido em jejum e a sonda gástrica deixada aberta.

Pseudo-obstrução intestinal (síndrome de Ogilvie)

Pode ocorrer em operações abdominais e extra-abdominais e mesmo em pacientes não operados. Consiste em distensão acentuada do cólon, particularmente do cólon direito e transverso, sem fator obstrutivo mecânico. A causa exata da síndrome de Ogilvie não é bem conhecida, mas é provável que medicações que diminuem o peristaltismo desempenhem papel importante na sua gênese. Parece funcionar como se houvesse obstrução no ângulo esplênico do cólon, que não ocorre. Se não tratada, essa pseudo-obstrução evolui com aumento progressivo do diâmetro do cólon, particularmente do ceco, levando a isquemia da parede do ceco e perfuração, por necrose isquêmica. Se diagnosticada precocemente, a síndrome de Ogilvie pode ser tratada com medicação colinérgica, cujo uso exige monitorização em unidade de terapia intensiva, pelo risco de arritmias, e com descompressão intestinal por colonoscopia, que costuma ser muito efetiva. Eventualmente, pode ser necessário repetir a colonoscopia descompressiva. Se não tratada a tempo, pode ser necessária intervenção cirúrgica, para ressecar a área isquêmica ou perfurada. Neste caso, será necessário derivar o trânsito, confeccionando uma ileostomia temporária.

Colite pseudomembranosa

É uma infecção comum no pós-operatório, que cursa com diarreia, dor e distensão abdominal e, eventualmente, toxemia. O espectro da doença é muito variável, podendo ir desde colonização assintomática até colite tóxica grave, sendo esta forma muito rara. É causada pelo *Clostridium difficile*, que prolifera no paciente que usa antibiótico. Nos casos graves, a colonoscopia mostra uma pseudomembrana, o que deu o nome a essa infecção. O diagnóstico é feito pela pesquisa da toxina do *C. difficile* nas fezes ou pela cultura da bactéria em amostra de fezes ou de *swab* retal. O tratamento consiste em suspender o antibiótico que pode ter levado à colite e administrar metronidazol por via oral ou intravenosa ou vancomicina por via oral, além das medidas de suporte. Em alguns casos de colite grave, resistente ao tratamento ou recidivada, pode ser feito o transplante de material fecal (*fecal microbiota transplantation*, FMT), que tem apresentado resultados favoráveis. Longe de ser um tratamento de rotina para a colite pseudomembranosa, o transplante de fezes pode ser uma boa opção terapêutica em casos selecionados, resistentes ao tratamento habitual.

Impactação fecal

Resulta do íleo cólico e da percepção inadequada (falta de percepção) de que a ampola retal está cheia. Mais frequente no idoso, pode acometer pacientes mais jovens, particularmente portadores de megacólon ou de paraplegia. Pode ser agravada pelo uso de medicações (opiáceos e anticolinérgicos). O quadro clínico é de anorexia, distensão abdominal e obstipação. Pode ocorrer pseudodiarreia. O diagnóstico é confirmado por toque retal. O tratamento é feito com lavagem retal por enema glicerinado, podendo ser necessário o esvaziamento manual por toque retal repetido.

Vale lembrar que o bário utilizado para exames contrastados pode ficar retido no cólon, solidificar e provocar obstrução intestinal, mais frequentemente no cólon direito, onde ocorre maior absorção de água. Sua remoção pode ser difícil, exigindo até, embora raramente, intervenção cirúrgica, quando enemas e soluções laxativas não forem efetivos. Por esta razão, deve-se ter muita cautela na utilização de contraste baritado no paciente com algum grau de obstrução intestinal.

Pancreatite pós-operatória

A pancreatite pós-operatória representa 10% de todas as pancreatites agudas. Pode ocorrer após vários tipos de operação, como cirurgia cardíaca com circulação extracorpórea, cirurgia de paratireoide e transplante renal, mas é mais frequente nas operações na vizinhança do pâncreas, como a colecistectomia e a exploração do colédoco por cálculos biliares, quando sua incidência chega a 8%. Com frequência, a pancreatite pós-operatória é do tipo necro-hemorrágico, complicando três a quatro vezes mais do que a pancreatite biliar ou alcoólica. Não é bem conhecida a patogênese da pancreatite pós-operatória, mas acredita-se que tenha relação com trauma sobre o pâncreas ou sua circulação. No caso do transplante renal, a pancreatite pode ter relação com o uso de corticosteroides ou azatioprina ou pode ser secundária a hiperparatireoidismo ou infecção por vírus. Na operação de paratireoide, a pancreatite parece ter a ver com a variação aguda nos níveis de cálcio. É necessário estar alerta para essa complicação, pois nem sempre o diagnóstico de pancreatite aguda é fácil no paciente que teve cirurgia abdominal recente. Além disso, a incidência de complicações (principalmente respiratória e renal) na pancreatite pós-operatória é elevada e a mortalidade pode superar os 30%.

Outras complicações relacionadas ao aparelho digestivo

Várias outras complicações relacionadas ao aparelho digestivo podem ocorrer no pós-operatório, como: colecistite aguda, icterícia (de várias causas), sangramento digestivo, isquemia intestinal ou de outros órgãos, fístulas (biliar, pancreática, urinária, digestiva), insuficiência hepática, distensão gástrica aguda, gastroparesia, abscessos intra-abdominais e síndrome compartimental abdominal. Algumas dessas complicações são discutidas em outros capítulos. Detalhes podem ser achados na literatura especializada. Foge ao objetivo deste capítulo a discussão de todas essas complicações.

Outras complicações pós-operatórias

Complicações neurológicas (acidente vascular cerebral, convulsões), psiquiátricas (psicoses, síndrome da unidade de terapia intensiva, delírio pós-cirurgia cardíaca, *delirium tremens*, delírio do idoso), hematológicas (tromboses, trombocitopenia) e, mesmo, disfunção sexual (após prostatectomia, cirurgia cardíaca, cirurgia de aorta ou cirurgia de reto) são mais raras e frequentemente exigem consulta especializada. É importante que o cirurgião saiba de sua existência, para poder alertar o paciente e a família antes do ato cirúrgico, seja capaz de reconhecê-las e saiba o que fazer se elas ocorrerem.

Conclusão

Apesar de indesejadas, ocorrem complicações no pós-operatório. Com frequência, elas podem ser prevenidas. A prevenção deve começar já no pré-operatório e acaba apenas quando o paciente está completamente recuperado da operação, muitas vezes já bem após a alta hospitalar. É fundamental seguir de perto o paciente operado, para ser capaz de se antecipar às possíveis complicações, reconhecê-las prontamente caso ocorram e instituir precocemente a conduta terapêutica apropriada. Com isso, os efeitos indesejáveis das complicações pós-operatórias podem ser minimizados.

Valete, Fratres!

Referências consultadas

Ceydeli A, Rucinski J, Wise L. Finding the best abdominal closure: an evidence-based review of the literature. Curr Surg 2005; 62:220.

Dindo D, Demartines N, Clavien PA. Classification of surgical complications: a new proposal with evaluation in a cohort of 6336 patients and results of a survey. Ann Surg 2004;240(2):205-13.

Litman RS, Flood CD, Kaplan RF, et al. Postoperative malignant hyperthermia: an analysis of cases from the North American Malignant Hyperthermia Registry. Anesthesiology 2008; 109:825.

Schey D, Salom EM, Papadia A, Penalver M. Extensive fever workup produces low yield in determining infectious etiology. Am J Obstet Gynecol 2005; 192:1729.

Van Nood E, Vrieze A, Nieuwdorp M, et al. Duodenal infusion of donor feces for recurrent Clostridium difficile. N Engl J Med 2013; 368:407.

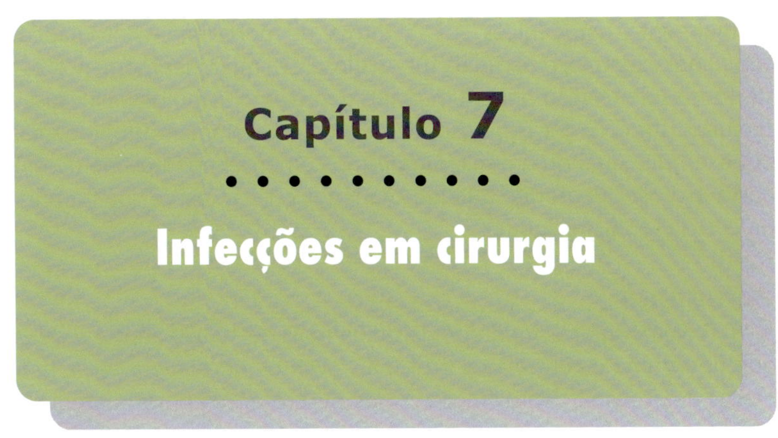

Capítulo 7

Infecções em cirurgia

Cornelius Mitteldorf

Introdução

A partir de meados do século XIX, a possibilidade de realizar-se anestesia eficiente e a compreensão das causas de infecção e, consequentemente, sua prevenção permitiram o desenvolvimento da Cirurgia como a conhecemos hoje.

Conceito

Infecção é uma relação dinâmica entre microrganismo e hospedeiro, que se inicia a partir do contato entre ambos: a partir desse momento, o microrganismo pode ser erradicado pelos mecanismos de proteção do hospedeiro, pode colonizar a porta de entrada, isto é, instalar-se em algum tecido do hospedeiro e se multiplicar nesse local. O microrganismo que colonizou a porta de entrada pode tornar-se um comensal, aproveitando-se do metabolismo do hospedeiro sem causar prejuízo, ou um simbionte, relação em que ambos (microrganismo e hospedeiro) se beneficiam. Pode, ainda, o hospedeiro abrigar microrganismos normalmente patogênicos sob a forma de portador assintomático, como, por exemplo, o bacilo da tuberculose. Em qualquer momento, essas formas de relação podem mudar e o microrganismo passa a causar prejuízo, isto é, doença ao hospedeiro, o que denominamos patogenia, por exemplo, quando um microrganismo comensal no intestino (*E.coli*) passa a causar peritonite quando o apêndice cecal perde sua barreira mucosa (apendicite aguda).

Patogenia

O *Homo sapiens* moderno existe há mais de 10.000 anos e é o ser que determina e controla os principais eventos no planeta Terra. Isso graças aos seus eficientes mecanismos de proteção contra o ambiente físico e contra os demais seres vivos. Assim, para causar infecção no ser humano, os microrganismos precisam ocupar uma porta de entrada com um certo número de unidades formadoras de colônias: em feridas traumáticas, por exemplo, são necessárias mais de 100.000 unidades formadoras de colônia para produzir infecção. Ao mesmo tempo, esses microrganismos, para produzirem infecção, precisam conseguir colonizar uma porta de entrada e produzir doença através de invasão tecidual, ou pela produção de toxinas (endo ou exotoxinas), propriedade que denominamos virulência: apenas algumas poucas centenas de espécies de microrganismos da Natureza têm a virulência necessária para causar doença no ser humano. Além do número e da virulência, outra característica dos microrganismos patogênicos é o sinergismo, isto é, microrganismos diferentes produzem mecanismos patogênicos diferentes cuja ação se soma para causar doença no ser humano.

Ao mesmo tempo, o ser humano se defende através de sua barreira física: a pele e as mucosas que estão em contato com o meio ambiente. Quanto maior a lesão da barreira física (grande queimado, politraumatizado), mais vulnerável o hospedeiro. Sondas e cateteres que mantêm aberto o contato entre o meio interno do hospedeiro e o meio ambiente também propiciam infecção. Outro mecanismo de proteção são as secreções (urina, bile, secreções intestinais, respiratórias etc.): as secreções têm fluxo, pH, anticorpos. Quando existe obstrução ao fluxo dessas secreções, o hospedeiro fica vulnerável a infecção (obstrução biliar por cálculo, obstrução respiratória por tumor, obstrução intestinal por bridas etc.). Não menos importante como fator de proteção é a flora endógena que habita a pele e as mucosas e compete com microrganismos potencialmente patogênicos: quando essa flora é alterada, por exemplo por antibioticoterapia, flora potencialmente patogênica pode substituí-la, causando prejuízo ao hospedeiro. Finalmente, a reação inflamatório/cicatricial, a partir de uma lesão tecidual, é uma reação finamente orquestrada que propicia a regeneração tecidual ou a cicatrização, permitindo o retorno da homeostase, isto é, voltando a selar a barreira física: fatores que prejudicam essa reação (desnutrição, isquemia, hiperglicemia etc.) também deixam o hospedeiro vulnerável a infecções.

Prevenção

A anestesia, a compreensão dos mecanismos patogênicos e a prevenção da infecção permitiram o desenvolvimento da Cirurgia Moderna. Utilizamos o termo prevenção nas intervenções cirúrgicas em que não há infecção, isto é, em cirurgias limpas, potencialmente contaminadas ou contaminadas. O termo refere-se, ainda, à prevenção de infecção do sítio cirúrgico. A prevenção inicia-se no planejamento do procedimento operatório, isto é, o paciente deve ser submetido ao procedimento, se possível, quando estiver em suas melhores condições fisiológicas: comorbidades controladas da melhor maneira possível. O paciente deve ser internado no dia do procedimento, ou na véspera, para não ser colonizado por flora microbiana hospitalar. Antes de entrar no centro cirúrgico, deve tomar banho sem molhar os cabelos e ser submetido a tricotomia da área que receberá a incisão para acesso ao sítio cirúrgico. Já na sala operatória tem início a técnica asséptica, conjunto de medidas mais importante para prevenção da infecção. Técnica asséptica são todas as medidas para evitar o acesso dos microrganismos ao sítio cirúrgico e inclui a antissepsia da pele da equipe cirúrgica e do paciente, a utilização de gorro, máscara, aventais e luvas pela equipe cirúrgica, os campos e o material cirúrgico estéril. Consideramos uma cirurgia limpa quando obedecemos à técnica asséptica e os tecidos que sofrem a intervenção cirúrgica não contêm microrganismos (por exemplo, a hernioplastia inguinal). Da mesma maneira, a cirurgia será considerada potencialmente contaminada se obedecida a técnica asséptica e houver contato com víscera que contém microrganismos (por exemplo, uma enterectomia). A cirurgia será considerada contaminada se, obedecida a técnica asséptica, houver extravasamento de conteúdo da víscera operada para o sítio cirúrgico (por exemplo, numa colecistectomia em que bile extravasa a partir da abertura da parede da vesícula biliar). Para prevenir a infecção, essa contaminação deve ser prontamente removida, por meio de compressas ou aspiração. As feridas traumáticas e as doenças abdominais que necessitam de tratamento operatório (abdome agudo - apendicite não complicada, úlcera perfurada, colecistite aguda etc.) também são consideradas contaminadas a não ser que, passadas muitas horas, já haja infecção.

Certamente, a técnica operatória, evitando traumatismo e isquemia dos tecidos, realizando boa hemostasia etc., e a técnica anestésica, evitando hipotensão arterial, hipotermia e promovendo oxigenação adequada, também são fundamentais em prevenir infecção no pós-operatório.

Com essas medidas, a infecção do sítio cirúrgico diminuiu de cerca de 90% para em torno de 10% ao final do século XIX.

A partir da metade do século XX, com a introdução dos antibióticos na prática clínica, a infecção do sítio cirúrgico diminuiu mais ainda, para em torno de 5% ou menos, em nossos dias. A correta utilização da antibioticoprofilaxia, como uma das aplicações dos antibióticos, atualmente encontra-se bem padronizada: administra-se o antibiótico profilático (geralmente uma cefalosporina de primeira geração) na indução anestésica e se suspende o antibiótico ao final da operação, isto é, níveis séricos eficientes devem fazer com que o antibiótico atue durante a operação, ocasião em que pode ocorrer contaminação do sítio cirúrgico. Prolongar a antibioticoprofilaxia para além do procedimento operatório não substitui as medidas preventivas mencionadas acima e não diminui mais a infecção no pós-operatório, além de ter efeitos colaterais e poder selecionar flora microbiana resistente.

Febre no pós-operatório

Febre no pós-operatório, geralmente, é motivo de preocupação para o cirurgião. Quando a temperatura axilar for menor que 38 °C e o paciente não apresenta alterações fisiológicas e nem dor, na maioria das vezes, a causa da febre não é infecciosa: atelectasia pulmonar, flebite, hematoma, soroma, trombose venosa e mesmo medicamentos podem ocasionar febre. O diagnóstico é clínico e o elemento mais importante é o estado fisiológico normal. O tratamento dessas diferentes causas é específico (fisioterapia respiratória, compressas, suspensão do medicamento etc.) e não envolve antibioticoterapia.

Quando a causa da febre é infecciosa, geralmente ocorre comprometimento fisiológico, isto é, o paciente tem temperatura axilar maior que 38 °C e tem manifestações sistêmicas como taquicardia, taquipneia, rebaixamento do nível de consciência e piora da dor. Mais frequentemente, a infecção no pós-operatório ocorre no sítio cirúrgico, local onde ocorreram a lesão da barreira física e a contaminação. O diagnóstico, na maioria das vezes, também é clínico: piora da dor na incisão, sinais flogísticos (hiperemia, edema), distensão abdominal, parada de eliminação de gases e fezes etc. No paciente com comorbidades, operado em condições fisiológicas não ideais, naquele paciente que necessita de cuidados de terapia intensiva devido a descompensação fisiológica no intraoperatório (oligúria, hipotermia, necessidade de suporte ventilatório e de drogas vasoativas), naquele recebendo suporte nutricional através de cateter venoso ou, ainda, naquele paciente em que são mantidos sondas e cateteres por tempo prolongado, as infecções à distância (pneumonia, infecção urinária, de corrente sanguínea) são mais frequentes. Enquanto o tratamento das infecções à distância geralmente envolve antibioticoterapia e a remoção do cateter ou sonda associado à infecção, o tratamento das infecções do sítio cirúrgico, na maioria das vezes, consiste em abrir a ferida operatória, parcial ou totalmente, para permitir drenagem eficiente ou, no caso de deiscências de anastomose ou fístulas drenadas de maneira insatisfatória, reoperação.

Infecções de tratamento operatório

As infecções, em geral, são resolvidas pelo próprio hospedeiro e o médico pode ajudar, orientando medidas gerais, como repouso, alimentação adequada etc., e, dependendo da infecção, prescrevendo antibiótico ou outros antimicrobianos. No entanto, algumas infecções evoluem com piora progressiva do hospedeiro, algumas vezes apesar do tratamento. Nessas situações, muitas vezes, o tratamento operatório pode ser muito eficiente em controlar o foco infeccioso de maneira satisfatória. Na Tabela 7.1, apresentam-se alguns exemplos.

Tabela 7.1 - Infecções de tratamento operatório

Tabela 7.1 - Infecções de tratamento operatório
Partes moles (piogênicas ou necrotizantes)
Cervicomediastinites, retroperitonites
Empiema pleural ou pericárdico
Colangite, colecistite aguda
Peritonites secundárias (apendicite, diverticulite, úlcera perfurada)
Abscessos de órgãos parenquimatosos maiores que 5 cm de diâmetro (os menores geralmente respondem a antibioticoterapia)
Osteomielites crônicas (pé diabético)
Infecções que não responderam a tratamento clínico (pneumonia necrotizante, abscesso tubo-ovariano, pancreatite necro-hemorrágica, pielonefrite necrotizante, abscesso hepático etc.)

O diagnóstico dessas infecções geralmente é clínico (história e exame físico), podendo ser confirmado por exames complementares: quanto mais precoce o diagnóstico, melhor a possibilidade de controle do foco infeccioso para uma evolução com sequelas mínimas. Quanto mais demorado o diagnóstico e quanto mais retardado o tratamento operatório, maior a possibilidade de sequelas graves e até mesmo óbito, como consequência de repercussão local (necrose tecidual) ou sistêmica da infecção (sepse, choque séptico).

Antibioticoterapia em cirurgia

Desde a Antiguidade diversas substâncias foram e ainda são utilizadas com finalidade antibiótica (vinho, óleos de diversas procedências etc.), para tratar feridas traumáticas feridas infectadas e outras infecções. No entanto, a produção industrial de antibióticos, naturais ou sintéticos, e sua utilização criteriosa tiveram início apenas no século XX, a partir da demonstração dos efeitos da penicilina. Inicialmente utilizados de maneira tópica, a partir da década de 1950 passaram a ser utilizados por vias oral e injetável.

Atualmente, muito em função da influência da indústria farmacêutica, existe a possibilidade de utilização de diversos antibióticos, mais ou menos eficientes, mais ou menos caros.

Do ponto de vista prático, as infecções de tratamento operatório são causadas, em geral, por microrganismos com mecanismos de virulência muito eficazes, mas que, do ponto de vista de sensibilidade aos antibióticos, são multissensíveis. Assim, o tratamento inicial dessas infecções demanda antibiótico eficaz contra gram-positivos, gram-negativos e/ou anaeróbios, dependendo da origem da infecção (pele, intestino, via biliar, via urinária etc.), podendo-se associá-los em caso de flora mista. Na maioria das vezes e de maneira empírica, uma quinolona como o ciprofloxacino, uma cefalosporina de terceira geração, como a ceftriaxona, o metronidazol ou a clindamicina são os antibióticos de primeira escolha em cirurgia. Sempre que possível, deve-se colher material (secreções ou tecido) para confirmação microbiológica, Gram e cultura: em algumas situações poderá ser útil a antibioticoterapia específica, isto é, a partir do resultado da cultura, para auxiliar no tratamento dessas infecções (por exemplo, no pé diabético com osteomielite que demandará tratamento mais prolongado).

Tempo de tratamento

As infecções de tratamento preferencialmente operatório são controladas rapidamente, por meio de drenagem eficiente e/ou ressecção de víscera/tecido comprometido: o tempo de tratamento com antibióticos está vinculado à normalização fisiológica nas últimas 24/48 horas, isto é, o antibiótico deverá ser suspenso quando o paciente estiver bem para ir para casa (sem febre, dor leve apenas na incisão, alimentando-se bem etc.). Nessas situações, isto é, quando o paciente voltou à normalidade fisiológica, raramente ocorre uma reativação da infecção. Assim, na maioria das vezes, o tempo de tratamento dessas infecções não deve ultrapassar três ou quatro dias (com poucas exceções, como o pé diabético e os abscessos hepáticos não drenados, por exemplo).

Quando não se consegue o controle do foco infeccioso nesse curto período, uma reoperação poderá ser necessária e, muitas vezes, é uma alternativa preferencial a antibioticoterapia prolongada.

Referências consultadas

Casadevall A, Pirofski LA. Host-pathogen interactions: basic concepts of microbial commensalism, colonization, infection and disease. Infect Immun.2000; 68:6511-18.

Casadevall A, Pirofski LA. Host-pathogen interactions: redefining the basic concepts of virulence and pathogenecity. Infect Immun. 1999; 67:3703-13.

Dellinger EP. Surgical infections and choice of antibiotics. In Sabiston Textbook of Surgery. 16th edition. Saunders, 2001. pp. 171-88.

Mitteldorf C. Infecção em cirurgia. In: Clínica Cirúrgica. São Paulo: Manole, 2008. Pp.144-50.

Thorwald J. Mãos sujas. Descobre-se o assassino. Os deuses cegos. In: O século dos cirurgiões. São Paulo:Hemus, 2002. pp. 223-86.

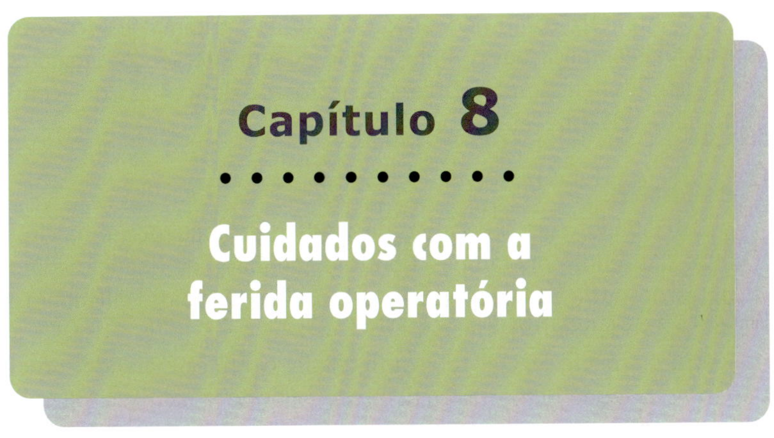

Capítulo 8

Cuidados com a ferida operatória

Alberto Bitran
Sumaya Abdul Ghaffar

Introdução

Complicações da ferida operatória raramente causam grandes repercussões sistêmicas, no entanto podem causar internações prolongadas, dores intensas, cicatrizes complexas e hérnias, comprometendo severamente a recuperação pós-operatória.

O fechamento da incisão cirúrgica irá determinar a evolução da ferida operatória, uma vez que pouco pode ser feito para se evitar complicações após esse período. Deve ser feito de maneira adequada, com fios adequados e cuidados intensivos com limpeza, hemostasia e isquemia dos tecidos.

Uma ferida operatória sem complicações é aquela que, após a sutura, apresenta cicatrização por primeira intenção, sem apresentar sinais inflamatórios e secreções. Operações de emergência frequentemente cursam com complicações de feridas operatórias.

Há um amplo espectro de complicações das feridas operatórias, desde pequenas complicações que não impedem a cicatrização por primeira intenção, como pequenos hematomas, eritemas e secreções serosas, até complicações complexas que exigem intervenções maiores como grandes hematomas, abscessos, necroses e deiscências, que comprometem a cicatrização.

Prevenção

Os cuidados com o paciente de modo geral influenciam na cicatrização das feridas operatórias. Controle adequado de doenças como diabetes, desnutrição, infecções, choque, uso de corticoides dificultam a cicatrização adequada das incisões.

Outro aspecto é o cuidado com a técnica cirúrgica, evitando contaminações, fazendo hemostasia criteriosa, evitando isquemia e inflamação dos tecidos e evitando proximidade com ostomias e drenos.

Cuidados com curativos

O objetivo do curativo estéril é proteger a incisão enquanto estiver permeável. A reepitelização ocorre em no mínimo 24 horas e muitos autores preconizam que não se retire o curativo antes de 48 horas. A abertura do curativo, antes desse período (entre 24 e 48 horas), só deve ocorrer em casos de sangramento, secreção abundante ou dor intensa.

Retirado o curativo e exposta a ferida, não há necessidade de palpar o local e nem comprimir os pontos, uma vez que isso aumenta a inflamação local. A ferida seca com bordas levemente avermelhadas e cooptadas é uma ferida com bom aspecto.

Os curativos oclusivos, impermeáveis e estéreis necessitam de menos trocas e promovem um ambiente seco o suficiente para evitar a proliferação bacteriana enquanto mantêm a ferida operatória minimamente úmida para a cicatrização adequada.

Retirada de pontos

Diante de sutura feita com pontos externos, é importante respeitar o tempo de retirada de pontos – a retirada precoce favorece deiscências, especialmente em feridas com componente tenso, enquanto a retirada tardia pode favorecer reações de corpo estranho locais e granulomas (Tabela 8.1).

Tabela 8.1 – Tempo para retirada dos pontos conforme local de sutura	
Local de sutura	**Tempo para retirada dos pontos**
Face e pescoço	3 a 5 dias
Tórax e abdome	7 a 10 dias
Articulações e extremidades	15 dias

Complicações frequentes

Seromas

O seroma é uma coleção de líquido seroso no tecido subcutâneo devido ao extravasamento de linfa ou plasma, em especial naqueles que exigem grandes descolamentos. Para evitar a sua formação deve-se descolar a menor área possível, evitar uso excessivo do bisturi elétrico e lavar o subcutâneo de feridas extensas para diminuir a quantidade de lipólise coletada no local. Pode-se ainda utilizar cintas elásticas compressivas ou curativo compressivo.

Nem sempre há necessidade de drenagem dos seromas. Coleções pequenas, sem sinais infecciosos, que extravasam espontaneamente, devem ser tratadas apenas com a abertura de um ou dois pontos para permitir a drenagem plena e com curativos estéreis. Coleções que não apresentam extravasamento espontâneo e não apresentam sinais infecciosos podem ser observadas, sem a necessidade de drenagem.

Quando há suspeita de infecção do líquido, é mandatória a drenagem através da abertura de alguns pontos e a coleta do material para realização de culturas.

Hematomas

O hematoma é uma coleção sanguínea que se forma no subcutâneo. Normalmente ocorre logo após a operação e associa-se a sangramento através ferida. É uma complicação rara e associa-se ao uso de anticoagulantes ou à presença de coagulopatias. Compressão local pode ser utilizada como forma de tratamento; no entanto, se o sangramento se mantiver, deve-se realizar a reexploração da ferida, a drenagem do coágulo e o controle da fonte de sangramento.

Infecções

A infecção de ferida operatória ocorre em 3% dos pacientes que são submetidos a cirurgias limpas, porém pode atingir 40% nas cirurgias infectadas. Sua presença aumenta o custo e a duração das internações.

Os principais fatores de risco para infecção da ferida operatória são isquemia local, radioterapia prévia no local, diabetes, deficiências nutricionais e o uso de certas drogas como doxirrubicina e glicocorticoides.

As principais medidas de prevenção para infecção de FO incluem:

» Uso de profilaxia antibacteriana intravenosa cerca de uma hora antes da incisão, readministrada conforme meia-vida da droga, durante o intraoperatório.

» Antibacteriano consistente com as diretrizes mais recentes – hoje cefazolina é uma das mais utilizadas.

» Descontinuação do agente profilático.

Outras três medidas também têm evidência comprovada:

1. Remoção de pelos de maneira adequada: remover com tricótomo, sem uso de lâminas de barbear.
2. Controle da glicemia sanguínea durante o período pós-operatório imediato, especialmente em pacientes submetidos a cirurgias cardiotorácicas, com alvo em 180 mg/dL.
3. Evitar hipotermia durante a operação.

No pré-operatório também se preconiza o uso de soluções com álcool associado a clorexidina ou iodopovidina para limpeza da pele. O uso de álcool fica contraindicado apenas em mucosas, córnea ou ouvido. O uso de campos plásticos impermeáveis é altamente recomendado, especialmente em cirurgias do trato gastrointestinal e das vias biliares.

Outras opções, como uso de fios com antimicrobianos, curativos antissépticos, banho pré-operatório com clorexidina, uso de esponjas embebidas em gentamicina e colágeno, não demonstraram evidências na diminuição da incidência de infecções do sítio cirúrgico.

A taxa de infecção do sítio cirúrgico varia com a classificação da cirurgia (Tabela 8.2)

Após cirurgias de emergência, os germes mais frequentemente relacionados com as infecções de feridas são as bactérias endógenas, residentes nos órgãos abdominais. Após cirurgias eletivas e não contaminadas os germes mais frequentes são os habitantes exógenos da pele (*Staphylococcos/Streptococcos*).

As infecções de ferida operatória manifestam-se com hiperemia, dor e rubor ao redor da ferida, geralmente três a dez dias após a operação. Esses sintomas raramente representam celulite da pele, e sim a presença de secreção purulenta, acumulada sob a ferida, e que necessita ser drenada através da abertura de alguns pontos. É importante que a abertura permita a adequada evacuação da secreção purulenta sem a necessidade de realizar compressão da ferida, que causa piora da inflamação local.

Tabela 8.2 – Classificação do grau de contaminação da cirurgia

Classificação	Critério	Taxa de infecção
Limpa	Sem entrada em víscera oca Sutura primária da ferida Sem processo inflamatório Técnica asséptica rigorosa Procedimento eletivo	1 a 3%
Potencialmente contaminada	Operação sobre víscera oca Sem inflamação Sutura primária Pequena falha asséptica Uso de dreno Preparo de cólon pré-operatório	5 a 8%
Contaminada	Extravasamento não controlado de víscera oca Inflamação aparente Ferida traumática ou aberta Quebra grosseira da assepsia	20 a 25%
Suja ou infectada	Extravasamento não controlado e não tratado de víscera oca Pus Ferida supurativa aberta Inflamação severa	30 a 40%

Antibióticos são na maioria das vezes desnecessários. Ainda assim, é importante realizar a cultura da secreção drenada para eventuais casos de difícil tratamento.

Grandes aberturas da pele devido a infecções muito secretivas podem ser tratadas com dispositivos de curativo de pressão negativa. Aberturas menores e não secretivas devem ser cobertas com curativos estéreis e lavadas duas vezes ao dia.

Deiscência de feridas operatórias

Deiscência é a abertura da ferida operatória. A deiscência é dita parcial quando ocorre a abertura da pele e do tecido subcutâneo e total quando ocorre abertura da aponeurose e peritônio. A deiscência total permite o contato das vísceras com o meio externo, caracterizando evisceração.

A deiscência de feridas é uma situação extremamente preocupante para o cirurgião e requer, na maioria das vezes, tratamento cirúrgico. Sua incidência é de 1% nas cirurgias abdominais eletivas, porém bem maior em cirurgias de urgência.

Fatores de risco sistêmicos relacionados à sua ocorrência são obesidade, anemia, hipoproteinemia, doenças endócrinas, insuficiência renal e presença de câncer. Algumas situações inerentes ao doente, como presença de vômitos, soluços e tosse em pós-operatório, íleo prolongado, infecção de ferida, distensão abdominal, também contribuem para a ocorrência de deiscências.

Sempre que ocorre a deiscência da ferida deve-se pensar na possibilidade de complicações intra-abdominais associadas.

As deiscências parciais podem ser tratadas de maneira conservadora quando superficiais, deixando que haja cicatrização por segunda intenção. Quando totais, deve-se optar por limpeza da ferida, ressutura da parede e colocação de tela pré-aponeurótica como reforço.

A eventração ocorre quando a aponeurose sofre deiscência, porém a pele se mantém íntegra. Pode evoluir para deiscência total ou "cronificar", transformando-se em hérnia incisional.

Referências consultadas

Anderson DJ, Podgorny K, Berrios-Torres SI, et al. Strategies to prevent surgical site infections in acute care hospitals: 2014 Update. Infect Control Hosp Epidemiol 2014 June, 35 (6):605-627.

Berríos-Torres S, Umscheid CA, Bratzler DW, et al. Centers for Disease Control and Prevention Guideline for the Prevention of Surgical Site Infection, 2017. JAMA Surg. 2017;152(8):784-91.

Drew P, Posnett J, Rusling L. The cost of wound care for a local population in England. Int Wound J 2007;4:149-155.

Jorge Filho I. Cirurgia Geral – Pré e pós-operatório 2ª edição. Evisceração pós-operatória. Ed. Atheneu, 2011. pp. 443-52.

Miranda JS, Ushinohama AZ. Tratamento da evisceração. In: Utiyama EM, Rasslan S, Birolini C. Procedimentos básicos em cirurgia. 2 ed. Barueri, SP: Manole, 2012. pp. 115-21.

Petersson P, Montgomery A, Petersson U. Wound dehiscence: outcome comparison for sutured and mesh reconstructed patients. Hernia: The Journal of Hernias and Abdominal Wall Surgery. 2014; 18(5): 681-89.

Ubbink DT, Vermeulen H, Goossens A, et al. Occlusive vs gauze dressings for local wound care in surgical patients – a randomized clinical trial. Arch Surg 2008; 143(10):950-55.

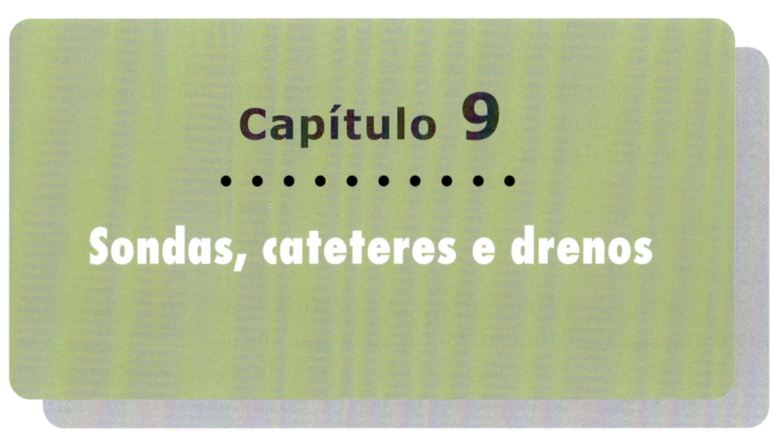

Capítulo 9

Sondas, cateteres e drenos

Lenira Chierentin Rengel
Sumaya Abdul Ghaffar
Edivaldo Massazo Utiyama

Introdução

Sondas, drenos e cateteres são invasões comuns na prática médica, encontradas mais frequentemente em paciente cirúrgicos, e apresentam extrema importância, pois são responsáveis por monitoramento, diagnóstico e decisão de conduta em diversas situações.

Como definição, tais invasões são tubos de materiais diversos inseridos no paciente, que podem colocar ou retirar fluidos do organismo.

- Sonda: tubo flexível ou rígido que se introduz em orifícios naturais para reconhecer seu estado ou extrair/inserir algum tipo de material.
- Cateteres: instrumento tubular inserido em dutos ou vasos, introduzidos com o objetivo de retirar líquidos, monitorização hemodinâmica ou para introduzir soro, sangue ou medicamentos. Também são utilizados em hemodiálise ou quimioterapia.
- Drenos: tubo para drenagem com o qual se procura manter a saída de líquido ou secreção de uma cavidade para o exterior ou, muito raramente para outra cavidade. Em geral são locados no intraoperatório ou via transparietal, em incisões cutâneas programadas.

As medidas de tais tubos, em geral, são dadas em milímetros ou French (Fr) – 1 Fr é 1/3 de mm.

Neste capítulo, discutiremos brevemente os principais aspectos de indicações e manejo dos dispositivos, sem nos aprofundarmos em aspectos técnicos de passagem.

Sondas

Sonda vesical

indicada para monitorização do débito urinário ou drenagem de urina quando há obstrução (funcional ou mecânica)

» De demora – Foley (látex) ou siliconada: indicada para monitorização da diurese em período de tempo, ou drenagem da diurese em obstruções urinárias, como hiperplasia prostática.
  Passada sob técnica asséptica, pela uretra ou por cistostomia, deve ser trocada periodicamente, para evitar obstrução ou infecção.

» De alívio: mais rígida, indicada em pacientes sem micção espontânea ou com retenção urinária. Passada com assepsia e antissepsia, retirada logo após.

Sonda nasogástrica/orogástrica – Levine

Passada sem assepsia, apenas com paramentação adequada. Deve-se medir o tamanho necessário, que varia em cada paciente: vai do epigástrio (cerca de quatro dedos abaixo do apêndice xifoide, passando pela área cervical, por trás da orelha e vindo até a ponta do nariz).

A passagem deve ser feita preferencialmente com o paciente sentado, introduzindo pelo nariz e, se possível, pedindo para o paciente realizar o movimento de deglutição, o que facilita a migração pelo esôfago. Ao final, deve-se aspirar o conteúdo e observar a saída de suco gástrico e/ou injetar ar e auscultar o estômago.

A sua posição não é determinada por RX, pois é radiotransparente.

» Indicação mais comum: aspiração de conteúdo gástrico – em pós-operatórios de cirurgias abdominais quando se espera íleo paralítico, ou em obstruções intestinais com distensão de delgado e estômago.
  A SNG evita o acúmulo de secreção gástrica e enteral, que reflui ao estômago e previne náuseas e vômitos.

- Outra indicação menos comum é a introdução de alimentos ou medicamentos. O mais comum é o uso de SNE para tais fins.
  A sonda pode ser sacada quando o trânsito intestinal estiver restabelecido, e seu débito baixo (em geral menor que 400 mL/24 horas).

Sonda nasoenteral – Dobbhoff

Sua passagem se assemelha à SNG, porém é provida de fio-guia no seu interior, o qual deve ser removido após a passagem.

A sonda inicialmente fica no estômago, mas por peristaltismo migra espontaneamente para o duodeno. Quando há algum fator que dificulte a migração espontânea para o duodeno, como neoplasia ou gastroparesia, sua passagem deve ser feita via endoscopia digestiva alta.

- Indicação: nutrição e administração de medicamentos.
- Checagem obrigatória com RX simples.

Sonda retal

- Indicações mais comuns: clister (lavagem intestinal) ou radiografia com contraste via retal.

Sonda de Fouchet

É uma sonda orogástrica ou retal rígida e de grande calibre (36Fr).

- Indicações: desobstrução esofágica, fecaloma alto. Pode também ser usada como guia para anastomoses de baixo calibre, como *bypass* gástrico.

Sonda de Sengstaken-Blakemore – balão esofágico

Sonda composta de dois balões, um esofágico para a contenção de sangramento e outro gástrico, para sustentação. Devem ser preenchidos com ar – 200 mL na via gástrica e variável na via esofágica.

- Indicação: sangramento esofágico sem sucesso com tratamento via EDA (varizes ou úlcera esofágica sangrante).
- Condições de uso: paciente sedado e com IOT. Não deve permanecer por mais de 48 horas por risco de isquemia esofagiana.
- Pressão de insuflação: deve ser medida por manômetro, com a medida de 1/3 da PAM, não ultrapassando 40 mmHg.

O tratamento de HDA é baseado em protocolos – ver capítulo do tema. O balão fica indicado na falha de tratamento convencional.

Cateteres

Os cateteres podem ser de curta ou de longa permanência:

» Curta permanência: são cateteres em que o sítio de punção na pele é o mesmo de punção da veia.

» Longa permanência: necessitam de tunelização de subcutâneo, consequentemente o sítio de punção da veia é distante da punção na pele.

Os cateteres de curta permanência mais comuns são:

» Acessos periféricos: SCALP/"borboleta" e Jelco: utilizados na coleta de sangue e infusão de medicações.

» Cateter Venoso Central/Duplo lúmen: cateter mais longo e profundo, com extremidade distal na veia cava, passada pela técnica de Seldinger.

» Intracath: cateter similar ao CVC, porém via única e não passada pela técnica de Seldinger, sendo introduzido na veia dentro do lúmen da própria agulha. Sua passagem é mais rápida, porém apresenta mais chances de complicações imediatas, principalmente sangramentos.

» Schilley: CVC mais calibroso, utilizado para hemodiálise.

» Indicações de CVC: uso de drogas vasoativas, nutrição parenteral, infusão de soluções hiperosmolares ou vasoconstritivas, impossibilidade de acesso periférico.

» Contraindicações relativas de CVC: coagulopatia, enfisema pulmonar acentuado, cirurgia ou RDT cervical prévia, ventilação mecânica com pressão positiva.

» Contraindicações absolutas de CVC: trombose venosa profunda no sítio de punção, ou lesão de pele e infecção local.

O CVC deve ser passado com a técnica de Seldinger (técnica do fio-guia) quando o furo na veia é menor que o cateter – evitando a formação de hematomas ou sangramentos.

Os locais mais utilizados são através das veias jugular, subclávia e femoral.

- Jugular – sítio mais utilizado. Técnica fácil, com baixa taxa de infecção e de formação de hematomas.
- Dar preferência ao lado direito, pela ausência do duto torácico e pela angulação favorável do cateter.
- Subclávia – técnica um pouco mais complexa, com maior risco de pneumotórax, porém menor taxa de infecção. Também apresenta menos incômodo aos pacientes.
- Femoral – técnica mais fácil e com menos riscos imediatos, porém sítio de exclusão, com maiores taxas de infecção.

Os cateteres de longa permanência mais comuns são:

- Portocath: cateter totalmente implantável em subcutâneo, mais utilizado para quimioterapia.
- Permicath: cateter semi-implantável (extremidade externa), que permite alto fluxo, podendo ser utilizado para hemodiálise e TMO.
- PICC: acesso periférico e inserção na veia cava, de calibre mais fino. Em geral, utilizado para infusão de medicamentos e nutrição parenteral. Apresenta taxas bem mais baixas de infecção e trombose que o CVC.

Drenos

São classificados por material, tipo de sistema coletor/drenagem e finalidade/função.

Material

- Laminar: drenam por capilaridade. São finos e maleáveis. Ex.: penrose, penrose japonês.
- Tubular: maior calibre, menos flexível, permite maior volume de pressão e acoplamento de sistema de sucção. Ex.: Nelaton, Portovac, Kehr, Blake.
- Tubulolaminar: drenos tubulares com material que apresentam capilaridade. Em geral, mais rígidos que os laminares, são mais eficientes na drenagem. Ex.: Waterman, Jackson-Pratt (JP).

Drenagem – sistema coletor

- Drenagem passiva – sistema coletor aberto: não há sucção. A drenagem ocorre por gradiente natural – gravidade, capilaridade ou por pressão intra-abdominal.
  Termina em saco coletor ou curativo.
  - Ex.: penrose, penrose japonês.
- Drenagem ativa – sistema coletor fechado: termina em coletores acoplados a vácuo ou aspiração, que promovem gradiente de pressão – em formato de pera ou sanfona.
  - Ex.: Jackson-Pratt, Blake, portovac.

Finalidade

- Terapêutico: visa drenagem de coleções já formadas ou com grande potencial de formação – abscessos, hematomas ou seromas. Há preferência por sistemas de drenagem ativos. Devem ser sacados quando débito for baixo (a depender da área e do local).
- Sentinela/Vigilância: visa o diagnóstico de duas possíveis situações em PO:
  - Deiscência de suturas como anastomoses de TGI ou fístulas.
  - Hemorragia, especialmente em cirurgias de grande porte ou traumas.

Deve ser sacado após o término do período da complicação possível – varia de acordo com a causa e o local anatômico.

Diante da passagem de um dreno deve-se sempre questionar:

- Por que drenei? – Terapêutico ou sentinela?
- Onde drenei? – Local anatômico
- O que eu espero que saia?
- O que eu não espero que saia?
- Quando vou sacar?

Para finalizar o capítulo, um breve relato dos principais drenos utilizados em cirurgia geral.

Penrose

É um dreno laminar, com sistema de drenagem aberto e passivo por capilaridade. Por ser de látex, amolda-se facilmente às vísceras abdominais, causando menor lesão tecidual. Em geral utilizado em coleções fluidas.

Penrose japonês

É um dreno tubulolaminar, aberto, com drenagem passiva por capilaridade com material mais rígido. É de silicone e causa menor reação inflamatória. Possui ranhuras que dificultam seu colabamento.

Waterman

É um dreno tubulolaminar, com drenagem passiva. Indicado em coleções mais espessas, como pus ou fístula entérica/estercorácea.

Nelaton

É um dreno tubular aberto, de drenagem passiva. É pouco usado isoladamente.

Jackson-Pratt – JP

Dreno tubulolaminar fechado com sistema de drenagem ativo por sucção; um tubo de silicone, multifenestrado, que causa pouca reação inflamatória.

Blake

Dreno tubular fechado, com sistema de drenagem ativo por sucção. Acoplado a coletor a vácuo. Utilização semelhante ao JP, em geral com menos colabamento e obstrução.

Portovac

O dreno é tubular fechado, rígido e impermeável, com sistema de drenagem ativo por sucção. O sistema a vácuo é criado por coletor em formato de sanfona. O tubo é de polietileno, multifenestrado. Muito utilizado em descolamentos de subcutâneo e em tireoidectomias.

Dreno de Kehr

É um dreno tubular, em formato de "T", fechado, ligado a bolsa ou sistema coletor, de drenagem passiva. É feito de látex, bastante irritativo e próprio para vias biliares, tendo o objetivo de moldá-las. Em geral utilizado no colédoco. Forma trajeto fistuloso bileocutâneo, bloqueado por vísceras. É colocado juntamente com um dreno sentinela, usualmente um penrose japonês. Deve ser retirado em 21 a 28 dias, com confirmação de desobstrução da via biliar.

Dreno transparieto-hepático – DTPH/Wayne

É um *pigtail*, que vai desde a pele até a via biliar, passado por via transparietal guiado por imagem. Indicado para obstrução de via biliar alta – por tumores, cálculos ou estenose.

Quando ultrapassa a obstrução e chega no duodeno (transpapilar) é chamado de interno-externo e pode resolver problemas causados pelo acúmulo de bilirrubina direta, como coagulopatia e insuficiência renal. Com a boa drenagem para o duodeno, o coletor externo pode ser retirado e o dreno permanece fechado.

Quando não ultrapassa a obstrução e tem a extremidade distal nas vias biliares, recebe o nome de externo e não resolve os problemas do acúmulo de BD, mas melhora as condições hepáticas e pode tratar colangite. Neste caso, o coletor deve sempre permanecer aberto.

Capítulo 10

Processo de doação de órgãos e tecidos para transplante

Leonardo Borges de Barros e Silva
Edvaldo Leal de Moraes

Definição

O processo de doação de órgãos e tecidos para transplante é formado pelas seguintes etapas: identificação do possível doador e comunicação da suspeita de morte encefálica à família; confirmação e documentação do diagnóstico de morte encefálica (ME); notificação do potencial doador (PD) à Central de Notificação, Captação e Distribuição de Órgãos (CNCDO); avaliação da condição clínica do potencial doador e da viabilidade dos órgãos para transplante; manutenção hemodinâmica; entrevista familiar para possibilitar a doação; coleta de exames laboratoriais; notificação do doador de múltiplos órgãos e distribuição pela CNCDO; procedimentos de extração em centro cirúrgico pelas equipes transplantadoras; e liberação do corpo do doador falecido para sepultamento.

Epidemiologia

As doenças que, com maior frequência, conduzem ao diagnóstico de morte encefálica são o acidente vascular encefálico hemorrágico ou isquêmico (51%), o traumatismo cranioencefálico (35%) e outras causas (14%) que incluem tumores cerebrais, infecções do sistema nervoso central e anóxia pós-parada cardiorrespiratória. Mais da metade dos potenciais doadores é do gênero masculino (58%) e encontra-se na faixa etária de 50 a 64 anos de idade (31%). Esses dados evidenciam que o perfil do potencial doador está mudando, as causas traumáticas estão cedendo lugar ao acidente vascular encefálico, bem como a idade está aumentando, possivelmente, como resultado do processo de envelhecimento da população.

Estima-se que até 100 pacientes por milhão de pessoas por ano (pmp/ano) apresentam o diagnóstico de morte encefálica. Entretanto, no Brasil, o número de potenciais doadores identificados e notificados às Centrais de Notificação, Captação e Distribuição de Órgãos, ainda, é baixo (49,7 pmp/ano), e a taxa de recusa familiar é alta (43%).

A seguir, serão apresentadas as principais etapas do processo de doação fundamentais para a viabilização de órgãos e tecidos para transplante.

Identificação do possível doador e comunicação da suspeita de morte encefálica à família

A primeira etapa no processo de doação de órgãos e tecidos para transplante consiste na identificação do paciente com suspeita de morte encefálica, etapa sem a qual as demais não ocorrerão. Sendo assim, o paciente em coma irreversível, aperceptivo, arreativo, de causa conhecida, com escore na Escala de Coma de Glasgow igual a 3 (três) pontos, sem uso de drogas depressoras do sistema nervoso central, apresenta requisitos indicativos de morte encefálica. Antes de iniciar os exames de confirmação da ME, é essencial que o médico informe e esclareça os familiares do paciente sobre os procedimentos que serão realizados. Esse cuidado possibilita maior transparência ao processo de doação e transplante.

Confirmação, documentação e notificação do diagnóstico de morte encefálica

Identificado o possível doador, os médicos realizam os procedimentos para confirmar a ME. Após o diagnóstico, o enfermeiro notifica o potencial doador à Central de Captação, Notificação e Distribuição de Órgãos, que repassa a notificação para a Organização de Procura de Órgãos (OPO). O diagnóstico de ME é confirmado por meio de dois exames clínicos e um exame complementar, conforme determinam a Lei nº 9.434 e a Resolução do Conselho Federal de Medicina (CFM) nº 1.480 de 1997. Após a realização dos exames, os médicos devem documentar a confirmação da morte em impresso próprio, que é padronizado para todo o território nacional (Termo de Declaração de Morte Encefálica), conforme modelo estabelecido pelo Conselho Federal de Medicina.

Concomitantemente à confirmação do diagnóstico de morte encefálica, é fundamental que a equipe da unidade de terapia intensiva inicie a manutenção do potencial doador, para garantir a oferta de órgãos de boa qualidade para a realização dos transplantes.

Manutenção hemodinâmica do potencial doador de órgãos e tecidos

A morte encefálica produz uma série de alterações hemodinâmicas, hormonais e inflamatórias que podem danificar irreversivelmente a função dos diferentes órgãos. A manutenção do PD é fundamental para impedir, diminuir ou reverter esses distúrbios. Entre as principais alterações fisiológicas que contribuem para instabilidade do doador, as mais comuns são: hipotensão, *diabetes insipidus*, hipotermia, hipernatremia, acidose metabólica, hipopotassemia e hiperpotassemia. Para manter o controle dessas funções o mais próximo do normal, são necessários o registro e a monitoração contínua desses parâmetros.

Nesse caso, uma série de ações deve ser realizada para a manutenção efetiva do potencial doador, objetivando evitar a parada cardíaca e viabilizar a utilização dos órgãos para transplante. Dessa maneira, a efetiva correção desses distúrbios possibilita a obtenção de órgãos e tecidos com segurança e qualidade.

As correções das alterações hemodinâmicas, metabólicas, hidroeletrolíticas e hormonais são fundamentais para garantir órgãos de boa qualidade para os procedimentos de transplantes.

Correção da hipotensão

A hipotensão é o evento mais frequente nos potenciais doadores que leva a diminuição da perfusão dos diversos órgãos e representa o maior desafio durante o cuidado a esses pacientes. Desse modo, as medidas empregadas para a correção da hipotensão incluem: infundir de 20 a 30 mL/kg de cristaloide em 30 minutos e aquecido a 43 °C; iniciar catecolaminas vasopressoras (noradrenalina, adrenalina ou dopamina) após a infusão de cristaloide, não havendo dose máxima ou catecolamina de escolha, tendo como meta pressórica uma PAM acima de 65 mmHg ou uma PAS maior que 90 mmHg; iniciar vasopressores antes de completar a expansão volêmica se a PAM estiver menor que 40 mmHg ou PAS menor que 70 mmHg; usar vasopressina sempre que tiver indicação (*bolus* de 1 unidade e infusão contínua de 0,5 a 2,4 unidades/hora). Descontinuar gradativamente a infusão de catecolaminas se a pressão arterial estabilizar e iniciar dobutamina se houver comprometimento da contratilidade cardíaca.

Correção dos distúrbios hidroeletrolíticos e do metabolismo

A hipernatremia é definida como uma concentração de sódio sérico maior que 145 mEq/L. Pode ser causada por um ganho primário no sódio ou por perda excessiva de água. Potenciais doadores com sódio sérico maior que 160 mmol/L têm indicação de infusão de água livre via sonda gástrica ou solução de cloreto de sódio a 0,45%. A hipernatremia deve ser corrigida em todos os doadores, pois níveis de sódio sérico maiores que 155 mmol/L estão relacionados a disfunção hepática e perda do enxerto no receptor. Associada à correção do sódio, deve-se proceder à normalização sérica dos níveis de cálcio, fósforo, potássio, magnésio e glicose.

Na presença de *diabetes insipidus*, que é identificado por densidade urinária menor que 1005, poliúria com diurese superior a 4 mL/kg/h e sódio sérico elevado, está indicada a reposição com solução de cloreto de sódio a 0,45%, soro glicosado a 5% e água livre via sonda gástrica. Com cautela, considerar, também, a administração de desmopressina (DDAVP) intravenosa a cada quatro horas na dosagem de 1 a 2 mcg para manter diurese menor que 4 mL/kg/h.

Correção da hipotermia

Com a morte encefálica, o controle hipotalâmico de regulação da temperatura corporal é perdido e a hipotermia se instala com o resfriamento dos tecidos do corpo. Em temperaturas abaixo de 34 ºC podem ocorrer vasoconstrição arterial, arritmias cardíacas, diminuição da ligação do oxigênio com a hemoglobina, ocasionando a redução da disponibilidade de oxigênio para todas as células, aumento da viscosidade do sangue e diminuição da contratilidade cardíaca. O tratamento da hipotermia consiste em manter a temperatura central do doador acima de 35 ºC. Para tal é fundamental aquecer o ar ambiente e os gases do ventilador mecânico (entre 42 e 46 ºC); infundir líquidos aquecidos em veia central a 43 ºC; realizar irrigação gástrica e colônica com soluções aquecidas; e usar mantas térmicas.

Correção da acidose

A acidose metabólica pode produzir uma série de alterações fisiológicas nos doadores de órgãos, como diminuição da contratilidade cardíaca (especialmente com pH abaixo de 7,2), arritmias, redução do fluxo de sangue para os rins e fígado, diminuição da resposta cardiovascular às catecolaminas e resistência à insulina, que pode levar à hiperglicemia e pode causar ou piorar a poliúria. O tratamento da acidose consiste na identificação e correção da causa e, se necessário, na infusão de bicarbonato de sódio ($NaHCO_3$). É importante realizar a gasometria arterial a cada seis horas e avaliar a ocorrência de acidose respiratória, cujo tratamento é feito por meio de mudanças nos parâmetros do ventilador.

No processo de doação, há necessidade de atuação de uma equipe multiprofissional, com o desenvolvimento de atividades específicas e complementares, a fim de garantir a identificação do PD, o diagnóstico de ME, a manutenção hemodinâmica com correção dos distúrbios e possibilitar a realização da entrevista familiar pelo profissional da OPO ou CIHDOTT (enfermeiro ou médico).

Entrevista familiar para possibilitar a doação de órgãos e tecidos para transplante

A entrevista familiar é definida como uma reunião entre os familiares do doador falecido e um ou mais profissionais da OPO ou CIHDOTT, a fim de informar e esclarecer sobre a possibilidade da doação dos órgãos e tecidos para transplante.

No Brasil, a Lei nº 10.211 de 2001 definiu o consentimento informado como modo de manifestação à doação e depende da autorização do cônjuge ou parente até o segundo grau. A solicitação da doação de órgãos e tecidos deve ser realizada por um especialista em doação e transplante treinado e experiente.

Quando a família autoriza a doação, o especialista em doação e transplante faz a coleta de exames laboratoriais necessários para verificar a viabilidade de órgãos e tecidos para transplante.

Exames laboratoriais do doador de órgãos e tecidos

Os exames do doador de órgãos incluem a investigação das seguintes funções: cardíaca, hepática, pancreática, renal, pulmonar, eletrólitos, hematologia, tipagem sanguínea, sorologias e culturas. Após a obtenção dos exames laboratoriais o especialista em doação e transplante passa a informação do doador de múltiplos órgãos à CNCDO, por meio de impresso próprio.

Informação do doador de múltiplos órgãos

A OPO informa à CNCDO quando o doador elegível já tem toda sua avaliação completa, por meio de impresso próprio contendo: nome do doador falecido, idade, gênero, cor, peso, altura, causa da morte encefálica, tipo sanguíneo, sorologias, história, evolução clínica e outras informações essenciais para a distribuição dos órgãos e tecidos para transplante.

Seleção dos receptores de transplantes

A partir do cadastro de pacientes receptores em lista única do Sistema Nacional de Transplantes, a CNCDO emite uma lista de receptores compatíveis com o doador. No caso de rins e pâncreas, é feita a compatibilidade imunológica e histológica. Para os receptores de fígado o critério utilizado para distribuição dos órgãos de doadores falecidos é o de gravidade do estado clínico do receptor de acordo com a Portaria GM/1.160 de 29 de maio de 2006.

Identificação das equipes transplantadoras

A CNCDO informa a equipe transplantadora sobre a existência do doador e qual paciente receptor foi nomeado para receber aquele órgão. Cabe à equipe decidir sobre a utilização desse órgão, uma vez que é o médico o conhecedor do estado atual e das condições clínicas de seu paciente receptor. No caso da não utilização desse órgão, a CNCDO o oferta para o próximo receptor em lista de espera.

Extração de órgãos e tecidos em bloco cirúrgico

A retirada de órgãos e tecidos é realizada em centro cirúrgico respeitando-se as técnicas de antissepsia e assepsia. O doador com diagnóstico de morte encefálica pode doar órgãos e tecidos como: coração, pulmões, fígado, pâncreas, rins, intestino, valvas do coração, globo ocular, pele, ossos, tendões, cartilagem, veias e artérias. Para que a cirurgia de captação de órgãos e tecidos seja realizada é necessário um centro cirúrgico bem equipado e com recursos humanos, tecnológicos e materiais adequados.

Liberação do corpo do doador falecido para sepultamento

Após a extração dos órgãos e tecidos, o corpo do falecido deve ser entregue à família, condignamente recomposto (Lei nº 9.434 de 1997). O profissional da OPO ou CIHDOTT deve respeitar esse compromisso com rigor. Após o término da retirada, os familiares recebem todas as orientações necessárias sobre a liberação do corpo do falecido nos serviços de Liberação Policial, Instituto Médico Legal (morte violenta) e Serviço de Verificação de Óbito (óbito de causa bem definida).

Na cidade de São Paulo, particularmente, existe a Lei nº 11.479, de 13 de janeiro de 1994, que dispensa o pagamento de taxas ao Serviço Funerário do Município de São Paulo para todos os doadores de órgãos e tecidos. Esse benefício consta de uma urna do tipo clássica, remoção do corpo e transporte para sepultamento. Se o doador for menor, será fornecida a urna tipo cinco ou equivalente, em razão da inexistência de urna tipo clássica para menores (Decreto Municipal n° 35.198 de 14/06/95).

Considerações finais

A utilização de órgãos para transplante, como modalidade terapêutica, é um dos maiores avanços da medicina moderna. Com o aumento das doenças crônicas a indicação dessa terapia é cada vez maior. Entretanto, a escassez de doadores é fator limitante. Para aumentar as taxas de efetivação de potenciais doadores é fundamental a realização de educação permanente direcionada aos profissionais de saúde, referente ao processo de doação e transplante. Além disso, em todas as etapas desse processo, é imprescindível que a família do potencial doador se sinta acolhida e esclarecida de todos os acontecimentos, pois essa condição oferece credibilidade e transparência ao processo de doação de órgãos e tecidos para transplante. Dessa maneira, médicos e enfermeiros, como membros da equipe de saúde, têm papel fundamental, devido ao atendimento prestado a esses pacientes e seus familiares.

Referências bibliográficas

Brasil. Lei nº 9.434, de 4 de fevereiro de 1997. Dispõe sobre a remoção de órgãos, tecidos e partes do corpo humano para fins de transplante e tratamento, e dá outras providências. Diário Oficial da União, Brasília, 5 fev. 1997a. Seção 1, p. 2191.

Brasil. Lei nº 10.211, de 23 de março de 2001. Altera dispositivos da Lei nº 9.434, de 04 de fevereiro de 1997, que dispõe sobre a remoção de órgãos, tecidos e partes do corpo humano para fins de transplante e tratamento. Diário Oficial da União, Brasília, 24 mar. 2001. Seção Extra, p. 6.

Conselho Federal de Medicina (CFM). Resolução CFM n. 1.480, de 8 de agosto de 1997. Critérios de morte encefálica. Diário Oficial da União, Brasília, 21 ago. 1997. Seção 1, p.18.227-8.

Westphal GA, Filho MC, Vieira KD, Zaclikevis VR, Bartz MCM, Wanzuita R, et al. Diretrizes para manutenção de múltiplos órgãos no potencial doador adulto falecido. Parte I. Aspectos gerais e hemodinâmicos. Rev Bras Ter Intensiva. 2011; 23(3): 255-68.

Westphal GA, Garcia VD, Souza RL, Franke CA, Vieira KD, Birckholz VRZ, et al. Diretrizes para avaliação e validação do potencial doador de órgãos em morte encefálica. Rev Bras Ter Intensiva. 2016; 28(3): 220-55.

Parte 2

• • • • • • • • • •

Urgências não traumáticas

Coordenador
Edivaldo Massazo Utiyama

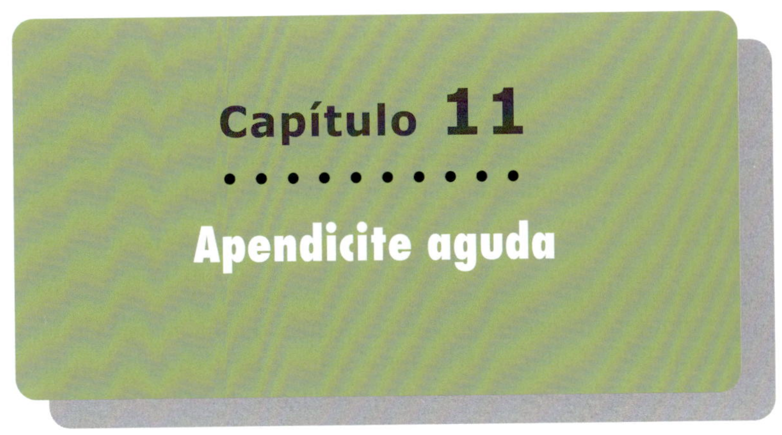

Capítulo 11

Apendicite aguda

Marcelo Cristiano Rocha
Sumaya Abdul Ghaffar

Introdução

É a obstrução intraluminal do apêndice que pode ser causada por fecalito (11-52%), hiperplasia linfoide ou por parasitas. Outras causas menos comuns incluem doença de Crohn, corpo estranho e tumores. A obstrução aumenta a pressão intraluminal com a produção de muco, e; quando a pressão intraluminal supera a pressão de perfusão capilar, tem-se estase venosa e isquemia, com reação inflamatória que edemacia a parede e permite a translocação bacteriana para a parede do apêndice. Por fim, persistindo a isquemia, pode-se ter a perfuração do apêndice.

É importante lembrar que o apêndice tem diversas posições em FID: pélvica, retrocecal, subcecal, retroileal, pré-ileal, retrocólica, retroperitoneal.

Epidemiologia

É a causa mais comum de abdome agudo de tratamento cirúrgico. É mais comum entre os 10 e os 30 anos, podendo ocorrer em qualquer idade, sendo mais incomum antes dos 5 e após os 50 anos. É importante ressaltar que quadros de apendicite em pacientes mais idosos, ao serem operados, devem obrigatoriamente ter a peça enviada ao anatomopatológico, a fim de descartar neoplasias na amostra.

O risco geral de apendicite é de 1/35 em homens e 1/50 em mulheres. A apendicite aguda parece mais frequente em países industrializados com hábito alimentar pobre em fibras.

Quadro clínico

A dor é inicialmente periumbilical, difusa, que migra para FID, concentrando-se no ponto de McBurney – entre os terços médio e distal de uma linha que vai da crista ilíaca anterossuperior D à cicatriz umbilical. Vem acompanhada de inapetência, náuseas e vômitos, febre baixa. É importante ressaltar que apenas 60-70% dos pacientes têm quadro clínico clássico.

Ao exame físico tem-se dor em FID, rigidez abdominal, sinal de Blumberg (DB +). Outros sinais passíveis de observação são:

» Sinal do psoas: dor à extensão da coxa D – apêndice cecal.
» Sinal do obturador: dor à rotação interna da coxa – apêndice pélvico.
» Sinal de Rovsing: dor em FID quando se palpa FIE.
» Palpação de plastrão: massa tumoral de caráter inflamatório – mais dias de evolução (definição de apendicite complicada).

Diagnóstico

É essencialmente clínico. Em dúvida diagnóstica, pode-se realizar observação clínica ativa: jejum, hidratação EV, avaliado a cada quatro-seis horas, evitar uso de analgésicos fortes a fim de não prejudicar os exames subsequentes. Pode-se aplicar escala de Alvarado (Tabelas 11.1 e 11.2).

Deve-se realizar USG em caso de dúvida diagnóstica, lembrando que a melhor visualização é em pacientes magros (IMC< 30) e crianças, sendo especialmente útil em mulheres para diferencial com diagnósticos ginecológicos. Ao USG de abdome, os sinais que falam a favor de apendicite são:

» Apêndice de diâmetro > 6 mm;
» Espessura ou parede > 2 mm;

» Sinal em alvo – cinco camadas concêntricas;
» Aumento da ecogenicidade da parede;
» Presença de apendicolito;
» Líquido pericecal ou perivesical.

A TC de abdome deve ser realizada apenas em dúvida diagnóstica e em pacientes em que o USG não é efetivo ou não indicado. Os sinais da TC que falam a favor de apendicite são:
» Borramento da gordura periapendicular;
» Apêndice > 6 mm de diâmetro;
» Espessamento focal apical do ceco;
» Apendicolito;
» Adenopatia regional;
» Abscesso;
» Líquido pericecal.

Tabela 11.1 – Escala de Alvarado

Sinais, sintomas e achados laboratoriais	Pontuação
Dor migratória para fossa ilíaca direita	1
Náuseas e vômitos	1
Anorexia	1
Defesa em fossa ilíaca direita	2
Descompressão dolorosa em fossa ilíaca direita	1
Febre (acima de 37,2 °C)	1
Leucocitose	2
Desvio à esquerda	1

Tabela 11.2 – Probabilidades – Escala de Alvarado

Pontos	Probabilidade de apendicite
0-4	Improvável – 2,5 %
5-6	Provável – 40%
7-10	Muito provável – 80%

Alguns exames laboratoriais são imprescindíveis, como o hemograma que entra na escala de Alvarado, que pode mostrar leucocitose. Outros exames que corroboram o diagnóstico são a presença de PCR elevada. A urina tipo 1 é importante para afastar diagnósticos diferenciais como ITU e litíase renal. E em mulheres, o Beta HCG afasta a chance de gestação ectópica.

Diagnósticos diferenciais

Incluem moléstia inflamatória pélvica aguda, infecções do trato urinário, processos ginecológicos, cólica nefrética, apendagite, gastroenterocolite aguda, diverticulite, divertículo de Meckel e linfadenite mesentérica.

Conduta

Suporte clínico, mantendo os pacientes em jejum, com soro de manutenção basal e sintomáticos. A antibioticoterapia deve ser iniciada em todos os casos de apendicite, variando conforme o estágio da doença. Em casos não complicados (suspeita de apendicite em fase flegmatosa ou supurada), pode-se utilizar cefazolina, cefalotina ou cefoxitina. Em casos complicados, com suspeita de gangrena ou perfuração, preconiza-se o uso de ceftriaxona e metronidazol. Em casos de sepse deve ser aplicado o protocolo institucional para sepse.

A cirurgia é indicada em todos os casos. Pode ser via laparoscópica ou aberta, através da incisão de McBurney. É aceitável um *delay* de até 24 horas em ambiente intra-hospitalar para a cirurgia, na ausência de sinais de complicações. A videolaparoscopia apresenta menores taxas de complicação em PO e menor tempo de retorno ao trabalho.

Existem evidências na literatura a respeito de tratamento conservador em apendicites complicadas. Se a coleção é menor que 4 cm faz-se ATB por dez dias, colonoscopia eletiva em pacientes maiores que 40 anos e a cirurgia é fora da urgência, com o processo inflamatório esfriado, em duas-seis semanas. Em coleções >4 cm o fluxograma é o mesmo, exceto pela realização de drenagem percutânea da coleção durante o estágio agudo da doença. Nos casos de apendicite leve não está indicado o tratamento conservador, sendo essa conduta apenas considerada experimental até o momento.

No intraoperatório, classifica-se o apêndice conforme suas características (ver Tabela 11.3).

Tabela 11.3 – Classificação – Fases da apendicite aguda	
Classificação	**Definição**
Flegmatoso	Sinais inflamatórios (hiperemia, edema)
Supurado	Acometimento de toda a parede até serosa.
Gangrenoso	Sinais de necrose
Perfurado	Presença de fecalito na cavidade.

O tempo de internação varia com a evolução do paciente, mas preconiza-se o conceito de *fast track surgery* em apendicites não complicadas, com alta em até terceiro pós operatório.

Fluxograma – Protocolo HC-FM-USP (Figura 11.1)

Figura 11.1 – Atendimento de suspeita de apendicite aguda no HC-FMUSP.

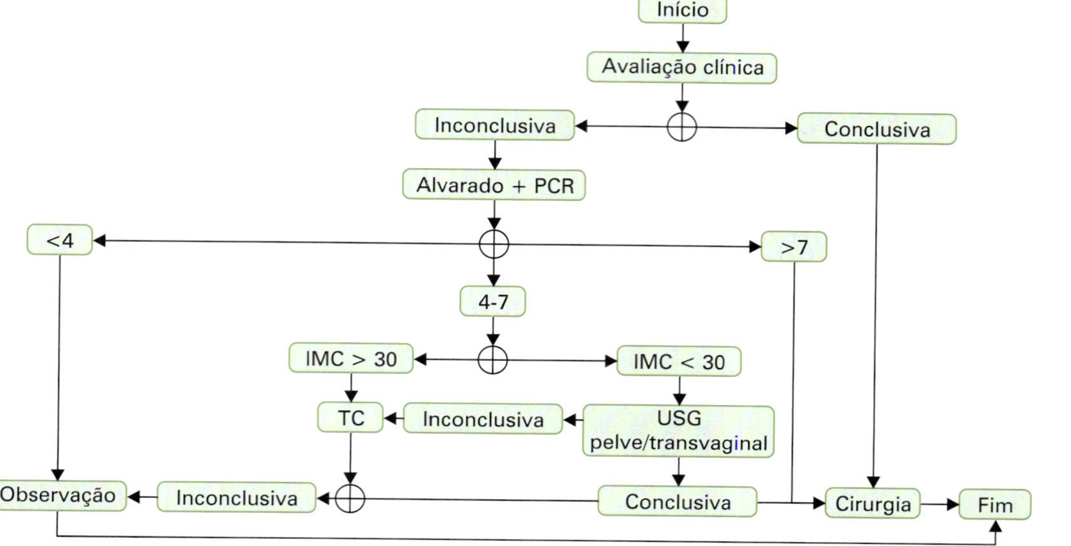

Referências consultadas

Alvarado, A. How to improve the clinical diagnosis of acute appendicitis in resource limited settings. World Journal of Emergency Surgery 2016;11:16.

Baird DLH, Kontovounisios C, Shahnawaz R, Tekkis PP. Acute appendicitis. BMJ 2017; 375:j1703.

Gorter, RR; Hasan EH; Marguerite AWGS; et al. Diagnosis and management of acute appendicitis. EAES consensus development conference 2015. Surg Endosc 2016; 30:4668-90.

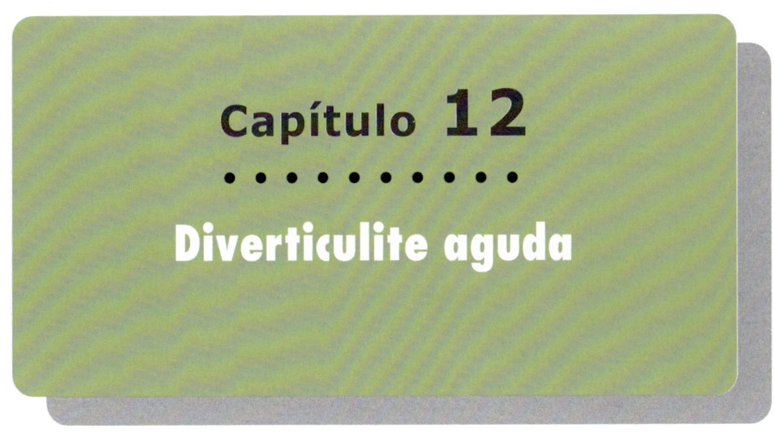

Capítulo 12

Diverticulite aguda

Raul Cutait

Definição

A doença diverticular do cólon é uma afecção em que ocorre herniação ou protrusão da mucosa do intestino grosso, em forma de saculações, através das fibras musculares, em geral onde penetram os vasos sanguíneos. Essa doença é bastante frequente em países mais desenvolvidos e pouco comum em países subdesenvolvidos da África e da Ásia, talvez pela dieta rica em fibras vegetais nesses continentes. Acredita-se que a doença diverticular atinja cerca de 8% da população adulta mundial, podendo se apresentar das seguintes formas:

1. Forma hipertônica: Em geral, ocorre em indivíduos mais jovens, abaixo dos 50 anos de idade, constipados e com hábitos de baixa ingestão de líquidos e fibras na dieta, o que acarreta a formação de bolos fecais pouco volumosos, exigindo do cólon contrações hipertônicas para o deslocamento de fezes para o reto. O sigmoide é o segmento do intestino grosso mais comumente afetado. Complicação: infecção.

2. Hipotônica: Acomete em geral pessoas acima dos 60 anos de idade, sendo decorrente da fraqueza (hipotonicidade) da parede intestinal. Complicação: hemorragia.
3. Mista: Quando as duas formas descritas antes estão presentes. Costuma ocorrer em indivíduos acima dos 50-60 anos de idade.

A diverticulite aguda é complicação infecciosa que ocorre em portadores da forma hipertônica da doença, decorrente da perfuração de um divertículo. Na maioria dos casos, localiza-se no sigmoide e, em menor frequência, no cólon descendente e, menos ainda, no cólon transverso. Casos em cólon direito são quase sempre em pessoas do Oriente Médio e do Extremo Oriente, por mecanismo não explicado.

Classificação

A diverticulite aguda pode ser classificada, em relação a suas complicações, em duas formas:

1. Forma não complicada: o processo infeccioso se restringe basicamente à região da perfuração
2. Forma complicada: quando o processo infeccioso leva à formação de abscesso importante pericólico, a obstrução cólica ou, então, a peritonite generalizada, com pus ou fezes na cavidade abdominal. As fístulas do cólon com outros órgãos intracavitários (internas) ou com a pele (externas) fazem parte da forma complicada.

Quadro clínico

Forma não complicada

Os pacientes em geral referem dor de início súbito, em fossa ilíaca esquerda, flanco esquerdo ou hipogástrio, muitas vezes em mais de uma dessas regiões abdominais, de intensidade variável, com nítida reação peritoneal. Nem sempre ocorre febre associada.

Forma complicada

Nos casos de peritonite generalizada, seja por pus ou fezes, a dor tende a estar presente em toda a cavidade abdominal, com reação peritoneal generalizada. Nos casos de abscesso bloqueado, o quadro tende a restringir-se ao quadrante inferior esquerdo; nos casos de obstrução, os sintomas e sinais são os típicos dessa situação clínica. Na forma complicada, febre alta é quase uma constante. Eventualmente esses pacientes podem evoluir com fístulas internas (em especial colovesical ou, menos frequentemente, enterocólica) ou externas (colocutânea).

Diagnóstico

No diagnóstico da diverticulite aguda deve-se considerar a anamnese e o exame físico, complementados por exames laboratoriais e de imagens.

- Exames laboratoriais: na diverticulite aguda não complicada o hemograma pode ou não ser infeccioso, sendo que a proteína C reativa poderá ou não estar elevada. Já nas formas complicadas, ambos os exames comumente estão alterados.
- Exames de imagens: a tomografia computadorizada do abdome e da pelve sem contraste é o exame de eleição quando da suspeita de diverticulite aguda, com alto grau de acurácia. Permite identificar o processo inflamatório pericólico ou complicações, tais como abscesso pericólico, líquido ou fezes na cavidade e pneumoperitônio.
- Exames endoscópicos: a colonoscopia está absolutamente contraindicada na fase aguda pelo risco de perfuração ou desbloqueio de possível abscesso. Poderá ser realizada um mês após a crise aguda, nos casos em que há a necessidade de se afastar câncer.

Diagnósticos diferenciais

os diagnósticos diferenciais mais frequentes são apendicite aguda, infecção urinária ou pélvica, torção de cisto de ovário, gravidez ectópica, apendagite, câncer.

Tratamento

Diverticulite aguda não complicada

O tratamento de eleição para a maioria dos casos é clínico e consiste em:

1. Antimicrobianos, embora alguns estudos sugiram não haver necessidade de seu emprego como rotina. No nosso meio, o esquema mais empregado é o da associação de ciprofloxacino com metronidazol;

2. Antiespasmódicos de horário;
3. Dieta rica em fibras desde o início do quadro.

As internações hospitalares devem se restringir a pacientes com dor intensa ou quadro febril importante.

Cerca de 20% dos pacientes que apresentam uma crise de diverticulite aguda podem evoluir com uma ou mais crises, sendo em geral a primeira a mais intensa. Ao longo do tempo, o paciente pode ter vários episódios de diverticulite aguda e/ou seu hábito intestinal prejudicado, estando então indicada eletivamente a ressecção intestinal. A cirurgia está indicada após a primeira crise em pacientes imunodeprimidos.

Diverticulite aguda complicada

A maioria dos pacientes tem a doença se manifestando complicada já no primeiro episódio clínico, e o tratamento depende da complicação (Figura 12.1). Assim:

» Abscesso volumoso ao redor do cólon, bloqueado: A tendência é puncioná-lo orientado por tomografia, para se tentar controlar a infecção local. Habitualmente, indica-se a posterior ressecção do segmento afetado.

» Obstrução intestinal: Esta pode ocorrer por compressão do cólon decorrente de abscesso, sendo a conduta inicial a drenagem do abscesso por punção guiada, com posterior ressecção do segmento afetado. Contudo, mais frequentemente a obstrução é decorrente de estenose inflamatória. Nesses casos, a ressecção cólica é a conduta proposta, com reconstrução imediata do trânsito, ou, então, como alternativa, a cirurgia de Hartmann.

» Peritonite generalizada por pus: Tem-se as opções:
  - Ressecção do segmento do intestino perfurado com anastomose colorretal, na altura do promontório, com ou sem ileostomia de proteção;
  - Cirurgia de Hartmann, que requer uma segunda cirurgia para reconstrução do trânsito intestinal (cerca de um terço dos pacientes acaba não tendo seu trânsito reconstruído);
  - Sutura da perfuração (quando encontrada), lavagem da cavidade abdominal e drenagem.

As condutas variam de acordo com as condições do paciente e a experiência do cirurgião. Nossa preferência é pela ressecção com anastomose primária sem ileostomia de proteção, a não ser nos casos de perfuração por longas horas. A lavagem e drenagem da cavidade são uma boa opção para pacientes em condições clínicas instáveis ou, então, tratados por cirurgiões menos experientes ou em condições de atendimento mais precárias (cirurgia de *damage control*).

» Peritonite generalizada por fezes: A conduta é ressecar o segmento afetado, em geral a cirurgia de Hartmann, sendo a ressecção com anastomose, com ou sem ileostomia de proteção, uma opção para casos selecionados.

Via de acesso

A via laparoscópica é atualmente o padrão-ouro para a cirurgia eletiva de diverticulite. Na cirurgia de urgência, a via laparoscópica é a preferencial, dependendo de cirurgiões experientes, com condições apropriadas de equipamento e paciente em condições hemodinâmicas controladas. Nos casos de peritonite fecal, a via laparoscópica pode não permitir uma ampla limpeza da cavidade, mas a cirurgia pode ser iniciada por essa técnica e continuar com uma incisão mais limitada.

Figura 12.1 – Resumo da conduta em diverticulite aguda.

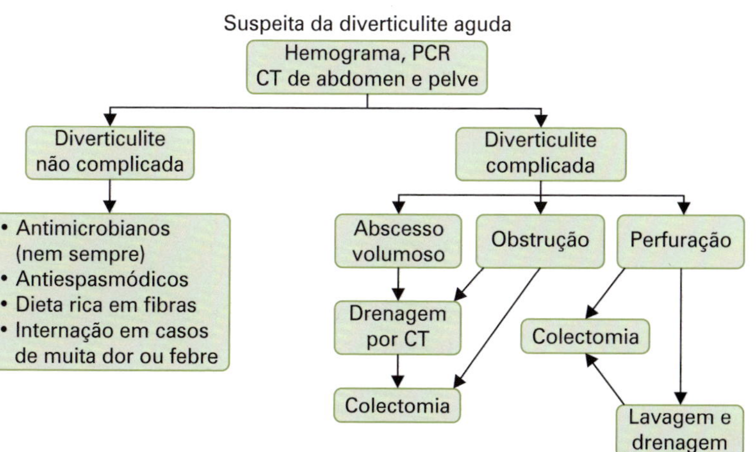

Referências consultadas

Ambrosetti P, Gervaz P. Management of sigmoid diverticulitis: an update. Updates Surg. 2016;68:25-35.

Moore FA, Catena F, Moore EE, et al. Position paper: management of perforated sigmoid diverticulitis. World J Emerg Surg 2013;8:55.

Sánchez-Velázquez P, Grande L, Pera M. Outpatient treatment of uncomplicated diverticulitis: a systematic review. Eur J Gastroenterol Hepatol 2016;28:622-627.

Søreide K, Boermeester MA, Humes DJ, Velmahos GC. Acute colonic diverticulitis: modern understanding of pathomechanisms, risk factors, disease burden and severity. Scand J Gastroenterol. 2016;51:1416-1422.

Vennix S, Musters GD, Mulder, et al. Laparoscopic peritoneal lavage or sigmoidectomy for perforated diverticulitis with purulent peritonitis: a multicenter, parallel group, randomized, open-label trial. Lancet 2015;386:1269-1277.

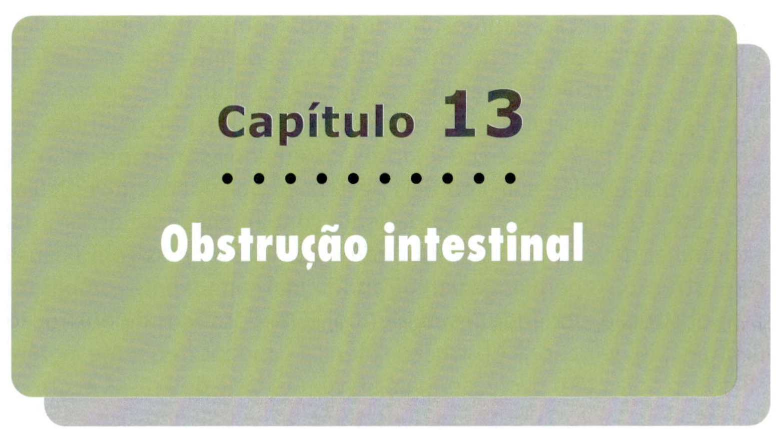

Capítulo 13

Obstrução intestinal

Marcelo Cristiano Rocha
Sumaya Abdul Ghaffar
Carlos Augusto Metidieri Menegozzo

Introdução e epidemiologia

A obstrução intestinal define-se como a parada na progressão do conteúdo intraluminal pelo tubo digestivo, cuja causa pode ser mecânica ou funcional. A estase do conteúdo favorece a proliferação bacteriana e a produção de gás, aumentando a pressão intraluminal. Ocorrem então edema e isquemia das alças intestinais, facilitando a translocação bacteriana. A persistência do quadro culmina em necrose e perfuração. Quando há dois pontos de obstrução em um mesmo segmento define-se uma obstrução em alça fechada, situação associada a maior risco de necrose e perfuração.

As obstruções são classificadas como altas ou baixas, tomando-se o jejuno proximal como limite anatômico.

Epidemiologia

A obstrução de intestino delgado responde por 85% dos casos, e a de cólon, por 15%. Bridas, hérnias e neoplasias são as principais causas de obstrução de intestino delgado. Outras etiologias são íleo biliar, estenoses por doença de Crohn, volvos de intestino médio (em crianças), tuberculose intestinal, aderências a implantes peritoneais (neoplasias colorretal e ginecológicas), estenoses por enterites actínicas (pós-RT). Em pacientes idosos, as etiologias mais prevalentes são neoplasia colorretal, íleo biliar, estenose por doença diverticular ou colite isquêmica. Para todo paciente com antecedente de cirurgia abdominal deve-se considerar bridas e hérnias internas como causa de obstrução. As hérnias de parede abdominal comumente complicam com obstrução, podendo responder por 30% dos casos de obstrução de intestino delgado. A obstrução colônica é menos frequente, porém suas etiologias têm evolução mais grave. Até 60% dos casos ocorrem por neoplasia e 15-20% dos pacientes vão fazer o diagnóstico da neoplasia na urgência. Outras causas são volvos (que podem acometer sigmoide e ceco), fecalomas, diverticulite pseudotumoral, doença inflamatória intestinal, intussuscepção, entre outras.

Quadro clínico

O quadro típico é de dor em cólica associada a distensão abdominal, parada da eliminação de flatos e fezes, além de náuseas e vômitos. Ao exame físico, é importante que o médico utilize informações advindas de inspeção, palpação, ausculta e percussão. Pacientes com obstrução intestinal frequentemente se apresentam em estado geral regular, desidratados, taquicárdicos e taquipneicos. Em pacientes muito magros ou crianças, pode-se visualizar o peristaltismo na parede abdominal. A presença de distensão abdominal importante sugere uma obstrução baixa (Tabela 13.1). O examinador deve pesquisar a presença de massas e se são dolorosas ou não. Massas endurecidas e indolores geralmente decorrem de processo neoplásico. As dolorosas normalmente se associam a quadros inflamatórios que podem evoluir com pseudo-obstrução. O sinal de Gersuny é definido pela palpação de uma massa amolecida na topografia da moldura colônica com crepitações e favorece o diagnóstico de fecaloma. Em obstruções mecânicas tem-se o aumento dos ruídos hidroaéreos, eventualmente com timbre metálico ("ruído de luta") na fase inicial e ausência de sons nas etapas mais tardias. Percussão timpânica difusa favorece quadros oclusivos baixos.

Tabela 13.1 – Características da obstrução intestinal conforme nível

Tipo de obstrução	Início dos vômitos	Aspecto do vômito	Distensão
Obstrução alta	Precoces – com a dor	Bilioso/claro	Menor
Obstrução baixa	Tardios – após a dor	Fecalóide	Maior

Vale ressaltar a importância do exame anorretal nessa situação. Até 30% das neoplasias estenosantes de reto podem ser diagnosticadas pela palpação de vegetação no toque retal. A ausência de fezes na ampola retal é outro dado importante para corroborar o diagnóstico.

Em casos de suboclusão, tem-se passagem apenas parcial do conteúdo intestinal, com quadro clínico semelhante. A distinção entre quadros suboclusivos e totalmente obstrutivos nem sempre é fácil. Clinicamente a manutenção da eliminação de flatos favorece o diagnóstico de suboclusão.

Nas obstruções em alça fechada, há dilatação progressiva da alça e aumento da pressão intraluminal com comprometimento da circulação. O ceco é o segmento intestinal com maior propensão à perfuração nesses casos. É caso de extrema gravidade, com alto risco de perfuração, de cirurgia imediata.

Diagnóstico e propedêutica complementar

O diagnóstico do quadro de obstrução intestinal é clínico; a propedêutica armada é utilizada no estabelecimento da etiologia do mesmo, que orientará o tratamento. Deve-se sempre excluir causas funcionais de obstrução, com avaliação da função renal e de eletrólitos, além de avaliar a medicação utilizada pelo paciente (Figura 13.1).

Os exames de propedêutica armada mais úteis na definição de etiologia são:

Figura 13.1 - Distensão abdominal importante em paciente com obstrução intestinal baixa

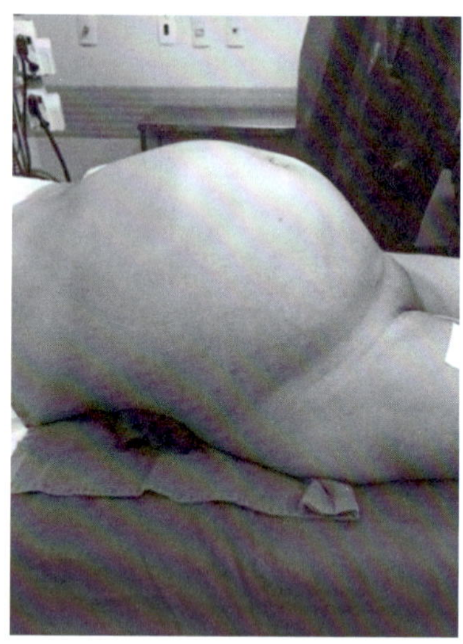

Cortesia do Dr. Carlos Menegozzo.

Raio X de abdome

Deve ser realizado em ortostase e DDH. Vê sinais de obstrução como distensão de alças, presença de níveis hidroaéreos, e determina o nível da obstrução, se acomete apenas delgado ou cólon. É possível ver também a presença de fecalomas e volvos, além de perfurações.

Alças em posição periférica (como a moldura de um quadro) com o delineamento claro de válvulas não conniventes (Figura 13.2) denotam distensão colônica. Em obstruções colônicas, a presença de distensão de alças de delgado denota fluxo retrógrado do conteúdo intraluminal pela válvula ileocecal (VIC). Ela é competente em 75% dos pacientes, impedindo o retorno do conteúdo intestinal ao íleo uma vez que este atinge o cólon. Nessas situações, deve-se considerar a possibilidade de obstrução em alça fechada, que pode ser definida apenas com o raio X

Figura 13.2 – Distensão de alças localizadas na periferia do abdome associadas ao delineamento claro das haustrações (válvulas não coniventes), denotando distensão de cólon

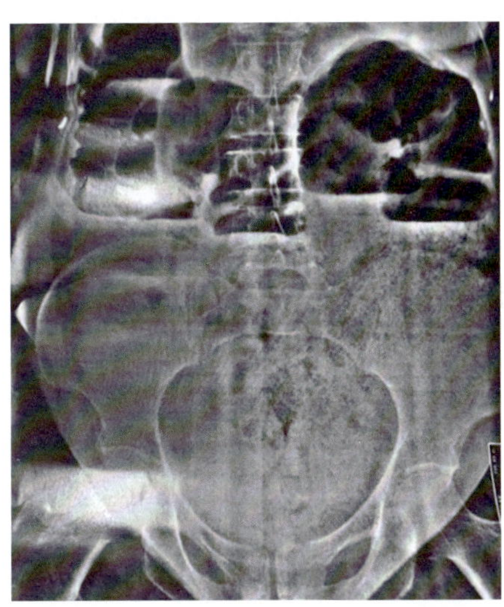

Cortesia do Dr. Carlos Menegozzo.

e demanda tratamento emergencial especialmente quando observado um diâmetro do ceco maior do que 10 cm. Nesses casos é possível que já tenha se instalado algum grau de sofrimento de alça e a ruptura é iminente.

Nem sempre é fácil identificar se a alça distendida é de cólon ou de delgado, porém algumas características podem auxiliar na distinção. A distensão de delgado localiza-se tipicamente na região central associada ao sinal de empilhamento de moedas. Apesar de raro, é possível observar pneumatose intestinal na radiografia de abdome (Figura 13.3).

Ainda, os volvos de sigmoide apresentam imagem radiográfica típica e podem dispensar outros exames para seu diagnóstico (Figura 13.4).

Figura 13.3 - Radiografia em DDH de paciente com obstrução intestinal baixa. É possível notar distensão importante de ceco associada a pneumatose intestinal e ponto de obstrução abrupto na transição retossigmóidea. Trata-se de um paciente com válvula ileocecal competente.

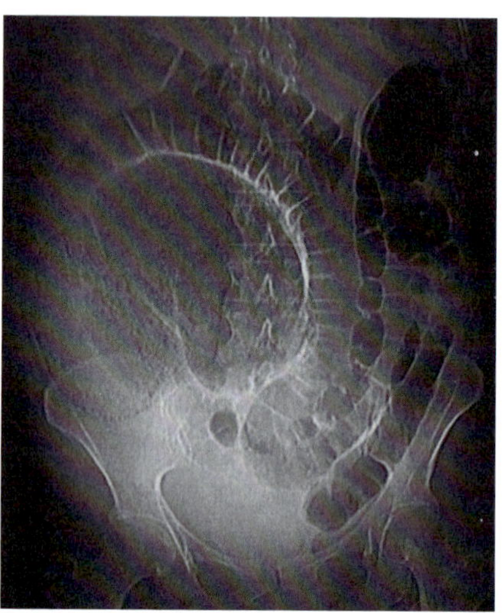

Cortesia do Dr. Carlos Menegozzo.

TC de abdome e pelve

Realizada com contraste hidrossolúvel ou endovenoso, é útil na definição etiológica da obstrução e na avaliação de complicações do quadro, como sofrimento vascular das alças. O médico deve avaliar a presença de um ponto bem definido em que haja distensão de alças a montante e alças "finas" a jusante, de sinais de fecalização do intestino delgado (conteúdo luminal com aspecto de fezes), de torção de vasos mesentéricos (sinal do redemoinho), além de realce parietal das alças e de hiperdensidade da gordura local. A tomografia deve ser solicitada sempre que houver dúvida diagnóstica entre uma patologia de

Figura 13.4 – Obstrução intestinal causada por volvo de sigmoide. É possível notar imagem típica ("grão de café").

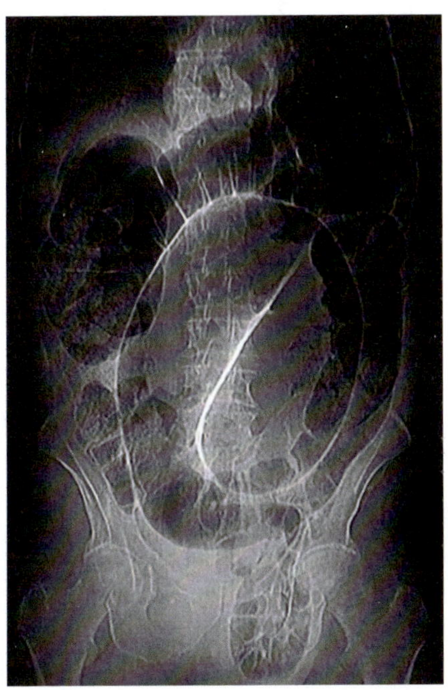

Cortesia do Dr. Carlos Menegozzo.

tratamento cirúrgico e outra de conservador e especialmente nos casos de obstrução por neoplasia.

Tratamento

Conduta geral inicial

Para todo paciente que se apresenta com quadro de obstrução intestinal, a conduta inicial é a mesma:

1. Jejum;
2. Hidratação endovenosa;
3. Passagem de sonda nasogástrica para descompressão.

Obstrução de intestino delgado

A conduta pode ser conservadora na ausência de peritonite ou de sinais de estrangulamento de alça. É frequente a associação de alcalose metabólica nas obstruções altas e de acidose metabólica nas baixas. É obrigatória a reavaliação frequente do paciente com obstrução de delgado no pronto atendimento, dado o alto risco de complicação.

Em casos de peritonite ou sofrimento de alça preconiza-se a abordagem cirúrgica, com ressecção de segmentos inviáveis de intestino e reconstrução do trânsito se possível. Até 30% dos pacientes vão precisar de ressecção cirúrgica por comprometimento da parede. A antibioticoprofilaxia cirúrgica é de rotina e só é introduzida antibioticoterapia se houver perfuração intestinal ou suspeita de translocação bacteriana (Figura 13.5).

Figura 13.5 – Paciente do sexo feminino de 63 anos com hérnia umbilical gigante encarcerada

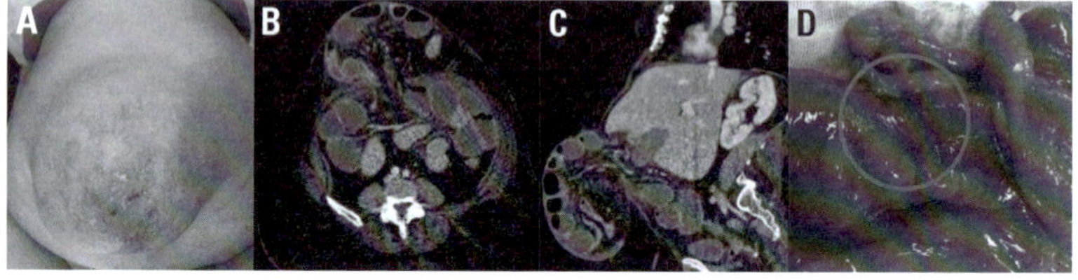

(A) Foto da paciente em decúbito dorsal horizontal; (B e C) Tomografia pré-operatória mostrando intestino delgado, cólon direito e epíplon no interior do saco herniário associado a distensão de alças de delgado; (D) Área de constrição (anel herniário) no intestino delgado como etiologia da obstrução intestinal. Cortesia do Dr. Carlos Menegozzo.

Obstrução de cólon

O tratamento das principais doenças associadas a obstrução colônica serão discutidos a seguir. A maioria das obstruções de cólon necessita de algum tipo de intervenção além do tratamento clínico inicial.

Neoplasia de cólon

O tratamento normalmente é cirúrgico. Se o paciente tem quadro estável e se houver recursos, pode-se realizar um estadiamento breve da doença, com TC de tórax e dosagem de CEA. No entanto, a conduta operatória não é baseada nesses exames. Em estudo recente da disciplina de Cirurgia Geral e Trauma do HC-FMUSP, Teixeira et al. demonstram que é factível respeitar princípios oncológicos da técnica cirúrgica mesmo em pacientes operados em situações de emergência. A conduta cirúrgica depende da experiência do cirurgião e das condições clínicas do doente. No entanto, na maioria das vezes, realiza-se a ressecção do segmento acometido seguida da confecção de uma estomia. Em casos de neoplasia localmente avançada, irressecável, em situações sem potencial curativo, ou em pacientes muito debilitados, admite-se a realização exclusiva da estomia para desobstrução do trânsito intestinal.

Volvo de sigmoide

É frequente no nosso meio e está associado principalmente ao megacólon chagásico. Outros tipos de megacólon, como o idiopático e o congênito, também estão relacionados a essa complicação. O tratamento desse quadro é a devolvulação por retossigmoidoscopia rígida, salvo casos em que haja complicação da obstrução (perfuração ou isquemia), nos quais a conduta deve ser cirúrgica.

Volvo de ceco

O volvo de ceco tem as mesmas características do volvo de sigmoide, sendo relacionado a um defeito congênito do mesentério que predispõe à rotação. No RX de abdome apresenta-se como um "C" invertido e é emergência cirúrgica pelas características da parede do ceco, que são mais frágeis e mais predispostas à perfuração.

Pseudo-obstrução intestinal – síndrome de Ogilvie

É uma obstrução funcional secundária a um distúrbio intrínseco de motilidade. Entre os fatores predisponentes estão imobilidade, institucionalização, trauma raquimedular, politrauma grave, infecções, doenças neurodegenerativas, distúrbios metabólicos e eletrolíticos e uso de narcóticos.

O diagnóstico é de exclusão, feito na presença de dilatação maciça do cólon sem obstrução mecânica. Não está associado a distensão de alças de delgado.

Após o período inicial, na ausência de melhora clínica, pode-se utilizar um parassimpatomimético (neostigmina) ou colonoscopia descompressiva. Na presença de distensão importante do ceco (maior que 10 a 12 cm), deve-se considerar o tratamento cirúrgico.

Referências consultadas

Góis AFT, Demuner MS, Bichuetti DB, Silva Jr. M. Emergências médicas. São Paulo: Editora Atheneu, 2015.

Hayden GE, Sprouse KL. Bowel obstructon and hernia. Emerg Med Clin N Am 2011:29;319-45.

Taylor MR, Lalani N. Adult small bowel obstruction. Academic Emergency Medicine 2013;20(6).

Teixeira F, Akaishi EH, Ushinohama AZ, Dutra TC, Netto SD, Utiyama EM, Bernini CO, Rasslan S. Can we respect the principles of oncologic resection in an emergency surgery to treat colon cancer? World J Emerg Surg. 2015 14;10:5.

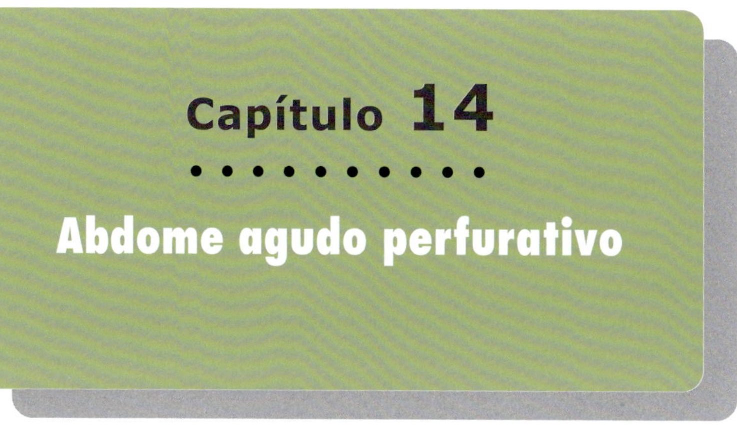

Capítulo 14

Abdome agudo perfurativo

Marcelo Cristiano Rocha
Sumaya Abdul Ghaffar
Carlos Augusto Menegozzo

Introdução e epidemiologia

O abdome agudo perfurativo é uma das síndromes mais frequentes no pronto-socorro, sendo considerada a terceira causa mais comum de abdome agudo, depois do inflamatório e do obstrutivo. Além de frequente, apresenta elevada taxa de mortalidade que pode chegar a 10%, a depender do tempo decorrido do início do quadro até a intervenção médica, da etiologia da perfuração e das condições clínicas do paciente.

Sua etiologia é variada e pode ser inflamatória, neoplásica, infecciosa, isquêmica, traumática, iatrogênica e por ingestão de corpo estranho. A incidência das afecções depende de vários fatores como idade e o órgão acometido. Cerca de metade dos casos de perfuração da porção abdominal do esôfago ocorre por iatrogenia. Perfurações gástricas são mais frequentes em casos de doença ulcerosa péptica e de neoplasia, incluindo pacientes com linfoma em vigência de quimioterapia. As perfurações por causa infecciosa são comuns no intestino delgado, destacando-se tuberculose, citomegalovírus e febre tifoide como potenciais etiologias. Outras causas incluem diverticulite de Meckel, corpo estranho e doença de Crohn, além de perfurações secundárias a processo isquêmicos e obstrutivos. No caso do intestino grosso, o abdome agudo perfurativo pode ser secundário a manipulações endoscópicas iatrogênicas, a quadros inflamatórios (apendicite ou diverticulite agudas complicadas), a isquemias ou a obstruções principalmente.

Quadro clínico

O quadro de dor abdominal difusa, de início súbito, que leva o doente rapidamente ao pronto atendimento, é a descrição típica do paciente que apresenta perfuração de segmento gástrico ou duodenal. Devido à forte intensidade da dor o paciente tende a assumir posição fetal e tem movimentação limitada. Por vezes, a respiração profunda e tosse ficam limitadas.

Na perfuração em peritônio livre, o líquido está diretamente na cavidade e irrita o peritônio parietal, causando rapidamente uma peritonite química que pode estar acompanhada de sinais de desidratação, taquicardia e hipotensão indicando resposta inflamatória sistêmica (SIRS) e deterioração clínica. Nesse momento a infecção não está presente e no exame físico tem-se o abdome em tábua, com rigidez involuntária pela contratura do m. reto abdominal e sinais de irritação peritoneal.

A manifestação pode estar presente em outros tipos de abdome agudo, como o aneurisma roto e a isquemia intestinal.

Em outra situação, tem-se uma apresentação com evolução mais lenta e menos exacerbada: isso ocorre quando o segmento perfurado é de delgado ou trata-se de perfuração bloqueada. Nessa ocasião, uma alça ou parte do omento evita que o líquido se espalhe e entre em contato com o peritônio parietal, evoluindo para quadro mais localizado, com peritonite focal e resposta inflamatória menos exacerbada.

A instalação do pneumoperitônio muitas vezes diminui a intensidade da dor na irritação peritoneal. Ao exame físico pode estar presente o sinal de Jobert, que é a ausência de macicez hepática na presença do pneumoperitônio.

A contaminação do peritônio com conteúdo intraluminal gastrointestinal pode evoluir com peritonite purulenta, a depender do segmento comprometido, peritonite fecal, ou se organizar em abscessos intracavitários. Em casos de perfuração para retroperitônio – quando se perfuram duodeno ou alguns segmentos do colón e reto – a irritação peritoneal não faz parte do achado do exame físico, pois teremos uma retroperitonite como manifestação. A maioria dos pacientes apresenta comprometimento sistêmico com poucos achados em exame físico abdominal. Essa condição é extremamente grave, e o examinador deve estar atento a detalhes da história que possam sugerir perfuração. Em pacientes idosos e em situação de imunossupressão o quadro clínico por vezes é frustro, não apresentam irritação peritoneal mesmo com contaminação grosseira da cavidade.

Diagnóstico

O exame inicial é a radiografia simples de abdome. A incidência de cúpulas diafragmáticas pode aumentar a sensibilidade (50-70%) do diagnóstico ao facilitar a visualização de gás subdiafragmático (Figura 14.1). Em sua maioria, perfurações gástricas e colônicas cursam com

Figura 14.1 – Acúmulo de gás no espaço subdiafragmático bilateralmente em um paciente com úlcera gástrica perfurada.

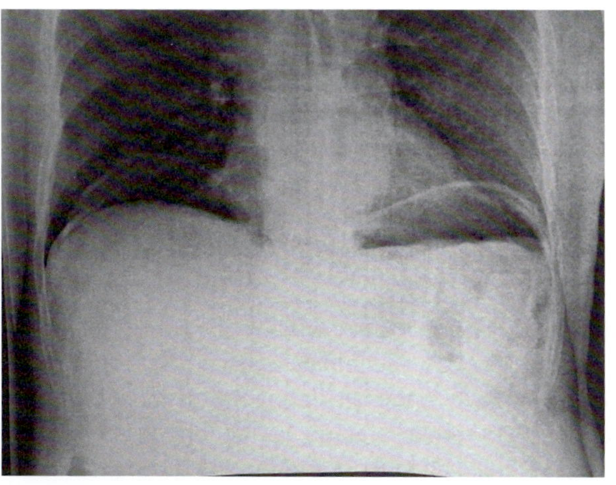

pneumoperitônio evidente à radiografia. Outras incidências como ortostase e DDH podem identificar outros sinais de perfuração, entre eles:

- Sinal de Rigler: delineamento da parede interna/externa da alça.
- Presença de gás peri-hepático.
- Sinal do úraco: delineamento do ligamento umbilical mediano.
- Sinal do v invertido: delineamento do ligamento umbilical lateral

Por vezes, alças de cólon podem ocupar a região anterior ou superior do fígado, confundindo o examinador. Tal achado é chamado de sinal de Chilaiditi e geralmente está associado a quadros obstrutivos ou suboclusivos. A presença de haustrações na topografia desse "pseudopneumoperitônio" confirma o sinal.

Na dúvida, deve-se solicitar tomografia de abdome, que possui maior sensibilidade comparada à radiografia (92% *versus* 74%). Assim, quantidades pequenas de gás extraluminal podem ser identificadas, condição comumente encontrada em perfurações de intestino delgado.

Tratamento

O tratamento inclui controle cirúrgico da fonte da perfuração e antibioticoterapia, além do suporte nutricional e hidratação. É extremamente importante que os pacientes, sempre que possível, sejam adequadamente compensados dos pontos de vista clínico e metabólico antes do procedimento cirúrgico. Esse é o tratamento inicial comum a todos os quadros de perfuração. Antibióticos devem ser iniciados o mais breve possível, devendo cobrir principalmente germes gram-negativos e anaeróbios. Em pacientes imunossuprimidos, é importante considerar cobertura para fungos e *enterococos*.

O sítio de perfuração deve ser controlado o mais breve possível quando se tratar de perfuração em peritônio livre. O procedimento de correção depende da causa da perfuração e do órgão acometido.

Úlceras pépticas perfuradas

As úlceras pépticas resultam da ação corrosiva do suco gástrico em um epitélio vulnerável. São mais frequentes na porção gastroduodenal, porém podem ocorrer em esôfago, jejuno (em anastomose gastrojejunal) ou íleo, na região de mucosa ectópica no divertículo de Meckel.

Tabela 14.1 – Escore preditor de mortalidade – Mannheim	
Fator de risco	**Pontuação**
Idade > 50 anos	5
Sexo feminino	5
Falência orgânica*	7
Neoplasias	4
Duração pré-operatória da peritonite > 24 horas	4
Sepse de origem não colônica	4
Peritonite difusa generalizada	6
Exsudato claro	0
Peritonite purulenta	6
Peritonite fecal	12

Para pontuações maiores que 26, o risco de mortalidade é considerado alto.
**Considera-se falência orgânica:*
- *Insuficiência renal: creatinina >2 mg/dL ou oligúria < 20 mL/hora*
- *Insuficiência pulmonar: pO_2 < 50 mmHg ou pCO_2 > 50 mmHg*
- *Obstrução intestinal > 24 horas ou íleo adinâmico*

Dentre suas causas, 90% dos casos estão relacionados a infecção pela *H. pylori*. Outras causas incluem o uso crônico ou em doses altas de AINES, corticosteroides e a síndrome de Zollinger-Ellison. Uso de álcool e de drogas pode ser a causa em pacientes jovens.

As úlceras pré-pilóricas e de bulbo duodenal são cinco vezes mais frequentes que as gástricas; 20% delas complicam com hemorragias, perfurações e obstruções. São ditas perfuradas quando há extravasamento de líquido na cavidade em peritônio livre, e terebrantes quando perfuradas para outro órgão, como o pâncreas, e bloqueadas. As perfurações mais frequentes são no duodeno, especificamente na parede anterior do bulbo (92%), com hemorragia em 10% dos casos por ulceração concomitante da parede posterior do duodeno. Essa situação de duas úlceras em paredes anterior e posterior é denominada *kissing ulcer*. Nas úlceras gástricas as perfurações mais frequentes são na parede anterior do antro, entre o piloro e a incisura angular (Figura 14.2).

Figura 14.2 – Protocolo de conduta para úlcera gastroduodenal perfurada do HCFMUSP.

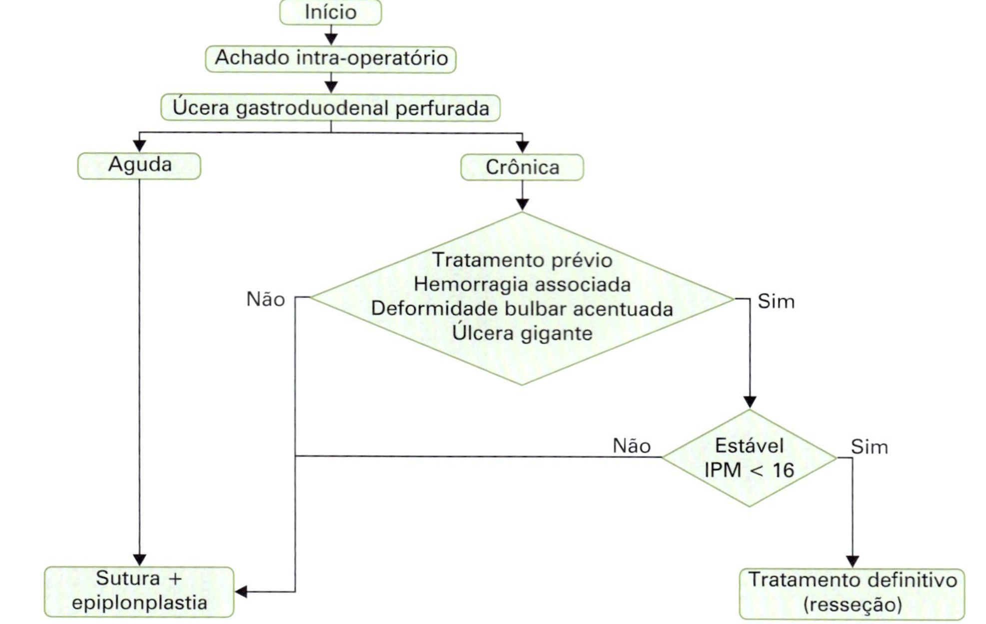

Sempre que as condições clínicas permitam, o tratamento de escolha é a sutura com epiploplastia por via laparoscópica. No Hospital das Clínicas da Faculdade de Medicina da Universidade de São Paulo (HCFMUSP), o tratamento para a maioria das úlceras gástricas ou duodenais é a simples rafia com *patch* de omento, preferencialmente por via laparoscópica, associado ao bloqueador de bomba de prótons e erradicação da *H. pylori*.

A gastrectomia subtotal (2/3) ou total é realizada como conduta de exceção quando não é possível realizar sutura primária. Dentre os fatores relacionados a falha dessa proposta estão o tamanho da lesão e as ulcerações crônicas, mas principalmente a evidência de lesão neoplásica. A reconstrução do trânsito gastrointestinal fica a critério da equipe cirúrgica, variando entre Y de Roux e Billroth 2 na maioria das vezes.

Langell et al., em 2008, sugeriram a realização de biópsia de congelação no intraoperatório e tratamento cirúrgico a depender do achado. No nosso serviço, a não ser que haja evidências claras de neoplasia, o tratamento proposto limita-se a sutura e epiploplastia, tomando-se o cuidado de realizar endoscopia e biópsia ambulatoriais, após três semanas, no caso de úlceras gástricas.

A morbidade após tratamento cirúrgico varia entre 17 – 63%, e a complicação cirúrgica mais frequente é a infecção de ferida operatória. Com o advento do tratamento laparoscópico, a incidência dessa complicação diminuiu, mas ainda é frequente. As taxas de mortalidade mais altas são observadas em pacientes idosos com comorbidades, e variam de 6 a 14%.

Intestino delgado

A conduta inclui a abordagem cirúrgica e ressecção do segmento acometido, e reconstrução do trânsito sempre que possível, com bons índices de sucesso e poucas complicações. As estomias são indicadas em casos de distensão e espessamento intensos de alças remanescentes, más condições clínicas ou imunossupressão. Neste caso, atentar para a possibilidade de tuberculose e citomegalovírus. O grau de peritonite também é utilizado na decisão de realizar estomia ou anastomose primária, por meio do Índice de Mannheim (Tabela 14.1). Quando esse índice é maior que 16, estamos diante de situação desfavorável para anastomose. A peritoniostomia por contaminação abdominal é procedimento de exceção, dando-se preferência ao fechamento primário e à reabordagem de demanda. Drenagens percutâneas guiadas por imagem podem ser realizadas nos casos de coleções intracavitárias.

Nas perfurações por isquemia com viabilidade duvidosa das alças, um procedimento de revisão (*second look*) deve ser programado, e as alças deixadas sepultadas dentro da cavidade até a reabordagem. Em outras situações, a depender das condições clínicas do paciente, a anastomose primária ou a confecção de estomias fica a critério da equipe cirúrgica.

Cólon

O tratamento das diverticulites complicadas depende da condição clínica do paciente e dos achados tomográficos. Pacientes com diverticulites classificadas como Hinchey 1 ou 2 podem ser submetidos a drenagem guiada percutânea e posterior tratamento cirúrgico ambulatorial. Na presença de Hinchey 3 ou 4 (peritonite purulenta e estercorácea, respectivamente), o tratamento cirúrgico é mandatório. Nessa situação existe discussão entre realizar retossigmoidectomia a Hartmann, lavagem da cavidade e drenagem da perfuração, ou ressecção com anastomose primária (vide capítulo 12, Diverticulite aguda).

Neoplasias perfuradas ou obstrução em alça fechada são de abordagem cirúrgica, com ressecção de segmento comprometido sempre que possível. Em casos de neoplasias irressecáveis, deve-se realizar drenagem ampla e estomia pré-perfuração.

Anastomose primária ou sutura da perfuração pode ser realizada em casos selecionados, observando o tempo de história de perfuração, condições clínicas do paciente e comorbidades associadas, grau de contaminação e segmento comprometido.

Referências consultadas

Góis AFT, Demuner MS, Bichuetti DB, Silva Jr. M. Emergências médicas. São Paulo: Atheneu, 2015.

Langell JT, Mulvihill SJ. Gastrointestinal perforation and the acute abdomen. Medical Clinics of North America. https://doi.org/10.1016/j.mcna.2007.12.004.

Nirula R. Gastroduodenal perforation. Surg Clin North Am. 2014;94(1):31-4.

Steinman M, Steinman E, Poggetti, R, Birolini D. Condutas em cirurgia de urgência. São Paulo: Atheneu, 2005.

Utyiama EM, Steinman E, Birolini D. Cirurgia de emergência. São Paulo: Atheneu, 2011.

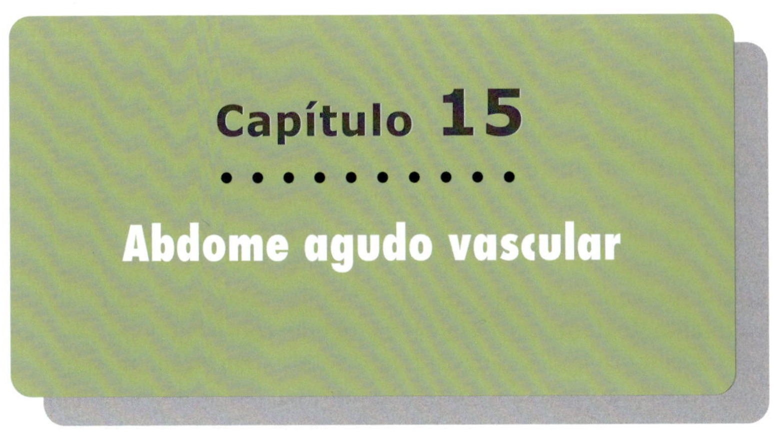

Capítulo 15

Abdome agudo vascular

Roberto Rasslan
Sumaya Abdul Ghaffar

Introdução

O abdome agudo vascular, apesar de pouco frequente, consiste em afecção com elevada mortalidade que pode atingir até 70%. Portanto, um diagnóstico preciso e tratamento adequado são fundamentais para melhorar o prognóstico de condição dramática na cirurgia de urgência. O resultado do tratamento é desfavorável por dois motivos: primeiro, por se tratar na grande maioria de idosos com doenças sistêmicas graves, e segundo, pelo diagnóstico tardio, postergando o tratamento definitivo. O tempo é um fator prognóstico decisivo. A gravidade do atraso no tratamento do infarto intestinal não é difundida de maneira adequada, e não existindo a mesma preocupação comparada ao infarto agudo do miocárdio, em que o tempo para desobstruir a artéria coronária é fundamental na preservação do miocárdio. Na isquemia mesentérica, o tempo da chegada do doente ao tratamento definitivo é menosprezado, e muitas vezes o diagnóstico é feito com o intestino já necrosado. Todos os doentes com suspeita de abdome agudo vascular devem ser prioridade nos serviços de urgência.

Epidemiologia/etiologia

O abdome agudo vascular representa uma condição em que a doença é primária dos vasos. Pode ser de origem arterial ou venosa.

O comprometimento arterial representa a maioria dos casos e pode ser decorrente de baixo fluxo, trombose ou embolia. Existem outras causas mais raras, como dissecção da aorta com comprometimento dos vasos mesentéricos. Outra situação é a necrose do cólon esquerdo no pós-operatório de correção de aneurisma de aorta com oclusão da artéria mesentérica inferior, devido a insuficiência da arcada de Riolan (comunicação da artéria mesentérica superior com a inferior).

A embolia implica em oclusão mais distal da artéria mesentérica superior, preservando a irrigação do intestino proximal (início do jejuno), diferentemente do que ocorre na trombose que obstrui a artéria na origem da aorta, com pior prognóstico. A isquemia intestinal não oclusiva é ainda mais dramática, pois trata-se de doentes graves com baixo fluxo intestinal.

A obstrução arterial é condição mais frequente em idosos, geralmente acima de 75 anos de idade. Metade dos doentes apresenta aterosclerose coronariana e 30%, comprometimento arterial periférico. Também apresentam outras comorbidades como diabetes mellitus, arritmias (fibrilação atrial, principalmente), hipertensão arterial sistêmica, tabagismo, dislipidemia, hipercoagulabilidade e obesidade.

A trombose venosa é menos frequente e ocorre em mulheres com trombofilia, decorrente de doenças autoimunes como síndrome do anticorpo antifosfolípide e lúpus eritematoso sistêmico. Muitas vezes o diagnóstico da doença sistêmica ocorre em função do quadro abdominal em doentes em uso de anticoncepcional. As neoplasias e o pós-operatório de esplenectomia também são fatores de risco (Quadro 15.1).

Quadro clínico

A história da dor abdominal típica na isquemia intestinal de origem arterial consiste em dor difusa de forte intensidade e início súbito. O exame físico é desproporcional à queixa, pois na fase inicial o abdome é flácido. Muitas vezes o doente fica agitado tamanha a dor decorrente da hipóxia tecidual. A enterorragia reforça a hipótese diagnóstica, porém ocorre em menos de 30%. Os pulsos periféricos devem ser avaliados e a suspeita de arritmia reforça a hipótese de oclusão arterial embólica. Os

Quadro 15.1 – Etiopatogenia do infarto intestinal

1. Trombose da artéria mesentérica superior
2. Embolia da artéria mesentérica superior
3. Insuficiência mesentérica não oclusiva (baixo fluxo)
4. Dissecção da aorta envolvendo vasos viscerais
5. Oclusão da artéria mesentérica inferior (pós-cirurgia de aorta)
6. Trombose da veia mesentérica superior
7. Doença oclusiva microvascular

sinais de irritação peritoneal traduzem necrose intestinal e eventual peritonite. Na doença aterosclerótica pode haver sintomas de claudicação intestinal prévia com piora aguda da dor.

O abdome perfurativo por úlcera gastroduodenal é um diagnóstico diferencial, porém no início do quadro se apresenta com irritação peritoneal, com "abdome em tábua". Outra situação frequente que deve ser descartada é a pancreatite aguda, também considerada uma catástrofe abdominal.

No quadro venoso, a dor é insidiosa, de evolução lenta, e está associada a náuseas e vômitos, em alguns casos sugerindo suboclusão intestinal.

Diagnóstico

O diagnóstico muitas vezes é um desafio. O cirurgião deve sempre pensar em infarto intestinal em população de risco com dor abdominal significativa. Uma história minuciosa com exame físico completo muitas vezes é suficiente para se fazer o diagnóstico sindrômico.

Os exames bioquímicos são inespecíficos. Na suspeita de pancreatite é fundamental solicitar amilase e lipase, mas na necrose intestinal não é incomum o aumento da amilase.

Os marcadores de perfusão tecidual são importantes, porém na fase inicial não são esperadas alterações. Diante de aumento de lactato, acidose metabólica e leucocitose, a possibilidade de isquemia intestinal deve ser aventada. Apesar de vários marcadores precoces de isquemia tecidual serem objeto de estudo experimental, ainda não se dispõe desse recurso na prática clínica.

A radiografia simples de abdome não acrescenta muito no diagnóstico, porém é indicada na dúvida com úlcera perfurada.

A angiotomografia deve sempre ser realizada na suspeita de abdome agudo vascular. Mesmo em doentes com insuficiência renal, o exame precisa ser priorizado e depois se corrigem os efeitos deletérios do contraste endovenoso. Os achados dependem do momento do exame. Na obstrução arterial, quando realizado precocemente, as alterações como espessamento intestinal, pneumatose e aeroportia não são evidentes. Com frequência é fácil definir a presença da oclusão vascular e outros sinais indiretos de doença arterial, como calcificações dos vasos. A sensibilidade e especificidade do exame são de 93% e 100% respectivamente. Na trombose venosa o espessamento da parede intestinal é muito frequente, mas não significa necrose (Figura 15.1).

Tratamento

Obstrução da artéria mesentérica superior

O ideal seria abordar o doente em situação com viabilidade intestinal, de tal maneira que a revascularização ou desobstrução do vaso tem o objetivo de evitar ressecção intestinal extensa e risco de evoluir para síndrome do intestino curto. O tratamento endovascular é considerado o padrão ouro para a desobstrução dos vasos, no entanto, na maioria das vezes quando o tratamento operatório está indicado a necrose intestinal já está instalada. Nessas condições, compete ao cirurgião realizar a ressecção intestinal. Quando o diagnóstico é precoce, com menos de 12 horas, e ao exame físico e de imagem não há sinais de necrose intestinal, o tratamento endovascular é uma alternativa, porém deve-se iniciar o procedimento por laparoscopia para descartar sofrimento de alça.

O desafio no tratamento operatório com necrose intestinal consiste em:

» Definição da viabilidade do intestino;
» Avaliação da revascularização ou embolectomia arterial;
» Realização de peritoniostomia com reabordagem programada (*secondlook*);
» Estomia *versus* anastomose primária.

Figura 15.1 – Algoritmo do tratamento do abdome agudo vascular.

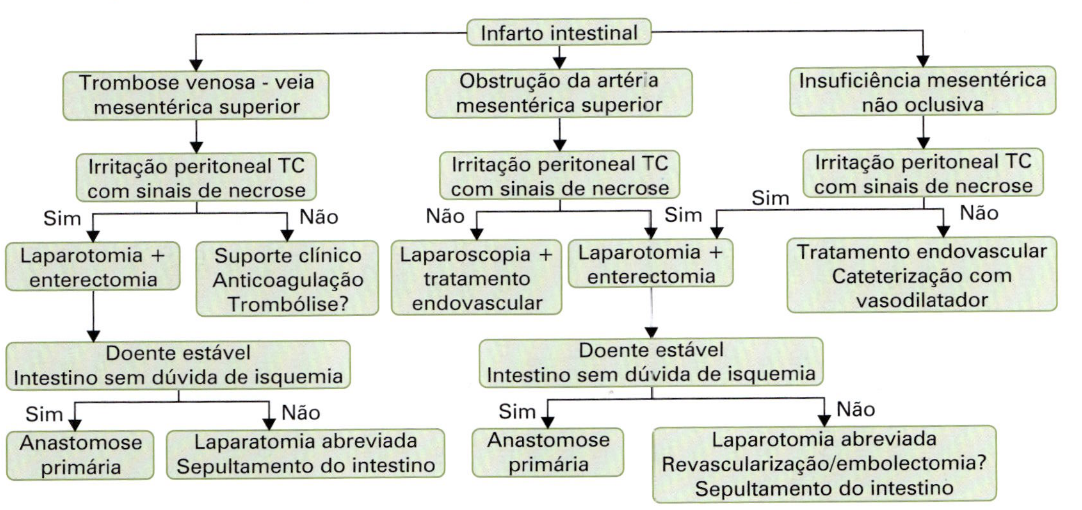

O uso de doppler e a injeção de fluoresceína são métodos para avaliar o fluxo sanguíneo arterial, embora na prática sejam poucos os centros que dispõem desses recursos e os utilizam. Na dúvida da viabilidade do intestino, a laparotomia abreviada é a conduta de escolha. Realiza-se a ressecção intestinal e deixam-se grampeados os cotos na cavidade, com a realização de peritoniostomia à Barker. O controle de danos também está indicado se houver disfunção orgânica durante o ato operatório. A revascularização ou a embolectomia da artéria mesentérica superior estão indicadas quando o intestino tem sinais de isquemia, porém reversível. Quando bem definido o segmento intestinal necrosado, mais frequente nas embolias, não há necessidade da realização do *secondlook* e a anastomose primária pode ser realizada caso o doente não apresente disfunção orgânica. Em situações em que o segmento de intestino remanescente é muito curto, mas a perfusão está preservada, realiza-se anastomose apesar do elevado risco de deiscência, pois não existem alternativas.

A anticoagulação terapêutica tem indicação no pós-operatório e o ideal é iniciá-la com até 12 horas. A primeira opção deve ser a heparina não fracionada endovenosa.

Após a estabilização sistêmica do doente, indica-se a reabordagem em 48 a 72 horas para avaliar as áreas duvidosas e definir a necessidade de nova ressecção intestinal com anastomose ou realização de estomia. Em algumas situações em que persiste a dúvida da viabilidade intestinal, opta-se por manter a peritoniostomia com nova laparotomia programada.

Obstrução não oclusiva

O baixo fluxo arterial deve-se a vasoconstrição esplâncnica em doentes com insuficiência cardíaca descompensada ou choque decorrente de outras causas. Observa-se também em pós-operatório de cirurgia cardíaca que evolui com baixo débito, sendo a distensão abdominal uma manifestação comum. A mortalidade é muito elevada devido ao fato de a condição clínica do doente também ser muito grave. O tratamento consiste no suporte clínico e hemodinâmico e na eventual cateterização endovascular da artéria mesentérica superior para injetar fármacos vasodilatadores como a papaverina. O tratamento operatório se restringe aos casos com irritação peritoneal ou suspeita de necrose intestinal na tomografia de abdome.

Obstrução da artéria mesentérica inferior

A oclusão da artéria mesentérica inferior ocorre em correção de aneurisma de aorta. A incidência é estimada em 5%, porém a mortalidade pode atingir até 90%. O diagnóstico é muito difícil e o exame de imagem não é capaz de confirmar o diagnóstico na fase precoce. A distensão abdominal no pós-operatório de cirurgia de aorta orienta pensar na hipótese de isquemia intestinal. A retossigmoidoscopia consiste em recurso que pode auxiliar no diagnóstico, mas na persistência de dúvida a laparoscopia deve ser indicada. O tratamento operatório implica a ressecção do segmento do cólon isquêmico com realização de colostomia terminal.

Trombose venosa

O tratamento clínico exclusivo é efetivo na grande maioria das vezes: deve ser instituída a anticoagulação plena imediatamente. A recanalização da veia mesentérica superior não ocorre em todos os casos, de tal modo que se discute a indicação da trombólise venosa para minimizar os riscos de hipertensão portal. Trabalhos mostram que em 89% ocorre restauração do fluxo sanguíneo após trombólise e apenas 11% evoluem para hipertensão portal, embora a morbidade do procedimento seja de 60%. Poucos estudos compararam a anticoagulação plena *versus* a trombólise. Na maioria dos serviços, o tratamento proposto é a anticoagulação plena e excepcionalmente indica-se a trombólise. O tratamento operatório fica reservado a situações em que o doente mantém dor abdominal e tem-se dúvida de necrose.

Considerações finais

Com o envelhecimento da população, a incidência de isquemia intestinal tende a aumentar, e compete ao cirurgião geral fazer o diagnóstico precoce para minimizar as implicações da resseção intestinal e diminuir a elevada mortalidade. Por se tratar de doentes com múltiplas comorbidades e baixa sobrevida em cinco anos devido às condições sistêmicas, a ressecção intestinal extensa deve ser ponderada, e a paliação precisa ser considerada. A cirurgia de controle de danos (laparotomia abreviada) consiste na melhor alternativa nos casos de comprometimento sistêmico e dúvida da viabilidade intestinal, sendo fundamental uma equipe horizontal no seguimento desses doentes.

Referências consultadas

Bala M, Kashuk J, Moore EE, et al. Acute mesenteric ischemia: guidelines of the World Society of Emergency Surgery. World J Emerg Surg.2017(7):12-38.

Carver TW, Vora RS, Taneja A. Mesenteric ischemia. Crit Care Clin. 2016(32):155-71.

Zhao Y, Yin H, Yao Chen, et al. Management of acute mesenteric ischemia: a critical review and treatment algorithm. Vasc Endovascular Surg.2016(50):183-92.

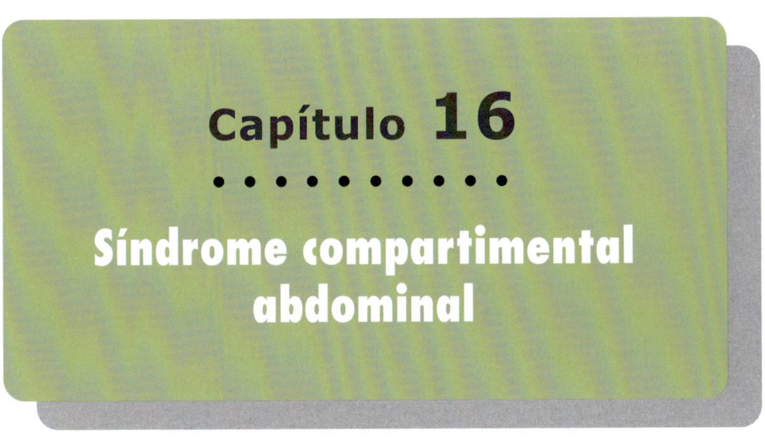

Capítulo 16

Síndrome compartimental abdominal

Fernando da Costa Ferreira Novo

Introdução

A pressão intra-abdominal (PIA) maior ou igual a 20 mmHg (com pressão de perfusão abdominal < 60 mmHg ou não), de maneira sustentada, associada a disfunção ou falência orgânica nova (que não existia), é a definição de síndrome compartimental abdominal (SCA) apresentada pelo consenso da Sociedade Mundial de Síndrome Compartimental Abdominal.

Na prática clínica, não existe limiar fixo de pressão intra-abdominal a partir do qual se pode prever a ocorrência de SCA. Assim, sempre que o paciente apresentar disfunção ou falência orgânica induzida por aumento da PIA, dizemos que ele tem SCA. Para entender a SCA, é importante ter presente a definição de outros conceitos:

» Pressão intra-abdominal (PIA): é a pressão estável dentro da cavidade abdominal; depende do conteúdo intra-abdominal (órgãos, sangue, líquido, coleções) e da complacência da parede abdominal. Na maioria dos doentes graves, a PIA situa-se habitualmente entre 5 e 7 mmHg. Pacientes portadores de obesidade mórbida e gestantes apresentam cronicamente aumento da PIA basal (10 a 15 mmHg), sem efeitos adversos.

» Pressão de perfusão abdominal (PPA): é a diferença entre a pressão arterial média (PAM) e a PIA: PPA = PAM - PIA. O aumento da PIA tende a diminuir a PPA, à semelhança do que acontece com a pressão de perfusão cerebral, que diminui quando a pressão intracraniana se eleva. A elevação da PAM tende a compensar o aumento da PIA, minimizando os efeitos adversos desse aumento. PPA de, pelo menos, 60 mmHg associa-se a melhor sobrevida nos doentes com hipertensão intra-abdominal (HIA) ou SCA.

» Hipertensão intra-abdominal (HIA): é a PIA persistentemente ≥ 12 mmHg. Ela pode ser graduada de I a IV, conforme mostra Tabela 16.1.

Tabela 16.1 – Graus de hipertensão intra-abdominal

Grau	PIA (mmHg)
I	12-15
II	16-20
III	21-25
IV	>25

A PIA abaixo de 10 mmHg dificilmente causa SCA. Por outro lado, PIA acima de 25 mmHg associa-se frequentemente a SCA. Entre 10 e 25 mmHg pode ocorrer SCA, dependendo de fatores individuais, como a pressão arterial sistêmica e a complacência da parede abdominal.

PIA acima de 15 mmHg com frequência causa já alterações cardíacas, pulmonares, renais, intestinais e do sistema nervoso central. Até certo ponto, a elevação da PAM e a complacência da parede abdominal podem minimizar, inicialmente, os efeitos adversos do aumento da PIA.

A HIA pode ser hiperaguda, aguda, subaguda ou crônica.

» Hiperaguda (segundos): riso, tosse, esforço, espirro, evacuação, atividade física;
» Aguda (horas): trauma, hemorragia; pode causar SCA rapidamente;
» Subaguda (dias): problemas clínicos, mais comumente; com frequência é causa de SCA;

» Crônica (meses ou anos): gestação, obesidade mórbida; não causa SCA, mas aumenta o risco de SCA, quando ocorre HIA aguda ou subaguda.

A SCA pode ser:

» Primária, quando se origina de trauma ou doença na região abdominal ou pélvica (trauma, hemoperitônio, pancreatite aguda);
» Secundária, quando decorre de problemas que não se originam no abdome nem na pelve (reposição volêmica exagerada, sepse, queimadura); ou
» Recorrente, quando volta a ocorrer, após o tratamento da SCA, primária ou secundária.

Devemos lembrar ainda que os valores de HIA e SCA são diferentes na criança grave. Na criança, falamos em HIA quando a PIA for ≥ 10 mmHg e a SCA é definida como PIA > 10 mmHg, de maneira sustentada, com disfunção orgânica nova ou piora de disfunção orgânica já existente, que possam ser atribuídas ao aumento da PIA.

Epidemiologia

A incidência da SCA não é bem conhecida. Como afeta doentes graves, muitas vezes a piora do doente é atribuída a outras causas que não o aumento da PIA. Na literatura, a incidência de SCA varia de 1% a 36%. Grandes séries, que consideram todos os doentes tratados em unidade de terapia intensiva, estimam a incidência de SCA em 1%. Séries menores, que consideram apenas os pacientes mais graves, estimam a incidência de SCA em até 36%. É provável que, por acometer doentes muito críticos, a SCA deixe frequentemente de ser diagnosticada, até porque não é rotina a aferição da PIA em todos os pacientes graves, com ou sem trauma ou doença primária do abdome. Nos doentes mais graves, a incidência de SCA é mais elevada.

São considerados fatores de risco para ocorrência de SCA: trauma, particularmente quando associado a choque, com necessidade de grande reposição volêmica; queimaduras (tanto pela necessidade de reposição de grande quantidade de volume intravenoso, quanto pela restrição e diminuição da complacência da parede abdominal); pós-operatório de grandes cirurgias abdominais, correção de grandes hérnias da parede abdominal; ascite, sangramento intra-abdominal ou de retroperitônio;

correção de aneurisma roto de aorta abdominal; transplante de fígado e qualquer condição clínica (abdominal ou não) que exija reposição de grande quantidade de volume (pancreatite aguda, sepse). Edema intersticial, extravasamento capilar, distensão de alças intestinais ou de estômago participam também da gênese da SCA. A Tabela 16.2 relaciona as principais causas de aumento da PIA, que podem levar a SCA. Nos pacientes de risco, é fundamental que a PIA seja monitorada cuidadosamente.

Tabela 16.2 – Principais fatores associados a aumento da PIA
Diminuição da complacência da parede abdominal
Cirurgia abdominal
Trauma grave
Queimadura extensa (> 30%)
Decúbito ventral
Aumento do conteúdo intraluminal
Gastroparesia
Distensão ou íleo gástrico
Íleo (paralítico ou obstrutivo)
Volvo
Obstrução ou pseudo-obstrução de cólon (Ogilvie)
Aumento do conteúdo intra-abdominal
Pancreatite aguda
Distensão abdominal
Hemoperitônio, pneumoperitônio ou coleção intraperitoneal
Peritonite/abscesso intra-abdominal
Tumor abdominal/retroperitoneal
Laparoscopia com pressão muito elevada
Hepatopatia com ascite
Diálise peritoneal

Continua

Continuação

Aumento da permeabilidade capilar
Acidose
Laparotomia para controle de danos
Hipotermia
APACHE II ou SOFA elevados
Reanimação volêmica maciça/Balanço hídrico muito positivo
Politransfusão
Miscelânea
Idade
Bacteremia
Coagulopatia
Elevação da cabeceira
Correção de hérnia incisional gigante
Ventilação mecânica
Obesidade ou IMC elevado
PEEP > 10
Pneumonia
Sepse
Choque ou hipotensão

Adaptado de: WSACS, World Society of the Abdominal Compartment Syndrome, 2013.

Fisiopatologia

A HIA pode prejudicar a função de quase todos os sistemas orgânicos, causando, assim, SCA.

» Sistema cardiovascular: O aumento da PIA causa diminuição do retorno venoso, levando a diminuição do débito cardíaco, por diminuição da pré-carga. A pressão venosa central aumenta, ocorrendo também aumento da resistência vascular periférica, da pressão de artéria pulmonar e da pressão de capilar pulmonar. Valores de PIA acima de 12 mmHg associam-se já a estase venosa em membros inferiores, com diminuição do retorno venoso. A hipovolemia piora ainda mais a disfunção cardíaca associada a aumento da PIA.

- Função respiratória: A elevação do diafragma leva a aumento da pressão intratorácica, elevação do pico de pressão inspiratória e da pressão na via aérea, aumentando o risco de barotrauma. A compressão pulmonar decorrente do aumento da PIA causa atelectasia, edema, diminuição da difusão de oxigênio e aumento do *shunt* intrapulmonar. Ocorre ainda diminuição da complacência da parede torácica e do volume corrente. Como resultado, aumenta o risco de infecção e de hipoxemia e hipercarbia, com acidose respiratória. O mecanismo pela qual o aumento da PIA prejudica a ventilação parece ser puramente mecânico: o diafragma é empurrado para cima, comprimindo os pulmões. Inicialmente, é possível, ainda, ventilação adequada, mas à custa de aumento da pressão na via aérea. Com a progressão do aumento da PIA, a ventilação pode ser seriamente comprometida e ocorrer falência respiratória.
- Sistema nervoso central: A elevação da PIA pode causar aumento da pressão intracraniana (PIC) e diminuição da pressão de perfusão cerebral (PPC).
- Sistema renal: Ocorre aumento da resistência vascular renal quando a PIA atinge 20 mmHg. A compressão da veia renal causa aumento da resistência venosa, com piora da drenagem venosa, que é a principal causa de lesão renal na SCA. Com a diminuição do débito cardíaco, ocorre vasoconstrição arterial, com ativação do sistema simpático e do sistema renina-angiotensina-aldosterona (SRAA). Com a manutenção da HIA, e a consequente diminuição do fluxo sanguíneo renal, ocorre diminuição do ritmo de filtração glomerular e do débito urinário, chegando até anúria, quando a PIA beira os 30 mmHg.
- Sistema gastrointestinal: É provavelmente o mais sensível ao aumento da PIA. Estudos em animais mostram que PIA de 10 mmHg se associa já a diminuição do fluxo mesentérico. Com PIA de 20 mmHg, diminui a perfusão da mucosa intestinal. A compressão venosa que ocorre na HIA causa diminuição do fluxo venoso mesentérico, o que provoca edema do território esplâncnico, que, por sua vez, causa aumento ainda maior da PIA, criando um círculo vicioso. Piora da perfusão intestinal causa acidose, isquemia e translocação

bacteriana, pela perda da barreira mucosa. A sepse que pode se seguir piora o quadro de falências orgânicas.

- Fígado: O fluxo sanguíneo portal diminui, levando a diminuição do *clearance* de ácido láctico pelo fígado, com piora da acidose, mesmo com débito cardíaco e PAM normais.
- Parede abdominal: A HIA causa diminuição da complacência da parede abdominal e do fluxo sanguíneo para a musculatura da parede abdominal, mesmo antes de se instalar o choque.

Quadro clínico

Geralmente, os doentes com HIA são tão graves que não se queixam. Com frequência estão intubados, em ventilação mecânica e sob sedação. Desse modo, a queixa fica prejudicada. Além disso, alguns sinais apresentados pelos pacientes podem ser decorrentes tanto da doença de base quanto da HIA. Assim, o diagnóstico depende de alto índice de suspeita, baseada nos fatores de risco, e da medida da PIA.

Exame físico

O abdome é tenso e, se o paciente tiver nível de consciência preservado, será doloroso. Hipotensão, taquicardia, insuficiência respiratória, edema periférico e distensão de veias cervicais são outros sinais que podem estar presentes.

Exames de imagem

Em princípio, não são muito úteis para o diagnóstico de SCA. A tomografia de abdome, quando realizada, geralmente por outro motivo, pode mostrar:

- Elevação do diafragma;
- Infiltração do retroperitônio;
- Compressão da veia cava (aparece murcha);
- Distensão de alças;
- Coleções;
- Distensão da parede abdominal, com aumento do diâmetro anteroposterior;
- Compressão ou deslocamento dos rins;
- Espessamento de alças intestinais.

Diagnóstico

É firmado pela medida da PIA. A PIA pode ser medida de várias maneiras: sonda colocada no estômago, no cólon ou bexiga, ou, ainda, por cateter colocado na cava inferior. O padrão atualmente utilizado é a medida da pressão intravesical.

A medida deve ser feita com o paciente em posição supina, totalmente relaxado, no final da expiração. Inicialmente, a bexiga deve ser totalmente esvaziada; depois injetam-se 25 mL de solução salina estéril e é feita a medida da pressão intravesical. O zero deve ser a linha axilar média. A medida pode ser expressa em cm de água, convertidos depois em mmHg ou, diretamente em mmHg, usando transdutor apropriado (Figura 16.1).

Figura 16.1 – Esquema de medida da PIA.

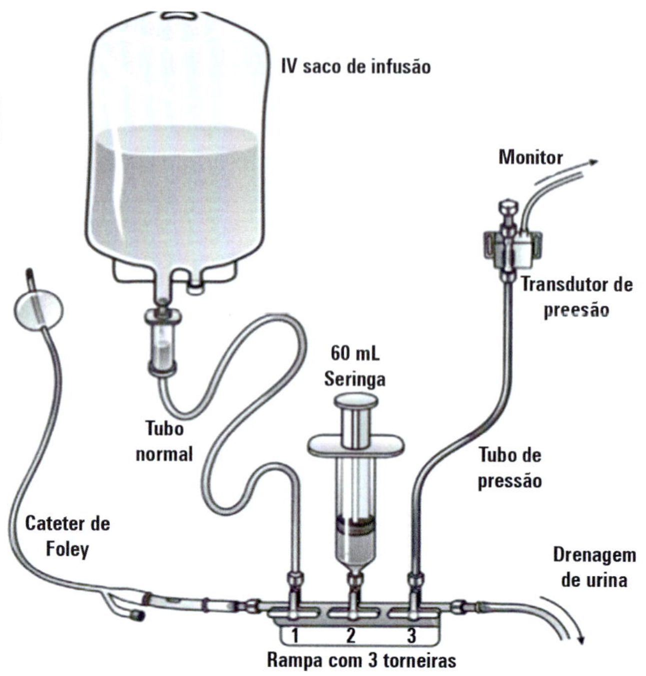

Adaptado de: Malbrain, MLNG. Different techniques to measure intra-abdominal pressure (IAP): time for a critical re-appraisal. Int Care Med. 2004, 30:357-71.

Nos doentes graves, com risco ou suspeita de desenvolver SCA, a PIA deve, idealmente, ser avaliada de maneira contínua ou, pelo menos, a cada quatro horas.

Tratamento

É melhor prevenir do que tratar a SCA. O ideal é que os fatores que levam a aumento da PIA sejam reconhecidos e tratados antes que o paciente evolua com HIA e falência orgânica.

O tratamento da HIA e da SCA inicia-se com medidas de suporte; quando necessário, deve ser feita a descompressão cirúrgica do abdome, que é o tratamento definitivo. As medidas de suporte consistem em manter o paciente na posição horizontal (a elevação da cabeceira do paciente, embora fundamental para tratar a hipertensão intracraniana e prevenir a pneumonia associada à ventilação mecânica, aumenta a PIA). Deve-se também tentar reduzir o volume intra-abdominal, evitando balanço hídrico positivo, esvaziando o conteúdo intraluminal de estômago e delgado (sonda gástrica) e cólon (descompressão por via retal, por sonda ou, até, por colonoscopia), além de melhorar a complacência da parede abdominal. A escarotomia da parede abdominal, quando a escara de queimadura profunda provoca restrição mecânica do abdome, pode ser também o único tratamento indicado para tratar a HIA ou a SCA no grande queimado. De modo semelhante, o paciente com ascite tensa pode ser tratado exclusivamente com o esvaziamento da ascite por punção. Além da ascite, hemoperitônio, abscessos intra-abdominais e hematoma de retroperitônio podem ser também causa de aumento da HIA e da SCA, devendo ser devidamente tratados.

A complacência da parede abdominal pode ser melhorada com o controle adequado da dor e com a sedação, sendo necessário, eventualmente, curarizar o paciente e deixá-lo em ventilação mecânica. Além das medidas para baixar a PIA, o paciente pode precisar de suporte ventilatório e hemodinâmico.

Quando as medidas para baixar a HIA não surtem o efeito desejado, deve ser feita a descompressão abdominal, deixando-se o abdome aberto, usando uma das diversas técnicas de fechamento temporário da parede abdominal (peritoniostomia). Não existe um limiar fixo de PIA a partir do qual deva ser feita a descompressão cirúrgica do abdome (deixando o abdome aberto). Seguramente, todos concordam que quando a PIA atinge 25 mmHg a descompressão cirúrgica está indicada. Alguns autores propõem que ela seja feita mesmo para valores de PIA mais baixos (entre 15 e 25 mmHg). Outros autores sugerem que a indicação de descompressão cirúrgica do abdome seja baseada não só na PIA, mas também na pressão de perfusão abdominal (PPA). Quando a PPA baixar para 50 mmHg, deve ser cogitada a necessidade de tratar o paciente com descompressão cirúrgica, deixando-se o abdome aberto.

Existem várias maneiras de fazer e manter a peritoniostomia (abdome aberto), mas esse tópico já foge ao escopo deste capítulo.

Referências consultadas

Kirkpatrick AW, Roberts DJ, De Waele J, Jaeschke R, Malbrain MLNG Intra-abdominal hypertension and the abdominal compartment syndrome: updated consensus definitions and clinical practice guidelines from the World Society of the Abdominal Compartment Syndrome. Int Care Med. 2013, 39:1190–206.

Malbrain MLNG. Different techniques to measure intra-abdominal pressure (IAP): time for a critical re-appraisal. Int Care Med. 2004, 30:357-71.

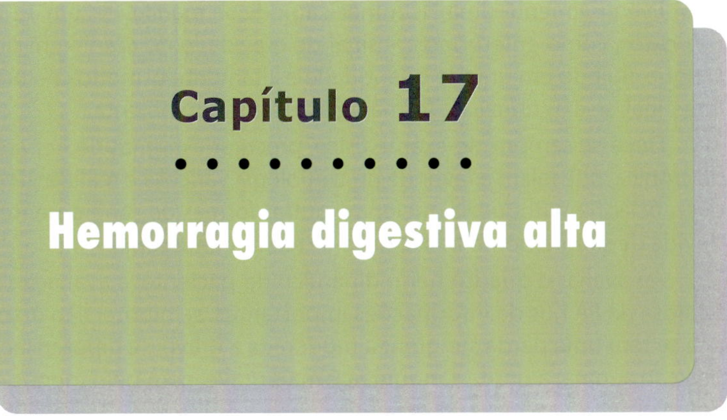

Marcelo Cristiano Rocha
Sumaya Abdul Ghaffar
Carlos Augusto Metidieri Menegozzo

Introdução e epidemiologia

Define-se como hemorragia digestiva alta (HDA) os sangramentos intestinais cuja origem é acima do ângulo de Treitz. Estima-se que hoje haja 17-40 casos a cada 100.000 habitantes, sendo presente em países desenvolvidos e em desenvolvimento.

Quadro clínico

O paciente com HDA pode se apresentar com quadros típicos diversos, como:

- » Melena - fezes enegrecidas, pastosas e com odor fétido devido à digestão do sangue no TGI.
- » Hematêmese – vômitos com sangue vivo ou presença de coágulos.
- » Hematoquezia – sangue junto às evacuações nas fezes.
- » Enterorragia – evacuação com sangue vivo.

Eventualmente uma HDA maciça pode se manifestar, em 12-20% dos casos, como enterorragia – sinal de gravidade do caso – em que o sangue, fluindo em grande quantidade e altamente osmótico no lúmen intestinal, se exterioriza na forma de diarreia sanguinolenta.

Deve-se sempre, ao exame físico, procurar estigmas de hepatopatia crônica, que falam a favor de uma etiologia varicosa e realizar TR para diferenciar hematoquezia, melena e outras formas de sangramento. Na dúvida de sangramento baixo, deve-se realizar anuscopia.

Ao avaliar o quadro hemodinâmico do paciente, a avaliação meticulosa da PA nos dá informações importantes: se hipotensão ortostática se tem uma perda sanguínea moderada a grave; se hipotensão em posição supina, a perda sanguínea é mais grave, com pelo menos 40% do volume.

Conduta geral – independentemente da etiologia

1. O paciente deve ser manejado em sala de emergência e monitorizado.
2. Considerar intubação orotraqueal se houver rebaixamento do nível consciência, insuficiência respiratória ou hematêmese persistente.
3. Obter acesso venoso calibroso e promover reposição volêmica de acordo com a classe do choque:
   - Visar hipotensão permissiva: sem necessidade de atingir valores de PAS > 110 para evitar ressangramentos.
   - Objetivar: PAS 90-110; Hb entre 7 e 8; Ht entre 21 e 24.
   - Em pacientes em uso de anticoagulantes, a correção da coagulopatia é recomendada
   - Controle de diurese para controle de ressuscitação volêmica.
4. Exames laboratoriais – ou se disponíveis em *point of care*: Hb/Ht, plaquetas, eletrólitos, função renal, função hepática, enzimas hepáticas, coagulograma e tipagem sanguínea. Gasometria arterial com lactato pode estar alterada, indicando acidose secundária ao choque.
5. Iniciar dose de ataque de omeprazol EV
   - Ataque: omeprazol 80 mg EV em *bolus*, para todos os pacientes.

6. Endoscopia digestiva alta (EDA) precoce em até 24 horas – em pacientes de alto risco (Tabela 17.1), em até 12 horas.
   - A lavagem com soro fisiológico não está indicada.
   - Deve ser realizada o mais precocemente possível, não necessitando de jejum, caso o paciente não apresente critérios para baixo risco.
   - Em casos selecionados deve-se proteger a via aérea.
   - O procedimento deve ser adiado e as alterações corrigidas se:
     - Hb < 5,0 mg/dL
     - INR > 2,5
     - Plaquetas < 50.000

Tabela 17.1 – Critérios de Blatchford para baixo risco: EDA sem urgência (24 horas)
Hb > 13 em homens e > 12 em mulheres
PAS > 110 mmHg
FC <100 bpm
Ureia <18,2 mg/dL
Ausência de melena, síncope, IC ou doença hepática.

Etiologias

As causas mais comuns de HDA são úlceras pépticas e as doenças associadas a hipertensão portal; 60% dos pacientes com HDA prévia ressangram pela mesma lesão.

As demais causas são neoplasias, síndrome de Mallory-Weiss, lesão de Dieulafoy, angiectasias, GAVE ou *watermellow stomach* e presença de corpo estranho.

Doença ulceropéptica

A doença ulceropéptica é a principal causa de sangramento em um hospital geral. O paciente pode se apresentar com sangramento advindo de uma esofagite, gastrite, duodenite ou úlceras sangrantes.

As principais causas de úlcera péptica incluem:

» Infecção por *H. pylori*
» Uso crônico de AINES
» Síndrome de Zollinger-Ellison, que gera úlceras por excesso de gastrina produzido por neoplasia endócrina.

Outras causas menos comuns incluem:

» Esofagite por DRGE, infecciosa ou medicamentosa (sem incluir AINES, em geral por KCl, alendronato ou tetraciclinas).
» Anastomoses gastroentéricas com úlcera marginal

Terapia endoscópica

As esofagites são avaliadas conforme a classificação de Los Angeles (Tabela 17.2).

Tabela 17.2 – Classificação de Los Angeles para esofagites

Grau	Achado
A	Uma ou mais erosões menores que 5 mm.
B	Uma ou mais erosões maiores que 5 mm em sua maior extensão, não contínuas, entre os ápices das duas pregas esofágicas.
C	Erosões contínuas entre os ápices de, pelo menos, duas pregas, envolvendo menos de 75% do órgão.
D	Erosões ocupando, pelo menos, 75% do órgão.

Rockall TA, Logan RF, Devlin HB, Northfield TC. Risk assessment after acute upper gastrointestinal haemorrhage. Gut. 1996:38:316-21.

A úlcera não sangrante é avaliada conforme a classificação de Sakita (Tabela 17.3):

» A – *Active* – úlcera arredondada/ovalada com fundo de fibrina espessa.
» H – *Healing* – úlcera em cicatrização, com a base diminuída, áreas reepitelizadas e circundadas por tecido cicatricial e convergência de pregas.
» S – *Scar* – cicatriz.

Tabela 17.3 – Classificação de Sakita para úlceras não sangrantes	
Subclassificação	**Descrição**
A1	Margem edemaciada.
A2	Desaparecimento do edema marginal e formação de um anel eritematoso.
H1	Convergência de pregas com depósito central de fibrina delgado.
H2	Diminuição da base e o depósito de fibrina torna-se uma fina película, predominando a área cicatricial.
S1	Cicatriz vermelha – área deprimida convergência de pregas, sem fibrina.
S2	Cicatriz branca – linha ou área esbranquiçada sem hiperemia.

Sakita T. Endoscopy in diagnosis of early gastric cancer. Clin Gastroenterol. 1973; 2:345-60.

A úlcera sangrante é avaliada conforme a classificação de Forrest, que também prediz o risco de ressangramento e sugere o tipo de tratamento (Tabela 17.4).

- I – Sangramento Ativo
- II – Estigmas de Sangramento
- III – Sem Sangramento

A melhor opção de terapia endoscópica em casos com vaso visível é a combinação de clipes com outro método, como injeção de epinefrina, termocoagulação ou injeção esclerosante; contraindica-se formalmente o uso de monoterapia. Em pacientes com coágulos aderidos, pode-se não realizar terapia endoscópica e tratar apenas com omeprazol EV, bem como se pode injetar epinefrina. Sempre que presente, o coágulo deve ser manipulado na tentativa de removê-lo. A escolha da terapia depende da *expertise* do endoscopista e do tipo de serviço em que se encontra.

Tabela 17.4 - Classificação de Forrest para úlceras sangrantes

Forrest	Lesão	Risco de ressangramento	Tratamento endoscópico	Tratamento Medicamentoso
IA	Sangramento em jato	70%	Clipe + Esclerose	Omeprazol 80 mg 12/12 horas por 48 horas
IB	Sangramento em babação	30%	Esclerose	Omeprazol 80 mg 12/12 horas por 48 horas
IIA	Coto visível	55%	Clipe + Esclerose	Omeprazol 80 mg 12/12 horas por 48 horas
IIB	Coágulo aderido	<10%	Esclerose*	Omeprazol 40 mg 12/12 horas
IIC	Fundo hemático - hematina	<10%	Sem conduta	Omeprazol 40 mg 12/12 horas
III	Sem sangramento - fibrina	<10%	Sem conduta	Omeprazol 40 mg 12/12 horas

Forrest JA, Finlayson ND, Shearman DJ. Endoscopy in gastrointestinal bleeding. Lancet 1974; 2:394-97.

As complicações relacionadas à terapia endoscópica incluem indução de sangramento e perfuração gástrica. Quando o tratamento é resolutivo pela endoscopia, segue-se plano terapêutico (Tabela 17.5). Na falha do tratamento endoscópico, nova endoscopia pode ser realizada para um *second look*, com resolutividade de 50%. Quando a opção de nova endoscopia não está disponível ou não for de preferência da equipe que está prestando assistência, ou ainda quando o *second look* não é resolutivo, indica-se procedimento cirúrgico. Em geral faz-se gastrectomia subtotal com reconstrução a B2 ou B1, a depender da localização da úlcera. Estudos recentes mostram a embolização arterial percutânea dos vasos locais como alternativa à falha da terapia via EDA, mas novos estudos devem ser realizados para avaliar eficácia.

É possível prever o risco de ressangramento dos pacientes com hemorragia digestiva por meio da escala de Rockall, em que uma pontuação maior que 8 demonstra maior risco de ressangramento e maior mortalidade.

Tabela 17.5 – Escala de Rockall para prognóstico

Variável	Score 0	Score 1	Score 2	Score 3
Idade	< 60	– 79	>80	-
Comorbidade	Nenhuma	-	ICC, doença arterial coronariana.	DRC, insuficiência hepática, câncer metastático.
Choque	Sem sinais	FC > 100 bpm	PAs < 100 mmHg	-
Fonte de sangramento	Mallory-Weiss	Demais diagnósticos não neoplásicos	Neoplasias	-
Estigmas de sangramento recente	Nenhum	-	Coágulo aderente, vaso visível	-

Fatores de risco para falência do tratamento clínico

- Comorbidades (insuficiência renal, coronariopatia, cardiopatia, medicações antiagregantes ou anticoagulantes).
- Ressangramento.
- Uso de AINES.
- Choque.
- Necessidade de concentrado de hemácias.
- Internação por outro motivo que apresentou HDA.

Fatores de risco para falência do tratamento endoscópico

- Úlcera Forrest IA, IB ou IIA.
- Úlcera > 8 mm.
- Localização em pequena curvatura ou parede posterior do duodeno.
- Coto vascular > 1,5 mm.

Terapia medicamentosa – plano terapêutico

O paciente é mantido com altas doses de inibidor de bomba de prótons por 72 horas, após dose de ataque na sala de emergência. Também é mantido em internação hospitalar com monitorização contínua (Semi-intensiva ou UTI) por no mínimo 72 horas – 60% dos pacientes que ressangram em um (Figura 17.1) período de 30 dias após terapia via EDA o fazem nas primeiras 72 horas.

O jejum é mantido por no mínimo 24 horas após a endoscopia terapêutica; além do omeprazol, conforme a classificação de Forrest, também é indicado o uso de pró-cinético de horário. O paciente vai de alta com omeprazol 40 mg VO 1 × dia em jejum por no mínimo oito semanas.

A EDA deve ser repetida fora da fase aguda para biópsia e pesquisa de *H. pylori*. A pesquisa deve ser feita sem sangramento, dado que este é responsável por muitos falsos negativos. Se a pesquisa é positiva, a bactéria deve ser erradicada, com amoxicilina + clavulanato e claritromicina por 14 dias.

Figura 17.1 – Fluxograma – Atendimento de HDA no HC-FM-USP.

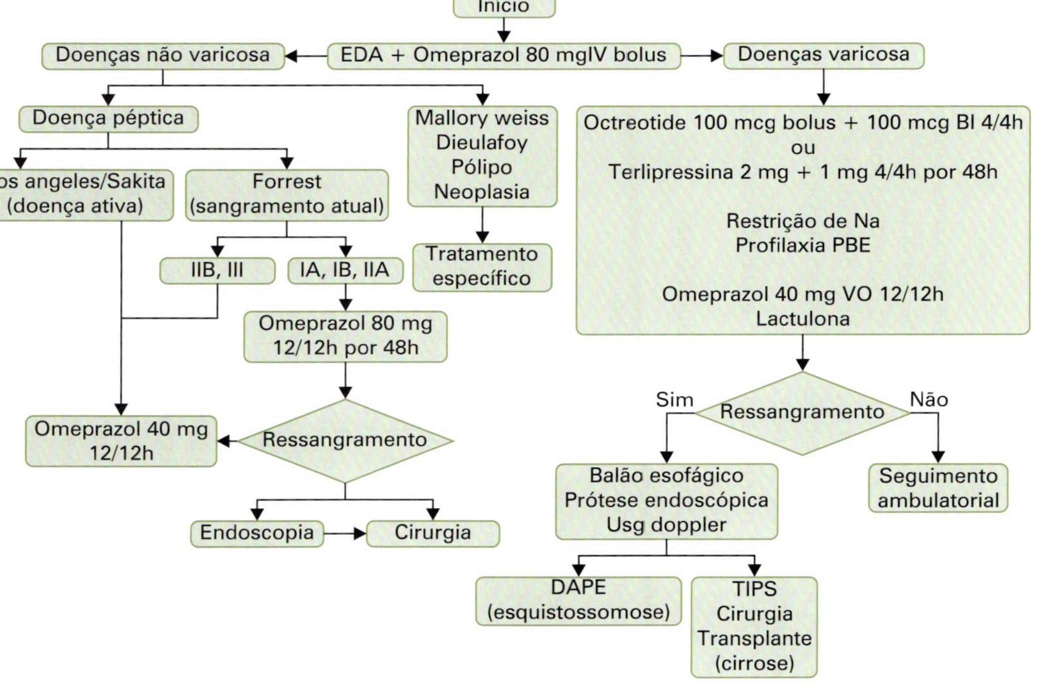

O paciente também deve ser alertado sobre os efeitos adversos do uso prolongado de inibidores de bomba de prótons, como pneumonias, infecções por *C. difficile* e osteoporose.

Hipertensão portal

A hipertensão portal é definida como o aumento do gradiente de pressão, entre o sistema porta e cava, maior que 5 mmHg. Quando essa medida se aproxima de 10 mmHg, o paciente já apresenta estigmas de hipertensão portal como ascite, cabeça de medusa e circulação colateral, com formação de varizes de esôfago. As varizes tendem a romper com pressões maiores que 12 mmHg.

O tipo de hipertensão portal é classificado conforme o nível de obstrução do sistema:

» Pós-sinusoidal: Síndrome de Budd-Chiari
» Sinusoidal: Cirrose.
» Pré-sinusoidal: Esquistossomose.

As etiologias da HDA nos pacientes com hipertensão portal são:

» Varizes de esôfago: 60-70% dos casos.
» Varizes de fundo gástrico: 10% dos casos.
» Gastropatia congestiva: 10% dos casos.
» Doença ulceropéptica: 20% dos casos de HDA no paciente com hipertensão portal.

Terapia endoscópica – varizes de esôfago

As varizes de esôfago devem ser preferencialmente tratadas com ligadura elástica, que apresenta menos complicações locais, melhor controle do sangramento e menor chance de ressangramento. A escleroterapia com ethamolin é útil em casos de ressangramento, mas apresenta maior risco de isquemia, necrose e fibrose local.

Em alguns casos o sangramento de varizes de esôfago pode ser de difícil controle ou recorrer – não sendo possível o tratamento endoscópico preconizado. Para estas situações está indicado o uso do balão de Sengstaken-Blackmore como medida de controle temporário do sangramento. O balão é passado com o paciente sedado e intubado, através do nariz, e insuflado primeiramente o balão gástrico, com 300 a 400 mL de ar, seguido da insuflação do balão esofágico com 20 a 25 mmHg (não ultrapassando 1/3 da PAM). O balão comprime mecanicamente a parede do esôfago e consequentemente as varizes. Há risco de isquemia esofágica e, portanto, não deve ser usado por mais de 24 horas e deve ser uma ponte para o tratamento convencional. Devido a complicações relacionadas ao balão, esse método já é contraindicado em alguns serviços e substituído por prótese metálica endoscópica revestida, com permanência de 48 horas e de custo bastante elevado.

Na necessidade de uso com balão, algumas medidas devem ser adotadas a fim de programar a terapêutica:

» USG doppler de veia porta: avalia a presença de trombose de porta, que reduz as opções terapêuticas apenas ao transplante multivisceral.
» Avaliação da causa da hipertensão portal, se pré-sinusoidal ou sinusoidal.

Nos casos de sinusoidal (cirrose), o TIPS (Transjugular Intra-hepatic Porto-Systemic Shunt) é o tratamento temporário para o sangramento refratário. Coloca-se um *stent* revestido intra-hepático que comunica as veias supra-hepáticas com a veia porta e diminui a pressão no sistema; é realizado por radiologia intervencionista. Devido ao custo e ao tempo hábil entre a trombose do *stent* e o tratamento definitivo, no SUS, se limita a pacientes previamente listados na fila do transplante. Está sendo contraindicado em cirróticos Child C, em pacientes com IC ou doença pulmonar grave. O TIPS também é indicado em casos de ascite refratária. Quando realizado na urgência, tem mortalidade de 5%. As complicações envolvem a obstrução da prótese (30%) e o aumento da encefalopatia hepática – 1/3 dos pacientes vai desenvolvê-la em um intervalo de seis meses.

Para pacientes cirróticos sem indicação de TIPS, a opção se restringe às cirurgias de derivação sistêmica:

» Derivação Porto-Cava (Calibrada ou não)
» Derivação Mesentérico-Cava (Calibrada ou não)
» Derivação Esplenorrenal Distal

Nenhuma apresenta resultados satisfatórios, com mortalidade acima de 50% quando realizadas na urgência. O único tratamento definitivo é o transplante hepático.

Nos casos de hipertensão portal pré-sinusoidal por esquistossomose, o tratamento de escolha para pacientes com HDA é a DAPE – Desconexão Ázigo Portal com Esplenectomia, que desconecta o sistema ázigos do sistema cava, e que é temporário. As varizes de esôfago tendem a retornar em um intervalo de 10 a 15 anos após o procedimento. Além disso, esses pacientes evoluem com doença hemorroidária e apresentam gastroparesia como complicação. Na ausência de esplenomegalia, tem-se uma tendência a valer-se de escleroterapia de repetição, com resultados semelhantes no que tange ao ressangramento, necessidade de transfusão e mortalidade em 10 anos.

Terapia endoscópica – varizes de fundo gástrico

As varizes de fundo gástrico, devido à localização de difícil acesso, são preferencialmente tratadas com escleroterapia com cianoacrilato. Este material forma uma espécie de cimento que cessa o sangramento.

Terapia endoscópica – gastropatia congestiva

a gastropatia congestiva é uma situação em que toda a parede gástrica apresenta um sangramento difuso, sem ponto tratável de sangramento

Terapia medicamentosa

Na sala de emergência, na suspeita ou no diagnóstico prévio de HDA varicosa pode-se começar o uso de vasoconstritores esplâncnicos antes da EDA. Essas drogas são análogas da somatostatina e têm por finalidade otimizar o tratamento endoscópico e diminuir a taxa de ressangramento. Diante do uso das drogas, deve-se sempre monitorizar os níveis de sódio sérico e administrar fluidos hipossódicos.

Opções de análogos da somatostatina e suas indicações:

- » Terlipressina (Glypressin): por ser análogo sintético, é a droga mais utilizada. É a medicação de escolha diante de síndrome hepatorrenal associada ao quadro.
    - Dose de ataque: 2 mg EV em *bolus*.
    - Dose de manutenção: 1 a 2 mg EV 4/4 horas por dois a cinco dias.

- Octreotide (Sandostatin): medicação mais utilizada na América do Norte, é a primeira opção de tratamento no protocolo de HDA do HC-FMUSP.
  - Dose de ataque: 100 mcg EV ou SC
  - Dose de manutenção: 100 mcg EV 4/4 horas por dois a cinco dias.

O plano terapêutico do paciente com HDA por hipertensão portal inclui, além da manutenção do vasoconstritor esplâncnico, o uso de omeprazol; nesse grupo de pacientes entre 20-25% dos casos de hemorragia são devido a doença ulceropéptica. Mantém-se jejum por 24 horas, e o soro de manutenção deve ser hipossódico, evitando-se assim a descompensação de ascite. Inicia-se também a profilaxia para PBE e assim que o paciente se encontra estável inicia-se a profilaxia secundária para sangramento com betabloqueadores. Deve-se também manter o Ht do paciente próximo a 25%.

- Omeprazol 40 mg VO 1 × dia.
- Norfloxacino 400 mg VO 12/12 horas por sete dias – na incapacidade de ingesta VO, usa-se Ciprofloxacino EV ou Ceftriaxona EV.
- Lactulose 40 mL VO 8/8 horas – objetivando duas a três fezes pastosas por dia.
- Propranolol 20-80 mg até betabloqueio.

Neoplasias

As neoplasias são responsáveis por menos de 10% dos casos de HDA, e os principais tumores que geram sangramento são as neoplasias de esôfago, estômago, duodeno, vias biliares e periampulares. O tratamento endoscópico é bastante limitado e a abordagem cirúrgica depende das condições clínicas do paciente e do estadiamento da neoplasia.

- Estádio III com boas condições clínicas: ressecção multivisceral, mais próxima possível da preconizada como oncológica, associado a linfadenectomia.
- Estádio III sem condições clínicas para linfadenectomia: cirurgia higiênica, com ressecção do tumor paliativa.
- Estádio IV (metástases) sem carcinomatose são elegíveis também para ressecção paliativa.

» Na presença de carcinomatose contraindica-se o tratamento cirúrgico devido às altas taxas de complicações, dando-se preferência à radioterapia hemostática ou embolização. Para o sucesso é necessária uma Hb > 9.
» Em alguns serviços, a endoscopia com argônio é método de escolha para a realização de ablação de tumores sangrantes, porém é indisponível em nosso meio.

Mallory-Weiss

A lesão de Mallory-Weiss é a laceração da mucosa na transição esofagogástrica, associada ao esforço repetido de vômito. Menos frequentemente tem-se o comprometimento de vasos da submucosa. A EDA é diagnóstica, porém não tem ação terapêutica. O tratamento da causa dos vômitos é necessário, além da administração de antieméticos. Em alguns casos, tem-se comprometimento de todas as paredes do esôfago com perfuração, como na síndrome de Boerhaave, emergência cirúrgica pelo risco de mediastinite.

» Manutenção: Omeprazol 40 mg EV 12/12 horas em alguns casos.
» Identificação e tratamento da causa dos vômitos (por exemplo, a hiperêmese gravídica, ou pancreatite aguda).

Lesão de Dieulafoy

É uma malformação arterial de vasos da submucosa que rompem e causam sangramento profuso. Como não deixa estigmas na mucosa, a primeira EDA realizada fora do momento do sangramento pode não identificar lesões e esta situação é a que mais chama a atenção para o diagnóstico: uma gastrite leve ou ausência de lesões associadas a hematêmese de grande volume, que leva o paciente ao choque.

Uma vez identificada a lesão, o tratamento endoscópico inclui a clipagem do vaso, que pode ser associado a escleroterapia ou cauterização.

Angiodisplasia, GAVE ou *Watermellow Stomach*

A angiodisplasia, que apresenta várias outras denominações, é uma malformação arteriovenosa da superfície da mucosa gástrica, esôfago ou duodeno, que apresenta sangramento difuso. O tratamento de escolha é via EDA com bisturi de argônio (plasma), com risco mínimo de perfuração.

Referências consultadas

Armstrong D, Monnier P, Nicolet M, Blum AL, Savary M. Endoscopic assessment of oesophagitis. Gullet 1991; 1:63-7.

Barkun NA, Bardou M, Kulpers EJ, et al. International Consensus Recommendations on the Management of Patients with Nonvariceal Upper Gastrointestinal Bleeding. Ann Intern Med 2010; 152:101-13.

Bittencourt PL, Farias AQ, Strauss E, Mattos AA. Variceal bleeding: consensus meeting report from the Brazilian Society of Hepatology. Arq. Gastroenterol 2010; 47(2):202-16. http://dx.doi.org/10.1590/S0004-28032010000200017.

Blatchford O, Murray WR, Blatchford M. A risk score to predict need for treatment for upper-gastrointestinal haemorrhage. Lancet. 2000:356:1318-21.

Forrest JA, Finlayson ND, Shearman DJ. Endoscopy in gastrointestinal bleeding. Lancet 1974; 2:394-97.

Franchis R. Expanding consensus in portal hypertension. Report of the Baveno vI Consensus Workshop: Stratifying and individualizing care for portal hypertension. Journal of Hepatology 2015;(63):743-52. http://dx.doi.org/10.1016/j.jhep.2015.07.001.

Makuuchi H, Mitomi T. A new endoscopic criterion and classification of reflux esophagitis. Abstracts from the 42nd Congress of the Japan Gastroenterological Endoscopy Society (abstr.) Dig Endosc 1992; 4:289.

Rockall TA, Logan RF, Devlin HB, Northfield TC. Risk assessment after acute upper gastrointestinal haemorrhage. Gut. 1996:38:316-21.

Sakita T. Endoscopy in diagnosis of early gastric cancer. Clin Gastroenterol. 1973; 2:345-60.

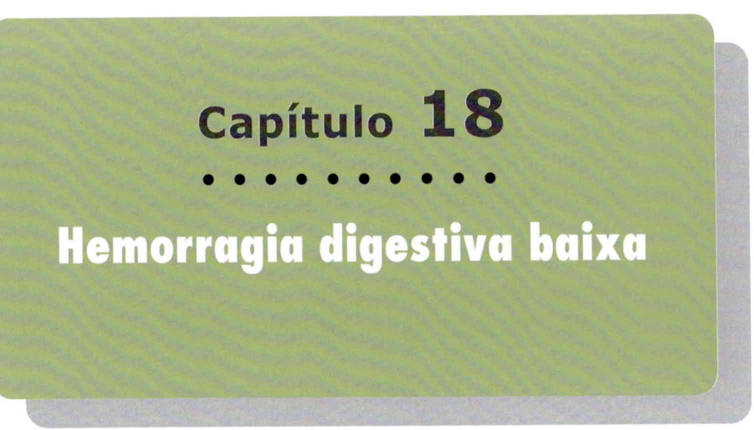

Marcelo Cristiano Rocha
Sumaya Abdul Ghaffar
Carlos Augusto Metidieri Menegozzo

Introdução e epidemiologia

A hemorragia digestiva baixa (HDB) se caracteriza por qualquer sangramento gastrointestinal com origem distal ao ângulo de Treitz. É menos comum que a hemorragia digestiva alta (HDA), respondendo por 35% dos sangramentos digestivos. Em 90% dos casos o sangramento tem origem colorretal e é autolimitado em cerca de 85% dos casos. Cerca de um terço dos sangramentos tem origem no delgado e até 12% dos pacientes com enterorragia apresentam sangramento do trato digestivo alto.

A HDB é mais comum em homens e sua incidência aumenta com a idade. A incidência dessa doença nos EUA é de aproximadamente 20 casos a cada 100.000 pessoas. Dentre os fatores relacionados a maior mortalidade estão instabilidade hemodinâmica na admissão, ressangramento durante a internação, idade acima de 60 anos e presença de disfunção orgânica.

Etiologia

As causas de HDB diferem entre adultos e crianças. A presença de comorbidades também deve ser considerada durante a avaliação etiológica. Nas crianças, a causa mais comum é o divertículo de Meckel, enquanto no adulto doença diverticular, colite infecciosa, doenças inflamatórias intestinais, neoplasias e afecções anorretais são as mais prevalentes. Em pacientes idosos, as principais causas são doença diverticular, neoplasias e angiodisplasias. Na presença de imunossupressão deve-se sempre descartar colites por *citomegalovírus* (CMV), linfoma intestinal e sarcoma de Kaposi intestinal, especialmente em pacientes HIV.

Dentre as causas mais raras de sangramento figuram lesões actínicas, hemofilias e coagulopatias, fístulas aortoentéricas, enteropatia da hipertensão portal, isquemia mesentérica, úlceras solitárias do reto, disenterias agudas e endometriose. A manipulação do trato gastrointestinal pode ocasionar sangramentos.

» Doença diverticular dos cólons: É a causa mais comum de HDB, em 30-40% dos casos. A perda volêmica pode ser grande, porém o episódio é autolimitado em até 80% dos casos. Apesar disso, cerca de 25% dos pacientes apresentam recorrência.

» Malformações arteriovenosas (MAV): Embora menos comuns (1-4% dos casos), respondem pela segunda principal causa de HDB e incluem as ectasias vasculares, os angiomas e as angiodisplasias. São lesões degenerativas do TGI (trato gastrointestinal) que acometem mais frequentemente o ceco e a porção proximal do cólon ascendente e, em geral, causam perdas crônicas. Pode eventualmente gerar quadros agudos, com sangramentos importantes que levam ao choque hipovolêmico.

» Neoplasias: Tanto pólipos benignos quanto carcinomas determinam perdas crônicas, estando raramente associados a sangramentos agudos volumosos. Deve-se sempre atentar para poliposes extensas do cólon, que podem apresentar alterações anatomopatológicas variáveis. Uma causa mais rara de HDB é a própria polipectomia, cujo sangramento do local de excisão endoscópica pode ocorrer até 15 dias após o procedimento.

» Colite actínica: Pacientes com passado de RT pélvica ou abdominal sofrem alterações na mucosa intestinal que incluem a formação de telangiectasias vasculares que podem sangrar em até 4 anos após o fim da RT.

- Colites isquêmicas: Mais comum em idosos com doença aterosclerótica generalizada, a colite isquêmica apresenta-se com dor abdominal variável e hematoquezia ou enterorragia. O quadro é em geral autolimitado. Ocorre por isquemia da mucosa intestinal sem progressão transmural.
- DII: As doenças inflamatórias intestinais – retocolite ulcerativa e doença de Crohn – se apresentam com diarreias de intensidades variáveis, por enterorragia ou hematoquezia, urgência e tenesmo. O sangramento cessa espontaneamente em 50% dos casos, mas pode levar à necessidade de tratamento cirúrgico de urgência em até 10% dos casos.
- Doenças anorretais: As doenças anorretais – hemorroidas internas e externas, fissuras e fístulas – se apresentam com sangramento vermelho vivo, em geral associado à evacuação, e são causas muito frequentes de HDB. Vale ressaltar que a existência de lesões anorretais à investigação não exclui a possibilidade de outras causas de sangramento digestivo, que devem ser avaliadas com colonoscopia. Este livro traz um capítulo específico sobre as doenças anorretais.
- Hemorragia de origem indeterminada: Em 8-12% dos casos não é possível a identificação da causa do sangramento; estes se localizam no delgado e/ou são lesões vasculares de difícil investigação. Assim, procede-se inicialmente com a repetição da endoscopia digestiva alta (EDA) e da colonoscopia, e, se ainda assim não se determina a causa do sangramento, procede-se à realização de exames mais sofisticados como cápsula endoscópica biodegradável e enteroscopia.

Quadro clínico

Na maioria dos casos, a HDB se manifesta como hematoquezia, mas também pode aparecer como melena ou enterorragia franca. Vale ressaltar que enterorragia pode ser a manifestação de uma HDA em até 10-15% dos casos. Isso ocorre devido ao efeito catártico do sangue no tubo digestivo que causa aumento do peristaltismo. Melena, apesar de estar tipicamente relacionada a HDA, pode ser manifestação de HDB em uma pequena parcela dos casos.

Em geral, a hematoquezia tem características que sugerem o local da fonte de sangramento. A presença de sangue vermelho vivo fala a favor de origem em cólon E e reto baixo, além de doenças da região anal, especificamente quando separado das fezes – pinga no vaso à evacuação ou aparece ao se limpar. O sangue escuro e misturado às fezes fala a favor de origem em cólon D.

Devem-se avaliar os demais sinais e sintomas do paciente, questionando se há alteração do hábito intestinal, perda ponderal, outros produtos patológicos em fezes, urgência, tenesmo, febre e dor abdominal, além antecedentes pessoais e familiares.

Os episódios em geral são autolimitados e não requerem transfusão sanguínea nem levam o paciente ao choque. No entanto, quando isso ocorre, considera-se quadro de maior gravidade. Outros critérios utilizados para predizer maior gravidade são idade avançada, volume de sangue exteriorizado e presença de comorbidades (insuficiência cardíaca, hepatopatia, coagulopatias, uso de antiagregantes e anticoagulantes).

Diagnóstico

O exame físico deve ser direcionado para as alterações relacionadas a hipovolemia. Estado geral, frequências cardíaca e respiratória, coloração da pele e mucosas são parâmetros que devem ser investigados rotineiramente. A presença de pulso radial fino ou ausente, sudorese e tempo de enchimento capilar lentificado corroboram o diagnóstico de hemorragia. O exame físico abdominal pode trazer informações importantes, devendo-se pesquisar massas, distensão, dor à palpação, entre outros.

O exame proctológico é fundamental para a investigação de HDB, incluindo toque retal, anuscopia simples e retossigmoidoscopia, sempre que possível. As doenças orificiais, por exemplo, podem ser identificadas utilizando-se apenas o exame físico. Ainda, em algumas situações o toque retal pode identificar uma massa sugestiva de neoplasia de reto.

Exames laboratoriais da admissão visam estratificar o impacto fisiológico do sangramento e avaliar comorbidades. Assim, é imperativo que sejam solicitados exames hematimétricos, contagem de plaquetas e coagulograma. A análise da gasometria arterial fornece dados importantes a respeito da micro-hemodinâmica e que refletem a hipoperfusão tecidual. Avaliação das funções renal e hepática pode ser necessária para pacientes com doenças preexistentes.

Uma vez que 10 a 15% das enterorragias decorrem de HDA, realiza-se inicialmente endoscopia digestiva alta, especialmente se o paciente apresenta critérios de gravidade. Vale ressaltar que esse exame deve ser realizado após a estabilização inicial do paciente.

Caso a EDA não evidencie sangramento acima do Treitz, a colonoscopia é o exame padrão-ouro complementar para identificação da origem do sangramento, além de oferecer opções terapêuticas. Dentre elas tem-se injeção de vasoconstritor, eletrocoagulação, hemostasia por calor (*heater probe*) e polipectomia.

Em situações em que a colonoscopia não determina a origem do sangramento é possível realizar cintilografia com radioisótopos (Tc 99m), exame altamente sensível, capaz de detectar inclusive sangramentos de baixo fluxo (0,1 mL/min). Entretanto, não permite intervenções terapêuticas. Uma outra opção é a arteriografia seletiva, que, embora invasiva, detecta sangramentos não percebidos na colonoscopia, desde que estejam ativos (fluxo de 0,5 a 2 L/min), além de permitir embolização temporária (com Gelfoam) ou permanente (com microesferas ou molas).

Na urgência, prefere-se a angiotomografia, que permite detectar o local de sangramento em até 79% dos casos.

Conduta

Todo paciente com hemorragia digestiva deve ser inicialmente estabilizado. Assim, as primeiras medidas a serem tomadas são: encaminhar o paciente para a sala de emergência, iniciar monitorização básica, obter dois acessos venosos calibrosos e ofertar oxigênio. Avaliam-se então a necessidade de reposição volêmica ou transfusão de hemocomponentes e a indicação de monitorização invasiva com cateter venoso central, pressão arterial invasiva e sondagem vesical. Nesse momento já se coletam os primeiros exames laboratoriais e, caso indicada, uma gasometria arterial.

Atualmente, nos casos em que o episódio de sangramento não é autolimitado, EDA, colonoscopia e arteriografia seletiva controlam a maior parte dos sangramentos. O tratamento cirúrgico é de exceção, e está indicado nas seguintes situações:

- Sangramentos continuados que receberam mais de 4 CH nas últimas 24 horas.
- Persistência do sangramento por mais de 72 horas em paciente estável hemodinamicamente.
- Falha terapêutica com outros métodos.

Diante de um paciente com indicação cirúrgica, há dois cenários possíveis. Primeiro, caso a origem do sangramento seja conhecida, é possível realizar um procedimento envolvendo uma ressecção segmentar do órgão acometido. Em pacientes em choque hipovolêmico submetidos a cirurgia de emergência, deve-se considerar ressecção e confecção de estomia, principalmente nos casos de colectomia. Caso contrário, procede-se a anastomose primária.

No segundo cenário possível, a origem do sangramento é indeterminada. Nesses casos, uma vez que a principal origem da hemorragia digestiva baixa é o intestino grosso, admite-se a realização de uma colectomia total. Em geral, esses pacientes encontram-se em situação de extrema gravidade, optando-se pela confecção de uma ileostomia. Se as condições clínicas do paciente permitirem, é possível realizar um exame endoscópico intraoperatório para identificar o local de sangramento.

Referências consultadas

Feinman M, Haut ER. Lower gastrointestinal bleeding. Surg Clin North Am 2014; 94(1):55-63.

Richter JM, Christensen MR, Kaplan LM, et al. Effective of current technology in the diagnosis and management of lower gastrointestinal hemorrhage. Gastrointst Endosc 1995; 41:93.

Utiyama EM, Steinman E, Birolini D. Cirurgia de emergência 2ª edição. São Paulo:Editora Atheneu, 2012.

Vernava AM, Moore BA, Longo WE, et al. Lower gastrointestinal bleeding. Dis Colon Rectum 1997; 40:846.

Capítulo 19

Abscessos intra-abdominais

Samir Rasslan
Roberto Rasslan

Introdução

A infecção é e sempre foi uma preocupação constante no doente cirúrgico. Pode se apresentar como uma afecção que leva o doente a procurar o Serviço de Emergência ou então como complicação de uma intervenção operatória, seja eletiva ou de urgência. As repercussões do processo infeccioso são muito amplas, não se acompanhando apenas de alterações locais, mas em algumas ocasiões associadas a manifestações sistêmicas graves determinando a sepse ou o choque séptico.

A infecção intra-abdominal é a segunda causa mais comum de morte por sepse em Unidade de Terapia Intensiva, e a sepse abdominal é a causa mais frequente de admissão do doente cirúrgico em UTI.

A sepse abdominal é o comprometimento sistêmico de uma infecção peritoneal que evolui com disfunções ou insuficiências orgânicas. Tem como etiologia uma variedade de afecções de origem gastrointestinal, urológica ou ginecológica.

Com uma ocorrência cada vez maior, o cirurgião tem se defrontado com doentes sépticos em função de vários aspectos:

» Realização de intervenções de maior porte em doentes de maior risco;
» Uso indiscriminado de antibióticos;
» Emprego de drogas imunossupressoras,
» Medidas terapêuticas de suporte com os doentes sendo "invadidos" por tubos, sondas e drenos.

A infecção intra-abdominal constitui uma entidade frequente, e observamos avanços no conhecimento da sua fisiopatologia e progressos na terapêutica. No entanto, apesar das grandes conquistas no diagnóstico e no tratamento de doentes graves e críticos a infecção abdominal representa ainda uma importante causa de morte no doente cirúrgico.

A afecção pode se manifestar como uma peritonite difusa ou então localizada, constituindo o abscesso, que pode ser intraperitoneal, retroperitoneal ou então visceral, do fígado, baço e pâncreas (Figura 19.1).

Figura 19.1 – Infecção intra-abdominal.

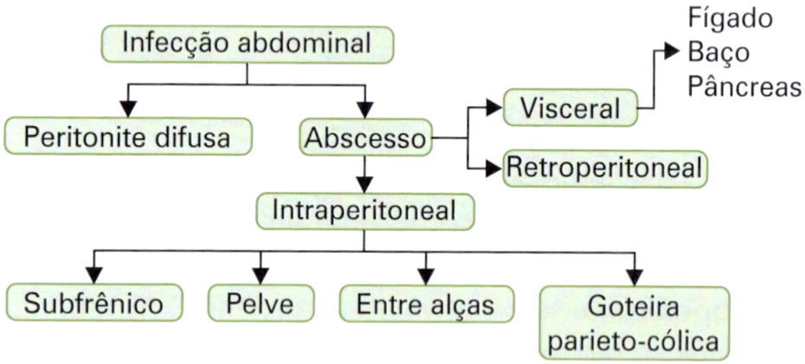

Cortesia Dr. Roberto Rasslan.

Conceito e etiopatogenia

Por definição, o abscesso é uma estrutura confinada, fechada por uma parede inflamatória, e possuindo um conteúdo viscoso ou purulento no seu interior. Os abscessos constituem uma coleção purulenta, localizada, bloqueada, ocupando os espaços subfrênicos, sub-hepático, pélvico, goteiras parietocólicas ou entre as vísceras intestinais.

Podem ser únicos ou múltiplos, e na sua formação dois fatores são importantes: ou surgem como complicação na evolução de uma peritonite difusa tratada ou se desenvolvem em torno de um órgão comprometido quando os mecanismos de defesa do peritônio atuam impedindo a generalização ou disseminação do processo infeccioso.

A origem dos abscessos abdominais tem várias causas e a infecção é quase invariavelmente derivada da flora endógena gastrointestinal. O escape destas bactérias do tubo digestivo é o resultado de um processo visceral inflamatório, perfurativo, de lesões traumáticas ou então como consequência ou complicação de um procedimento operatório. Entre as causas mais frequentes estão apendicite aguda, diverticulite aguda de sigmoide, perfuração intestinal por doença infecciosa, inflamatória ou por ingestão de corpo estranho. Nos doentes operados, a principal causa é a deiscência de anastomose ou sutura gastrointestinal, ou corpo estranho intracavitário (Quadro 19.1).

Os abscessos viscerais frequentemente são secundários a disseminação por via hematogênica de um foco infeccioso. O abscesso hepático, além desta via, tem também como causa uma infecção ascendente da via biliar em função da dificuldade de drenagem biliar por obstrução seja de causa benigna (cálculo) ou maligna (tumor periampolar)

Quadro 19.1 – Etiologia dos abscessos abdominais
Apendicite aguda
Diverticulite aguda
Colecistite aguda
Úlcera péptica perfurada e tamponada
Perfuração intestinal • Por doença inflamatória intestinal • Por ingestão de corpo estranho
Infecção ginecológica
Infecções renais
Infecção do músculo psoas
Corpo estranho

Cortesia Dr. Roberto Rasslan

determinando uma colangite aguda. Uma outra etiologia importante é a infecção da cavidade abdominal (apendicite, diverticulite etc.) com drenagem através do sistema porta.

O abscesso esplênico pode surgir pela infecção sanguínea a partir de uma endocardite bacteriana. O abscesso pancreático ou peripancreático é a evolução de uma pancreatite necrótica localmente grave.

Os traumas fechados de abdome e até mesmo penetrantes, com lesões de fígado e baço, podem evoluir com a formação de abscesso destes órgãos.

A formação de um abscesso não é imediata e o tempo necessário para que ele ocorra varia, surgindo alguns dias após o início do quadro infeccioso. Os abscessos observados no período pós-operatório e devidos a deiscências de suturas ou anastomoses intestinais normalmente ocorrem após o quinto ou sétimo dia da intervenção.

As infecções ginecológicas principalmente as anexites ou salpingites são causas comuns de abscessos pélvicos.

Os abscessos retroperitoneais podem ser determinados por perfuração retroperitoneal de vísceras abdominais, de origem traumática ou não traumática ou por infecções renais formando os abscessos renais ou perinefréticos, ou então por abscesso do músculo psoas.

O Quadro 19.2 sistematiza as diferentes formas de apresentação dos abscessos abdominais. Os abscessos primários são os viscerais, enquanto os secundários são devidos às afecções já referidas (apendicite aguda, diverticulite aguda etc.). Os simples são geralmente únicos e os complexos são múltiplos ou septados e aqueles associados a fístulas intestinais ou doença maligna. Os abscessos não traumáticos são

Quadro 19.2 – Abscessos abdominais

Localização	Visceral	Não visceral
Origem	Primário	Secundário
Causa	Espontâneo	Pós-operatório
Localização na cavidade	Intra-abdominal	Retroperitoneal
Características	Simples	Complexo

Fonte: Adaptado de Schein & Marshall.

espontâneos e os pós-operatórios se devem a deiscência de anastomose ou sutura do tubo digestivo ou contaminação da cavidade.

Essa classificação ou forma de apresentação dos abscessos abdominais é importante, pois tem implicações de ordem terapêutica.

Quadro clínico e diagnóstico

O quadro clínico da infecção intra-abdominal tem a dor como sintoma guia, podendo ser intensa ou até mesmo ausente no abscesso visceral do fígado ou baço. É frequente o agravamento da dor com a movimentação e com as incursões respiratórias. Nos abscessos localizados ou simples a dor está intimamente relacionada à topografia da víscera comprometida.

A avaliação da dor no doente com abscesso em pós-operatório torna-se particularmente difícil pois pode ser confundida com dor da incisão abdominal ou distensão intestinal pela retenção de gases e fezes, ou então prejudicada pelo emprego de analgésicos e sedativos.

A febre é sintoma presente, evolui com picos elevados diários, caracterizando a chamada febre supurativa. No entanto, pode ser contínua, não tão alta ou até mesmo inexistente em idosos imunodeprimidos ou na vigência de antibioticoterapia. Náuseas e vômitos por vezes acompanham o quadro infeccioso, principalmente nas afecções localizadas na parte superior do abdome. O doente pode apresentar soluços secundários a distensão ou processo irritativo da víscera inflamada. Nos abscessos de evolução mais longa a perda de peso é geralmente uma constante.

O exame físico fornece mais elementos para o diagnóstico do abscesso e varia em função de inúmeros fatores, dependendo da gravidade da infecção. Além das manifestações locais podem ocorrer alterações sistêmicas com disfunções orgânicas ou um quadro séptico.

A disfunção ou insuficiência orgânica é um sinal relevante de uma infecção oculta ou não controlada. Traduz um mau prognóstico e a sua reversibilidade vai depender do grau de comprometimento e do número de órgãos envolvidos.

Na avaliação clínica a presença de febre, calafrios, o estado geral debilitado e a desidratação são dados que sugerem infecção. O exame físico varia de uma situação estável até formas graves, com hipotensão ou choque séptico. São os casos de infecção não diagnosticada ou ditas "abandonadas" em doentes que chegam tardiamente no Serviço de Emergência. Muitos doentes que chegam nesta condição procuraram atendimento médico prévio, não tiveram sua queixa valorizada e foram medicados com antibióticos e analgésicos.

No exame abdominal a dor à palpação, abaulamento, coleção visível ou palpável ajudam a reforçar a hipótese de infecção intracavitária. Nos doentes operados, a infecção da ferida operatória pode ser decorrente de um abscesso intracavitário.

Os exames laboratoriais ajudam a confirmar a presença de infecção e as alterações decorrentes do comprometimento sistêmico. Assim, vão revelar leucocitose e PCR aumentada, e nos doentes com disfunções orgânicas, o perfil bioquímico correspondente aos órgãos envolvidos.

No passado, o diagnóstico de abscesso abdominal era considerado um desafio. Mas hoje, na maioria dos doentes, não oferece dificuldades. Os dados clínicos associados aos métodos de imagem, em especial a tomografia computadorizada, permitem o diagnóstico com segurança. Constitui uma exceção o doente em pós-operatório internado na unidade de terapia intensiva com insuficiência orgânica, intubado e em ventilação mecânica. Nesta situação o transporte para a unidade radiológica muitas vezes é de risco, ficando prejudicados a avaliação da cavidade abdominal e até mesmo o uso de contraste endovenoso devido a eventual alteração da função renal. A tomografia abdominal permite identificar a coleção, sua localização, tamanho, volume, sua provável etiologia e se é um abcesso simples ou complexo.

Tratamento

1. O tratamento de uma coleção abdominal tem como objetivos:
   a. Drenagem;
   b. Controle da fonte de infecção.

2. Como fazer?
   A drenagem pode ser feita basicamente de três maneiras:
   a. Método convencional, por via aberta (laparotomia);
   b. Videolaparoscopia;
   c. Drenagem percutânea.

O controle da fonte de infecção é feito por sutura ou ressecção do órgão comprometido ou remoção de corpo estranho.

3. Qual o método a ser utilizado? A escolha do método depende da(dos):
   a. Origem da infecção;
   b. Forma de apresentação;
   c. Condições do doente;
   d. Recursos materiais;
   e. Experiência do cirurgião.

4. Punção percutânea de abscessos e coleções:
   a. Orientada por método de imagem;
   b. Empregada em abscessos viscerais ou intracavitários;
   c. Tem sido utilizada em abscessos complexos (mais de uma punção);
   d. Procedimento pode evitar o tratamento operatório;
   e. Terapêutica preferencial e definitiva em algumas situações;
   f. Tratamento inicial de uma coleção intracavitária.

5. A punção percutânea pode ser o tratamento definitivo em algumas situações como o abscesso hepático ou esplênico e, às vezes, até mesmo na pancreatite aguda. E pode ser o tratamento inicial em outras como os abscessos secundários a apendicite aguda complicada ou diverticulite aguda de sigmoide, seguido posteriormente de tratamento operatório para a remoção do apêndice cecal ou a realização de uma colectomia segmentar. Este procedimento é postergado até que haja a resolução completa do processo infeccioso.
   Caso a drenagem percutânea não seja efetiva, estará indicado o tratamento operatório.

6. Uma outra situação em que a drenagem percutânea é o tratamento inicial preferencial é a colecistite aguda com empiema de vesícula em doente idoso com policomorbidades, condições clínicas ruins, ASA IV. O tratamento operatório tem alto risco, com elevada morbimortalidade. Trata-se o quadro agudo com drenagem percutânea (colecistostomia) e, depois, se houver condições, realiza-se a colecistectomia.

7. Quando optar pela drenagem percutânea ou pela drenagem aberta?

A primeira condição para indicar a drenagem percutânea é ter um Serviço de Radiologia Invasiva, com profissional habilitado para sua realização. No Quadro 19.3 estão definidas as situações em que é possível o seu emprego.

Entre os fatores negativos para o sucesso da drenagem percutânea estão:

a. Abscessos múltiplos;
b. Abscesso septado ou multiloculado;
c. Necrose de tecidos;
d. Comunicação com o intestino;
e. Associação com neoplasia.

Quadro 19.3 – Abscesso abdominal. drenagem percutânea (DPC) *vs.* drenagem aberta

	Drenagem percutânea	Drenagem aberta
Acessível DPC	Sim	Não
Local	Visceral	Interalças
Apresentação	Simples	Múltiplos
Conteúdo	Líquido/Fluido	Espesso/*Debris*
Necrose associada	Não	Sim
Tumor	Não	Sim
Loculado	Não	Sim
Comunicação intestino	Não	Sim
Corpo estranho	Não	Sim
Radiologia invasiva	Sim	Não

Cortesia Dr. Roberto Rasslan

8. O uso da drenagem percutânea vem aumentando progressivamente, enquanto o emprego da drenagem operatória tem declinado. A maioria dos abscessos abdominais é ou pode ser tratada por drenagem percutânea. Admite-se que as taxas de sucesso, a morbidade e a mortalidade são comparáveis ou melhores do que aquelas obtidas com a drenagem aberta, principalmente nos doentes de alto risco.

9. É parte fundamental do tratamento o emprego de antibióticos, que devem ser introduzidos precocemente. A flora é polimicrobiana, constituída por aeróbios gram-negativos, gram-positivos e anaeróbios, e a antibioticoterapia inicial é empírica, apoiada no conhecimento da flora envolvida com uma associação de antimicrobianos. A duração do tratamento depende do controle adequado da fonte de infecção baseado na resposta terapêutica com resolução dos sinais e sintomas de infecção, melhora clínica e redução do leucograma e da PCR. Se a evolução não for favorável, analisar a cultura do líquido colhido para troca de antibiótico.

10. A falência no controle do foco infeccioso é observada com maior frequência em:

a. Doentes idosos
b. Portadores de comorbidades
c. Formas graves da infecção
d. Retardo no tratamento inicial
e. Alto grau de envolvimento peritoneal
f. Associação com doença maligna
g. Comunicação com o intestino
h. Inabilidade para o desbridamento

Referências consultadas

Gang G, Moulton JF, Solomkin JS. Drainage. In Schein M & Marshall J. Source control. A guide to the management of surgical infections. Nova York: Springer-Verlag, 2002. p. 25.

Levin DC, Eschelman D, Parker L. Trends in use of percutaneous versus open surgical drainage of abdominal abscesses. J Am Coll Radiol. 2015 Dec;12(12 Pt A):1247-50.

Schein M, Marshall JC. Source control. A guide to the management of surgical infections. Nova York: Springer -Verlag, 2002.

Solomkin JS, Mazuski J. Intra-abdominal sepsis: newer interventional and antimicrobial therapies. Infect Dis Clin North Am. 2009 Sep;23(3):593-608.

Wilson SE. Intra-abdominal abscess: Subphrenic, lesser sac, intermesenteric and pelve. In Wilson SE, Finegold SM., Willians RA. Intra-abdominal Infection. McGraw-Hill Book Company, 1982. p. 172.

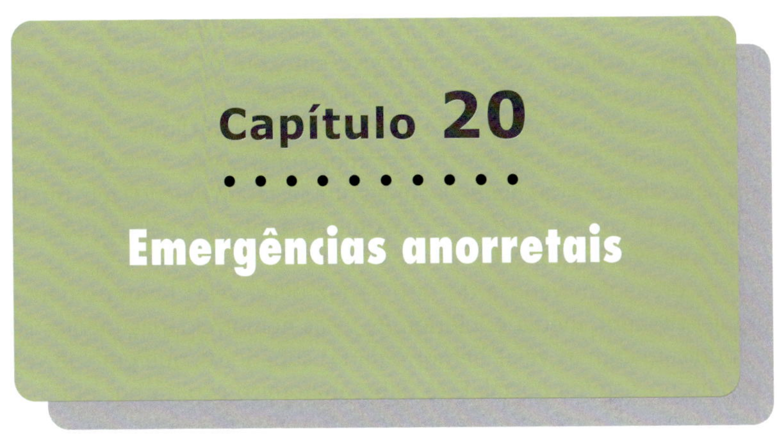

Capítulo 20

Emergências anorretais

Celso de Oliveira Bernini
Carlos Augusto Metidieri Menegozzo

Definição

Apesar de as doenças orificiais apresentarem sinais e sintomas incômodos que levam o paciente a procurar atendimento ambulatorial, algumas formas mais severas fazem-no procurar o serviço de emergência. A dor e sangramento mais intensos, massa orificial palpável e dificuldade para evacuar levam o paciente ao pronto atendimento.

O médico emergencista deve avaliar adequadamente a queixa do paciente e proceder a exame proctológico minucioso. A falta de adequada avaliação médica pode frequentemente levar a progressão e agravamento da doença, com comprometimento local e sistêmico.

Anatomia e fisiologia anorretal

O conhecimento da complexa anatomia do ânus, reto e outras estruturas da região nos auxilia a entender a etiopatogenia e principalmente o manejo das doenças da região. O conhecimento anatômico é imprescindível para a identificação de processos infecciosos em planos mais profundos e, em algumas circunstâncias, para o planejamento da abordagem cirúrgica. O tratamento visa, entre outros objetivos, preservar o máximo possível a integridade esfincteriana.

O canal anal tem cerca de 4 cm de extensão e seu limite com o reto se faz na linha pectínea (junção escamocolunar) onde se localizam as criptas de abertura das glândulas anais que secretam muco. O reto mede em média 12 cm, sendo 2/3 de sua extensão recobertos pelo peritônio e o restante extraperitoneal.

A drenagem venosa do reto se faz pelas veias hemorroidárias (retais) superior, média e inferior. As veias hemorroidárias médias se comunicam com as veias hemorroidárias superiores, que por sua vez drenam no sistema portal. Este dado anatômico explica por que pacientes com hipertensão portal podem apresentar veias hemorroidárias dilatadas com risco de se romperem e causarem hemorragias severas no hepatopata. As veias hemorroidárias inferiores por sua vez podem sofrer distensão por distúrbios que elevam a pressão na veia cava inferior.

O plexo linfático do canal anal drena nos linfonodos inguinais, ilíacos externos e ilíacos comuns, enquanto o plexo linfático do reto acima da junção anorretal drena nos linfonodos mesentéricos inferiores e periaórticos. O epitélio estratificado (escamoso) reveste o canal anal, que é altamente sensitivo a dor. O reto por sua vez é constituído de musculatura lisa e mucosa, que é insensível a dor.

A fisiologia da região anorretal envolve quatro grupos de músculos. O esfíncter externo é constituído por músculo estriado, que está sob controle voluntário e, portanto, inibe a defecação temporariamente. O esfíncter interno, composto de musculatura lisa, previne as fezes de entrarem no ânus e, portanto, mantém as fezes no reto. O reto nesta situação se dilata. O músculo puborretal, componente do músculo elevador do ânus, reflexamente inicia a defecação com onda propulsiva e contração em massa. Se o esfíncter externo estiver relaxado dá-se início à evacuação. Ao final da evacuação, o músculo elevador do ânus termina a expulsão das fezes.

Diagnóstico

A anamnese das doenças anorretais deve ser realizada não só voltada para as queixas locais, mas também na pesquisa de outras condições mórbidas ou hábitos que possam nos indicar fatores desencadeadores ou agravantes das doenças orificiais.

A dor da região anorretal geralmente se manifesta de modo contínuo, que pode ser exacerbada com a evacuação e em posição sentada.

O sangramento é sinal que chama a atenção do paciente e familiares, mas a associação com a dor faz com que o paciente procure atendimento médico na urgência. Outro achado que alerta o paciente é o aparecimento de abaulamento ou protuberância nas regiões anal e perianal.

A presença de sintomas associados como astenia, mal-estar, febre, diarreia ou obstipação e sintomas urinários deve ser obrigatoriamente indagada para investigação de possíveis complicações locais e sistêmicas da doença anorretal.

A introdução de corpo estranho e a prática de coito anal geralmente não são, em uma primeira abordagem, relatadas pelo paciente. O médico com esta suspeita deve indagar o paciente de modo tranquilo e respeitoso, sem levá-lo a constrangimento desnecessário. É importante destacar que em toda abordagem do paciente com doença anorretal, principalmente no exame físico de mulheres, haja a presença de profissionais da saúde de ambos os sexos. Ao se identificar lesões que nos induzem a pensar em maus-tratos ou abuso de criança, de incapaz ou de idoso, deve ser acionado protocolo institucional para averiguação da suspeita.

É importante frisar que alguns pacientes em situação de intensa dor e desconforto local não suportam o exame proctológico com o toque retal e o anuscópio. Nesta condição é recomendável se realizar o exame detalhado sob narcose (sedação) com o auxílio de anestesiologista e aí se definir o diagnóstico e tratamento adequado.

Situações clínicas

Doença hemorroidária

Hemorroidas são dilatações venosas localizadas nos coxins submucosos da região anal. São consideradas no contexto da emergência quando manifestam sangramento, inflamação e trombose. Podem ser divididas em internas (acima da linha pectínea) ou externas (abaixo da linha pectínea). Estas surgem do plexo hemorroidário inferior em uma região inervada por fibras somáticas, sendo, portanto, dolorosas. As internas, em contrapartida, surgem do plexo hemorroidário superior, em uma região de inervação visceral, e são indolores. Dentre os fatores de risco citam-se gravidez, constipação, diarreia crônica e hipertensão portal. A queixa mais comum é sangramento indolor às evacuações (60%), podendo haver dor nos casos de hemorroidas externas, que são facilmente identificadas ao exame físico. Outros sintomas são prurido, desconforto perianal e perda fecal (*soiling*). A identificação de hemorroidas internas, quando não prolapsadas, é facilitada pela anuscopia. Dor e desconforto podem ser exacerbados em condições como trombose (Figura 20.1) e estrangulamento (Figura 20.2). Uma vez que raramente pacientes com doença hemorroidária sintomática apresentam perda sanguínea maciça, o tratamento é dirigido para o controle de sintomas. Assim, os elementos fundamentais são: dieta rica em fibras, hidratação e uso de laxantes, banhos de assento com água morna. No caso de hemorroidas trombosadas ou estranguladas, as opções cirúrgicas são trombectomia e hemorroidectomia. O tratamento clínico pode ser inicialmente instituído em tromboses hemorroidárias pouco sintomáticas.

Figura 20.1 – Trombose hemorroidária.

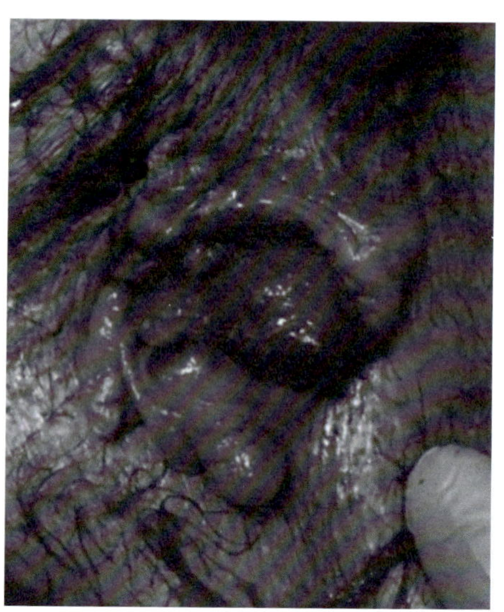

Cortesia do Dr. Carlos Menegozzo.

Figura 20.2 – Estrangulamento hemorroidário.

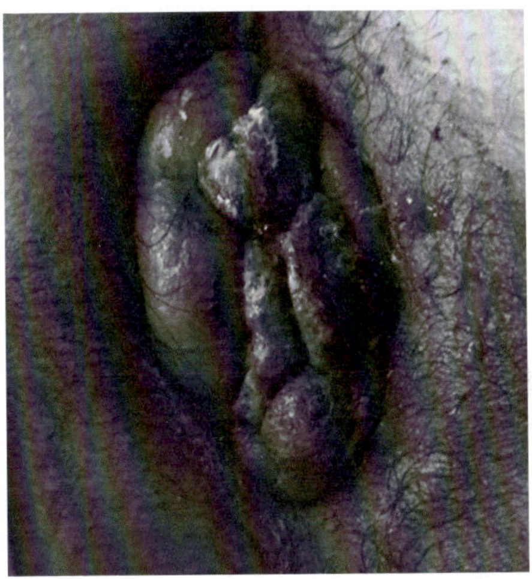

Cortesia do Dr. Carlos Menegozzo.

Fissura anal

É uma laceração do anoderma distal à linha pectínea. O evento inicial é a passagem de fezes endurecidas, causando a lesão, e culminando com espasmo do esfíncter interno, levando a isquemia da mucosa e cicatrização deficiente. O receio de nova evacuação dolorosa exacerba o espasmo, gerando um ciclo vicioso. A grande maioria se localiza na linha média posterior, e fissuras em outras localizações podem estar associadas a outras doenças como HIV e doenças inflamatórias intestinais. As fissuras podem ser agudas ou crônicas (persistem por 6-8 semanas). A tríade clássica da fissura anal consiste na identificação da laceração, da papila hipertrófica e do plicoma. A clínica consiste em dor e sangramento às evacuações. São facilmente identificadas ao exame físico e o toque retal pode ser extremamente doloroso, devendo ser realizado com cuidado. As fissuras agudas são caracterizadas por fundo limpo e bordas hiperemiadas e edemaciadas, enquanto as crônicas, por bordas elevadas e fibróticas. O tratamento visa relaxar o esfíncter interno, quebrando o ciclo de medo de evacuar. Banhos de assento, laxativos, hidratação e pomadas tópicas são indicados para controle dos sintomas. Não havendo resolução, demais alternativas são nitroglicerina ou bloqueadores de canais de cálcio tópicos (p. ex., nifedipino) e até injeção de toxina botulínica para o relaxamento do esfíncter interno. O tratamento cirúrgico está indicado em casos refratários crônicos e consiste na esfincterotomia lateral interna.

Abscesso e fístula

Abscessos anorretais se originam de infecções das glândulas anorretais (criptas), chamadas de criptites. Podem ser superficiais (abscessos perianais, Figura 20.3) ou mais profundos, estendendo-se pelos planos intermusculares (abscessos interesfincterianos, isquiorretais, entre outros). Os sintomas mais comuns são dor contínua, que pode ser exacerbada à evacuação, associada a edema. Pode haver saída de secreção purulenta, sangramento, febre e inapetência. O diagnóstico dos abscessos superficiais é feito pela identificação de uma região edemaciada, hiperemiada e com ponto de flutuação, dolorosa ao toque. No caso de infecções mais profundas, o exame físico é menos exuberante e pode exigir investigação com exames de imagem (ultrassom, tomografia, ou

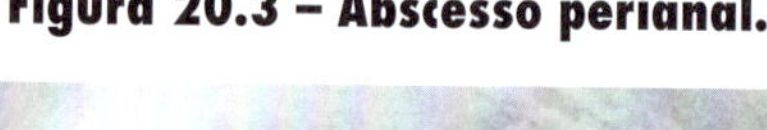

Figura 20.3 – Abscesso perianal.

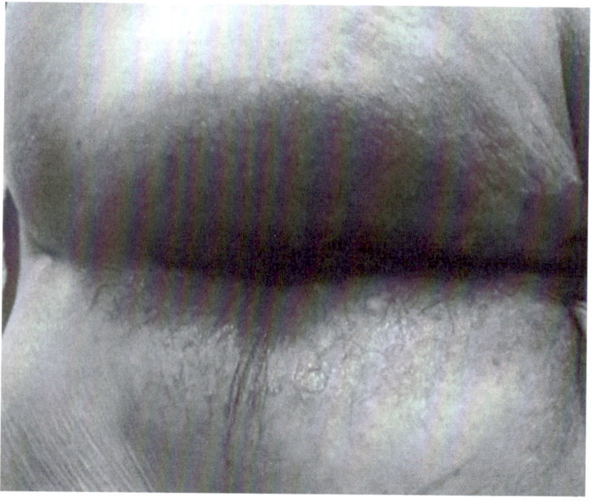

Cortesia do Dr. Carlos Menegozzo.

ressonância magnética). Nesses casos, o toque retal pode identificar um abaulamento doloroso na parede retal. É importante salientar que os abscessos podem ser secundários a perfuração por corpos estranhos ingeridos, pelos quais a pesquisa deve ser ativa. O tratamento consiste em drenagem cirúrgica das coleções, geralmente por via perianal. Fístulas perianais frequentemente estão associadas como causa ou, em aproximadamente 30-60% dos casos, como consequência dos abscessos. São caracterizadas pela presença de um orifício fistuloso persistente, com saída de secreção purulenta, e um trajeto fibroso cronicamente inflamado, e são classificadas de acordo com seu trajeto (Tabela 20.1). Vale ressaltar que a presença de múltiplas fístulas deve levantar a suspeita de doença de Crohn ou imunossupressões (HIV, diabetes descompensado, entre outras), podendo exigir investigação mais pormenorizada.

Tabela 20.1 – Classificação de Park das fístulas anorretais

Tipo	Descrição
Interesfincteriana (70%)	Confinada ao plano interesfincteriano.
Transesfincteriana (25%)	Perfura o plano do esfíncter externo, chegando à fossa isquiorretal.
Supraesfincteriana (4%)	Perfura os planos do esfíncter externo e do elevador do ânus.
Extraesfincteriana (1%)	Poupa o plano dos esfíncteres

Parks AG, Gordon PH, Hardcastle JD. A classification of fistula-in-ano. Br J Surg, 1976 Jan; 63(1):1-12.

Trauma

É raro, sendo penetrante em cerca de 80% dos casos. Espículas ósseas de fraturas de bacia ou queda sobre objetos podem causar lesões anorretais Acidentes automobilísticos respondem por um terço dos traumas anorretais contusos. A investigação dessas lesões faz parte da avaliação secundária do trauma e envolve toque retal, anuscopia e retossigmoidoscopia rígida, a depender do caso. Tomografia computadorizada também é utilizada para investigação dessas lesões. Nos casos de perfuração de reto intraperitoneal, o tratamento é cirúrgico, com sutura ou ressecção do segmento acometido. Nos casos de lesões extraperitoneais, tradicionalmente se faz uma colostomia derivativa.

Prolapso retal

É a protrusão da parede retal pelo ânus. É mais comum em mulheres idosas e geralmente está associado a insuficiência do assoalho pélvico e a outros prolapsos (uterino, vaginal, vesical). É causado mais frequentemente por constipação, diarreia e incontinência fecal. A sintomatologia mais comum é sensação de plenitude retal associada a dor, sangramento e incontinência fecal. Ao exame o prolapso é facilmente identificado e, em sua maioria, redutível. A presença de encarceramento, trombose e estrangulamento deve ser pesquisada. Em casos de dor ou edema importante, pode ser necessário sedar o paciente para a redução do prolapso. O procedimento mais indicado em casos de estrangulamento é a cirurgia de Altemeier.

Corpo estranho

Objetos inseridos na região anorretal variam de garrafas e frutas até ferramentas. Em geral, o objetivo é estimulação sexual, mas podem estar associados a violência sexual, prurido e constipação, além de atividades ilícitas (contrabando de drogas e armas). Por se tratar de uma situação constrangedora, os pacientes nem sempre relatam o ocorrido, o que dificulta e atrasa o diagnóstico definitivo. Queixas como dor, sensação de plenitude, sangramento e constipação podem estar presentes. Normalmente o diagnóstico é feito com uma radiografia simples. No entanto, nos casos de objetos radiolucentes, a tomografia computadorizada pode ser necessária. O tratamento consiste na retirada do objeto sob raquianestesia. A extração do objeto pode ser dificultada pela criação de uma pressão negativa intraluminal proximal. Manobras como a introdução de uma sonda fina ao redor do objeto anulam esse efeito e facilitam a retirada do corpo estranho. É importante realizar uma avaliação das paredes retais após a retirada para descartar lesões de mucosa. A presença de dor abdominal deve levantar a suspeita de complicações intraperitoneais como perfuração, obstrução intestinal e hemorragia. Nesses casos, o tratamento é cirúrgico.

Referências consultadas

Brenner BE, Simon RR. Anorectal emergencies Ann Emerg Med 1983;12:367-76.

Burnstein M. Managing anorectal emergencies. Can Fam Phys 1993:39;1782-85.

Góis AFT, Demuner MS, Bichuetti DB, Silva Jr. M. (eds.). Emergências médicas. 1ª ed. São Paulo: Editora Atheneu, 2015. pp. 967-75.

Lohsiriwat V. Anorectal emergencies. World J Gastroenterol 2016 14;22(26): 5867-78.

Netter, Frank H. Atlas of Human Anatomy. Philadelphia, PA: Saunders/Elsevier, 2011. Print.

Parks AG, Gordon PH, Hardcastle JD. A classification of fistula-in-ano. Br J Surg, 1976 Jan; 63(1):1-12.

Tupe CL, Pham TV. Anorectal complaints in the emergency department. Emerg Med Clin N Am 2016 34;2:251-70.

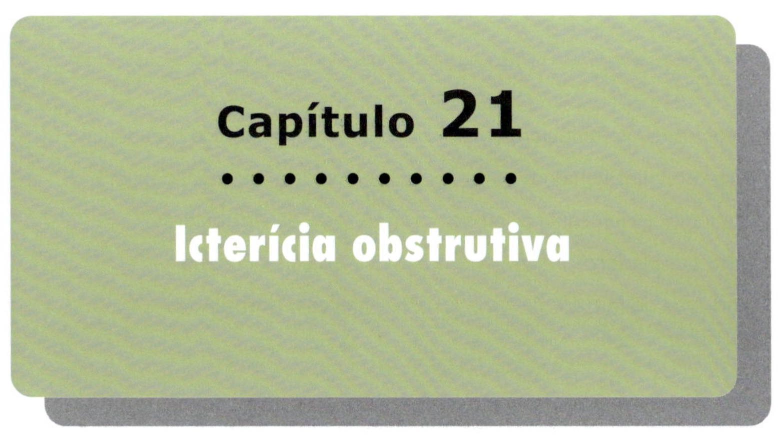

Capítulo 21

Icterícia obstrutiva

Carlos Augusto Metidieri Menegozzo
Sumaya Abdul Ghaffar

Definição

Antigamente conhecida como icterícia cirúrgica, a icterícia obstrutiva é uma síndrome definida pela obstrução de um ou mais segmentos da árvore biliar intra ou extra-hepática, que promove estase da bile (colestase) por obstrução de sua excreção. A tríade clássica dessa síndrome é icterícia, colúria e acolia fecal (Tabela 21.1).

A icterícia pode ocorrer por hiperbilirrubinemia direta (conjugada) ou indireta (não conjugada). Dentre as causas de hiperbilirrubinemia direta podem ser citadas causas intra e extra-hepáticas.

Epidemiologia

A obstrução da árvore biliar tem diversas causas, a mais comum das quais é a coledocolitíase. Outras causas relevantes são as neoplasias malignas (colangiocarcinomas e neoplasias periampulares) e as estenoses benignas (por exemplo, por lesões iatrogênicas das vias biliares).

Tabela 21.1 – Causas de icterícia obstrutiva	
Coledocolitíase	**Pseudocisto pancreático**
Neoplasias periampulares	Pancreatite crônica pseudotumoral
Estenose biliar benigna	Neoplasia de vesícula biliar
Colangite esclerosante primária	Atresia de vias biliares
Cisto de colédoco	Divertículo duodenal
Síndrome de Mirizzi	Infecções parasitárias

Adaptado de Modha, 2015.

Os fatores de risco envolvidos são variados e dependem da etiologia da obstrução. O uso de medicações hepatotóxicas, anabolizantes, drogas ilícitas e álcool deve ser pesquisado. O diagnóstico de colelitíase, particularmente em pacientes jovens, favorece coledocolitíase como etiologia. Cerca de 5-20% dos pacientes submetidos a colecistectomia têm coledocolitíase. Antecedentes de cirurgia hepatobiliar, incluindo colecistectomia, podem favorecer o diagnóstico de estenoses benignas.

História de perda de peso, inapetência e tabagismo, especialmente em pacientes entre a sexta e a sétima década de vida, deve levantar a suspeita de neoplasia maligna. Destas, as principais são colangiocarcinoma e neoplasia de cabeça de pâncreas. A primeira responde por 3% dos tumores do trato gastrointestinal e ocorre geralmente em homens entre 50 e 70 anos de idade. A segunda também é mais prevalente em homens e é a quarta principal causa de morte por câncer nos EUA.

Fisiopatologia e quadro clínico

O evento inicial é a obstrução, resultando em estase da bile e dilatação das vias biliares decorrente do aumento da pressão intraluminal. Como consequência, a bile represada é parcialmente reabsorvida, cai na corrente sanguínea e impregna os tecidos, resultando na coloração amarelada da pele e das mucosas quando > 2,5 mg/dL (icterícia). A impregnação dos sais biliares ocorre também na pele, levando a prurido. O aumento da concentração sérica de bilirrubinas e a filtração de maiores quantidades dessa substância fazem com que a urina fique escurecida, definindo a colúria (cor de chá-mate). A acolia fecal decorre da ausência de bile escoando para o intestino, fazendo com que as fezes fiquem pálidas (cor de massa de vidraceiro). Ainda, em decorrência da obstrução biliar, os pacientes podem desenvolver coagulopatia e esteatorreia (por prejuízo da digestão de gorduras), cirrose biliar secundária (o acúmulo de bile causa toxicidade aos hepatócitos), pancreatite (por aumento da pressão intraluminal do ducto de Wirsung), insuficiência renal (impregnação biliar no néfron) e, a longo prazo, osteomalácia e osteoporose (déficit de absorção de vitamina D).

A dor associada aos quadros de obstrução biliar geralmente é constante, inicialmente de caráter visceral, localizada no epigástrio ou no hipocôndrio direito, e pode estar associada à alimentação. Ela decorre da dificuldade de esvaziamento biliar após contração vesicular e abertura do esfíncter de Oddi. É importante salientar que a estase biliar é fator predisponente primordial nas infecções de vias biliares (colangite).

Exame físico

A presença de febre é um dado importante, pois no contexto de obstrução de via biliar deve levantar a suspeita de colangite. Ainda, devem-se observar sinais de hepatopatia crônica como telangiectasias, ascite e rarefação de pelos.

Especialmente quando há inflamação associada (colecistite ou colangite agudas), o paciente costuma referir dor à palpação do hipocôndrio direito e do epigástrio e apresentar o sinal de Murphy. É importante ressaltar que este sinal não é exclusivo de doenças biliares, podendo estar relacionado também a hepatite, por exemplo, uma vez que é reflexo da inflamação do peritônio parietal.

Quando pacientes idosos apresentam icterícia indolor, especialmente se associada a perda de peso e fraqueza, deve-se suspeitar de obstrução por neoplasia. O achado ao exame físico de uma massa de consistência cística e indolor no hipocôndrio direito sugere uma vesícula biliar hiperdistendida não inflamada, denominado sinal de Curvoisier-Terrier. Este está presente mais comumente nas obstruções por neoplasias periampulares. A presença de icterícia intermitente associada a melena deve levantar a suspeita de neoplasia de papila duodenal.

É importante salientar que a associação de dor no hipocôndrio direito, febre e icterícia compõe a tríade de Charcot, característica de colangite. Outras associações conhecidas são a tétrade de Dargan (tríade + insuficiência renal) e a pêntade de Reynold (tríade + rebaixamento do nível de consciência + hipotensão), ambas sendo um espectro de sepse secundária a colangite aguda.

Exames laboratoriais

Os exames laboratoriais que devem ser solicitados no serviço de emergência incluem hemograma, função renal, eletrólitos, gasometria (venosa ou arterial), função e enzimas hepáticas (hepatocelulares e canaliculares), coagulograma e contagem de plaquetas. A investigação laboratorial deve ser baseada nas hipóteses diagnósticas do caso. Os marcadores tumorais CA19.9, CEA e CA125 são utilizados para neoplasias biliares, porém seus níveis séricos também aumentam em obstruções benignas. Não têm valor definido na fase aguda, mas são importantes para ajudar no prognóstico e na avaliação de resposta ao tratamento. Observe na Tabela 21.2 as alterações esperadas.

Tabela 21.2 – Avaliação dos exames laboratoriais na icterícia obstrutiva

Exames laboratoriais	Interpretação
Leucocitose, acidose metabólica, déficit acentuado de bases e hiperlactatemia	Associados a hipoperfusão tecidual (infecção)
Aumento de creatinina e de ureia	Insuficiência renal, geralmente aguda
Hiperbilirrubinemia direta	Menor do que 10-20 mg/dL (litíase) e 20-40 mg/dL (neoplasia maligna)
Aumento de AST e ALT	Patologias hepatocelulares (geralmente > 800 a 1.000 mg/dL)
Aumento de FA e GGT	Obstruções intra ou extra-hepáticas
Alargamento do tempo de protrombina (TP)	Déficit de absorção de vitamina K
Plaquetopenia	Em casos de hepatopatia crônica

Demais exames de propedêutica armada

A ultrassonografia (US) de fígado e vias biliares é o exame de escolha para a investigação inicial de icterícia obstrutiva (Tabela 21.3), permitindo diagnóstico de dilatação de vias biliares e, em algumas situações, de sua causa. É barato, disponível, não invasivo e dispensa radiação, reforçando sua indicação como exame de escolha inicial. No entanto, é limitado para avaliação do colédoco distal, de neoplasias periampulares e de pequenas lesões pancreáticas, e sua interpretação é bastante prejudicada na presença de interposição gasosa.

A tomografia computadorizada de abdome (TCA) é um excelente exame para delinear a anatomia local, especialmente na investigação de causas neoplásicas intra-hepáticas ou periampulares de obstrução biliar. Pode ser solicitada caso não haja elucidação de fator obstrutivo das vias biliares ou dúvida com relação aos achados ultrassonográficos. Apresenta acurácia de 93% para diferenciar lesões benignas de malignas, e é importante para avaliação de ressecabilidade.

A colangiopancreatografia por ressonância magnética (CPRM), ou colangiorressonância magnética (CRM), é um exame não invasivo e que não expõe o paciente a radiação. É o exame de escolha para a investigação de colangiocarcinoma ao fornecer dados a respeito de ressecabilidade e uma excelente opção para investigação de cálculos > 6 mm.

Tabela 21.3 – Avaliação dos exames de imagem na icterícia obstrutiva

Exames de imagem	Sensibilidade	Especificidade
Ultrassom de fígado e de vias biliares	55-91%	68-91%
Tomografia computadorizada	65-91%	73-97%
Colangiopancreatorressonância magnética (CPRM)	85-95%	93-97%
Colangiografia (CPRE ou DTPH)	89-93%	100%
Drenagem transparieto-hepática (DTPH)		
Ultrassom endoscópico (USE)	93-100%	98%

A colangiopancreatografia retrógrada endoscópica (CPRE) permite diagnóstico, obtenção de material histológico por escovado e tratamento (por exemplo, extração de cálculos). No entanto, é invasiva, de custo elevado, tem taxas de complicações que podem chegar a 10% e de mortalidade de 0,02-0,5%. Entre as possíveis complicações estão pancreatite aguda, infecção, perfuração e hemorragia. Para pacientes em que a realização de CPRE não é factível, pode-se optar pela cateterização trans-hepática das vias biliares, que pode apresentar complicações em 5% e morte em 0,1% dos casos.

Outra modalidade é o ultrassom endoscópico (USE), que permite melhor avaliação principalmente da região periampular e a realização de biópsias ecoguiadas. Tem a vantagem de detectar cálculos < 6 mm, no entanto é mais caro e exige treinamento específico. Junto com a CPRM, é um exame essencial para investigação de dilatação de vias biliares sem fator obstrutivo identificado por outros métodos.

Classificações

Vale ressaltar a classificação de Bismuth para os colangiocarcinomas (Tabela 21.4) e a de Csendes para a síndrome de Mirizzi (Tabela 21.5).

Conduta

No caso de obstrução por neoplasia maligna, a drenagem biliar, de preferência, não deve ser realizada pelo sítio da lesão. Assim, no caso de colangiocarcinomas, a drenagem deve ser feita preferencialmente por via transparieto-hepática. Nos casos de neoplasia periampular, exceto de colédoco distal, a drenagem deve ser feita por CPRE quando possível.

Tabela 21.4 – Classificação de Bismuth para colangiocarcinomas

Tipo 1	Lesão dista pelo menos 2 cm da confluência dos ductos hepáticos.
Tipo 2	Lesão dista menos que 2 cm da confluência dos ductos hepáticos.
Tipo 3	Lesão acomete o ducto hepático direito (3a) ou o esquerdo (3b).
Tipo 4	Lesão acomete os ductos hepáticos direito e esquerdo, ou múltiplos sítios.

Bismuth H, Castaing D, Traynor O (1988) Resection or palliation: priority of surgery in the treatment of hilar cancer. World J Surg 12:39–47.

Tabela 21.5 – Classificação de Csendes para a síndrome de Mirizzi

Tipo 1	Compressão extrínseca pelo cálculo impactado no infundíbulo, sem fístula.
Tipo 2	Fístula colecistobiliar envolvendo menos que ⅓ da circunferência do ducto hepático comum.
Tipo 3	Fístula colecistobiliar acometendo até ⅔ da circunferência do ducto hepático comum.
Tipo 4	Fístula com destruição completa da parede do ducto hepático comum.

Beltran MA, Csendes A, Cruces KS. The relationship of Mirizzi syndrom and cholecystoenteric fistula: validation of a modified classification. World J Surg. 2008 Oct;32(10):2237-49.

A CPRE também é o tratamento em casos de coledocolitíase, em que se faz a extração do cálculo para desobstrução da via biliar, com colecistectomia em segundo momento.

Referências consultadas

Addley J, Mitchell RM. Advances in the investigation of obstructive jaundice. Curr Gastroenterol Rep 2012;14:511–19.

Beltran MA, Csendes A, Cruces KS. The relationship of Mirizzi syndrom and cholecystoenteric fistula: validation of a modified classification. World J Surg. 2008 Oct;32(10):2237-49.

Bismuth H, Castaing D, Traynor O (1988) Resection or palliation: priority of surgery in the treatment of hilar cancer. World J Surg 12:39–47.

Franchi-Teixeira AR, Antoniali F, Boin IFSF, Leonardi LS. Icterícia obstrutiva: conceito, classificação, etiologia e fisiopatologia. Rev Fac Med Rib Preto 1997; 30:159-63.

Modha K. Clinical approach to patients with obstructive jaundice. Tech Vasc Interventional Rad 2015;18:197-200.

Roy-Chowdhury N, Roy-Chowdhury J, Classification and causes of jaundice or asymptomatic hyperbilirubinemia. Disponível em https://www.uptodate.com/contents/classification-and-causes-of-jaundice-or-asymptomatic-hyperbilirubinemia?source=related_link.

Scharschmidt BF, Goldberg HI, Schmid R. Approach to the patient with cholestatic jaundice. NEJM 1983;308:1515-19.

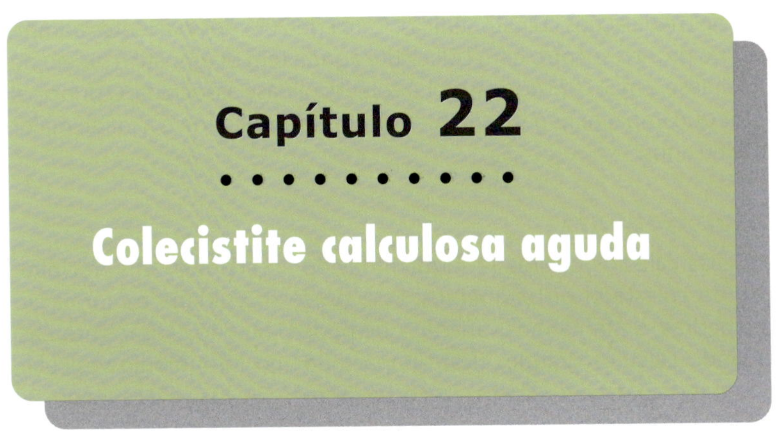

Capítulo 22

Colecistite calculosa aguda

Carlos Augusto Metidieri Menegozzo
Sumaya Abdul Ghaffar

Definição

Colecistite aguda (CA) é o termo utilizado para definir um processo inflamatório da vesícula biliar. É uma causa frequente de admissão no pronto-socorro e responde por cerca de 3 a 10% das causas de dor abdominal. Essa inflamação geralmente está associada a colelitíase ou colecistolitíase, que significam presença de cálculos na vesícula biliar. O diagnóstico dessa doença depende de história, exame físico e exames complementares que corroborem a hipótese. O tratamento é cirúrgico, na maioria dos casos. Atualmente as Diretrizes de Tóquio de 2018 (Tokio Guidelines 2018) podem ser utilizadas para nortear os diagnósticos, a classificação e o tratamento dos pacientes.

Epidemiologia

Colelitíase é uma doença relativamente frequente, com prevalência estimada em 10 a 15% da população. Ela ocorre geralmente em pacientes do sexo feminino, em idade fértil e acima do peso ideal. Outras condições associadas são doenças hemolíticas, história familiar de colelitíase e uso de medicações colelitogênicas. Cerca de 20% dos pacientes admitidos no pronto-socorro com colecistite aguda têm diagnóstico prévio de colelitíase. Em 5-10% dos casos, há coledocolitíase associada. O principal fator que impacta negativamente na morbimortalidade é a idade maior que 80 anos.

Etiopatogenia

Os cálculos biliares se formam devido ao acúmulo e à precipitação de colesterol ou pigmentos. Esse processo culmina na formação de "pedras" de tamanhos variados que podem ou não causar sintomas. Quando cálculos grandes ficam impactados no infundíbulo vesicular, obstruindo o óstio do ducto cístico, há risco de CA. Essa é a causa em 90 a 95% dos casos. Uma minoria das colecistites é alitiásica, cuja etiopatogenia é isquêmica, ocorrendo geralmente em pacientes graves, idosos, hospitalizados na UTI, entre outros. As culturas de bile são positivas para bactérias em apenas 45-50% dos casos, sendo *E. coli* a mais frequente.

A passagem de cálculos para o colédoco pode culminar em pancreatite ou colangite.

Quadro clínico

Os sintomas mais comuns relacionados ao quadro são dor abdominal no epigástrio ou no hipocôndrio direito associada a náuseas e vômitos. A dor pode ser inicialmente em cólica. Quando o processo inflamatório se instala, pode ser definida como contínua. Febre é pouco frequente (10 a 30%). Ao exame físico, destaca-se o sinal de Murphy, definido como uma parada súbita da inspiração durante a compressão do ponto do cístico (encontro do rebordo costal com a lateral do músculo reto abdominal direito). Esse sinal tem uma sensibilidade de 50-65% e uma especificidade de 79-96% para o diagnóstico de CA. A presença de peritonite difusa deve levantar a suspeita de perfuração vesicular, que é rara. Os pacientes podem apresentar defesa involuntária à palpação do hipocôndrio direto. A presença de plastrão palpável nesse local sugere processo inflamatório bloqueado. Um quadro clínico sugestivo associado a icterícia deve levantar a suspeita de colangite aguda.

Vale ressaltar que patologias não abdominais podem ter quadro clínico semelhante. Algumas delas são infarto agudo do miocárdio, pneumonia de base e insuficiência cardíaca.

Exames complementares

Os quadros de CA culminam com aumento das provas inflamatórias. Uma vez que a CA pode estar associada a coledocolitíase, é imperativo que o médico avalie enzimas canaliculares e bilirrubinas. Amilase ou lipase devem ser consideradas para o diagnóstico diferencial com pancreatite aguda. Ressalta-se que a CA pode cursar com discreta elevação de bilirrubinas, de enzimas canaliculares e de enzimas hepáticas, mesmo na ausência de coledocolitíase. Assim, o médico deve analisar criteriosamente os quadros clínico e laboratorial para decidir a principal hipótese diagnóstica.

Com relação aos exames de imagem, o ultrassom de fígado e vias biliares deve ser o primeiro a ser solicitado. Ele apresenta sensibilidade e especificidade de aproximadamente 80%. Dentre os achados mais comuns estão vesícula hiperdistendida, espessamento das paredes vesiculares, líquido pericolecístico, borramento da gordura pervesicular, cálculo impactado no infundíbulo e delaminação das paredes da vesícula. Esta última é tida como o achado mais específico de CA. Outro dado importante provido pelo ultrassom é a exclusão de dilatação das vias biliares.

A tomografia de abdome, apesar de não ser o melhor exame para identificar cálculos biliares, é particularmente importante em duas situações. É uma boa opção nos casos de dúvida diagnóstica e permite melhor planejamento nos casos de colecistite aguda complicada (moderada ou grave). Ainda, permite a identificação de abscessos hepáticos, líquido livre e outras alterações que podem estar relacionadas ao quadro.

A cintilografia com DISIDA, apesar de ser utilizada com menos frequência nos dias de hoje, é tida como o exame padrão-ouro para excluir colecistite aguda. Apresenta sensibilidade de 96% e especificidade de 90%. É considerado positivo quando não se observa o contraste no interior da vesícula biliar após 60 minutos de sua injeção.

Classificação

A gravidade da CA pode ser definida de acordo com a proposta das Diretrizes de Tóquio de 2018 (Tabela 22.1). A definição da gravidade é importante principalmente por ter impacto na decisão terapêutica.

Tabela 22.1 – Critérios para avaliação da gravidade da colecistite aguda

Grau III (grave) – associada a disfunção de qualquer dos seguintes órgãos/sistemas	
1. Disfunção Cardiovascular	Hipotensão com necessidade de dopamina > 5 mcg/kg por minuto ou qualquer dose de noradrenalina
2. Disfunção Neurológica	Rebaixamento do nível de consciência
3. Disfunção Respiratória	$PaO_2/FiO_2 < 300$
4. Disfunção Renal	Oligúria ou creatinina > 2,0 mg/dL
5. Disfunção Hepática	INR > 1,5
6. Disfunção Hematológica	Plaquetas < 100.000/mm^3
Grau II (moderada) – associada a qualquer uma das seguintes condições	
1. Leucocitose > 18.000/mm^3	
2. Plastrão palpável no hipocôndrio direito	
3. Tempo de história > 72 horas	
4. Inflamação local acentuada (necrose da parede da vesícula, empiema vesicular, abscesso perivesicular ou hepático, colecistite enfisematosa)	
Grau I (leve) – sem critérios de Grau II ou Grau III	
Pode ser definida também como uma colecistite aguda em paciente hígido, sem disfunção orgânica, e com alterações inflamatórias leves, de modo que a colecistectomia seja um procedimento seguro e de baixo risco.	

Adaptado de Yokoe et al.

Tratamento

O tratamento clínico inicial envolve jejum, hidratação venosa, analgesia e antibioticoterapia. Diante das bactérias mais frequentemente relacionadas ao quadro, a opção inicial pode ser uma associação de ceftriaxona/ciprofloxacino e metronidazol. A maioria dos casos é de tratamento cirúrgico, que deve ser realizado preferencialmente por via laparoscópica.

Pacientes classificados como Grau I (leve) devem ser submetidos a colecistectomia precocemente (nas primeiras 72 horas da admissão) e não necessitam de antibioticoterapia no pós-operatório.

Os pacientes com CA Grau II (moderada) devem ser inicialmente submetidos a tratamento clínico e avaliados quanto à possibilidade de colecistectomia de acordo com a condição clínica. As Diretrizes de Tóquio de 2018 sugerem que aqueles com ASA <3 e Índice de Comorbidade de Charlson (Charlson´s Comorbidity Index - CCI) < 6 sejam submetidos a colecistectomia. Caso contrário, deve-se considerar a realização de colecistostomia diante da condição clínica precária.

Nos casos de CA Grau III (grave), o raciocínio é semelhante. Entretanto, a Diretriz sugere que os pacientes com CCI > 4 sejam candidatos a colecistostomia.

A colangiografia intraoperatória deve ser realizada de modo liberal, especialmente na presença de alguma das seguintes condições: aumento de bilirrubinas ou enzimas canaliculares, dilatação de vias biliares, microcálculos vesiculares e história prévia de pancreatite aguda. Caso seja identificado um cálculo na via biliar, o cirurgião deve optar entre realizar a exploração das vias biliares ou solicitar uma CPRE intraoperatória. Vale ressaltar que a colangiografia intraoperatória não impede a lesão iatrogênica de vias biliares, porém permite diagnóstico mais precoce. Assim, deve ser realizada em toda colecistectomia difícil ou na suspeita de variações anatômicas.

Os casos CA Graus II e III podem ser desafiadores do ponto de vista de técnica cirúrgica. Em casos de inflamação intensa que impede a dissecção segura do trígono de Calot, alguns cirurgiões optam pela realização da colecistectomia subtotal. Nela, a vesícula é intencionalmente aberta para extração dos cálculos, deixando a parede posterior aderida ao leito hepático e cerca de 1 cm de infundíbulo. Este pode ser suturado ou não. Outra situação frequentemente encontrada é a aderência da parede posterior ao leito hepático. Alguns cirurgiões optam por realizar a colecistectomia à Tourek, deixando esse segmento da vesícula. Em ambas as abordagens deve-se deixar um dreno vigiando possíveis fístulas biliares.

Alguns parâmetros podem predizer a dificuldade da cirurgia e, como consequência, o risco de conversão. São eles sexo masculino, idade avançada, obesidade mórbida, cirrose, cirurgia abdominal prévia e CA Graus II e III.

A colecistostomia pode ser feita por punção percutânea guiada por exame de imagem, por uma minilaparotomia no hipocôndrio direito ou por laparoscopia. É uma ótima opção para o tratamento de pacientes sem condições clínicas de serem operados. Ainda não há consenso na literatura em relação ao tempo de antibioticoterapia, ao tempo de permanência do dreno no interior da vesícula e ao intervalo entre a drenagem e a indicação de colecistectomia.

Complicações

Dentre as principais complicações da CA estão empiema, abscesso hepático, necrose e perfuração. Achados laboratoriais e de exames de imagem podem sugerir a presença dessas complicações. Colangite e pancreatite concomitantemente à CA são discutíveis e raras.

A colecistite aguda enfisematosa é um sinal de gravidade e está presente mais frequentemente em pacientes imunossuprimidos e com DM2. É caracterizada pela presença de gás infiltrando a parede vesicular. Tem alta associação com infecção por *Clostridium sp.*

Entre as complicações do tratamento cirúrgico, pode haver infecção, sangramento, fístula biliar e lesão iatrogênica de vias biliares. Os quadros de sangramento geralmente requerem reoperação. As fístulas biliares de baixo débito (< 200 mL) são inicialmente observadas. Pode-se realizar papilotomia endoscópica nos casos de persistência do débito após cinco a sete dias. A presença de coleperitônio é indicativa de reoperação para controle da fístula, que pode ser originada dos ductos de Luschka (pequenos canalículos anômalos presentes no leito hepático da vesícula). A complicação mais temida é a lesão iatrogênica de vias biliares, que pode resultar em fístula biliar ou estenose. O tratamento costuma ser cirúrgico.

Referências consultadas

Knab LM, Boller AM, Mahvi DM. Cholecystitis. Surg Clin North Am. 2014:94(2);455-70.

Okamoto K, Suzuki K, Takada T. Tokyo Guidelines 2018: flowchart for the management of acute cholecystitis. J Hepatobiliary Pancreat Sci. 2018;25(1):55-72.

WSES 2016 Guidelines on Acute Calculous Cholecystitis.

Yokoe M, Hata J, Takada T. Tokyo Guidelines 2018: diagnostic criteria and severity grading of acute cholecystitis.J Hepatobiliary Pancreat Sci. 2018;25(1):41-54.

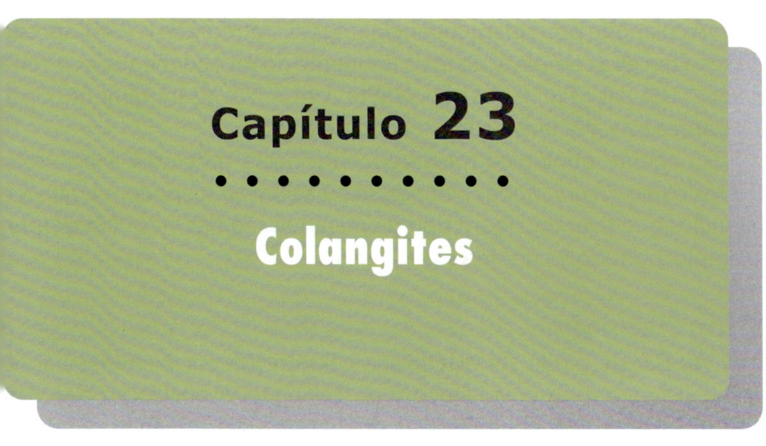

Capítulo 23

Colangites

Carlos Augusto Metidieri Menegozzo
Sabrina de Castro Boscariol

Definição

Colangite é uma infecção das vias biliares, intra ou extra-hepática, normalmente associada a obstrução do escoamento de bile.

Epidemiologia

Estima-se que a presença de litíase biliar na população geral seja em torno de 20-35%. Dentre os pacientes sintomáticos, 10-20% apresentam coledocolitíase. Desses, 0,2% vão apresentar colangite aguda. Idade avançada (> 70 anos), diabetes *mellitus* e infecções recentes são considerados fatores de risco para essa condição.

Coledocolitíase é a principal causa de colangite aguda (28-70% dos casos). Existem outras causas menos comuns de obstrução de vias biliares, divididas em benignas (5-28%) e malignas (10-57%). Dentre as benignas, podemos citar: colangite autoimune, pancreatite, anomalias congênitas e manipulação cirúrgica.

A colangite pós-colangiopancreatografia retrógrada (CPRE), apesar de ser a terceira complicação mais frequente do procedimento, ocorrendo em 1,4% das CPRE (após pancreatite com 3,47% e sangramento com 2%), apresenta alta taxa de mortalidade, de 7,85%.

O agente etiológico mais frequente nessa patologia é a *E. coli*. Outros como *Pseudomonas aeruginosa* ou *Klebsiella sp*. podem aparecer naqueles que tiveram algum tipo de manipulação das vias biliares (por exemplo, portadores de *stents*).

Etiopatogenia

Apesar de a bile ser estéril, sua colonização por bactérias não é suficiente para o desenvolvimento de colangite. A obstrução das vias biliares, ocasionada por qualquer dos fatores citados anteriormente, gera estase biliar e aumento da pressão hidrostática em seu interior. Isso propicia proliferação bacteriana, infecção, bacteremia e a consequente resposta inflamatória sistêmica.

Quadro clínico e exame físico

A tríade de Charcot, composta por dor abdominal no quadrante superior direito, febre e icterícia, é tradicionalmente a forma mais simples de descrição do quadro típico de um paciente com colangite. A adição de confusão mental e hipotensão a esses sintomas caracteriza a pêntade de Reynolds.

Apesar de constituir o quadro clínico clássico, aproximadamente 20% dos pacientes com diagnóstico de colangite não apresentam todos os sintomas da tríade. Dor abdominal e febre são os sintomas mais comuns (80%), seguidos pela icterícia (60-70%). Pacientes idosos costumam ter sintomas ainda mais tênues e inespecíficos.

Assim, já na suspeita clínica, deve-se prosseguir a investigação com exames complementares.

Diagnóstico

De acordo com as Diretrizes de Tóquio de 2018 (Tokio Guidelines 2018), o diagnóstico de colangite aguda baseia-se na presença de:

1. Estado inflamatório sistêmico
   - Febre (> 38 ºC) ou calafrios
   - PCR elevada, leucocitose (> 10.000) ou leucopenia (< 4.000)

2. Colestase
   - Icterícia (BT > 2 mg/dL)
   - Exames hepáticos alterados (FA, gama GT, AST, ALT aumentados 50% do limite superior)

3. Imagem sugestiva
   - Dilatação de vias biliares
   - Etiologias outras para o quadro (*stent*, estenose, litíase)

A suspeita diagnóstica é feita na presença de um dos critérios de estado inflamatório sistêmico associado a um dos critérios de colestase ou de imagem. O diagnóstico definitivo necessita de pelo menos um critério de cada um dos itens 1, 2 e 3.

Exames de imagem

Existem algumas modalidades de diagnóstico por imagem disponíveis:

» Ultrassonografia (USG) transabdominal;
» USG endoscópica;
» Tomografia computadorizada (TC) de abdome com contraste;
» Colangiorressonância e colangiopancreatografia endoscópica (CPRE).

Na Tabela 23.1, são comparadas as principais vantagens e desvantagens de cada método.

Uma vez feito o diagnóstico de colangite aguda, deve-se estratificar a gravidade da doença. Isso é feito a partir da classificação presente nas Diretrizes de Tóquio de 2018, conforme a Tabela 23.2.

Classificação

Em 2018, foi realizada a revisão mais atual da conferência de Tóquio de 2007, definindo novos critérios para estratificação de gravidade na colangite.

O paciente grave é aquele com presença de disfunção orgânica (cardiovascular, neurológica, respiratória, renal, hepática ou hematológica). O moderado possui elevados riscos de complicação se não houver drenagem precoce das vias biliares, e a colangite leve não possui critérios para nenhuma das opções anteriores. Tais critérios para cada um estão resumidos na Tabela 23.2.

Tabela 23.1 – Vantagens e desvantagens de cada método diagnóstico para colangite

	USG abdominal	USG endoscópico	Colangiorressonância	TC de abdome	CPRE
Disponibilidade	Ampla	Limitada	Baixa	Helicoidal, melhor método	Baixa
Invasivo	Não	Minimamente invasivo	Não	Não	Sim
Sedação	Não	Sim	Variável	Não	Sim
Sensibilidade detecção de cálculos em colédoco	Baixa	Semelhante CPRE	Alta	Alta	Muito alta

Continua

Continuação

	USG abdominal	USG endoscópico	Colangiorressonância	TC de abdome	CPRE
Sensibilidade detecção de obstrução	Baixa	Boa	Melhor método não invasivo	Moderada	Excelente
Sensibilidade detecção de tumor	Baixa	Alta	Boa	Boa	Moderada
Vantagens	Disponível e não invasivo	Boa detecção cálculos pequenos e sincronia com CPRE	Boa sensibilidade sem exposição a radiação	Boa disponibilidade e sensibilidade	Diagnóstico e terapêutico
Desvantagens	Pouco sensível	Invasivo e má delimitação ducto intra-hepático.	Preço, disponibilidade, má visualização de cálculos pequenos	Presença de radiação, efeitos na função renal devido a contraste	Invasivo e manipulação pode promover translocação e instabilidade

Adaptado de Lee J. Diagnosis and management of acute cholangitis. Nat. Rev. Gastroenterol. Hepatol. 2009.

Tabela 23.2 – Diretrizes de Tóquio – Classificação das colangites

Leve	Moderada	Grave
Ausência de critérios para classificação como moderada ou grave	Pelo menos dois: 1. Leucocitose ou leucopenia (> 12.000 ou < 4.000) 2. Febre > 39 °C 3. Idade > 75 anos 4. BT > 5 mg/dL 5. Albumina abaixo de 70% do limite inferior	Pelo menos um: 1. Hipotensão com necessidade de DVA 2. Alteração nível de consciência 3. $PaO_2/FiO_2 < 300$ 4. Cr > 2 mg/dL 5. INR > 1,5 6. Plaquetas < 100.000 mm^3

Adaptado de Rumsey et al. Diagnostic accuracy of Charcot's triad: a systematic review. ANZ J Surg 87. 2017.
Essa classificação divide os pacientes em três grupos, definindo melhor manejo terapêutico conforme cada gravidade.

Orientação para conduta

Após estabilização inicial e classificação conforme gravidade, o tratamento já pode ser iniciado. Ele resume-se em hidratação vigorosa, antibioticoterapia endovenosa e drenagem da árvore biliar.

Pacientes com colangite aguda leve em geral respondem bem à antibioticoterapia. Entretanto, a drenagem das vias biliares é necessária em casos de refratariedade ao tratamento clínico após 24 horas do seu início. Aqui, a desobstrução pode ser feita no mesmo tempo cirúrgico que a correção de sua etiologia (litíase, por exemplo).

Nos casos moderados, a drenagem deve ser feita precocemente (24-48 horas) por meio de CPRE ou punção transparieto-hepática. A causa-base da colangite deve ser abordada após a estabilização do paciente.

Para os casos de colangite aguda grave, a drenagem deve ser feita em poucas horas. Esses pacientes devem ser monitorizados em unidade de terapia intensiva. A resolução definitiva da causa-base deve ser postergada, assim como nos casos de gravidade moderada, permitindo estabilização adequada do paciente.

Idealmente, a drenagem das vias biliares deve ser feita por métodos minimamente invasivos. No entanto, se houver contraindicação ou indisponibilidade desses métodos, diante da urgência da desobstrução, deve-se realizar a drenagem por laparoscopia ou cirurgia aberta. Vale ressaltar que a utilização dos métodos minimamente invasivos está associada a menores taxas de complicações e de tempo de internação no pós-operatório.

A antibioticoterapia inicial preconizada para a maior parte dos casos consiste na associação ceftriaxona + metronidazol. Alguns estudos sugerem o uso de ciprofloxacino sob a justificativa de que este possui melhor penetração nas vias biliares, porém ambas as alternativas são válidas.

Em alguns pacientes, deve-se levantar a suspeita de flora bacteriana multirresistente. São eles pacientes com colangite aguda grave, que não respondem à terapia inicial, apresentam tempo de internação prolongado ou manipulação prévia das vias biliares. Nesses casos, a opção é antibioticoterapia de amplo espectro utilizando, por exemplo, piperacilina + Tazobactam.

O tratamento, assim que possível, deve ser guiado a partir de culturas, tanto de sangue coletadas no atendimento inicial quanto de bile após procedimentos para desobstrução.

Apesar de o tratamento com antibióticos e a drenagem de vias biliares apresentarem boa resposta terapêutica, vários casos exigem abordagem cirúrgica da via biliar para sua resolução. Trata-se de uma doença potencialmente grave, cuja mortalidade é alta, em torno de 10%.

Referências consultadas

Lee J. Diagnosis and management of acute cholangitis. Nat Rev Gastroenterol Hepatol. 2009; 6: 533-41.

Miura F, et al. Tokyo Guidelines 2018: Initial management of acute biliary infection and flowchart for acute cholangitis. Journal of Hepato-Biliary-Pancreatic Sciences. 2018; 25:31-40.

Rumsey S, et al. Diagnostic accuracy of Charcot's triad: a systematic review. ANZ J Surg 87. 2017; 232-38.

Wah D, et al. Acute cholangitis: current concepts. ANZ Journal of Surgery 2017; 87: 554-59.

Zimmer V, Lammert F. Acute bacterial cholangitis. Viszeralmedizin Gastrointestinal Medicine and Surgery. 2015;31:166-72.

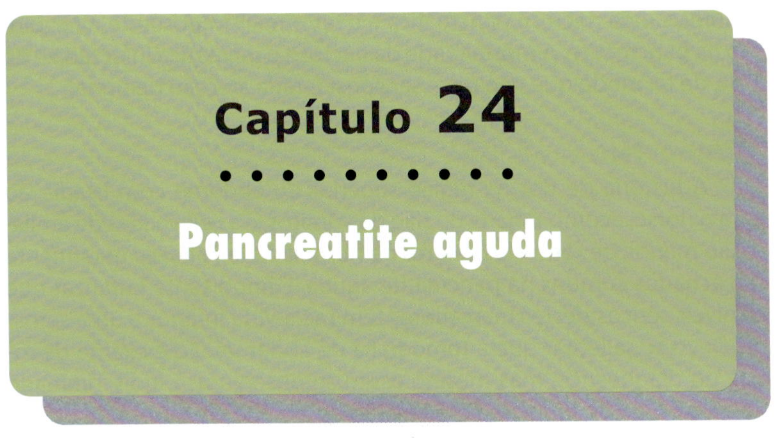

Capítulo 24

Pancreatite aguda

Roberto Rasslan
Sumaya Abdul Ghaffar

Epidemiologia

A pancreatite aguda consiste em afecção prevalente com cerca de 300.000 internações/ano nos Estados Unidos e custo superior a 2 bilhões de dólares. A forma leve da doença, pancreatite intersticial, representa 80% dos casos e tem a conduta bem estabelecida (Figura 24.1). Por outro lado, a necrose pancreática está associada a disfunção de múltiplos órgãos em 40% dos casos e evoluiu para infecção em 30%. A presença

Figura 24.1 – Apresentação da pancreatite aguda.

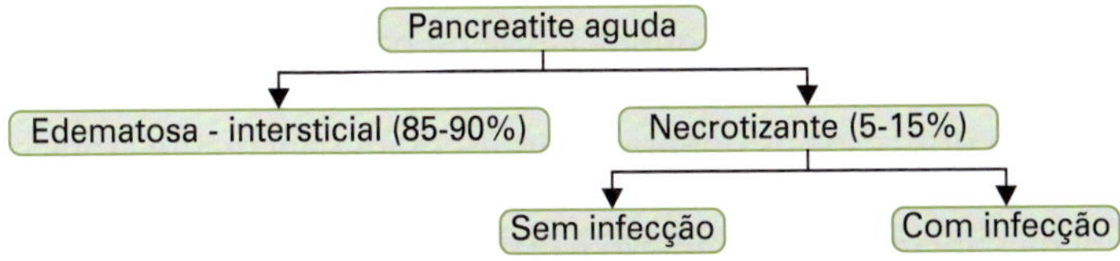

Adaptado de: Ball CG, Hameed SM, Dixon E, Lillemoe KD. Severe acute pancreatitis for the acute care surgeon. J Trauma Acute Care Surg. 2016;80(6):1015-22.

de infecção da necrose pancreática é o fator mais importante na evolução da pancreatite. A mortalidade da necrose pancreática infectada é de 20%, de tal modo que não deve ser considerada afecção benigna.

Diagnóstico

A história de dor na região superior do abdome com irradiação para o dorso, acompanhada ou não de vômitos, e as elevações de amilase (ao menos três vezes os valores de normalidade) e lipase geralmente são achados comuns na pancreatite aguda. É importante enfatizar que os níveis séricos destes marcadores têm meia-vida inferior a uma semana. Deve-se salientar que a tomografia de abdome não é exame de rotina no diagnóstico, mas mesmo assim se observa uso indiscriminado deste método de imagem na admissão do doente no serviço de urgência. A indicação precoce da tomografia se restringe a situações de dúvida diagnóstica, quando o doente apresenta sinais de síndrome de resposta inflamatória (SIRS) com dor abdominal importante e deve-se diferenciar de abdome agudo vascular ou perfurativo, quadros que também podem cursar com elevação de amilase.

Etiologia

A litíase biliar é a principal causa, responsável por 70% dos casos. O aumento da pressão no ducto pancreático pela migração de cálculo e obstrução temporária da via biliar principal é o mecanismo responsável pelo desenvolvimento da pancreatite. O ultrassom de abdome deve ser realizado de rotina para investigar a presença de colelitíase e também de eventual coledocolitíase. Caso o exame não detecte a presença de cálculos é imprescindível a realização de ecoendoscopia para descartar a presença de microcálculos e barro biliar, orientando para outras possibilidades diagnósticas. As enzimas hepáticas alteradas são fatores preditivos positivos para a presença de cálculo na via biliar.

O uso de álcool é a segunda causa de pancreatite e ocorre em indivíduos que ingerem de quatro a cinco doses/dia por mais de 5 anos. Na maioria dos casos os doentes já apresentam pancreatite crônica e o quadro clínico agudo consiste num surto da doença. O mecanismo do álcool na pancreatite é complexo e está relacionado a toxicidade direta das células acinares e fatores imunológicos.

O uso de medicamentos é causa menos frequente, e as principais drogas envolvidas são: azatioprina, ácido valproico, inibidores da enzima conversora da angiotensina (IECA), mesalazina, mercaptopurina e furosemida.

A hipertrigliceridemia (valores acima de 1000 mg/dL), causas autoimunes e genéticas e alterações anatômicas como pâncreas *divisum* e tumores pancreáticos, principalmente intraductais (IPMN), também são situações menos comuns de pancreatite.

A colangiografia endoscópica retrógrada (CPRE) pode cursar com pancreatite em 5-10% dos exames realizados.

Classificação de gravidade, escores de gravidade e prognóstico

A revisão do consenso de Atlanta em 2012 classificou a pancreatite aguda conforme a gravidade em três tipos: leve, moderada e grave (Tabela 24.1).

A forma leve não cursa com disfunção orgânica nem alteração pancreática, e geralmente o doente apresenta remissão dos sintomas em 48/72 horas. Em situações em que persiste dor abdominal e o doente não consegue se alimentar é obrigatório pensar em complicação local, e um fator preditivo positivo de necrose pancreática é a proteína C reativa (PCR) elevada. Nesta situação a tomografia de abdome deve ser realizada, porém a avaliação da necrose pancreática fica prejudicada nos primeiros dias, de tal modo que o exame deve ser feito entre o 7º-10º dias de evolução, período em que ficam mais evidentes as alterações pancreáticas.

Tabela 24.1 – Classificação de gravidade da pancreatite aguda

Classificação	Características
Leve	• Sem disfunção orgânica • Sem necrose ou outras alterações pancreáticas
Moderada	• Disfunção orgânica revertida em 48 horas após reanimação • Necrose peri ou pancreática/coleções
Grave	• Disfunção orgânica após 48 horas das medidas com necrose peri ou pancreática/coleções.

A forma moderada da doença consiste em disfunção orgânica com reversão em menos de 48 horas após a reanimação, ou alterações locais evidenciadas em exames de imagem, caracterizadas por necrose pancreática e peripancreática. Muitas vezes a forma moderada se apresenta inicialmente como pancreatite leve e a evolução arrastada é decorrente de alterações locais.

A forma grave é caracterizada por disfunção orgânica persistente e geralmente está associada a alterações locais, apesar de demonstrado que em até 30% dos doentes com APACHE elevado não se evidenciou necrose pancreática.

Alguns autores acreditam que os doentes com disfunção orgânica e infecção da necrose pancreática representam a forma crítica da doença, com mortalidade de 60%.

Os escores preditivos de gravidade foram propostos para identificar os doentes com risco de desenvolver insuficiência orgânica e necrose pancreática. Destacam-se o APACHE II (Acute Physiologic and Chronic Health Evaluation), SOFA (Sequential Organ Failure Assessment) e Ranson como os principais escores de disfunção orgânica, entre outros. O escore de Balthazar, avaliação tomográfica, índice de massa corpórea (IMC) e elevação de hematócrito são indicadores de comprometimento local (Tabela 24.2).

Tabela 24.2 – Escores de gravidade na pancreatite aguda grave
Escore de disfunção orgânica
APACHE ≥ 8
Ranson ≥ 3 nas 48 horas
SOFA ≥ 4 nas 48 horas
Escore de disfunção local
Balthazar – Tomografia realizada com 7-10 dias de evolução • C: inflamação do pâncreas e tecidos peripancreáticos • D: presença de uma coleção • E: presença de duas ou múltiplas coleções
IMC > 30 kg/m²
Hematócrito > 44%

Idade acima de 60 anos, comorbidades e obesidade estão relacionados a aumento da morbidade e mortalidade. A presença de SIRS acompanhada de elevações de hematócrito (acima de 44%), creatinina acima de 1,8 mg/dL) e ureia nitrogenada (20 mg/dL), após medidas de reanimação, caracteriza a forma grave da doença e implica tratamento em unidade de terapia intensiva.

A mortalidade da pancreatite aguda grave diminuiu nas últimas quatro décadas de 60% para 20%, em decorrência dos avanços no cuidado de doentes graves e da melhor compreensão da fisiopatologia da doença com o adiamento do tratamento operatório. A causa da morte nas primeiras duas semanas deve-se à SIRS, principalmente insuficiência respiratória, e, após esse período, à infecção da necrose pancreática (Figura 24.2).

Figura 24.2 – Evolução da pancreatite aguda.

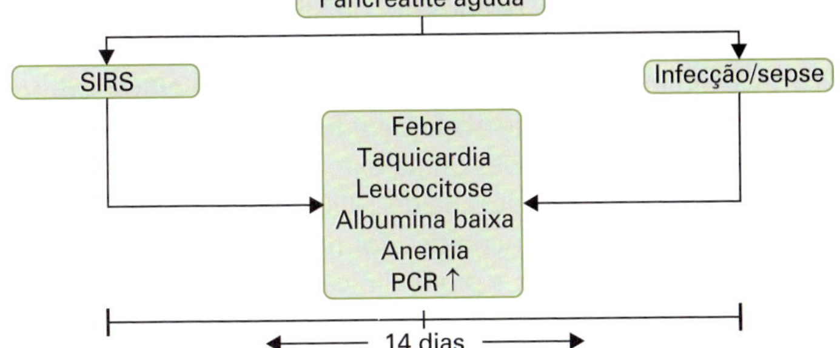

Tratamento

Pancreatite aguda leve

Jejum e analgesia até controle do quadro. A realização da colecistectomia na mesma internação, quatro a cinco dias após a resolução do quadro, é necessária devido à elevada recidiva da doença. O risco de novo quadro de pancreatite é de 30% em até três meses. Deve-se pensar em coledocolitíase na elevação persistente das enzimas hepáticas, icterícia e dilatação da via biliar no ultrassom. Nesta situação está indicada a realização pré-operatória de colangiorressonância ou ecoendoscopia, e, caso confirmada coledocolitíase, existem duas possibilidades:

colangiografia endoscópica com remoção do cálculo ou exploração da via biliar na ocasião da colecistectomia laparoscópica.

Necrose pancreática

O tratamento da necrose pancreática sofreu uma revolução nas últimas duas décadas, mas ainda existem tópicos controversos. O fator prognóstico mais importante na necrose pancreática é a infecção. A princípio todos os doentes com necrose pancreática infectada vão precisar de procedimento invasivo. O diagnóstico de infecção e seu tratamento consistem num grande desafio.

Diagnóstico de infecção

A infecção da necrose pancreática ocorre geralmente após a 2ª semana de evolução e o diagnóstico muitas vezes é difícil, pois trata-se de doentes que estão com acesso venoso profundo, sondas e ventilação mecânica. Assim, a evolução desfavorável da pancreatite nas primeiras duas semanas pode ser decorrente de SIRS ou infecções de outros sítios (Figura 24.2). A piora clínica e laboratorial a partir desse período implica investigar infecção da necrose pancreática. Nesse contexto, a repetição da tomografia de abdome é fundamental. A presença de gás ou o aumento das coleções ou da extensão da necrose sugerem o diagnóstico de infecção. Na década de 1990, a punção com agulha fina para cultura de material pancreático foi muito difundida, mas trabalhos atuais demonstram que a piora clínica com alteração laboratorial e de imagem tem a mesma sensibilidade em diagnosticar infecção.

Antibiótico

O antibiótico "profilático" foi muito utilizado na década de 1990, com trabalhos demonstrando menor mortalidade e incidência de infecção, porém foram estudos com metodologias questionáveis que ditaram uma conduta por mais de 10 anos. Apenas três trabalhos, no início do século, foram randomizados e controlados e não observaram benefício na diminuição de infecção e mortalidade. As principais meta-análises não evidenciaram vantagem no emprego do antibiótico na prevenção da infecção.

Assim, o emprego de antibiótico deve ser reservado apenas para os casos de infecção de necrose pancreática, e o uso indiscriminado favorece a infecção por bactérias resistentes e fungos. O esquema preferencial são os carbapenêmicos ou a associação ciprofloxacino e metronidazol.

Dieta/nutrição

A infecção da necrose pancreática ocorre devido a translocação bacteriana. O uso precoce de nutrição enteral diminui esta complicação tão temida. Mesmo em quadros de gastroparesia deve-se introduzir dieta enteral com sonda locada após o ângulo de Treitz e eventualmente associar sonda gástrica para descompressão. Quando o doente não apresenta gastroparesia, a sonda pode ficar até mesmo no estômago e não há necessidade da realização de exame endoscópico. Deve-se evitar ao máximo nutrição parenteral e lembrar que está associada a infecção fúngica. Seu uso fica restrito em quadro de íleo prolongado.

Momento para procedimentos invasivos (drenagem/necrosectomia)

A primeira medida que implicou diminuição na mortalidade foi postergar a necrosectomia ou outros tipos de drenagem da necrose pancreática infectada. Acredita-se que o melhor momento para qualquer procedimento seja a partir da 3ª ou 4ª semana de evolução, exceto em doentes com piora clínica progressiva. Neste período observa-se uma delimitação da necrose pancreática, denominada *walled off necrosis*.

Drenagem percutânea

A elevada morbidade e mortalidade nos doentes submetidos a necrosectomia aberta proporcionaram o advento de novas abordagens na necrose pancreática infectada. Desta maneira surgiu o conceito de *step up approach*, tratamento por etapas, que consiste em medidas minimamente invasivas inicialmente, como drenagem percutânea ou endoscópica. Na falência destes procedimentos se recorre à necrosectomia. A drenagem percutânea tem como objetivo controlar a infecção e postergar o tratamento operatório. Em até 35% dos casos, o tratamento percutâneo é exclusivo e pode ser necessária mais de uma drenagem em até metade dos casos (Figura 24.3).

Figura 24.3 – Algoritmo de tratamento da pancreatite aguda grave.

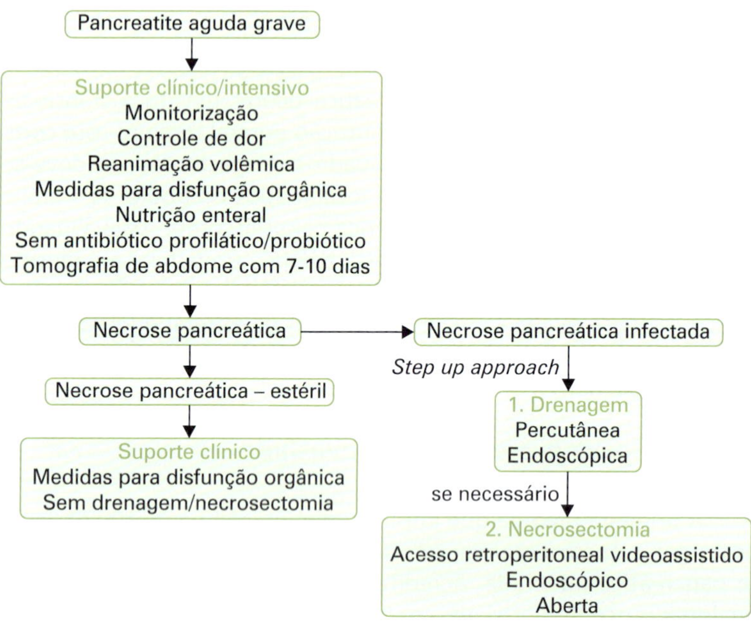

Adaptado de: Van Bruschot, et al.

Tratamento endoscópico (drenagem/necrosectomia)

O tratamento endoscópico da necrose pancreática infectada pode ser tanto a drenagem quanto a necrosectomia. A necrosectomia endoscópica geralmente é o passo seguinte à drenagem que não resolveu em definitivo o processo infeccioso. Alguns autores consideram esta proposta de *step up approach* endoscópico, e na quase totalidade dos casos são necessários dois ou mais procedimentos para a necrosectomia. A escolha entre a drenagem percutânea e endoscópica depende da experiência da equipe e da localização da coleção. Para o tratamento endoscópico, a localização central da coleção é a melhor opção.

Necrosectomia minimamente invasiva

Esta opção fica reservada no insucesso da drenagem percutânea ou endoscópica. O acesso minimamente invasivo mais difundido é o desbridamento retroperitoneal da necrose pancreática (VARD), considerado a melhor opção quando a coleção está na região da cauda e corpo do pâncreas. Geralmente, o dreno percutâneo é utilizado de guia. O acesso laparoscópico ainda é restrito e controverso na necrose pancreática infectada. Tem indicação apenas em coleções centrais e deve ser transgástrico.

Necrosectomia aberta

A necrosectomia aberta, embora menos realizada nos dias de hoje, ainda tem seu lugar. A indicação fica restrita à falha dos procedimentos anteriores (Figura 24.3), ou quando a coleção é central e bilateral. Este procedimento está associado a maior incidência de fistula pancreática e intestinal, além de insuficiência pancreática. Atualmente, preconizam-se o fechamento da cavidade abdominal e drenagem ampla do retroperitônio e laparotomia por demanda conforme evolução.

Referências consultadas

Ball CG, Hameed SM, Dixon E, Lillemoe KD. Severe acute pancreatitis for the acute care surgeon. J Trauma Acute Care Surg. 2016;80(6):1015-22.

Banks PA, Bollen TL, Dervenis C, Gooszen HG, Johnson CD, Sarr MG, et al. Classification of acute pancreatitis -- 2012: revision of the Atlanta classification and definitions by international consensus. Gut. 2013;62(1):102-11.

Da Costa DW, Boerma D, van Santvoort HC, Horvath KD, Werner J, Carter CR, et al. Staged multidisciplinary step-up management for necrotizing pancreatitis. Br J Surg. 2014;101(1):e65-79.

Forsmark CE, Vege SS, Wilcox CM. Acute pancreatitis. N Engl J Med. 2016;375(20):1972-81.

Rasslan R, da Costa Ferreira Novo F, Rocha MC, Bitran A, de Souza Rocha M, de Oliveira Bernini C, et al. Pancreatic necrosis and gas in the retroperitoneum: treatment with antibiotics alone. Clinics (Sao Paulo). 2017;72(2):87-94.

Van Brunschot S, Bakker OJ, Besselink MG, Bollen TL, Fockens P, Gooszen HG, et al. Treatment of necrotizing pancreatitis. Clin Gastroenterol Hepatol. 2012;10(11):1190-201.

Capítulo 25

Infecções necrotizantes de partes moles

Cornelius Mitteldorf

Introdução

As infecções de partes moles são muito frequentes na prática clínica. Levantamento realizado por Teixeira Neto et al., de janeiro de 2008 a junho de 2009 (18 meses), identificou 4883 pacientes com diagnóstico de infecção de partes moles, atendidos no Hospital Universitário da Universidade de São Paulo nesse período, dos quais 345 (7%) foram internados. Deste panorama podemos concluir que a maioria das infecções de partes moles não é grave. No entanto, o mesmo trabalho relata o caso de um paciente com fasciite necrotizante da face que evoluiu para óbito.

Na maioria das vezes, as infecções mais graves são aquelas em que predomina o processo necrotizante e que acometem tecidos mais profundos (fáscia, músculo), enquanto as infecções flegmonosas ou supurativas tendem a ser menos graves. Esta diferenciação já é reconhecida desde a Antiguidade, quando Hipócrates (450 a.C.) chama a atenção para a gravidade da infecção necrotizante nos ferimentos traumáticos dos guerreiros, e Galeno (200 d.C.) se refere ao pus "saudável" na cicatrização satisfatória de feridas purulentas, porém sem necrose preocupante.

Classificação e nomenclatura

As infecções de partes moles podem acometer a pele (derme e/ou epiderme), o subcutâneo, a fáscia que envolve os músculos e/ou os músculos. Quanto ao processo inflamatório tecidual, pode manifestar-se como flegmão, como infecção piogênica e/ou necrotizante. Como a gravidade das manifestações clínicas está diretamente relacionada ao acometimento tecidual, é muito importante que se diferencie de maneira precisa essas infecções, utilizando-se classificação e nomenclatura adequadas para cada caso.

Na Tabela 25.1, apresentamos uma classificação simplificada das infecções de partes moles quanto ao processo patológico predominante e o tecido mais acometido, assim como a nomenclatura.

Tabela 25.1 – Classificação e nomenclatura

Nomenclatura	Processo patológico	Tecido mais acometido
Impetigo	Flegmão e necrose	Epiderme e derme
Erisipela	Flegmão e linfangite	Epiderme e derme
Celulite	Flegmão	Subcutâneo
Abscesso	Flegmão e pus	Epiderme, derme e subcutâneo
Foliculite	Flegmão e pus	Epiderme, derme e subcutâneo
Carbúnculo	Flegmão e pus	Epiderme, derme e subcutâneo
Úlcera	Flegmão e necrose	Epiderme, derme e subcutâneo
Fasciite necrotizante	Flegmão e necrose	Epiderme, derme, subcutâneo, fáscia e músculo

Continua

Continuação

Nomenclatura	Processo patológico	Tecido mais acometido
Miosite (Abscesso muscular)	Flegmão com pus	Músculo
Miosite necrotizante (Gangrena gasosa)	Flegmão com necrose	Epiderme, derme, subcutâneo, fáscia e músculo

Obs.: A gangrena de Fournier é uma fasciite necrotizante da região escrotal (ou vulvar) e/ou perineal/perianal, descrita por Jean Alfred Fournier, em 1883, como acometendo a região genital e perineal masculina. Embora seja muito mais frequente no homem, não é rara na mulher.

Patogenia

Quanto à patogenia, vários mecanismos fisiopatológicos, assim como mecanismos patogênicos relacionados a determinados microrganismos, estão envolvidos na gênese das infecções de partes moles e seu conhecimento é fundamental no diagnóstico diferencial das doenças que acometem estes tecidos. Os sinais e sintomas sistêmicos na fasciite necrotizante, por exemplo, são produto da interação das toxinas bacterianas com o sistema imune do paciente, características da sepse, podendo ser mais ou menos graves, dependendo de um complexo equilíbrio desses fatores. O acometimento da fáscia leva a trombose dos vasos que passam através dessa fáscia para irrigar o subcutâneo e a pele, deste modo produzindo a necrose, na fase mais avançada da infecção.

Na Tabela 25.2, tem-se os principais microrganismos envolvidos nas infecções de partes moles.

Na Tabela 25.3, apresentamos os principais mecanismos que originam as infecções de partes moles.

Quadro clínico e diagnóstico

O quadro clínico das infecções de partes moles caracteriza-se por manifestações de gravidade muito variável, desde dor local sem nenhuma alteração sistêmica até necrose extensa, insuficiência de múltiplos órgãos e óbito. A maioria dessas infecções é leve e se resolve em poucos

Tabela 25.2 – Bacteriologia das infecções de partes moles

Impetigo Celulite Erisipela Foliculite Abscessos Fasciite necrotizante dos membros Pós-operatório de cirurgias limpas, potencialmente contaminadas e contaminadas (Fasciite necrotizante tipo II)	Cocos gram-positivos • *Staphylococcus aureus* • *Streptococcus pyogenes*
Fasciite necrotizante da região perineal (gangrena de Fournier) Pós-operatório das cirurgias infectadas (Fasciite necrotizante tipo I) Cervicomediastinite (angina de Ludwig) Retroperitonite (pancreatite necro-hemorrágica, infecção renal) Pé diabético	Flora polimicrobiana • Gram-positivos • Gram-negativos • Anaeróbios
Miosite necrotizante (gangrena gasosa)	*Clostridium* (*C. perfringens*)

dias, com ou sem tratamento médico. Entretanto, por vezes, e de maneira imprevisível, essas infecções podem tomar rumo extremamente grave e ser fatais, em poucos dias de evolução.

A seguir, as manifestações clínicas das infecções de partes moles, locais e sistêmicas.

» Manifestações locais: dor local, edema, calor ou frio, eritema (palidez ou cianose), úlcera, bolhas, crepitação ou necrose.

» Manifestações sistêmicas: desde nenhuma alteração até febre, taquicardia, taquipneia, evoluindo com oligúria, agitação ou rebaixamento do nível de consciência, hipotensão e, em casos muito graves, insuficiência de múltiplos órgãos.

É muito importante que pacientes com afecções de partes moles sejam reexaminados com frequência, pois o diagnóstico de infecção, na maioria absoluta das vezes, pode (e deve) ser feito a partir das manifestações clínicas, assim como o diagnóstico de outras afecções que entram

Tabela 25.3 – Patogenia das infecções de partes moles

Lesões traumáticas: ferimentos, contusões, corpo estranho (espinho, prego, osso etc.).
Obstrução de glândulas dérmicas (foliculite, hidrosadenite, cisto sebáceo)
Mordeduras (humana ou de animais) Picadas de insetos ou de animais peçonhentos
Iatrogenias: expressão de abscessos, de feridas operatórias
Pós-operatórias (infecção do sítio cirúrgico)
Isquemia tecidual (insuficiência arterial periférica, úlcera de pressão)
Perfuração de esôfago ou de vísceras abdominais (tumor de cólon, apendicite etc.)
Infecções de órgãos retroperitoneais com extensão para retroperitônio (peripancreáticas, perinefréticas)
Infecções odontogênicas (Angina de Ludwig)
Hérnias estranguladas
Injeções intradérmicas, subcutâneas, intramusculares ou endovenosas
Utilização de drogas endovenosas ilícitas

no diagnóstico diferencial, como, por exemplo, farmacodermias, picadas de inseto, seromas e hematomas, tromboses, vasculites etc., afecções que, inicialmente, não são infecções, mas podem complicar com infecção.

Exames complementares

Frequentemente o médico que não está habituado a tratar afecções de partes moles sente a necessidade de pedir exames complementares para confirmar o diagnóstico de infecção, como hemograma, PCR, ultrassom ou tomografia computadorizada. No entanto, esses exames são inespecíficos, geralmente não traduzem a gravidade da infecção e, não raramente, atrasam o tratamento adequado. Podem ser úteis para confirmar infecções de origem profunda, como perfurações de vísceras abdominais ou infecções retroperitoneais que se manifestam como infecções de partes moles (por exemplo, apendicite retrocecal ou infecção perinefrética ou peripancreática).

Tratamento

Algoritmo para diagnóstico e tratamento de infecções de partes moles (Figuras 25.1, 25.2 e 25.3).

A maioria das infecções agudas de partes moles é causada por cocos gram-positivos (*Staphylococcus* ou *Streptococcus*) e pode ser tratada com antibióticos por via oral (infecções em que predominam processo flegmonoso ou pequenos abscessos).

Figura 25.1 – Infecção com manifestação flegmonosa (inicial).

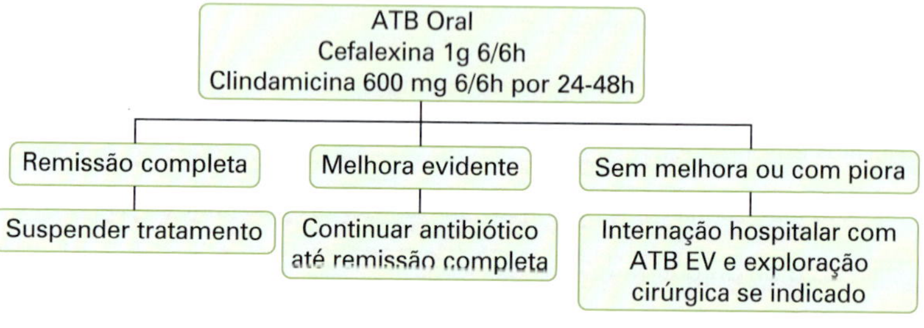

Figura 25.2 – Infecção com manifestação flegmonosa e abscesso pequeno.

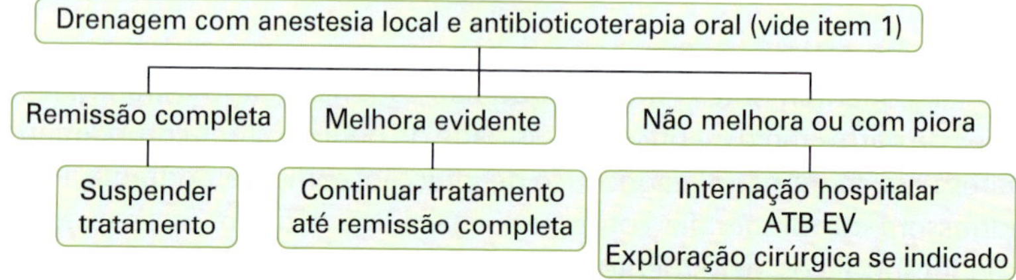

Figura 25.3 – Infecção com manifestação flegmonosa ou abscesso extenso e/ou manifestação de processo necrotizante.

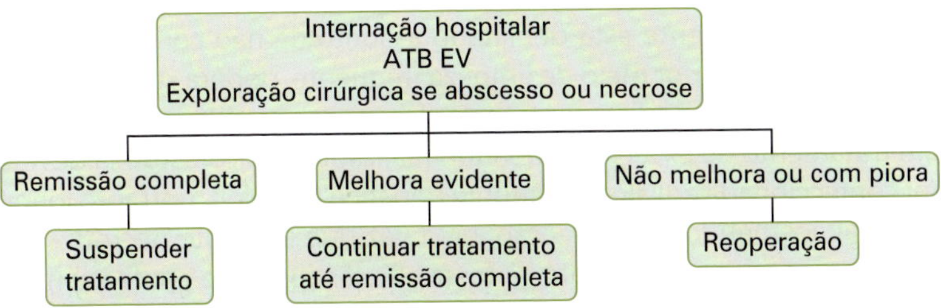

Estas infecções geralmente causam, também, manifestações sistêmicas preocupantes.

Pacientes que não apresentarem remissão ou melhora evidente em 24 a 48 horas devem ser considerados portadores de infecção grave, reavaliados e, provavelmente, terão que ser internados para antibioticoterapia endovenosa (por exemplo, ceftriaxona ou ciprofloxacino associado a clindamicina ou metronidazol), e, na suspeita de abscesso mal drenado e/ou processo necrotizante, deverão ser submetidos a exploração cirúrgica, para diagnóstico da extensão e da profundidade da infecção, obtenção de material (pus e/ou tecido) para exame bacterioscópico e cultura, assim como para drenagem e debridamento de tecidos necrosados. A origem da maioria das infecções graves é evidente (vide Tabela 25.3) e não são necessários exames complementares para indicação do tratamento operatório, mesmo porque, geralmente, isso implica retardo no tratamento, perdendo-se tempo precioso para controle da infecção.

Na maioria das vezes, a infecção poderá ser controlada com uma única intervenção cirúrgica, desde que o tecido acometido seja amplamente exposto, drenado e debridado. Sempre é preferível uma única drenagem ampla, pois, desta maneira, oxigena-se o microambiente, tornando-o desfavorável aos microrganismos invasores, e se promove a reação inflamatório/cicatricial, evitando-se, assim, a progressão da necrose e, consequentemente, a perda de mais tecido. Assim, nossa experiência indica que a drenagem ampla, com a máxima preservação de pele, é preferível à ressecção ampla de tecido de viabilidade duvidosa, uma vez que o subcutâneo e a fáscia necrosada, desde que amplamente expostos, acabam se liquefazendo e a infecção é controlada, permitindo a cicatrização.

Quando a infecção envolve a região perineal (síndrome de Fournier) e o paciente está debilitado a ponto de não conseguir manter a higiene local por meio de limpeza frequente, poderá ser necessária colostomia para impedir o contato das fezes com a ferida cruenta. Este é um tratamento de exceção, e, quando realizado, esta colostomia deverá ser confeccionada em alça, no ângulo hepático do cólon, portanto longe do local acometido pela infecção, uma vez que a fasciite necrotizante, por vezes, pode progredir até as fossas ilíacas (onde se confeccionaria uma sigmoidostomia).

Referências consultadas

Bosshardt TL, Henderson VJ, Organ Jr CH. Necrotizing soft-tissue infections. Arch Surg 1996; 131:846-54.

Dellinger EP. Necrotizing Soft-Tissue Infections. In: Principles and Management of Surgical Infections. Seattle: Lippincott, 1991. Pp. 23-39.

Teixeira Neto N, Giacchetto E, Kamamoto F, Ferreira MC. Infecções graves de partes moles: relato de caso de fasciite necrotizante de face utilizando curativo a vácuo e revisão da literatura. Rev Bras Cir Plast 2011; 26(2):353-9.

Wienecke H, Lobenhoffer P. Nekrotisieren de Weichteil infektionen. Chirurg2001; 72:320-37.

Younggren BN, Denny M. Emergency management of difficult wounds: necrotizing fasciitis and MRSA infections. Emerg Med Clin North Am 2007; 25:123-34.

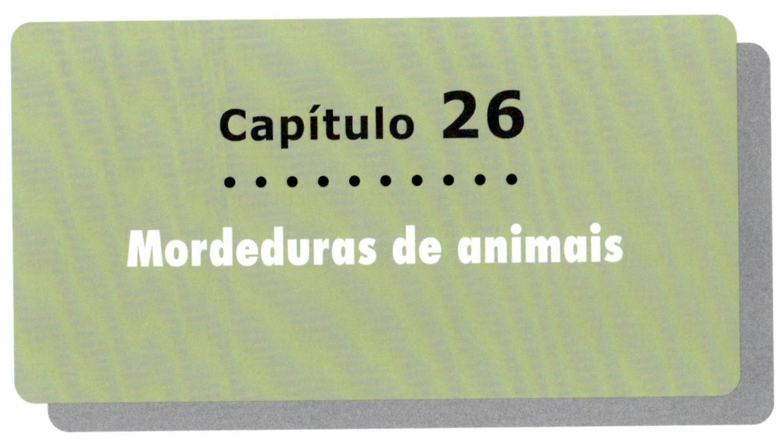

Capítulo 26

Mordeduras de animais

Daniel Ayabe Ninomiya

Definição

Ferimentos secundários a mordedura são ocasionados por uma variedade de animais domésticos e selvagens, inclusive por humanos. Apresentação clínica e gravidade são variáveis, desde arranhadura até avulsão (retirada forçada da pele do tecido subjacente) ou perda de partes moles. Estima-se que mais de 80% dos casos são de pequena gravidade.

Epidemiologia

Dados relacionados a infecção por mordedura são obtidos em sua maioria por séries de casos enviesadas pela presença de casos mais graves e que procuram assistência médica. Em 80-90% casos, o cachorro é o agente da mordedura e a vítima é uma criança do sexo masculino com idade de 5-9 anos. Em 85% dos casos envolvendo cachorros, o animal é do próprio dono ou é conhecido da vítima. A localização mais habitual são extremidades (mãos e pés), enquanto lesões em face e pescoço (risco de exsanguinação) ocorrem mais em crianças pequenas.

A taxa de infecção relacionada a mordedura de cachorro é de 2-30%. Fatores de risco para infecção da ferida incluem: retardo do atendimento inicial (acima de 12 horas), ferimento puntiforme e profundo ou por esmagamento, acometimento osteoarticular, idade > 50 anos, condição imunodepressora (uso de corticosteroide, esplenectomizado, DM, cirrótico, insuficiência renal crônica) e insuficiência venosa ou linfática do local acometido.

Gatos também são importantes agentes relacionados. A maioria dos acidentes é leve, com predomínio de arranhadura, e acomete mais mulheres adultas. Entretanto, a taxa de infecção tende a ser mais alta, devido à maior possibilidade de ferimentos profundos pelos dentes mais afiados em relação aos do cachorro.

Fisiopatologia

Microbiologia da infecção secundária a mordeduras está relacionada a agentes presentes na cavidade oral dos animais e a agentes que vivem na pele da vítima.

Pasteurella multocida, um bacilo gram-negativo, é o agente mais frequentemente encontrado. Outras espécies comumente associadas são *Staphylococcus aureus* oxacilina-sensível, *Streptococcus intermedius, Neisseria sp., Capnocytophaga canimorsus* e anaeróbios, como *Fusobacterium, Porphyromonas, Prevotella* e *Bacteroides. Eikenella corrodens* é outro bacilo gram-negativo muito associado a infecções secundárias a mordedura humana.

Exame físico

Sinais clínicos de infecção incluem dor local, eritema e edema de partes moles sugestivos de celulite, saída de secreção purulenta e/ou com odor fétido. Febre, adenopatia satélite ou linfangite são achados menos frequentes. Deve-se avaliar extensão de lesão, tecidos acometidos, envolvimento osteoarticular, necessidade de sutura por razões estéticas, presença de sujidade.

Exames laboratoriais/propedêutica armada

Pode-se solicitar radiografia simples na suspeita de acometimento osteoarticular do local da mordedura.

Em caso de suspeita de infecção, culturas (aeróbia e anaeróbia) da ferida devem ser solicitadas. Estas devem ser colhidas de porções mais profundas do ferimento, antes de manipulação local e após descontaminação tópica com irrigação abundante de soro fisiológico e limpeza local com solução degermante.

Para fins de diagnóstico diferencial, é importante ressaltar a doença da arranhadura do gato, cujo agente etiológico é a *Bartonella hanselae*, que é um agente de difícil crescimento em culturas automatizadas. Esta entidade tem forte relação epidemiológica com gato filhote (importante reservatório da *Bartonella*), acomete principalmente faixa etária inferior a 21 anos e apresenta-se clinicamente como uma linfadenite subaguda localizada. Seu diagnóstico se dá por meio de testes sorológicos e da visualização do agente em exame anatomopatológico de amostras de tecido do ferimento.

Protocolo para conduta

- Irrigação exaustiva e imediata se possível de ferimento com soro fisiológico ou água limpa.
- Repetir irrigação quando no hospital e coleta de culturas profundas após limpeza da superfície com degermante.
- Desbridamento de tecidos necróticos ou desvitalizados.
- Lesões puntiformes e profundas devem ser exploradas e desbridadas com cicatrização por segunda intenção.
- Demais lesões também devem ser desbridadas, lavadas e suas bordas sadias aproximadas.
- Sutura primária de lesão:
  - Não é preconizada, embora tal recomendação, visando a diminuição do risco de infecção local, não tenha evidência consistente na literatura.
  - Considerar fechamento primário de lesão: < 12 horas, sem sinais de infecção, risco de sequela estética importante (exemplo: ferimento em face).
- Antibiótico: quando houver sinais clínicos de infecção.

Quando ferimento precoce e/ou sem sinais clínicos de infecção, considere antibiótico preemptivo nas seguintes situações:

» condição imunodepressora do paciente;
» lesão profunda;
» acometimento de cartilagem;
» articulações e extremidades;
» proximidade com genitais.

Opções:

- Amoxicilina-clavulanato 500/125 mg VO 8/8 horas 5 dias.
- Clindamicina 600 mg VO 6/6 horas + Ciprofloxacino 500 mg VO 12/12 horas 5 dias.
- Clindamicina 600 mg VO 6/6 horas + Sulfametoxazol-trimetoprim 800/160 mg VO 12/12 horas 5 dias.
- Doxiciclina 100 mg VO 12/12 horas 5 dias.

Em caso de internação (toxemia, piora do quadro):

» Clindamicina 600 mg IV 6/6 horas + Ciprofloxacino 400 mg IV 12/12 horas 5 dias
» Clindamicina 600 mg IV 6/6 horas + Ceftriaxona 2 g IV 1 × dia/5 dias
» Elevação do local acometido na presença de edema
» Imunoprofilaxia contra tétano e raiva (anexos)
» Reavaliação em 24-48 horas

Possibilidade de falha terapêutica: questionar se a indicação de antibiótico está adequada ou se há osteomielite aguda por contiguidade ou pioartrite.

Profilaxia do tétano: avaliação do histórico vacinal e ferimento

Vacina:

» < 7 anos: utilizar tríplice bacteriana (DPT), dupla infantil (DT) ou tríplice acelular (DTPa).

- 7 anos: utilizar dupla adulto (dT).

Imunoglobulina humana antitetânica: 250 UI IM dose única (alternativa: soro antitetânico 5.000 UI IM dose única), aplicada em grupo muscular distinto ao da vacina (Tabela 26.1).

Tabela 26.1 – Imunoprofilaxia do tétano					
		Ferimento limpo e superficial		Todos os outros ferimentos*	
		Vacina	Imunoglobulina	Vacina	Imunoglobulina
< 3 doses ou ignorado		Sim	Não	Sim	Sim
≥ 3 doses	Última < 5 anos	Não	Não	Não	Não
	5 ≤ última ≤ 10 anos	Não	Não	Sim	Não
	> 10 anos	Sim	Não	Sim	Não

**Outros ferimentos: fratura exposta, ferimento por arma de fogo ou branca, queimadura extensa, ferimento com retenção de corpo estranho, ferimentos profundos e puntiformes.*

Profilaxia pós-exposição à raiva: avaliação do agente agressor e do ferimento

» Vacina cultivo celular: início o mais breve possível no deltoide, 4 doses (0, 3º, 7º e 14º dias)

» Imunoglobulina humana antirrábica (20 UI/kg) ou soro antirrábico (40 UI/kg) perilesional (preferível) ou no glúteo dose única, aplicada em grupo muscular distinto ao da vacina, até 7 dias após 1ª dose da vacina. Após 3ª dose da vacina, não é mais necessária.

» Acidente leve: ferimento superficial, único, em tronco e membros (exceto mãos, polpas digitais ou planta dos pés) (Tabela 26.2).

» Acidente grave: ferimento em cabeça, mão, polpa digital ou planta dos pés e/ou profundo, múltiplo ou extenso, em qualquer região do corpo (Tabela 26.3).

Tabela 26.2 – Conduta no acidente leve

Acidente leve com cão/gato				
Sem suspeita		Suspeita		Raivoso
Observo 10 dias		Início da vacina (0,3) Observo 10 dias		Início da vacina (0,3,7,14) Imediatamente
Animal ficou bem	Animal morreu, sumiu ou raivou	Animal ficou bem	Animal morreu, sumiu ou raivou	
Caso encerrado	Início da vacina (0,3,7,14)	Suspender vacina Caso encerrado	Completar vacina (7,14)	

Tabela 26.3 – Conduta em acidente grave

Acidente grave com cão/gato				
Sem suspeita		Suspeita		Raivoso
Início da vacina (0,3) Observar 10 dias		Soro + início da vacina (0,3) Observar 10 dias		Soro + início da vacina (0,3,7,14) Imediatamente
Animal ficou bem	Animal morreu, sumiu ou raivou	Animal ficou bem	Animal morreu, sumiu ou raivou	
Caso encerrado	Completar vacina (7,14)	Suspender vacina Caso encerrado	Completar vacina (7,14)	

Observações:

Caso o agente agressor seja morcego, estão indicados soro/imunoglobulina e vacina independentemente se acidente leve ou grave.

Ferimento por ratos, coelhos, hamsters e outros roedores urbanos: não é necessária a profilaxia antirrábica.

Referências consultadas

Ellis R, Ellis C. Dog and cat bites. Am Fam Physician. 2014 Aug 15;90(4):239-43.

Goldstein EJC, Abrahamian FM. Bites. In: Mandell, Douglas & Bennett's Principles and Practice of Infectious Diseases, 8th Edition. Elsevier, 2015. Pp.3510-15.

Levin, ASS et al. Guia de utilização de anti-infecciosos e recomendações para a prevenção de infecções relacionadas à assistência à saúde. São Paulo: Hospital da Clínicas da Faculdade de Medicina da Universidade de São Paulo, 2018. p.20.

Manual dos Centros de Referência para Imunobiológicos Especiais.Brasília: Ministério da Saúde, 4a Edição, 2014.

Oehler RL, Velez AP, Mizrachi M, Lamarche J, Gompf S. Bite-related and septic syndromes caused by cats and dogs. Lancet Infect Dis. 2009 Jul;9(7):439-47.

Parte 3

• • • • • • • • • •

Cirurgia do trauma

Coordenador
Edivaldo Massazo Utiyama

Capítulo 27

Cinemática do trauma

Dario Birolini

Por tratar-se de um tema conceitual, este capítulo não vai ser elaborado de acordo com os tópicos adotados como rotina neste livro, mas serão focalizados, essencialmente, os principais mecanismos do trauma e alguns aspectos fisiopatológicos de suas repercussões.

Entende-se por cinemática o estudo dos mecanismos que determinam as lesões inerentes aos traumas. Obviamente trata-se de um tema extremamente complexo tanto pelas diversidades etiológicas como pelas repercussões locais e sistêmicas que podem ocorrer. De fato, por esses motivos, o trauma, mais do que uma "doença", deveria ser entendido como uma síndrome, em decorrência de suas numerosas causas etiológicas, da multiplicidade de lesões que podem ocorrer e das complexas repercussões sistêmicas que acarreta.

No atendimento às vítimas, seja em nível pré-hospitalar como em nível hospitalar, a investigação dos mecanismos responsáveis e das circunstâncias que levaram à sua ocorrência é fundamental, pois permite programar a logística diagnóstica e terapêutica mais adequada, e, o que é mais importante, permite levantar a suspeita da existência de lesões não identificáveis ao exame clínico inicial.

Causas etiológicas

Ao analisar, sucintamente, as principais causas etiológicas, é importante enfatizar que as lesões traumáticas são devidas à transmissão de alguma forma de energia para o nosso organismo. As formas de energia mais comumente responsáveis pelas agressões incluem a energia física (ou mecânica), térmica, elétrica, química, nuclear, entre outras, embora, não raramente, as agressões sejam devidas à associação concomitante de diferentes formas de energia.

Entre elas, entretanto, a mais comum é a energia física ou mecânica. Os traumas decorrentes são reunidos em duas categorias: os contusos e os penetrantes. Nos traumas contusos as lesões decorrem da compressão e/ou do deslocamento das vísceras devido à desaceleração brusca, enquanto nos penetrantes as lesões ocorrem pelo próprio agente penetrante, ao longo de seu trajeto.

Traumas contusos e suas repercussões

As repercussões das lesões contusas dependem tanto do mecanismo responsável (desaceleração vertical por quedas, desaceleração horizontal por acidentes por veículos automotores, compressão) como da quantidade de energia transferida para o organismo (devida, por exemplo, à altura da queda, à velocidade do veículo no momento do impacto) e do local de impacto. Como consequência, podem ocorrer a compressão de algum órgão sólido (contusão miocárdica, por exemplo) e sua eventual esmagamento, o deslocamento além dos limites impostos por suas estruturas anatômicas (lesões do sistema nervoso central, lesões do arco aórtico, lesões de fígado e de baço, por exemplo) e a explosão de vísceras ocas contendo gases.

No caso de ocorrer uma queda, por exemplo, obviamente as lesões serão diferentes se o paciente cair de pé ou de lado ou de cabeça para baixo, e sua gravidade dependerá da altura da queda e da compressibilidade da superfície de impacto.

Já no caso de acidentes por veículos automotores, podem ocorrer impactos frontais, impactos traseiros, impactos laterais, impactos rotacionais, impactos angulares ou capotamentos, e, devido à interação do mecanismo do trauma com a vítima, a avaliação pormenorizada do mecanismo pode permitir suspeitar da existência de lesões viscerais específicas.

As condições das vítimas no momento do impacto (posição, estado de consciência, local do assento, uso de instrumentos de contenção etc.) e as características do veículo (presença de *air bag*, por exemplo) podem ser importantes na suspeita de possíveis lesões. Quando as vítimas são ejetadas, a gravidade das lesões e as probabilidades de morte aumentam de maneira altamente significativa.

O fato de não usar cinto de segurança ou de usá-lo de modo incorreto pode ter importância determinante na natureza das lesões. Se o cinto de segurança de dois pontos for usado incorretamente (acima das espinhas ilíacas anterossuperiores), um impacto pode levar a lesões de mesentério e de vísceras abdominais, por compressão contra a coluna, e a aumento da pressão intra-abdominal e intratorácica, com lesões diafragmáticas e com lesões pulmonares que podem resultar em pneumotórax.[1]

Nas quedas e colisões envolvendo motocicletas, o motociclista pode ser ejetado, sofrendo um impacto frontal, com possíveis lesões cranioencefálicas ou raquimedulares, ou pode sofrer fraturas e esmagamento de membros inferiores com abrasão e avulsão de tecidos caso seja vítima de uma derrapada ou de um impacto lateral. Embora o uso de capacete seja obrigatório, sua real utilidade na prevenção de lesões cranioencefálicas não está totalmente confirmada.[2]

Aliás, os mecanismos que levam a lesões cerebrais traumáticas são extremamente complexos, dependem tanto do trauma em si como de alterações metabólicas secundárias, e não são necessariamente controlados pelos recursos terapêuticos atualmente disponíveis.[3]

As explosões, além de causarem inicialmente uma onda pressórica que afeta principalmente as vísceras com conteúdo gasoso (vias aéreas, pulmões, tubo digestivo, sistema auditivo), podem ser seguidas por lesões devidas à penetração no corpo do paciente de fragmentos de metal, de vidro ou de outras naturezas e podem ocasionar seu deslocamento, fazendo com que ele sofra quedas e impactos com objetos penetrantes como grades, por exemplo.

O barotrauma pulmonar, além de lesões pulmonares, pode levar a embolia gasosa com sérias repercussões neurológicas.

Ainda dentro da análise dos traumas contusos, é importante lembrar a ocorrência de lesões complexas que, além de afetarem simultaneamente diferentes sistemas do corpo, podem levar a contaminação maciça com repercussões sistêmicas tardias críticas. Um exemplo dramático são os traumas pelviperineais abertos, com lesões concomitantes de partes moles da pelve, de estruturas ósseas da bacia e dos membros inferiores, de vísceras digestivas e geniturinárias.

Traumas penetrantes e suas repercussões

Os traumas penetrantes podem ser devidos à penetração por armas brancas (facas, punhais, espadas...), por projéteis de arma de fogo ou por objetos os mais variados (flechas, extremidades de grades metálicas, troncos de madeira, pés de cadeiras etc.). Mais raramente podem ocorrer empalamentos (inserção de uma estaca pelo ânus, vagina, ou umbigo), acidentais ou intencionais.

As lesões viscerais por arma branca são consideradas de "baixa velocidade" e limitam-se às características do agente (comprimento, largura), mas podem ser modificadas por possíveis movimentos realizados por por parte tanto do agressor como do agredido.

Já nos ferimentos por armas de fogo, a gravidade do traumatismo decorre tanto da própria natureza e da extensão das lesões viscerais como, obviamente, da ocorrência de lesões concomitantes em múltiplos órgãos, particularmente quando diferentes segmentos corpóreos (crânio, tórax, abdome) são atingidos.

Para complicar mais um pouco a análise das repercussões por ferimentos por armas de fogo é importante lembrar que elas podem ser reunidas em dois subgrupos importantes, dependendo da energia cinética dos projéteis.

Alguns projéteis, de baixa energia (projéteis de revólveres, por exemplo), determinam tão somente lesões devidas à penetração em diferentes órgãos ao longo de seu trajeto. Já outros, de alta energia (projéteis de rifles de caça ou militares), além de ocasionarem lesões diretas, determinam uma verdadeira explosão ao longo de seu percurso por transferência de energia aos tecidos, explosão esta que se espalha frontalmente e lateralmente ao trajeto do projétil e determina o que se denomina "cavitação".

Tal efeito pode resultar em destruição maciça de tecidos próximos ao trajeto que é seguida, logo após a passagem do projétil, por uma onda de pressão negativa que leva à aspiração de restos de tecidos, de coágulos e eventualmente de conteúdo de vísceras ocas (restos fecais, secreções digestivas).

Além disso, os projéteis de alta energia, ao alcançarem os ossos, podem levar a sua explosão, transformando os fragmentos ósseos em projéteis secundários.

Cabe lembrar, também, que no caso de ferimentos penetrantes por armas de fogo o exame clínico pode permitir determinar quais sejam os orifícios de entrada e os de saída do projétil. Geralmente os de entrada são de formato mais arredondado, enquanto os de saída costumam ter um aspecto estrelado, irregular. Esta abordagem extremamente simples pode permitir, eventualmente, que sejam definidos o possível trajeto do projétil e as lesões viscerais a ele implícitas, ainda que a definição da gravidade das lesões viscerais seja imprevisível.

Outros mecanismos de trauma

Obviamente, outros mecanismos de trauma podem ocorrer, entre os quais os afogamentos, as queimaduras (térmicas, elétricas, químicas), as explosões mecânicas (por cilindros de gás, por armas explosivas como granadas, minas, artefatos explosivos), as explosões químicas (devidas à conversão súbita de pequenos volumes de materiais sólidos ou líquidos em grande volume de gás), as explosões nucleares com as consequências da irradiação.

Quanto às lesões induzidas por descargas elétricas, elas ocorrem por três mecanismos: pelas lesões teciduais devidas à própria energia elétrica, pela conversão de energia elétrica em energia térmica causando destruição e necrose tecidual e, indiretamente, pelas lesões mecânicas decorrentes de quedas e de contrações musculares involuntárias e violentas.

No caso de atentados, podem ser usadas armas químicas (cianetos, *sarin*, mostarda nitrogenada, fosgeno etc.), armas biológicas (antraz, brucelose, *Yersinia pestis*, cólera, varíola, febres hemorrágicas, toxina botulínica, enterotoxinas, ricina, micotoxinas etc.) ou armas nucleares (explosões nucleares, contaminação radioativa de água, de alimentos, do ambiente etc.), situações que obviamente representam um desafio diagnóstico e terapêutico complexo, tanto em nível pré-hospitalar como em nível hospitalar.

Algumas repercussões sistêmicas do trauma

As repercussões sistêmicas do trauma, inerentes ao próprio mecanismo do trauma, devem sempre ser consideradas no planejamento diagnóstico e terapêutico. Entre elas, as mais importantes são a hipovolemia grave e a contaminação maciça, responsáveis pela ocorrência de respostas sistêmicas complexas, de difícil controle, que levam a elevadas taxas de morbidade e de mortalidade.

O esmagamento de tecidos, frequentemente devido a atropelamentos, pode resultar em uma síndrome complexa, a *crush syndrome* (síndrome do esmagamento), caracterizada por uma resposta inflamatória sistêmica que leva a várias consequências, entre as quais a hiperpotassemia, a hipocalcemia, a acidose metabólica, a coagulação intravascular, a depressão do sistema imune e a ocorrência de distúrbios neuroendócrinos responsáveis por insuficiências orgânicas múltiplas.

Outra consequência das lesões extensas que acometem a musculatura esquelética é a rabdomiólise, ou seja, a destruição das fibras musculares, que desencadeia a liberação para a circulação de grande quantidade de conteúdo intracelular potencialmente tóxico e que pode resultar em insuficiência renal aguda.

Fraturas ósseas, particularmente de ossos longos, como é caso de fraturas de fêmur ou de tíbia, por exemplo, podem levar à ocorrência de microembolia gordurosa, quadro de diagnóstico difícil e que pode trazer sequelas neurológicas.

Queimaduras elétricas, além de causar lesões teciduais, podem ter repercussões importantes na função cardíaca e do sistema nervoso.

De qualquer modo, lesões traumáticas graves comumente levam a lesões teciduais graves, a hipovolemia e a choque e, não raramente, a contaminação maciça, e, em decorrência, podem ocasionar a liberação de citoquinas, de proteínas de fase aguda e de mediadores hormonais, entre outros, que resultam em uma resposta inflamatória sistêmica, que, por sua vez, determina a ocorrência de uma resposta anti-inflamatória. Esta sequência pode levar a distúrbios de coagulação, necrose de células e insuficiências orgânicas e favorece a ocorrência de infecções oportunistas e de sepse.

Por todas essas razões, a compreensão dos mecanismos e da cinemática do trauma não somente facilita a programação diagnóstica e terapêutica inicial, mas também permite estimar com antecipação quais são os possíveis candidatos a repercussões sistêmicas tardias, permitindo a adoção de medidas terapêuticas precoces com o intuito de minimizar suas sequelas.

Cabe aqui ressaltar, além disso, que a resposta sistêmica, embora obedeça a uma sequência razoavelmente padronizada, assume características individuais, pois depende do perfil genômico, individual, do paciente e, obviamente, também de seu perfil físico, da existência de comorbidades, do uso de medicamentos, de seus hábitos de vida.

Por todos esses motivos, é fundamental que o médico que atende os pacientes conheça e avalie os mecanismos envolvidos e adote todas as medidas para proceder sem demora à reanimação e para que o paciente seja atendido de maneira correta e sem perda de tempo, de modo a minimizar tanto as consequências locais como as sistêmicas da agressão.

Em síntese, comumente o trauma ocorre de modo imprevisível, agride a vítima sem proteção, não obedece a padrões definidos, costuma afetar mais de um segmento corpóreo, pode causar lesões viscerais complexas e causar profundas agressões à homeostase e resultar em agressões secundárias.

Além disso, embora na maioria das vezes afete jovens sadios, o trauma pode afetar idosos, obesos, gestantes, doentes portadores de doenças sistêmicas que não raramente fazem uso de medicamentos que podem interferir na resposta à agressão. Além disso, não raramente a vítima está sob o efeito de drogas ou de álcool e quando há concomitância de traumas cranioencefálicos ou raquimedulares o médico não pode receber informações do paciente. Daí a importância de investigar e levar em consideração a cinemática do trauma, obtendo, sempre que possível, informações da equipe que prestou o atendimento pré-hospitalar, mas lembrando sempre que todo traumatizado é, na realidade, um potencial "politraumatizado" e deve ser avaliado de maneira holística e reavaliado periodicamente até que se possa definir uma conduta terapêutica segura e correta.

Exemplo: traumas decorrentes de acidentes automobilísticos

Algumas perguntas, esclarecimentos e indagações que podem auxiliar na atenção à vítima.

- Quais os danos veiculares?
- Foi difícil remover a vítima?
- A vítima foi ejetada?
- A vítima usava cinto de segurança? Se sim, qual?
- Havia *air bag* no veículo?
- Havia evidência do uso de álcool ou drogas?
- Houve evidências de lesões neurológicas?
- Existem informações a respeito dos antecedentes da vítima?
- A vítima fazia uso de medicamentos? Se sim, quais?
- Quais foram as medidas tomadas no local?

Referências consultadas

1. Kordzadeh A, Melchionda V, Rhodes KM et al. Blunt abdominal trauma and mesenteric avulsion: a systematic review. Eur J Trauma Emerg Surg. 2016 jun; 42(3);311-5.
2. O´Connor KL, Rowson S, Duma SM, Broglio S. Head-impact-measurement devices: a systematic review. J Athl Train. 2017 Mar;52(3):206-27.
3. Young LA, Rule GT, Bochieri RT, Burns JM. Biophysical mechanisms of traumatic brain injuries. Semin Neurol. 2015 Feb;35(1):5-11.

Sugestão para leitura

www.medscape.com

Capítulo 28

Atendimento inicial ao politraumatizado

Eduardo Rissi Silva
Sumaya Abdul Ghaffar

Introdução

O trauma é hoje a principal causa de morte entre crianças e adultos jovens, de 1 a 44 anos. Além da alta mortalidade dentro da população jovem economicamente ativa, para cada morte por trauma, três doentes ficam com incapacitação permanente, sobrecarregando sistemas previdenciários. Nos EUA, os custos relacionados ao trauma excedem US$ 500 bilhões por ano.

Em 1984, Trunkey descreveu a tríade de distribuição das mortes em trauma, dividindo as mortes em imediatas, precoces e tardias. As mortes imediatas ocorrem na cena de trauma ou durante o transporte pré-hospitalar, sendo as principais causas os traumatismos cranianos e hemorragias maciças. As mortes precoces, que são aquelas com pico em 2 horas após o trauma, ocorrem normalmente no ambiente hospitalar, causadas principalmente por distúrbios ventilatórios e sangramentos. Já as mortes tardias têm o pico de incidência semanas após o evento trauma, normalmente associadas a infecções e outras complicações de pacientes críticos.

Avaliando os pacientes traumatizados no ambiente hospitalar, observou-se uma sequência temporal de eventos que levam à morte do paciente politraumatizado. Com base nessa sequência, conforme a gravidade das lesões, foi desenvolvido em 1979 o ATLS (Advanced Trauma Life Support), pelo Colégio Americano de Cirurgiões, que estruturou o atendimento inicial ao politraumatizado, propondo um protocolo de avaliação e reanimação simultâneas do paciente (Tabelas 28.1 e 28.2).

Esse protocolo tem se desenvolvido e se adaptado às mudanças atuais, incluindo o arsenal hoje disponível nos serviços de emergência.

Tabela 28.1 – Conceitos do atendimento inicial ao politraumatizado

Avaliação e tratamentos baseados na sequência ABCDE
Tratar primeiro a maior ameaça à vida
O diagnóstico definitivo não é importante de imediato
O tempo é essencial
Não provocar mais lesões
Trabalhar em equipe

Tabela 28.2 – Mnemônico ABCDE de atendimento ao politraumatizado

Sequência ABCDE
A – *Airway* – Vias aéreas
B – *Breathing* – Respiração
C *Circulation* – Circulação
D – *Disability* – Disfunção (Estado neurológico)
E – *Exposure* – Exposição, ambiente, temperatura corpórea.

Avaliação rápida

Em 10 segundos é possível avaliar o doente de maneira rápida e simples:

1. Identificar-se;
2. Perguntar o nome do paciente;
3. Perguntar ao paciente o que aconteceu.

A resposta apropriada confirma:

A - Via aérea pérvia;

B - Reserva respiratória suficiente para falar;

C - Perfusão suficiente para raciocinar;

D - Sensório normal.

Airway – Vias aéreas

O objetivo no primeiro momento é garantir a permeabilidade das vias aéreas. Neste momento também devem ser avaliadas a presença do colar cervical e sua colocação adequada.

1. Buscar por sinais de obstrução, que pode ser funcional - pela queda da base da língua por rebaixamento do nível de consciência – ou mecânica, na presença de corpo estranho, sangue, vômito, fraturas de face e cervicais ou edema de glote.
2. Avaliar fala (se possível). A presença de rouquidão indica lesão de via aérea.
3. Saturação de O_2.
4. Padrão respiratório.
5. Manobras não avançadas para garantir VA:
   - Fornecer O_2 em máscara a 100%, aspirar secreções;
   - Na permanência de obstrução funcional pode-se proceder com elevação do mento (Chin-Lift) ou tração da mandíbula (Jaw-Thrust);
   - Inserir cânula de Guedel;
   - Inserir máscara laríngea.
6. Manobras avançadas:
   - IOT;
   - Cricotireoidostomia cirúrgica;
   - Traqueostomia.

As manobras avançadas são vias aéreas definitivas. Embora a cricotireoidostomia também se enquadre como via aérea definitiva, recomenda-se sempre sua troca por uma traqueostomia.

Breathing – respiração

Observar respiração e ventilação:

1. Expansibilidade;
2. Frequência respiratória;
3. Palpar tórax em busca de instabilidade e enfisema subcutâneo;
4. Ausculta.

São cinco as possíveis causas de má ventilação neste momento inicial:

1. Pneumotórax hipertensivo

» Tem-se uma diminuição da expansão, com diminuição de MV, hipotensão e estase jugular. É uma insuficiência respiratória agurad (IRpA) acompanhada de instabilidade hemodinâmica.

» Pode ocorrer em traumas com mecanismo de alta energia, ou ferimentos penetrantes de tórax.

» O diagnóstico é clínico, não necessita de confirmação com exames de imagem.

» Conduta: punção com Jelco 14 em 2º EI, linha hemiclavicular. O Jelco deve estar associado à seringa com soro para observar o ar saindo. Em seguida deve-se proceder a drenagem de tórax.

2. Pneumotórax aberto

» O mecanismo de trauma mais comum é por ferimentos penetrantes com arma de fogo, ou trauma fechado de alta energia com perda de partes moles.

» Tem-se perda de ar quando o ferimento é maior que 2/3 do diâmetro da traqueia. Nessa situação, a via preferencial de entrada do ar é pelo ferimento.

» Conduta: curativo de três pontos seguido de oclusão, seguido de drenagem de tórax por outro orifício.

3. Instabilidade torácica com contusão pulmonar – tórax instável

- Ocorre por fratura em dois pontos de duas ou mais costelas concomitantes, com um segmento instável do tórax, podendo causar respiração paradoxal.
- Conduta: suporte ventilatório e analgesia, IOT se insuficiência respiratória.

4. Hemotórax maciço

- Tem-se IRpA com instabilidade hemodinâmica e queda de saturação de O_2 importante;
- Pode ser causado por ferimentos penetrantes do tórax ou traumas fechados;
- Considera-se um hemotórax maciço quando o volume de sangue é maior que 1,5 L, com repercussão hemodinâmica;
- Conduta: expansão com RL, transfusão de CH e drenagem de tórax.

5. Hérnia diafragmática traumática

- Lesão do diafragma com herniação do conteúdo abdominal, mais comum à esquerda pela menor proteção por órgãos parenquimatosos.
- Pode ser causada por ferimentos penetrantes, ou trauma fechado de alta energia cinética.
- O diagnóstico pode ser feito com RX de tórax, porém pode passar despercebido na avaliação dos menos experientes. Frequentemente é diagnosticado em laparoscopias ou laparotomias por outros motivos.
- Conduta: requer abordagem cirúrgica.

Circulation – circulação

Deve-se avaliar a perfusão orgânica através do nível de consciência e da cor e temperatura da pele, além do tempo de enchimento capilar. Neste momento, também são de extrema importância a frequência e a característica do pulso periférico e central, além da pressão arterial.

Os objetivos são:

1. Controle de hemorragia;
2. Restauração da volemia;
3. Reavaliação do doente.

Deve-se realizar a pergunta: existe alguma fonte de sangramento? Os sangramentos do corpo podem ser divididos em segmentos para facilitar a avaliação:

Sangramentos externos

Os sangramentos externos são prontamente identificados, podendo ser controlados de início com compressão extrínseca ou, em casos mais graves, com o uso de torniquetes.

Torácicos

Os hemotórax não maciços ou hemopneumotórax podem ser identificados ao exame clínico associado ao uso do RX de tórax na sala de emergência, ou E-FAST com avaliação da cavidade pleural. A conduta é drenagem torácica com dreno tubular.

Abdominais intraperitoneais

As hemorragias intraperitoneais podem ser avaliadas com o FAST no paciente instável ou TC de abdome após a avaliação inicial no paciente estável. A depender do estado do paciente e das lesões, pode ser necessário abordagem cirúrgica.

Abdominais extraperitoneais – pelve e retroperitônio

Para avaliar hemorragias pélvicas, faz-se avaliação da estabilidade pélvica, com compressão laterolateral, anteroposterior e da sínfise púbica. Na presença de alteração de um destes, o próximo exame não deve ser feito e deve-se estabilizar a pelve com lençol ou *pelvic binder*. O toque retal deve ser feito na busca de sangramentos e espículas ósseas – avalia-se também neste momento o tônus esfincteriano. Em um segundo momento, as lesões pélvicas devem ser avaliadas com RX de bacia.

Membros – fraturas de ossos longos

As fraturas de ossos longos podem ser avaliadas com a inspeção e palpação dos mesmos, com sinais mais comuns de desvios, abaulamento e instabilidade.

Reanimação

A reanimação ou expansão volêmica é feita conforme o grau de choque hemorrágico do paciente e só deve ser realizada se o paciente apresenta algum grau de sangramento ou hipovolemia. A via preferencial é por dois acessos venosos periféricos calibrosos (Jelcos 14 ou 16), já devendo ser realizada a coleta de exames essenciais na sala de emergência (Tabela 28.3).

Tabela 28.3 – Exames essenciais no atendimento ao trauma
Tipagem sanguínea
Hb/Ht
Plaquetas
Coagulograma
Gasometria arterial

Em geral, a reposição inicial é com 1 a 2 L de cristaloide, aberto. Deve-se evitar excesso de volume, especialmente em crianças, com dose máxima de 20 mL/kg. O uso de concentrado de hemácias fica reservado na ausência de resposta ou de resposta transitória.

A passagem de SVD é mandatória para controle de função renal e perfusão, porém pode ser passada com calma em uma avaliação secundária, atentando-se para lesões perineais e uretrais.

Na dificuldade de obtenção de acesso periférico, as opções são o acesso intraósseo, a dissecção venosa e os acessos centrais (femoral, jugular, subclávio).

Classificação do choque hemorrágico (Tabela 28.4)

Tabela 28.4 – Classificação do choque hemorrágico				
Parâmetros	**Classe I**	**Classe II**	**Classe III**	**Classe IV**
Perda de sangue	Até 750 mL	750-1.500 mL	1.500-2.000 mL	> 2.000 mL
Perda de sangue em % do volume	Até 15%	15-30%	30-40%	> 40%
Pulso	< 100 bpm	100-120 bpm	120-140 bpm	> 140 bpm
Pressão arterial	Normal	Normal	Diminuída	Diminuída
Pressão de pulso	Normal/ aumentada	Diminuída	Diminuída	Diminuída
Frequência respiratória	14-20 irpm	20-30 irpm	30-40 irpm	>35 irpm
Débito urinário	> 30 mL/h	20-30 mL/h	5-15 mL/h	Imperceptível
SNC	Ansiedade discreta	Ansiedade branda	Ansiedade/ confusão	Confusão/ Letargia
Conduta	Cristaloide	Cristaloide	Cristaloides + CH (pode aguardar tipagem)	Cristaloides + CH (não aguardar tipagem)

Critérios para ativação de protocolos de transfusão maciça (PTM)

Prever a necessidade de TM é difícil. A mortalidade é diminuída com ativação rápida de um protocolo de transfusão maciça, mas as complicações são aumentadas se os pacientes têm a exposição desnecessária para produtos derivados do sangue. Ferramentas de previsão para ativação da TM em pacientes com trauma têm sido desenvolvidas para os pacientes militares e civis com ferimentos penetrantes ou trauma contuso, com especificidades que variam entre 80% a 90%.

Um sistema de pontuação validado é o escore Assessment of Blood Consumption (ABC). A pontuação do escore ABC consiste em quatro variáveis:

» FC > 120;
» PAS < 90;
» FAST +;
» Ferimento penetrante de torso.

Visando diminuir a superestimação do escore ABC, incluímos o Shock Index, que avalia a relação entre a FC e PA sistólica (SI = FC/PAs):

» Normal: 0,5-0,7;
» Baixo risco: 0,7-0,9;
» Alto risco: 0,9-1,1;
» 1,3: indicativo para PTM.

Critérios para desencadear a ativação de um PTM devem incluir um ou mais dos seguintes:

» Escore ABC >2;
» Shock Index > 1,3;
» Instabilidade hemodinâmica persistente;
» Sangramento ativo.

Se os critérios para PTM forem atendidos:

» Comece infusão de CH. É preferível não iniciar soluções cristaloides ou coloides.
» Transfundir CH e PFC e plaquetas (aférese) numa proporção entre 1: 1: 1.

Existem vários adjuntos disponíveis para transfusão maciça. Medicamentos antifibrinolíticos tais como o ácido tranexâmico (Transamin) ou o ácido aminocaproico inibem a ativação do plasminogênio em plasmina, estabilizando assim o coágulo.

A infusão do Transamin intravenoso deve ser de 1 grama em 10 minutos, seguido por perfusão 1 grama a cada oito horas. É recomendada a todos os pacientes feridos que estão sangrando e estão dentro de três horas do trauma.

Pacote SOFT – objetivos (Figura 28.1)

» Temperatura: 35,7-37 ºC;
» Cálcio: repor cloreto de cálcio a cada duas bolsas de qualquer hemocomponente;
» Duas ampolas + SF 0,9% 100 mL;
» Acidose: objetivar pH 7,35-7,45;
» Evitar bicarbonato; considerar DVA mais precocemente;
» Não permitir coloides.

Figura 28.1 – Pacote SOFT – Atendimento ao politraumatizado no HCFMUSP.

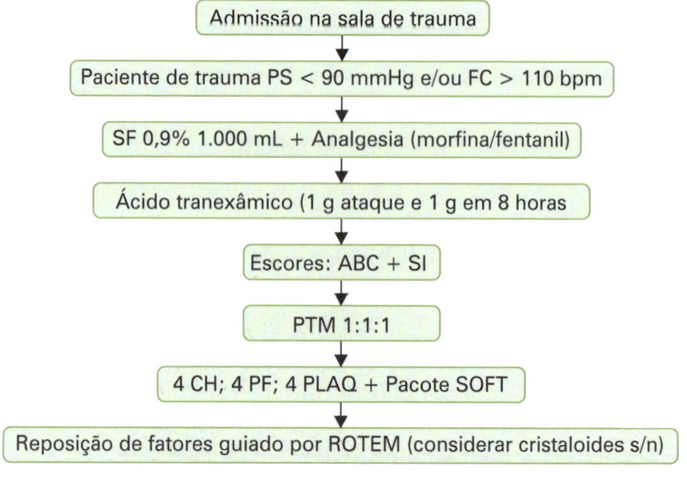

Focused assesment with sonography for trauma (FAST)

Ultrassom realizado na sala de atendimento do trauma, durante a avaliação inicial, com o objetivo de avaliar a presença de líquido nas lojas avaliadas, para identificar possível causa do choque.

Lojas avaliadas: Pericárdica, hepatorrenal, esplenorrenal e supravesical.

Causas de choque não hemorrágico no trauma*

» Tamponamento cardíaco;

» Pneumotórax hipertensivo;

» Neurogênico por trauma raquimedular;

» Séptico – tardio.

*Até provar o contrário, a causa de choque no traumatizado é hemorrágica!

Disability

Tem como objetivo verificar o nível neurológico do paciente e seus déficits. A avaliação inclui:

» Pupilas;

» Nível de consciência pela Escala de Coma de Glasgow – GCS*;

» Dextro;

» Déficits focais.

*Atenção: pacientes com GCS menor ou igual a 8 não protegem adequadamente as vias aéreas, e têm indicação de IOT!

A presença de alteração no breve exame neurológico indica a realização de TC de crânio em um segundo momento.

Exposure – exposição e controle do ambiente

É um momento em que se passa às avaliações da parte externa do paciente.

» Expor completamente o paciente, retirando roupas e acessórios.

- Rolamento em bloco e exame do dorso.
- Palpar coluna e retirar prancha rígida.
- Prevenir hipotermia com colocação de manta térmica, aquecimento da sala e infusão de fluidos aquecidos. A hipotermia faz parte da tríade letal do trauma e contribui para o desenvolvimento de coagulopatia.
- Caracterizar: descontinuidades na pele, fraturas e demais lesões.
- Considerar a retirada do colar cervical se:
    - Paciente GCS 15 sem dor à mobilização passiva e ativa.
    - Imagem cervical sem lesões.

Medidas auxiliares

- Sonda vesical de demora
    - Avaliar presença de sangue, descompressão da bexiga e monitorização do débito urinário.
    - Contraindicações à passagem de SVD: uretrorragia, hematoma perineal ou próstata deslocada cranialmente.
- Sonda gástrica
    - Descompressão gástrica;
    - Analisar conteúdo: sangue ou bile;
    - Contraindicações à passagem de SNG: sinais de fratura de base do crânio (saída de liquor pelo nariz ou ouvido, equimose periorbitária, instabilidade da face, hemotímpano.
- Exames:
    - Radiografia de tórax e pelve;
    - Avaliar necessidade de tomografia;
    - Indicações de tomografia de corpo inteiro:
        - Trauma de alta energia;
        - Queda > 3 m de altura;
        - Colisão > 50 km/hora;
        - Ejetado do veículo;
        - Acidente com morte no local;
        - Mecanismo de trauma desconhecido e paciente inconsciente.

Ao fim do ABCDE: repassar novamente o ABCDE.

Avaliação secundária

Só deve ser feita se o paciente estiver com as funções vitais normalizadas. Inclui:

» História AMPLA
   - Alergias.
   - Medicações em uso.
   - Passado médico: comorbidades, cirurgias.
   - Líquidos ingeridos.
   - Alimentos ingeridos.

» Exame físico da cabeça aos pés

» Exame neurológico completo

» Exames especiais

» Reavaliação e avaliação por outras especialidades cirúrgicas.

Referências consultadas

ATLS – Suporte Avançado de Vida no Trauma, Manual do Curso de Alunos. 9ª edição. Colégio Americano de Cirurgiões, 2012.

Cannon JW, MD, SM; Khan, MA. MBBS (Lond), PhD; Raja, AS. MD et al. Damage control resuscitation in patients with severe traumatic hemorrhage: A practice management guideline from the Eastern Association for the Surgery of Trauma. J. Trauma 2017 83(3):605–17.

Cullinane DC, Schiller HJ, Zielinski MD, et al. Eastern Association for the Surgery of Trauma practice management guidelines for hemorrhage in pelvic fracture - update and systematic review. J. Trauma. 2011 Dec 71(6):1850-68.

Gruen L, Brohi K, Schreiber M, Balogh ZJ, Pitt V, Narayan M, et al. Haemorrhage control in severely injured patients. Lancet, 380 (2012), pp. 1099-108.

Mowery NT, Gunter OL, Collier BR, et al. Practice management guidelines for management of hemothorax and occult pneumothorax. J Trauma. 2011 Feb;70(2):510-8.

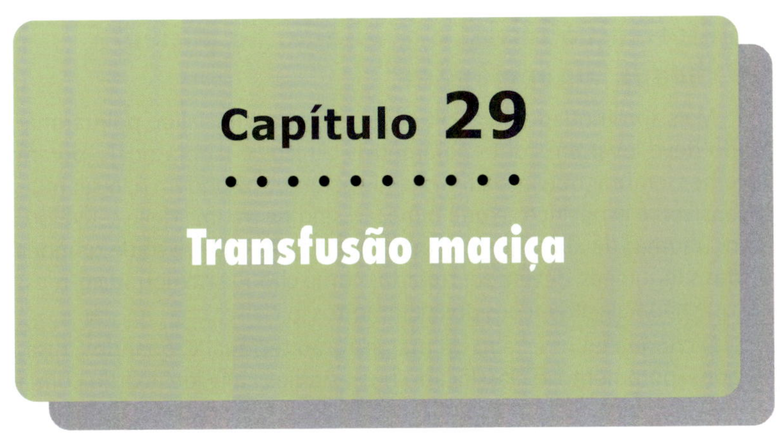

Capítulo 29

Transfusão maciça

Lenira Chierentin Rengel
Sumaya Abdul Ghaffar

Introdução e epidemiologia

A transfusão maciça, por definição, é aquela que transfunde mais de dez concentrados de hemácias em 24 horas. O sangramento pós-traumático levando ao choque hipovolêmico grave é a principal causa de morte nas primeiras 24 horas, e é considerada a causa mais prevenível e tratável entre as causas de morte no trauma. A reposição volêmica com hemoderivados visa garantir a oxigenação e corrigir a coagulopatia. Esta implica alterações como trombocitopenia, alterações de coagulograma e biodisponibilidade de fibrinogênio, entre outros fatores. Estima-se que aproximadamente um terço dos pacientes apresenta coagulopatia já na admissão hospitalar; e sua gravidade pode ser influenciada por condições como acidemia, hipotermia, hipoperfusão e consumo de fatores de coagulação.

Neste capítulo, abordaremos as principais maneiras de reposição volêmica no trauma grave e quando e como está indicada a transfusão maciça.

Monitorização inicial e avaliação do paciente em choque hipovolêmico

Mais aprofundado no Capítulo 28, o manejo inicial do politraumatizado deve levar em conta parâmetros clínicos e laboratoriais, porém devemos lembrar que inicialmente tais parâmetros podem não ser muito sensíveis e específicos e que o mecanismo de trauma deve ser valorizado. Traumas de alto impacto/energia, em que existe risco de grandes perdas sanguíneas, devem ser tratados como choque hemorrágico, mesmo que não haja alterações dos parâmetros iniciais.

O choque é um estado de má perfusão tecidual e, quando causado por sangramento, é classificado nos estadios I a IV, de acordo com a Tabela 29.1.

Mesmo que não consigamos estimar a real quantidade da perda sanguínea, estes escores devem ser avaliados e o paciente, classificado

Tabela 29.1 – Graus do choque hemorrágico

	Classificação de choque hemorrágico			
	I	II	III	IV
Perda sanguínea (mL)	< 750	750-1.500	1.500-2.000	> 2.000
Perda sanguínea (%)	< 15	15-30	30-40	>40
Pressão arterial	Normal	Normal	Diminuída	Diminuída
Frequência cardíaca	< 100	100-120	120-140	> 140
Frequência respiratória	14-20	20-30	30-40	> 40
Diurese	> 30	20-30	5-15	Ausente
Estado neurológico	Ansioso	Muito ansioso	Ansioso e confuso	Confuso e letárgico

em um grau específico de choque, pois, como se mostrará mais adiante neste capítulo, muda-se o tratamento.

Outras formas de avaliação da necessidade de transfusão maciça incluem o uso do Assessment of Blood Consumption (ABC) Score e do Shock Index (SI), conforme as Tabelas 29.2 e 29.3. O escore ABC utiliza sinais vitais, resultado da *avaliação focada* com ecografia para trauma (FAST, do inglês *focused assessment with sonography for trauma),* que, para agilizar o tratamento, deve ser realizada em até 10 minutos do trauma, e presença de ferimentos por armas de fogo (FAF) de tórax; o escore superestima a necessidade de transfusão e não é recomendado seu uso isoladamente; dois ou mais critérios do escore ABC indicam abertura de protocolo de transfusão maciça. O Shock Index, por sua vez, utiliza a relação entre a frequência cardíaca (FC) e a pressão arterial sistólica (PAS), levando em consideração apenas esses sinais vitais e uma relação > 1,4, é indicativa para início de protocolo de transfusão maciça. A abertura de um protocolo de transfusão maciça deve levar também em consideração a presença de sangramento ativo ou instabilidade hemodinâmica persistente.

$$SI = FC/PAS$$

Tabela 29.2 – ABC Score
FC > 120 bpm
PAS < 90 mmHg
FAST positivo
Ferimento penetrante de torso

Tabela 29.3 – Avaliação do SI
Normal: 0,5 a 0,7
Baixo risco: 0,7 a 0,9
Alto risco: 0,9 a 1,1
Abertura de PTM: > 1,4

Manejo inicial

A monitorização do paciente politraumatizado e a avaliação de sinais vitais, diurese e estado de consciência são de extrema importância, mas não esqueçamos que há causas não hemorrágicas de choque no trauma, como pneumotórax hipertensivo e tamponamento cardíaco. Por isso, a correta avaliação e interpretação do choque, unindo mecanismo de trauma, exame físico inicial e exames de imagem, são primordiais para a definição de tratamento.

Uma vez definido choque hemorrágico, indica-se a reposição volêmica.

Paciente com choques I e II: devem ter suas perdas sanguíneas inicialmente repostas com as menores quantidades de cristaloides necessárias; hoje prefere-se o uso de ringer-Lactato em vez de solução fisiológica a 0,9% dado que seu uso em grandes quantidades pode resultar em acidose metabólica. Diante da persistência da instabilidade hemodinâmica, deve-se iniciar a transfusão de produtos sanguíneos.

Pacientes com choques III e IV: a expansão volêmica já se inicia com hemoderivados, podendo ser mediante de transfusão "fixa" 1:1:1 ou baseado em tromboelastograma.

Protocolos de transfusão maciça

Pacientes com choque hemorrágico graus III ou IV apresentam grande perda sanguínea, e a reposição apenas de cristaloides não garante a oxigenação adequada dos tecidos, além de não repor fatores de coagulação.

Transfusão "fixa" 1:1:1

A transfusão se inicia com quantidades iguais de concentrado de hemácias, plasma fresco e plaquetas, sendo o volume inicial variável de acordo com o serviço, mas geralmente é de 4:4:4 no choque grau III e 10:10:10 no choque grau IV.

Após a transfusão inicial e o tratamento específico cessando a causa do sangramento, o protocolo é cessado e a transfusão se torna individualizada, baseada em parâmetros clínicos e a laboratoriais (Hb/Ht, INR, plaquetas).

Baseado em tromboelastograma

Em serviços em que há disponibilidade para realizar o tromboelastograma, a transfusão é realizada de forma individualizada de acordo com os fatores de coagulação deficitários no momento.

O exame detecta valores séricos de diversos fatores de coagulação, como fibrinogênio, fator VIII e complexo protrombínico.

Logo, a transfusão é realizada imediatamente com hemoderivados, porém o tipo de cada um e a quantidade não são predeterminados, e sim baseados nos resultados do tromboelastograma.

Diversos estudos comprovam a diminuição da mortalidade com a aplicação de protocolo de transfusão maciça em centros referenciados de trauma grave, porém não há estudos que comprovam a maior eficácia de um dos dois métodos analisados, comparando-se a curva de mortalidade, menos riscos aos pacientes e menor custo à instituição.

Caso não haja tromboelastograma no serviço, o protocolo fixo 1:1:1 é considerado seguro e indicado nos casos específicos, com diminuição da mortalidade.

Metas clínicas e laboratoriais

Uma vez instituída a reposição volêmica no trauma, alguns parâmetros devem ser estabelecidos:

- Administração de plasma objetiva a manutenção de TP e TTPA menores que 1,5 × o valor de referência.
- Administração de CH objetiva a manutenção de Hb entre 7 e 9 mg/dL.
- As doses seguintes de fibrinogênio devem ser guiadas conforme os exames laboratoriais, objetivando níveis entre 1,5 e 2 g/L.
- Administração de plaquetas objetiva a manutenção da contagem acima de 50.000 diante do controle do sangramento, e acima de 100.000 se sangramento ativo.
- A PAS deve estar entre 80 e 90 mmHg.
- Na presença de hipotensão que ameace a vida, a administração de vasopressores é altamente recomendada, em associação com inotrópicos se sinais de disfunção da contratilidade cardíaca.

» Deve-se evitar também a acidose, objetivando-se pH normal, entre 7,35 e 7,45. Para a correção, deve-se preconizar o uso de drogas vasoativas precocemente, diminuindo o uso de bicarbonato.
» Monitorizar e manter os níveis de cálcio dentro do que é adequado – o cálcio é essencial para a formação e estabilização do coágulo; a cada duas bolsas de qualquer hemocomponente, recomenda-se a reposição de duas ampolas de cloreto de cálcio.
» Evitar hipotermia de forma ativa, a temperatura deve ser mantida em 35,7 e 37 °C.
» A administração de ácido tranexâmico (um inibidor de plasminogênio) é recomendada, cujo uso mostrou redução de mortalidade e prevenção de sangramento intenso nas primeiras 24 horas pós trauma, desde que iniciado em até 3 horas de trauma. A dose inicial é de 1 g infundida em 10 minutos e a dose de manutenção é de 1 g a cada 8 horas.

Fim da transfusão maciça

Deve-se terminar a transfusão maciça em paciente que não tem mais sangramento ativo e atingiu os seguintes parâmetros:

» Hemoglobina > 10
» TP < 18 s
» Plaquetas > 150.000
» Fibrinogênio > 180 g/L

Considerações finais

Identificar e estratificar o sangramento dos pacientes politraumatizados é de extrema importância, dada a alta mortalidade associada, sua redução significativa quando há intervenção imediata e correta e também pela prevalência e impacto do trauma na saúde mundial.

Este capítulo abordou os protocolos de transfusão maciça, porém vale ressaltar que o tratamento da causa do sangramento, o mais precoce possível, é tão ou mais importante do que a reposição volêmica e que o uso de transfusão maciça traz riscos, como a coagulopatia diluicional, a trombocitopenia, a hipotermia, os distúrbios acidobásicos e as já conhecidas reações transfusionais.

Referências consultadas

Alves PHF. Procedimento Operacional Padrão nº 8 (POP – 08) – PTM – Protocolo de Transfusão Maciça no Trauma – HCFMUSP (2016) – Não publicado.

Roberts I, Shakur H, Coats T, et al. The CRASH-2 trial: a randomised controlled trial and economic evaluation of the effects of tranexamic acid on death, vascular occlusive events and transfusion requirement in bleeding trauma patients. Health Technol Assess. 2013. Mar; 17(10):1-79.

Rodrigues RR, Oliveira R, Lucena L, et al. STATA – strategy of transfusion in trauma patients: a randomized trial. J Clin Trials. 2016 6:284.

Rossaint R, Bouillon B, Cerny V, et al. The European guideline on management of major bleeding and coagulopathy following trauma. 4 ed. Clinical Care (2016) 20:100.

Capítulo 30

Medidas de proteção cerebral no trauma

Bruno Erick Sinedino
Roseny dos Reis Rodrigues

Introdução

O trauma cranioencefálico (TCE) é uma das vertentes específicas do atendimento ao politraumatizado. É responsável pela maior taxa de mortalidade por causa específica entre as causas externas na população de 4 a 40 anos nos pacientes vítimas de trauma. A alta incidência, associada a políticas preventivas pouco eficazes, leva a gastos que superam cifras de 10 bilhões de dólares anuais nos Estados Unidos e 2,8 bilhões de dólares na Austrália. Isso tem impacto negativo sobre a funcionalidade de uma parcela significativa da população economicamente ativa, justificando o enorme custo socioeconômico que produz.

Existe, portanto, um apelo para maior entendimento fisiopatológico do insulto, a fim de melhorar os tratamentos e condutas disponíveis, que serão o cerne deste capítulo. Assim, será possível intervir positivamente nos casos, melhorando resultados e progredindo para desfechos funcionais condizentes com a manutenção de pacientes ativos e independentes.

Problemática

O TCE tem temporalmente dois momentos-chave: a injúria primária e a injúria secundária.

A injúria primária é caracterizada pelo evento traumático em si e o desfecho mecânico produzido (p. ex.: ferimento por arma de fogo, fratura/afundamento craniano etc.). As medidas "terapêuticas" baseiam-se em políticas públicas profiláticas e estas, por sua vez, servem para tentar diminuir o número absoluto de agravos. Nesta casta evolutiva, o papel do médico é menos expressivo

A injúria secundária tem, em sua fisiopatologia, a associação de vários eventos orgânicos diferentes: hipoxemia, hipotensão, hipo/hipercarbia, acidose, hipo/hipertermia, hiperglicemia; e quadros convulsivos. Caso não sejam devidamente identificados e tratados de forma precoce e adequada, atuam de forma sinérgica levando agudamente a um desbalanço e mau funcionamento do tecido neuronal. Esse desbalanço é caracterizado, de forma sucinta, por falhas metabólicas intracelulares oriundas de um *mismatch* no fornecimento do substrato energético celular, o qual, em última instância, levará ao conhecido edema citotóxico e à escala evolutiva da lesão aguda da barreira endotelial, acarretando extravasamento de material exsudativo (filtrado plasmático) ao interstício, o que conduz à formação do edema vasogênico. A adição de ambos, em maior ou menor escala proporcional, adjetiva a entidade conhecida por "inchaço cerebral". É neste evento que a figura do profissional médico capacitado e treinado se torna imperativa para a mudança do prognóstico do paciente.

Intervenção no neurotrauma

De acordo com o explanado anteriormente, o conjunto de medidas terapêuticas no cenário do neurotrauma deve ser aplicado para estabilizar e manter sob controle os eventos orgânicos que alicerçam a injúria secundária, bem como garantir que o tecido neuronal seja bem perfundido. Esse conceito é definido pela pressão de perfusão encefálica (PPE).

A PPE pode ser estimada aritmeticamente mediante a subtração entre a pressão arterial média (PAM) pela pressão intracraniana (PIC). O objetivo mais amplo é garantir valores entre 60 e 70 mmHg.

A fim de facilitar o entendimento das condutas, compartimentalizaremos sua descrição por aparelhos.

Aparelho neurológico

Na vigência de um neurotrauma grave, é fundamental agir a fim de reduzir o consumo metabólico celular ($CMRO_2$), no intuito de equipará-lo à atual capacidade do sistema cardiovascular para suprir o tecido neuronal, sem que se incorra na perpetuação do *mismatch* metabólico do edema citotóxico. Para tal, dispõe-se atualmente de um arsenal de fármacos com perfis satisfatórios, destacando-se o propofol (1,2-diisopropilfenol), midazolam (benzodiazepínico) e fenobarbital (barbitúrico), com preferência pelo primeiro em função da cinética de ação com possibilidade de rápido desmame e de avaliação neurológica com rápidos despertares, caso necessária. O uso do propofol não está isento de riscos, haja vista sua propriedade intrínseca cardiodepressora, bem como a síndrome de infusão do propofol, que, embora raramente, pode manifestar quadro acidótico grave, associado à hipertrigliceridemia aguda, pancreatite, hipocalcemia e alta morbimortalidade.

Aparelho cardiovascular

A ação sobre esse sistema tem por base a garantia de manutenção do fluxo sanguíneo cerebral (FSC) adequado às necessidades encefálicas. De acordo com a Brain Trauma Foundation (BTF), a aquisição de pressão arterial sistólica (PAS) ideal deverá ser estratificada conforme a idade do paciente, priorizando a utilização de drogas vasoativas e hemoderivados (com base em metas), conforme apresentado a seguir:

» 50 a 69 anos: PAS maior ou igual a 100 mmHg.
» 15 a 49 anos ou > 70 anos: PAS maior ou igual a 110 mmHg.

Aparelho respiratório

A aquisição de via aérea definitiva é imperativa durante o manejo do paciente vítima de neurotrauma grave, em função da sua incapacidade de manutenção independente de volume-corrente (VC), proteção de via aérea e oxigenação sanguínea adequados. A utilização de ventilação mecânica tem alguns objetivos bem definidos:

» Normocapnia: $PaCO_2$ entre 35 e 40 mmHg e, por conseguinte, $EtCO_2$ entre 30 e 35 mmHg;

» PaO_2 superior a 60 mmHg;
» PEEP "otimizada" pela complacência pulmonar, respeitando suas repercussões sobre o retorno venoso encefálico;
» Menores pressões de pico e platô possíveis, no intuito de facilitar a drenagem venosa encefálica à veia cava superior e, dessa maneira, diminuir o impacto da ventilação mecânica sobre a PIC.

Idealmente, deve-se ventilar o nosso paciente obedecendo aos preceitos da ventilação protetora: VC de 6 a 8 mL/kg de peso predito (*predicted body weight*), pressão de pico (Ppico) inferior a 35 mmHg, pressão positiva expiratória final (PEEP) otimizada a fim de fornecer a melhor complacência pulmonar, além de ofertar a menor fração inspirada de oxigênio possível, coibindo ativamente a hipoxemia. No entanto, caso a utilização desses valores implique o desenvolvimento de hipercarbia ou acidose, deverão ser abandonados.

Durante episódio agudo de hipertensão intracraniana (HIC), com indícios clínicos de herniação cerebral (anisocoria, tríade de Cushing etc.), podemos nos valer de estratégias transitórias, como:

» Hiperventilação transitória: aumento da frequência respiratória (FR) e/ou VC para reduzir os níveis de $EtCO_2$ a 25 a 30 mmHg e $PaCO_2$ a 30 a 35 mmHg, durante período de até 6 a 12 horas;
» Uso de manitol: para reduzir a PIC.

Aparelho hematológico

O manejo hematológico no neurotrauma está passando por grandes discussões na literatura. O advento de estratégias mais restritivas para a indicação de transfusões, já que uma série de publicações não confirmou o temor de que ambientes com hemoglobina (Hb) inferior a 9g/dL implicariam aumento de morbimortalidade. No cenário atual, a BTF advoga que a transfusão seja individualizada, utilizando-se de marcadores de microcirculação (*base excess*, lactatemia, *clearance* de lactato, saturação venosa central – SvO_2 etc.) e macrocirculação (variação de volume sistólico, variação de pressão de pulso, débito urinário etc.) para a formalização da indicação; havendo tendência a manter os níveis basais de Hb superiores a 7 g/dL.

Ainda não há comprovação para a utilização de medicações antifibrinolíticas no neurotrauma. Especula-se que, com a publicação do estudo CRASH-III, seja possível concluir e entender melhor o papel desta classe medicamentosa nesta situação.

Aparelho geniturinário e balanço hidroeletrolítico

Como na maioria das áreas em anestesiologia e medicina intensiva, o manejo volêmico do paciente com TCE é objeto de polêmica e dificuldades na padronização de condutas. Não obstante, é sabido que soluções hipotônicas estão proscritas nesta gama de pacientes, uma vez que apresentam baixa capacidade vascular efetiva, contribuindo para a perpetuação do edema vasogênico. Assim, a eleição de quais soluções utilizar e de como fazê-lo deve obedecer algumas normatizações:

» Uso racional, baseado na reposição de perdas oriundas de diurese e insensíveis, objetivando manter balanço hídrico zerado;
» Não utilizar soluções hipotônicas (Ringer-lactato, Ringer simples, solução glicofisiológica etc.);
» O estudo SAFE mostrou que o uso de soluções coloidais albuminadas neste grupo de pacientes aumentou a mortalidade, tendo sido seu uso desencorajado.

O perfil hidreletrolítico do paciente vítima de TCE apresenta algumas particularidades em detrimento dos demais cenários, já que é preciso gerar um gradiente osmótico entre o plasma e o interstício encefálico no intuito de drenar o excedente acumulado nesta região e, assim, diminuir a PIC. Para se alcançar esse objetivo, deve-se:

» Aumentar a natremia do paciente, utilizando-se soluções hipertônicas. O alvo natrêmico é de 150 a 155 mEq/L. A forma de administração do sódio é indiferente com relação ao prognóstico. Como regra geral, 1 mL/kg de NaCl a 20% eleva a natremia em 7 mEq/L.
» O manitol é um diurético osmótico capaz de diminuir o fator reológico sanguíneo e melhorar o FSC, diminuindo sua resistência. Atualmente, passou a ocupar posto de 2ª linha, em função de promover desbalanço volêmico (pela diurese exacerbada induzida) em pacientes que caracteristicamente se apresentam com déficit intravascular efetivo. Além disso, impacta negativamente a natremia. Em ensaios clínicos comparativos, as soluções hipertônicas apresentaram resultados mais favoráveis, seja na previsibilidade e mensuração de ação, seja na duração do efeito clínico.

Entretanto, ainda há espaço para sua utilização, majoritariamente em situações emergenciais ou refratárias, sob a dose de 0,25 a 1,5 g/kg. Sua meia-vida é de 4 a 6 horas e seu uso continuado leva à taquifilaxia.

Aparelho endócrino

Na fisiopatologia do trauma, há liberação hormonal contrainsulínica, com pico de cortisol e catecolaminas. As disglicemias resultantes são extremamente deletérias e colaboram com piora do prognóstico do paciente. É indicada a correção aguda, sabendo-se que hipoglicemia tem um pior desfecho celular do que hiperglicemia. O estudo NICESUGAR concluiu que controles mais estritos de glicemia (80-110 mg/dL) induzem a maior morbimortalidade em pacientes de terapia intensiva. Nesta população de pacientes, a manutenção glicêmica entre a faixa de 140 e 180 mg/dL é mais apropriada.

Aparelho tegumentar e posicionamento

Especulava-se que a diminuição na temperatura corporal induziria redução na taxa metabólica cerebral ($CMRO_2$), diminuindo a magnitude do aporte vascular ao respectivo órgão, por conseguinte, reduzindo a PIC. O estudo EUROTHERM3235, por sua vez, não demonstrou melhora prognóstica durante a indução de hipotermia leve nestes pacientes, além de acarretar aumento da incidência de infecção e coagulopatia, tendo, portanto, seu uso desencorajado. Assim, hoje a recomendação é manter o paciente normotérmico, coibindo de forma agressiva a hipertermia, uma vez que esta se relaciona ao aumento da $CMRO_2$ e à mortalidade.

No manejo agudo do paciente vítima de neurotrauma, alguns cuidados básicos de posicionamento podem intervir positivamente na redução da pressão intracraniana:

» Manutenção da cabeça centrada e colocação adequada do colar cervical, sem grandes rotações por estas comprimirem a rede jugular e aumentarem a pressão venosa encefálica;

» Decúbito elevado a 30 a 45 graus durante todo o manejo do paciente, até que haja definição de conduta. Caso seja indicada craniotomia cirúrgica, a alteração do decúbito só poderá ser feita após a abertura da dura-máter.

Aparelho gastrintestinal

Na vigência de neurotrauma grave, é indicada a profilaxia de úlcera de Cushing induzida pelo estresse neuroendócrino com inibidores de bomba de prótons em dose habitual. No manejo intensivo, estimula-se a realimentação precoce mediante o uso de sonda nasoenteral por manter aporte nutricional, compensando o aumento na demanda metabólica e diminuindo índice de translocação bacteriana.

Outras medidas

Profilaxia de convulsões

A incidência de convulsões no cenário de neurotrauma é marcante, causando aumento exponencial da $CMRO_2$ e piora prognóstica. A tentativa de controlá-las é alvo de estudos, e atualmente o uso de medicações anticonvulsivantes está indicado para a profilaxia da ocorrência de convulsões precoces (até 7 dias do trauma). As convulsões tardias (após 7 dias do trauma) não sofrem modificação na incidência pela manutenção do uso farmacológico.

O manejo é feito mediante o uso dos fármacos fenitoína (15 mg/kg em bólus e manutenção) ou levetiracetam (disponível apenas nos Estados Unidos) e está indicado nas seguintes situações, de acordo com a BTF:

- Fratura linear ou com afundamento craniano;
- Trauma craniano com valor de escala de coma de Glasgow menor que 10;
- Convulsão imediata presenciada;
- Trauma craniano penetrante;
- Contusão cortical;
- Hemorragia subdural;
- Hemorragia epidural;
- Hemorragia intraparenquimatosa;
- Amnésia superior a 30 minutos;
- Idade superior a 65 anos;
- Alcoolismo crônico.

*O termo "pressão de perfusão encefálica" (PPE) foi utilizado nesta publicação para evitar a perpetuação literária do anglicismo "pressão de perfusão cerebral", o qual contém um erro intrínseco ao considerar apenas o cérebro como constituinte do encéfalo – real objeto de estudo.

Referências consultadas

A Comparison of Albumin and Saline for Fluid Resuscitation in the Intensive Care Unit. The SAFE Study Investigators. N Engl J Med. 2004; 350:2247-2256 May 27, 2004DOI: 10.1056/NEJMoa040232.

Traumatic Intracranial Hypertension. Stocchetti N, Maas AIR. N Engl J Med. 2014 May 29;370(22):2121-30. doi: 10.1056/NEJMra1208708.

Hypothermia for Intracranial Hypertension after Traumatic Brain Injury.

Andrews PJD, Sinclair HL, Rodriguez A, Harris BA, Battison CG, Rhodes JKJ, Murray GD, for the Eurotherm3235 Trial Collaborators. N Engl J Med. 2015 Dec 17;373(25):2403-12. doi: 10.1056/NEJMoa1507581. Epub 2015 Oct 7.

Craniectomy for Traumatic Intracranial Hypertension. Hutchinson PJ, Kolias AG, Menon DK. N Engl J Med. 2016 Dec 15;375(24):2403.

Brain Trauma Foundation Guidelines for Intracranial Pressure Monitoring: Compliance and Effect on Outcome. Aiolfi A, Benjamin E, Khor D, Inaba K, Lam L, Demetriades D. World J Surg. 2017 Jun;41(6):1543-1549. doi: 10.1007/s00268-017-3898-6.

Capítulo 31

Reanimação hipotensiva

Danilo Alves Andrade
Sumaya Abdul Ghaffar
Filipe Matheus Cadamuro

Introdução

A principal causa evitável de óbito no paciente vítima de trauma é a hemorragia. Desde o final do século XIX, o choque hemorrágico é extensamente estudado e, a despeito de inúmeros avanços científicos, ainda é importante causa de morbimortalidade. Estudos epidemiológicos mostram que cerca de 20 a 40% dos pacientes que sobrevivem ao evento inicial vêm a falecer em decorrência do choque hemorrágico e que uma parcela significativa daqueles que sobrevivem retorna à sociedade com algum grau de limitação, física, intelectual ou psicológica.

O manejo do choque hemorrágico sofreu diversas mudanças de paradigma ao longo dos últimos cem anos. Desde a época da não ressuscitação (Primeira Guerra Mundial), passando pela era dos coloides e do sangue total (Segunda Guerra Mundial e Guerra da Coreia) e pela era dos cristaloides e da supranormalização fisiológica (décadas de 1970 a 1990), vivemos, desde meados dos anos 2000, sob o paradigma do *Damage Control Ressucitation*. Esse paradigma se apoia em alguns pilares e a hipotensão permissiva é um deles.

Coagulopatia induzida pelo trauma e *damage control resuscitation*

Atualmente se reconhece, na literatura, a existência de uma entidade denominada "coagulopatia induzida pelo trauma" (TIC). Trata-se de alterações fisiopatológicas induzidas por lesões traumáticas de alta energia e que, se não contidas adequadamente, tornam o paciente extremamente coagulopata e propenso à exsanguinação e consequente óbito. De modo geral, podemos afirmar que a TIC tem algumas características básicas: deficiência de fibrinogênio; disfunção plaquetária; hiperfibrinólise; e disfunção endotelial (Tabela 31.1).

É sabido também que a TIC se instala precocemente nos pacientes vítimas de traumas de elevada energia e que é agravada por alguns fatores (além daqueles clássicos: hipotermia e acidose). O grau de lesão tecidual: quanto maior a extensão de tecido lesado, mais coagulopata o paciente tende a ser; a hipoperfusão tecidual (presente nos pacientes em choque) torna o endotélio ainda mais propenso a um estado anticoagulável; e a ressuscitação agressiva com cristaloides hemodilui e consome fatores de coagulação, agravando ainda mais a coagulopatia.

Levando-se em conta o conhecimento fisiopatológico da TIC e de seus agravantes, em meados dos anos 2000, conceitos e abordagens utilizados no manejo de pacientes com choque hemorrágico no ambiente de combate foram incorporados a centros de trauma civis. Esse novo paradigma no cuidado do paciente vítima de trauma de alta energia ficou conhecido como *Damage Control Resuscitation* (DCR).

A abordagem de DCR visa combater a TIC e evitar seus agravantes, portanto se apoia em alguns pontos fundamentais (Tabela 31.2). Primeiro: evita-se o uso excessivo de cristaloides na ressuscitação

Tabela 31.1 – Coagulopatia induzida pelo trauma (TIC)
Características
Disfibrinogenemia
Disfunção plaquetária
Hiperfibrinólise
Disfunção endotelial

Tabela 31.2 – *Damage Control Resuscitation* (DCR)
Princípios
Uso restritivo de cristaloides
Uso precoce de hemoderivados e de antifibrinolíticos
Hipotensão permissiva
Damage Control Surgery

desses pacientes, dando-se preferência para o uso precoce de hemoderivados. Isso habitualmente acontece por meios da deflagração dos protocolos de transfusão maciça (PTM). Assim, tenta-se corrigir a coagulopatia de forma precoce ao mesmo tempo em que se ressuscita o paciente com hemoderivados, evitando, assim, o efeito deletério dos cristaloides em excesso. Segundo: utilizam-se antifibrinolíticos quando indicado; o uso do ácido tranexâmico no atendimento inicial do paciente vítima de trauma de elevada energia é medida muito bem estabelecida na literatura. Terceiro: utiliza-se a hipotensão permissiva nos casos indicados. E, por fim, os pacientes com indicação de tratamento cirúrgico são abordados de acordo com os princípios do *Damage Control Surgery*, ou seja, é priorizada a integridade fisiológica em prol da integridade anatômica do paciente.

Hipotensão permissiva

O conceito de hipotensão permissiva (também conhecida como ressuscitação hipotensiva) remonta à Primeira Guerra Mundial. Dois cirurgiões americanos (Walter Cannon e John Fraser) que atuavam nos campos de batalha na França notaram que uma parte dos pacientes feridos em combate que eram ressuscitados com fluídos em grande quantidade vinha a falecer antes do que aqueles que haviam recebido uma quantidade menor de fluídos no atendimento inicial. A partir dessa observação, desenvolveram a ideia de que a utilização liberal de fluídos poderia elevar a pressão arterial e, em consequência, fazer com que aqueles coágulos já formados fossem removidos, agravando, assim, o sangramento (fenômeno *pop the clot*) em pacientes cuja fonte de sangramento ainda não havia sido controlada. Passaram, então, a adotar uma estratégia restritiva de fluídos no atendimento inicial de modo a tolerar pressões arteriais mais baixas (70 a 80 mmHg de pressão arterial sistólica (PAS)) até que a fonte de sangramento fosse controlada. Essa estratégia ficou conhecida como ressuscitação hipotensiva (ou hipotensão permissiva) e foi amplamente utilizada nas duas Guerras Mundiais.

Após a Segunda Guerra Mundial, o uso de coloides sintéticos e de cristaloides na ressuscitação de pacientes vítimas de trauma se popularizou e a estratégia de ressuscitação hipotensiva foi deixada de lado. A partir do início da década de 1990, diante do aumento de complicações relacionadas a estratégias liberais de ressuscitação (p. ex.: síndrome do desconforto respiratório agudo (SDRA) e síndrome compartimental abdominal), a hipotensão permissiva voltou a despertar interesse. Nos últimos 30 anos, surgiram inúmeros trabalhos na literatura sobre o assunto e, apesar de as populações e situações em que essa estratégia foi estudada não serem homogêneas, parece haver benefício em se tolerar pressões arteriais mais baixas e em se restringir o uso de fluídos no atendimento inicial ou até que a fonte de sangramento esteja controlada. Entre os principais estudos acerca do tema, apenas um deles conseguiu demonstrar redução de mortalidade com tal estratégia em pacientes com trauma penetrante de torso e sem traumatismo crânio encefálico (TCE). Porém, mesmo sem demonstração de redução de mortalidade, outras publicações demonstraram tendência à redução de mortalidade e melhora de desfechos secundários (p. ex.: tempo de internação hospitalar, tempo de ventilação mecânica e desenvolvimento de complicações infecciosas), além de não haver malefício com a aplicação dessa estratégia.

É importante ter em mente que o design dos trabalhos não permite avaliar o efeito da hipotensão permissiva de forma isolada. É possível que a restrição de fluídos ocasionada por essa estratégia também contribua para o benefício que lhe é atribuído, especialmente se levarmos em conta as características da TIC. De qualquer forma, as evidências e recomendações na ressuscitação de pacientes em choque hemorrágico apontam cada vez mais em direção a estratégias restritivas de fluído, ao uso precoce de hemoderivados e a se tolerar pressões arteriais mais baixas na fase de ressuscitação de pacientes vítimas de trauma de alta energia.

Portanto, apesar de a qualidade da evidência ser fraca, o uso da hipotensão permissiva é uma recomendação forte no manejo do paciente com sangramento (Tabela 31.3). E aqui é importante dizer que a hipotensão permissiva consiste em tolerar que o paciente permaneça hipotenso,

Tabela 31.3 – Metas
Hipotensão permissiva
Paciente sem TCE e sem TRM: PAS 80-90 mmHg
Paciente com TCE Grave: PAM ≥ 80 mmHg

TCE: trauma cranioencefálico; TRM: trauma raquimedular; PAS: pressão arterial sistólica; PAM: pressão arterial média.

e não em induzir hipotensão no paciente que está normo ou hipertenso durante o atendimento inicial. No paciente sem TCE ou *trauma raquimedular* (TRM), recomenda-se tolerar uma PAS entre 80 e 90 mmHg na fase inicial do atendimento até que a fonte de sangramento tenha sido contida. Caso o paciente tenha sofrido TCE grave (escala de coma de Glasgow ≤ 8), tolera-se uma PA média ≥ 80 mmHg na fase inicial até o controle da fonte de sangramento. Por fase inicial subentende-se os primeiros 90 minutos após o trauma. Não existem recomendações específicas para outros subgrupos de pacientes vítimas de trauma e deve-se ponderar com muito cuidado a adoção dessa estratégia em pacientes idosos ou sabidamente portadores de hipertensão arterial crônica.

Metas em hipotensão permissiva

Ainda não há números bem estabelecidos para a manutenção da hipotensão permissiva, mas, de modo geral, uma vez excluída a existência de TCE – que se evita PAS < 90 mmHg – na hemorragia não controlada, fazem-se 250 mL de cristaloide se:

- PAS < 80 mmHg;
- Pulso radial não palpável;
- Alteração do nível de consciência.

Os objetivos variam nos estudos da literatura, limita-se à manutenção da hipotensão por 90 minutos no máximo e as metas variam entre:

- PAS 70-80 mmHg e/ou PAM 50-60 mmHg;
- Dose inicial de cristaloides: 1.000 mL.

Abordagem de pacientes hipertensos crônicos

Os hipertensos crônicos são um dos grupos que levantam inseguranças no uso da hipotensão permissiva, já que a sua autorregulação de perfusão é prejudicada. Eles também estão mais susceptíveis aos efeitos adversos do uso de vasopressores como a disfunção diastólica. Não há evidências suficientes de que a hipotensão permissiva em hipertensos crônicos piora o prognóstico destes pacientes, e estudos mais recentes indicam que a manutenção da PAM acima de 65 mmHg, como preconizado em muitos serviços não diminui a mortalidade.

Deve-se atentar também para o fato de que, durante a fase inicial de manejo do choque hipovolêmico no trauma, não se deve confiar na informação de hipertensão crônica – ao menos que o paciente seja conhecido da equipe.

Abordagem do paciente com insuficiência renal aguda

O uso do método no paciente em IRA é preocupante e ainda faltam estudos para tal grupo para determinar se há benefício ou não. Sabe-se que o uso de vasopressores aumenta o risco de necrose tubular aguda e, embora o paciente nesta condição se apresente com um débito urinário aumentado, isso não significa necessariamente que a função renal está em melhora – vale ressaltar que é apenas um efeito da vasoconstrição da arteríola eferente e que não há proteção renal.

Referências consultadas

Cannon JW. Hemorragic shock – review. NEJM. 2018; 378: 390-8.

Carrick MM, Leonard J, Slonne DS. Hypotensive resuscitation among trauma patients. BioMed Res Int. 2016.

Lamontagne F, Marshall JC, Adhikari NKJ. Permissive hypotension during shock resuscitation: equipoise in all patients? Intensive Care Med (2017).

Leo MG, Geeraedts Jr. Prehospital fluid resuscitation in hypotensive trauma patients: do we need a tailored approach? Injury Int J Care Injured (2015); 46: 4-9.

Winearls J, Reade M, Miles E. Targeted coagulation management in severe trauma: the controversies and the evidence. Anesth Analg. 2016; 123 (4): 910-24.

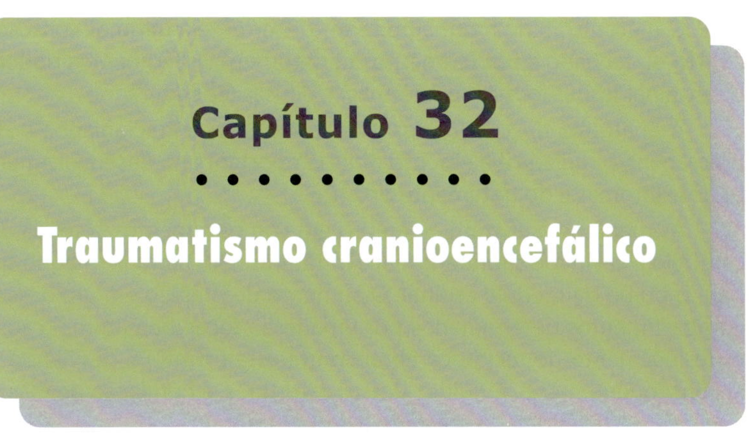

Capítulo 32

Traumatismo cranioencefálico

Francisco de Salles Collet e Silva
Sumaya Abdul Ghaffar

Introdução e epidemiologia

O trauma de crânio é um tipo de traumatismo muito frequente. Principal causa de morte no local do trauma, está presente em 90% dos óbitos durante o atendimento pré-hospitalar. Além do impacto da mortalidade deste traumatismo, existe um número maior de pacientes com sequelas que causam grande custo social.

Alguns fatores no atendimento do traumatizado têm impacto direto na evolução do trauma cranioencefálico (TCE). A sistematização do atendimento e do tratamento ao traumatizado determina um meio efetivo de diminuir as lesões secundárias do sistema nervoso central (SNC) decorrentes da hipóxia e da baixa perfusão cerebral. A detecção precoce de sinais neurológicos e o diagnóstico precoce das lesões realizados por exames de imagem facilitam a sua identificação e o seu tratamento. Assim sendo, na suspeita de um TCE, além de todas as medidas descritas, deve-se acionar precocemente o neurocirurgião.

O mecanismo de trauma pode ser decorrente a traumas contusos aberto ou fechado e por ferimentos penetrantes. Os ferimentos podem determinar lesões focais (hematomas) e difusas (edema).

A anatomia do crânio, dos compartimentos intracranianos e da pressão intracraniana é elemento muito importante no desenvolvimento dos sintomas e do tratamento dos TCE.

As meninges separam o cérebro em compartimentos, a tenda do cerebelo e cavidade supratentorial e infratentorial. O forame magno separa o bulbo da medula espinal. O aumento de pressão em um desses compartimentos determinados por uma lesão focal (hematoma) causa o deslocamento de tecido cerebral contra esta estrutura, desviando-o e, consequentemente à rigidez dessas estruturas, a herniação de massa encefálica através delas agravando a lesão cerebral.

O cérebro está contido num arcabouço ósseo inextensível, exceto em recém-nascidos. Assim sendo, o volume dentro do crânio é fixo e a adaptação ao aumento de volume decorrente de um processo traumático com edema ou sangramento é muito pequeno, determinando um aumento de pressão deste compartimento. Ao aumentar a pressão intracraniana (PIC), determina-se maior dificuldade de perfusão cerebral e o aumento da hipóxia cerebral. Numa fase inicial, o organismo aumenta a pressão arterial para tentar perfundir o cérebro. A doutrina de Monro Kellie explica este mecanismo.

Avaliação da gravidade

Para iniciar a avaliação da gravidade do TCE, o exame físico é a melhor ferramenta. Os TCE podem determinar a alteração do nível de consciência do doente. Esta alteração pode ocorrer logo na avaliação inicial, bem como se deteriorar durante o segmento do doente. Para poder avaliar e comparar estas alterações, utiliza-se a escala de coma de Glasgow (GCS, do inglês *Glasgow Coma Scale*) descrita na Tabela 32.1. Assim, pode-se classificar a gravidade de uma lesão neurológica.

Não só se utiliza a escala de Glasgow, deve-se avaliar o tamanho das pupilas e seu reflexo à luz e os sinais de localização.

Estabeleceu-se uma classificação de gravidade baseada na escala de Glasgow:

» TCE Leve: GCS 13 a 15.

» TCE Moderado

— GCS 13 a 15 com alteração em TC OU déficit focal OU perda de consciência por tempo maior que 5 minutos.

— GCS 9 a 12.

» TCE Grave: GCS 3 a 8.

Tabela 32.1 – Escala de coma de Glasgow

Variável	Resposta	Pontuação
Abertura ocular	Espontânea	4
	Ao chamar	3
	À dor	2
	Nenhuma	1
Resposta verbal	Orientada	5
	Confusa	4
	Palavras inapropriadas	3
	Sons incompreensíveis	2
	Nenhuma	1
Resposta motora	Obedece comandos	6
	Localiza dor	5
	Movimento de retirada	4
	Decorticação	3
	Descerebração	2
	Nenhum	1

Os exames de imagens (tomografia) estão indicados em todos os doentes com escore menor que 15 na escala de coma de Glasgow.

Os pacientes com GCS 15 têm indicação se:

» Dor cervical;

» Cefaleia intensa;

» Déficit neurológico focal;

» Extremos de idade: menores de 2 anos e maiores de 60 anos;
» Uso de anticoagulante ou antiagregante plaquetário;
» Amnésia;
» Traumatismo penetrante;
» Intoxicação;
» Trauma de alta energia;
» Vazamento de líquido cefalorraquidiano (LCR) pelo nariz ou ouvidos;
» Fraturas de face.

O tratamento inicial do trauma de crânio é manter a perfusão e oxigenação adequada cerebral e chamar precocemente o neurocirurgião. As medidas de neuroproteção devem ser estabelecidas precocemente.

Medidas de neuroproteção

Paciente GCS 12-15:

» Decúbito a 30º com cabeça em posição neutra para melhora da drenagem venosa;
» Analgesia – fentanil, via endovenosa (EV);
» Sedação se necessário – midazolan EV ou propofol EV;
» Ventilação adequada;
» Homeostase e controle metabólico;
» Manter Na^+ acima de 145 mEq/L.

Diante da piora do quadro, com rebaixamento do nível de consciência, recomenda-se a repetição da tomografia computadorizada (TC) de crânio, com adição das seguintes medidas clínicas:

» Hiperventilação leve objetivando $PaCO_2$ entre 30 e 35 mmHg;
» Manitol EV em bólus ou solução salina hipertônica, SE não houver hipotensão;
» Aumentar a sedação com barbitúricos – tiopental EV, SE não houver hipotensão ou outros sinais de hipovolemia e má perfusão.

Ainda na piora do quadro, com evolução dos sinais neurológicos sugestivos de herniação, pode-se adicionar:

» Hiperventilação moderada, objetivando $PaCO_2$ menor que 30 mmHg;
» Hipotermia, com temperatura corpórea entre 32 e 35 °C.

Tipos de lesões

As manifestações clínicas dos TCE podem estar presentes e detectadas na avalição primária ou somente ser detectadas na avalição secundária e por meio de exames de imagens. Lembre-se que o cérebro é o órgão mais sensível à hipóxia. Assim sendo, algumas lesões decorrentes ao aumento do tempo de hipóxia e/ou baixa perfusão podem causar dano cerebral e não ser decorrentes diretamente do trauma. A sistematização do atendimento do politraumatizado tem como objetivo diagnosticar e tratar as lesões que podem agravar e desencadear lesões cerebrais secundárias à hipóxia, bem como as lesões dos traumas diretamente no cérebro.

Algumas lesões graves e reversíveis com o tratamento cirúrgico precoce podem apresentar o chamado intervalo lúcido. O hematoma epidural é o exemplo típico deste fato. Nesse caso, o doente pode ter escore 15 na escala de coma de Glasgow no decorrer do atendimento ou algumas horas após desenvolver piora do estado neurológico. Assim, na avalição do trauma, não basta somente a avaliação da escala de coma de Glasgow, esta deve ser complementada com o mecanismo de trauma, exame físico seriado, observação do estado neurológico e, sempre que possível, uma avaliação especializada.

Lesões de envoltórios

Envolvem o couro cabeludo e os ossos do crânio. As lesões de couro cabeludo, em geral, sangram abundantemente e devem ser inicialmente comprimidas e suturadas. O sangramento do couro cabeludo pode ser uma causa de choque hemorrágico; a compressão do couro cabeludo deve ser realizada após exame local, alguns ferimentos ocorrem simultaneamente a ferimentos ósseos, que podem ser instáveis e sua compressão agravar o afundamento ósseo.

As fraturas cranianas podem ser expostas, quando se lesa a gálea aponeurótica ou fechadas. As fraturas fechadas, quando ultrapassam parcialmente o limite inferior do osso se apresentam apenas com desnivelamento e, quando ultrapassam totalmente, se apresentam com afundamento. Estes casos têm indicação cirúrgica, além das expostas.

As fraturas de crânio expostas devem ser tratadas semelhantes a qualquer outra fratura exposta: com antibioticoterapia, limpeza local e avaliar a necessidade de tratamento cirúrgico adequado (Figura 32.1).

Além da inspeção e palpação do crânio, as fraturas são diagnosticadas na TC. Além da solução de continuidade dos ossos o pneumocrânio (gás dentro do crânio) são sinais de fratura ósseas.

Figura 32.1 – Trauma de crânio com exposição de massa encefálica.

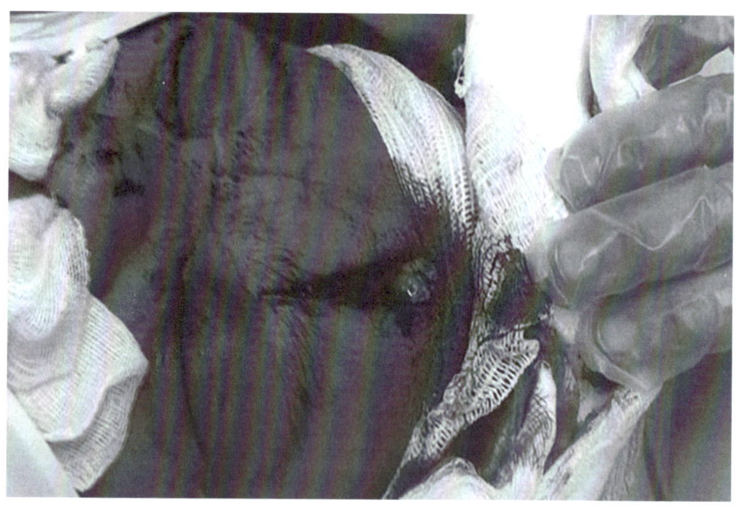

Fonte: Cortesia do Dr. Francisco Collet.

Ferimentos penetrantes do crânio

Dependem da trajetória do projétil ou da arma branca. No caso de ferimentos por arma branca (FAB), em especial se o objeto estiver no local por onde penetrou, não se deve retirá-lo na sala de emergência, e sim no centro cirúrgico após realizar estudo de angiografia cerebral e verificar as condições vasculares ao redor. Uma vez retirado o objeto, fazem-se a remodelação de envoltórios e a limpeza local. Uma TC de controle imediata é mandatória.

Os ferimentos de arma de fogo (FAF) têm conduta que depende do trajeto dentro do crânio. Um projétil ricocheteante tem prognóstico muito fechado e evitam-se abordagens. Quando o FAF é transfixante, a depender da GCS do paciente, a conduta neurocirúrgica é mais ou menos agressiva. Em geral, se GCS > 6, investe-se mais, realizando-se drenagem de hematomas, monitorização de PIC, se indicação, e correção de envoltórios. Em GCS < 6, preconiza-se drenagem se houver hematomas muito volumosos e fechamento da ferida, dado o péssimo prognóstico.

Hematoma epidural

Também chamado extradural, ele ocorre por impacto direto no crânio, que gera lesões ósseas na base do lobo temporal que, por sua vez, lesionam a artéria meníngea média em 90% dos casos. É uma lesão focal grave e requer que o médico tenha uma grande suspeita desta lesão, pois o paciente pode ter um período lúcido, o que pode levar o médico a não suspeitar da lesão.

O quadro clínico é típico: o paciente chega ao serviço ou é atendido na cena em GCS 15 e, após um intervalo lúcido, apresenta rebaixamento do nível de consciência rápido pela rapidez do crescimento do hematoma.

O diagnóstico é via TC de crânio, em que se vê uma imagem hiperdensa biconvexa, bem delimitada nas suturas, com sinais de hipertensão intracraniana. As características da imagem são típicas e ocorrem por conta da adesão firme da dura-máter ao osso, nas suturas (Figura 32.2).

Os hematomas epidurais quase sempre têm indicação cirúrgica, porém os critérios na literatura são:

- Volume > 30 mL;
- Desvio de linha média > 5 mm;
- Alteração do nível de consciência.

Figura 32.2 – Tomografia computadorizada de crânio sem contraste com hematoma epidural.

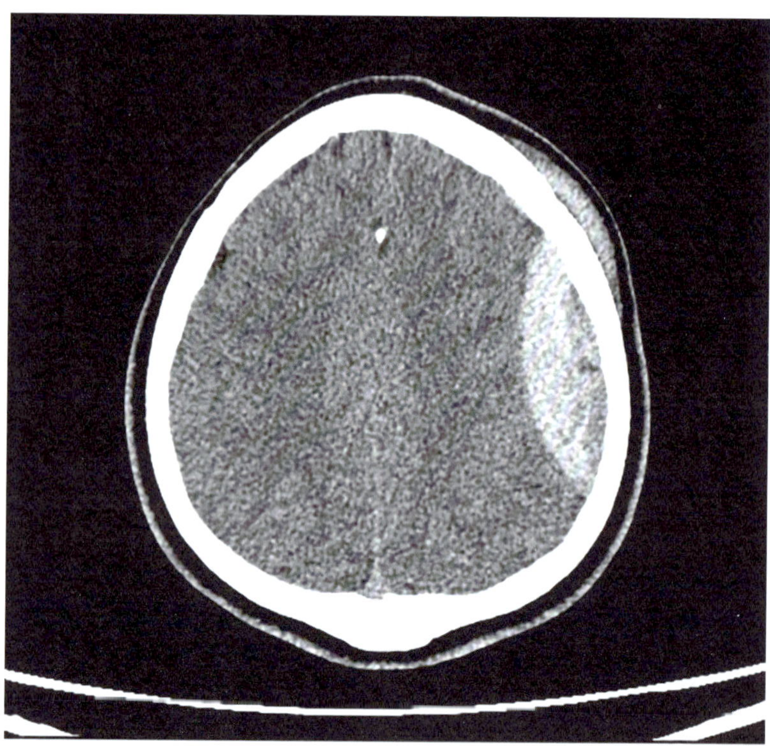

Fonte: Cortesia do Dr. Francisco Collet.

Hematoma subdural agudo

O hematoma subdural é a lesão focal mais comum (Figura 32.3), respondendo por 30% das lesões em TCE. É causado pelo mecanismo de aceleração *versus* desaceleração, que leva ao tensionamento das veias ponte. Outro mecanismo menos comum é por lesão da pia-máter. O hematoma subdural frequentemente vem associado a quadros de lesão axonal difusa, já que o mecanismo de trauma é o mesmo.

Figura 32.3 – Tomografia computadorizada de crânio com hematoma subdural.

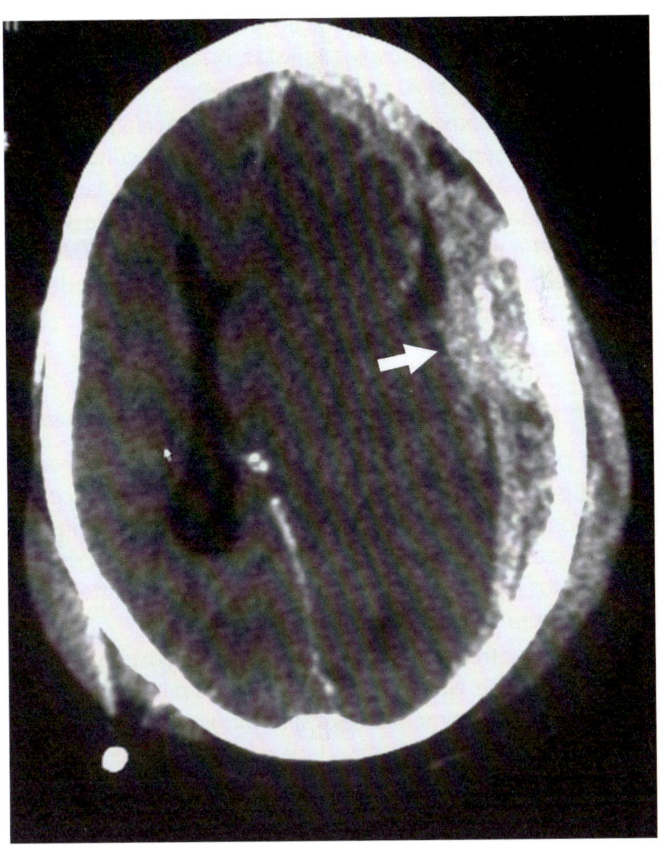

O quadro clínico apresenta rebaixamento do nível de consciência e outros sinais neurológicos variados, a depender do volume e extensão. O diagnóstico é feito via TC de crânio, com imagem típica côncavo-convexa, hiperdensa. Pode-se ter desvio além da linha média e edema além do hematoma, e estas duas situações indicam cirurgia descompressiva. O tempo ideal entre o trauma e a drenagem é de no máximo 4 horas.

Hematoma subdural crônico

Ao contrário do hematoma subdural agudo, o crônico ocorre por traumas leves ou simples desaceleração, 2 a 3 semanas antes de gerar sintomas. É frequente em idosos e etilistas, por atrofia cerebral importante; além de coagulopatas.

Gera sintomas como um acidente vascular encefálico (AVE), sendo diagnosticado também na TC de crânio, com imagem côncavo-convexa, hipo ou isodensa, às vezes difícil de identificar quando laminar. Deve-se sempre considerar o diagnóstico quando há edema, desvio de linha média e efeitos de massa em geral e não se consegue delimitar a lesão. Podem também ser visualizadas imagens pequenas hiperdensas, por ressangramento quando agudizado.

A conduta é cirúrgica.

Contusão cerebral

Ocorre por afundamento do crânio, mesmo que não leve à fratura, em geral por trauma direto; outro mecanismo é o de aceleração e desaceleração (Figuras 32.4 e 32.5). A proximidade do parênquima com estruturas ósseas, que apresenta relevos, promove uma compressão que rompe vasos e permite a trombose local, com bastante inflamação. Aparecem também áreas de reperfusão.

Assim, são quatro os componentes da contusão: edema; isquemia; hemorragia; e necrose. Na TC de crânio há lesões parenquimatosas com densidades diferentes, semelhantes à sal e pimenta. A conduta é em geral conservadora, com TC seguidas, dada a fragilidade da parede capilar cerebral pela inflamação contínua. Em até 48 horas, pode haver aumento do sangramento e piora do quadro neurológico.

A cirurgia está indicada quando:

» GCS 6 a 8;

» Contusões frontais ou temporais;

» Volume > 20 mL.

Figura 32.4 – Paciente com fratura exposta e afundamento.

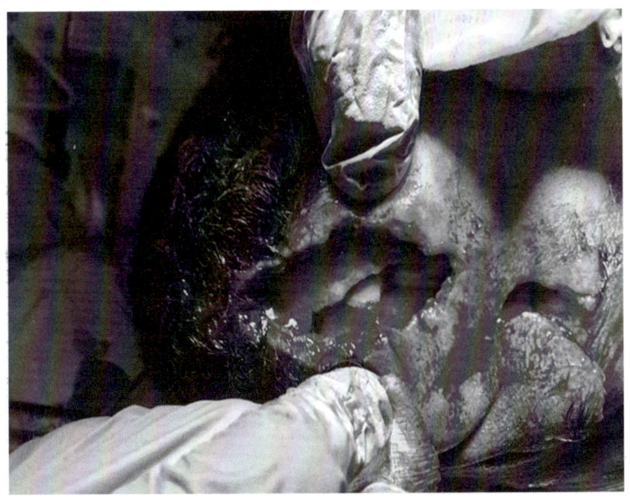

Fonte: Cortesia do Dr. Francisco Collet.

Figura 32.5 – Tomografia computadorizada de crânio do paciente.

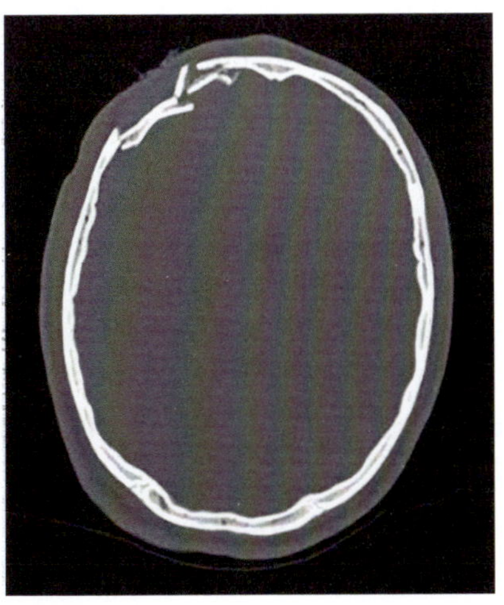

Fonte: Cortesia do Dr. Francisco Collet.

Concussão

A concussão é uma lesão difusa que se manifesta por alterações cognitivas ou de consciência leves e transitórias, em geral por evento traumático leve.

A TC de crânio é normal e a conduta é observação por 6 horas no pronto atendimento, com nova TC se piora neurológica.

Lesão axonal difusa

Definição anatomopatológica de lesão por cisalhamento de axônios, causada por rotação angular de longa duração. É definida clinicamente como o paciente que sofreu TCE, encontra-se em coma há mais de 6 horas e apresenta TC de crânio com pequenos achados que não justificariam o coma.

- » Entre os achados na tomografia, constatam-se:
- » Hemorragia subaracnóidea traumática;
- » Hemoventrículo;
- » *Glidding contusions* – pequenos pontos hemorrágicos frontais e próximos à linha média;
- » Edema cerebral.
- » A conduta é de suporte em unidade de terapia intensiva (UTI), com monitorização de PIC se indicada.

Hemorragia subaracnóidea traumática

Formada por lesões difusas benignas no trauma, que não geram repercussões neurológicas graves, muito menos justificam quadros de coma.

Na TC de crânio, o sangue é visto na superfície e nos sulcos do cérebro, que escorre pela tenda do cerebelo, onde formam imagem hiperdensa.

Edema cerebral consequente ao trauma – *brain swelling*

Ocorre por aceleração rotacional, que leva à perda da autorregulação com vasoplegia e consequente perda de líquido para o extracelular.

O manejo é essencialmente clínico, com medidas para hipertensão intracraniana e monitorização de PIC se indicado.

Indicações de monitorização de pressão intracraniana

A monitorização da PIC, em geral, é feita por posicionamento de cateter dentro do ventrículo lateral pelo neurocirurgião e tem caráter diagnóstico e terapêutico, ao permitir a drenagem de LCR, medida que auxilia na melhora do prognóstico na maioria dos casos.

O tempo de permanência do cateter, em geral, é até melhora neurológica. O paciente deve estar necessariamente em coma para ter a PIC monitorizada. As indicações gerais são:

» Coma com alteração tomográfica que justifique o coma;

» Coma sem alterações tomográficas em paciente com pressão arterial sistólica (PAS) < 90 sem drogas vasoativas nem posturas patológicas e com idade maior que 40 anos.

Referências consultadas

Carney N, Totten AM, O´Reilly C, UllmanJS, et al. Guidelines for manegemente of severe traumatic brain injury. Neurosurgery. 2017; 80:16-13.

Chestnut RM, Marshall LF, Klauber MR, et al. The role of secondary brain injury in determining outcomes from severe head injury. J Trauma. 1993; 34:216-222.

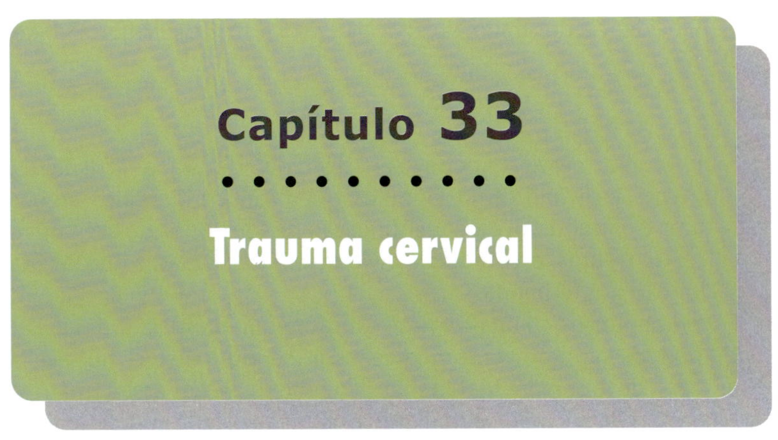

Capítulo 33

Trauma cervical

Francisco de Salles Collet e Silva
Sumaya Abdul Ghaffar

Introdução

Os ferimentos cervicais são aqueles que atingem a região entre a cabeça das clavículas e o osso occipital. Os ferimentos podem ser superficiais ou profundos.

A região cervical é uma das menores regiões do corpo humano. Apresenta uma grande densidade de estruturas importantes muito próximas umas das outras. Esta característica possibilita que um ferimento pouco profundo atinja várias estruturas importantes. Todos os ferimentos nesta localização que ultrapassem o músculo platisma são considerados profundos e requerem investigação adequada.

Os ferimentos cervicais podem ser causados por arma branca e/ou por arma de fogo. Também os traumas contusos causam lesões cervicais. Os ferimentos cervicais, quando causados por contusões diretas, geram lesões principalmente nas vias aéreas (compressão cervical no estrangulamento); quando causados por traumas automobilísticos, envolvem mecanismo de aceleração e desaceleração, gerando lesões vasculares como dissecções e lesões de coluna cervical.

A incidência dos traumas cervicais é de 5 a 10% e sua mortalidade, de 2 a 6%.

Zonas cervicais

A região cervical pode ser dividida de várias maneiras. Comumente, é dividida em triângulos, que facilita a identificação das estruturas e é muito útil para identificação de territórios de drenagem linfática. No trauma, esta região é dividida em três zonas, o que facilita a localização dos ferimentos.

Ferimentos na coluna cervical, estrutura que permeia todas as regiões, podem comprometer a medula. Assim sendo, o médico que avalia esta região deve sempre ter em mente o risco de lesões assintomáticas da coluna cervical, evitar manipulação e manter a coluna imobilizada até que este risco de lesão tenha sido afastado.

Zona 1

Inicia-se na fúrcula esternal até a cartilagem cricoide. Corresponde à região da transição cervicotorácica. As estruturas nesta região são de difícil acesso cirúrgico e alguns métodos diagnósticos, como Doppler, apresentam dificuldades de visualização das estruturas.

As principais estruturas nessa região são: as artérias subclávias, artérias carótidas, tronco arterial braquicefálico, artéria vertebral e as veias jugulares e subclávias, o ducto torácico, o ápice pulmonar, a traqueia, esôfago, medula espinhal e glândula tireoide.

Trauma local gera hemorragias de difícil controle em virtude do posicionamento destas estruturas na transição do tórax para o pescoço e do fato do sangramento de alguns destes vasos poder ocorrer para a cavidade pleural, ensejando sangramento oculto.

Alguns procedimentos médicos são realizados nesta região (acesso venoso central) e podem causar este tipo de sangramento, sendo importante que o médico que realizar estes procedimentos tenha um grande índice de suspeição para intervir de modo seguro e estabeleça diagnóstico precoce destas complicações.

Zona 2

Inicia-se na cartilagem cricoide até o ângulo da mandíbula.

As principais estruturas nesta região são: as artérias carótidas, as artérias vertebrais e as veias jugulares, a laringe, a faringe e a traqueia e o esôfago.

Os ferimentos nesta zona são mais frequentes e podem requerer procedimentos mais precoces. Contudo, muitos ferimentos nessa região tinham, há 30 anos, abordagem cirúrgica e, hoje, podem ser avaliados e tratados seletivamente.

Zona 3

Inicia-se no ângulo da mandíbula até a base do crânio.

As principais estruturas nesta região são: as artérias carótidas internas, as artérias vertebrais, as veias jugulares e a faringe.

Nesta região, também considerada de transição (craniocervical), algumas estruturas são de difícil visualização por alguns métodos de imagem e de difícil acesso cirúrgico.

Avaliação dos ferimentos na região cervical

O doente com trauma deve ser sempre avaliado pelo protocolo do Suporte Avançado de Vida no Trauma (ATLS, do inglês *Advanced Trauma Life Support*).

Na avaliação inicial, o trauma cervical pode comprometer a via aérea causando obstrução consequentemente a lesões diretas na via aérea e/ou a uma obstrução gradual (via aérea insegura), ou seja, que durante o atendimento pode ocluir. A expansão de um hematoma e de um edema nesta região é a etiologia para este tipo de obstrução da via aérea. Para preveni-la, o mais eficiente é a suspeita precoce e garantir uma via aérea definitiva.

O sangramento dos ferimentos nesta região, externo e/ou hematoma que cresce e/ou hemotórax, é abordado na avaliação inicial e, então, o sangramento deve ser controlado por compressão e cirurgia.

Afastando as lesões que põem o doente em risco de vida imediato, os ferimentos cervicais podem ser avaliados clinicamente e complementado o seu estudo com exames de imagem e endoscópicos determinando o tratamento seletivo das lesões. As principais lesões que põem em risco a vida são as de via aérea (obstrução da via aérea, saída de ar pelo ferimento) e o sangramento.

Principais ferimentos da região cervical

Todos os ferimentos penetrantes têm uma trajetória. O conhecimento da trajetória dos ferimentos é importante na avaliação. Os ferimentos por arma branca são causados no local da penetração, já as lesões por arma de fogo são provocadas pelo trajeto de entrada e de saída do projetil. Quando as lesões se apresentam com sinais clínicos, é fácil fazer o diagnóstico mas, muitas vezes, eles não são evidentes e lesões desapercebidas deixam de ser diagnosticadas e tratadas. Para evitar que alguma lesão não seja diagnosticada, todas as lesões que cruzam o trajeto da via aereodigestiva e/ou o fascículo vasculonervoso devem ser avaliadas clinicamente e por exames de imagem.

Lesão de via aérea

Os principais sinais de ferimento são: enfisema de subcutâneo, aumento do diâmetro do pescoço, ferimento soproso subcutâneo, disfonia, respiração estridulosa, hemoptise e trajetória do ferimento. O tratamento inicial é obter uma via aérea segura.

A intubação orotraqueal deve ser precoce. O risco do edema e/ou hematoma se expandir e ocluir para a via aérea é alto. A intubação orotraqueal pode ser difícil e até impossível em razão das modificações causadas pelo trauma. A sedação deve ser cuidadosa neste quadro clinico. É recomendável ter o material disponível para a intubação difícil, além do broncoscópio.

A obtenção de uma via aérea cirúrgica (cricotireoidostomia) neste caso é dificultada pelas alterações em virtude do edema e do sangramento pela incisão do hematoma e pelo aumento da pressão venosa consequentemente à obstrução da via aérea.

Em alguns casos, como no esgorjamento, pode ocorrer a abertura da via aérea (secção da traqueia); nessa eventualidade, o acesso à via aérea pode ser pelo ferimento colocando-se uma cânula orotraqueal na traqueia através do ferimento. Nesta situação, ocorre a aspiração de sangue pelo ferimento. Deve-se, após a intubação, aspirar a via aérea.

O acesso cirúrgico da via aérea – cricotireoidostomia – não deve ser feito quando há ferimento na laringe e em crianças.

O acesso cirúrgico para a via aérea, bem como a intubação orotraqueal, prolongada pode causar lesões secundárias na via aérea – estenoses

– que são de difícil tratamento. A execução e os cuidados nestes procedimentos são muito importantes na prevenção destas complicações.

Os métodos auxiliares no diagnóstico destas lesões são: a tomografia computadorizada (TC) de alta resolução consegue identificar as lesões de traqueia, mas o achado de enfisema de mediastino e subcutâneo neste exame são sugestivos de lesões; o método mais utilizado é a broncoscopia, que deve ser realizada em todos os doentes com sinais clínicos de lesão de via aérea e naqueles mesmo sem sinais clínicos quando a trajetória do ferimento cruza a via aérea.

Lesões faringoesofágicas

Os principais sinais de ferimento são muito semelhantes aos de lesão de via aérea: enfisema de subcutâneo, aumento do diâmetro do pescoço, respiração estridulosa (ao edema hematoma nesta região), hemoptise, sangue na saliva, hematêmese (o doente deglute sangue proveniente do ferimento e, como o sangue é irritante gástrico, o doente vomita sangue), disfagia e odinofagia, e trajetória do ferimento. Este ferimento pode passar desapercebido e o diagnóstico tardio apresenta mortalidade elevada.

A complicação dos ferimentos esofágicos está relacionada com o tecido frouxo que envolve o esôfago e permite que as secreções esofagianas contaminem esta região até o mediastino. A mediastinite decorrente dessas contaminações é grave, com mortalidade elevada e o tratamento requer muitos procedimentos cirúrgicos.

Os métodos auxiliares no diagnóstico destas lesões são: a TC de alta resolução consegue identificar as lesões de esôfago – sugere-se a utilização de contraste antes de obter os cortes para tentar identificar o local das lesões, o enfisema de mediastino e subcutâneo neste exame são sugestivos de lesões. O método de imagem de melhor sensibilidade e especificidade no diagnóstico de lesões esofagianas é o estudo radiológico de esôfago com contraste iodado. O método mais utilizado é a endoscopia digestiva alta, que deve ser realizada em todos os doentes com sinais clínicos de lesão de esôfago e naqueles mesmo sem sinais clínicos se a trajetória do ferimento cruzar a via aérea.

O tratamento de lesões de faringe pode ser conservador. O doente deve ficar de jejum, passar sonda nasoenteral sob visão e antibioticoterapia – orientada para as bactérias da cavidade oral. Os ferimentos esofágicos são tratados preferencialmente com sutura e drenagem; quando no diagnóstico tardio com mediastinite, eventualmente a esofagectomia deve ser realizada.

Lesões vasculares

Os principais sinais de ferimento são: sangramento externo, hematoma, hematoma pulsátil, frêmito, sopro, ausência de pulso distal, sinais de isquemia distal ao ferimento (sinais clínicos de isquemia cerebral) e trajetória do ferimento (cruza o fascículo vasculho nervoso). Os ferimentos das artérias podem seccioná-las, seccionar parcialmente a parede do vaso e, nestes casos, os sinais são evidentes. Contudo, as lesões vasculares podem ser somente dos componentes da parede do vaso, descolamento de íntima, dissecção da intima, secção parcial da muscular sem atingir a íntima, formação de pseudoaneurisma e fístulas arteriovenosas; nesses casos, o doente pode não apresentar sintomas. Estas lesões podem passar desapercebidas se não tiverem sido cogitadas e complicações podem ocorrer – crescimento de pseudoaneurisma e ruptura, descolamento de íntima, formação de trombos e embolismo. Ao avaliar um doente com ferimentos cervical, deve-se ter em mente a trajetória para realizar pesquisa ativa na identificação das lesões.

Os métodos auxiliares no diagnóstico são: Doppler arterial e venoso, a angiotomografia de alta resolução com reconstrução, e arteriografia.

O tratamento do ferimento de carótida é a reconstrução do vaso. A sutura primária do ferimento somente pode ser realizada em ferimentos por arma branca. Com o ferimento por arma de fogo, além da secção do vaso, ocorre uma área de queimadura ao redor do ferimento que deve ser ressecada e, nesta situação, um enxerto com safena está indicado. O uso da colocação de *stents* por angiografia intervencionista também é uma opção terapêutica.

A identificação dos sinais de isquemia cerebral e o tempo de instalação são muito importantes na decisão de realizar a reconstrução arterial com a revascularização cerebral. Se os sinais se instalaram há mais de 4,5 horas, a reconstrução/revascularização deve ser evitada, semelhante à revascularização nos casos de acidente vascular isquêmico não traumático.

Lesões neurológicas

Os ferimentos cervicais podem comprometer a medula, e desencadeiam choque espinal – paralisia flácida e hiporreflexia abaixo do nível de lesão medular – e desencadeiam também o choque neurogênico – que causa hipotensão sem a correspondente taquicardia. As lesões do plexo simpático nesta região podem causar a síndrome de Horner – ptose parcial da pálpebra superior, miose, enoftalmia e anidrose da hemiface. O plexo braquial pode ser atingido, causando paralisia e parestesia no membro superior do lado da lesão.

O diagnóstico inicialmente é clínico com as lesões estabelecidas. Porém, as lesões de coluna nem sempre são acompanhadas por lesão de medula. O risco é deixar passar desapercebida uma lesão de coluna e durante a manipulação, consequentemente à instabilidade de coluna, desencadear-se a lesão de medula. Deve-se sempre avaliar a possibilidade de lesão de coluna em ferimentos cervicais e manter a imobilização até que a lesão tenha sido excluída.

Os exames de imagem são importantes na confirmação e diagnósticos de lesão de coluna. Radiografia de coluna cervical nas incidências posteroanterior e lateral são úteis na avaliação. O exame mais sensível é a TC de coluna cervical.

Para realizar o tratamento adequado, é necessário a avaliação por um neurocirurgião. Enquanto essa avaliação não ocorre, deve-se manter o doente com imobilização da coluna cervical.

Diagnóstico

Uma vez afastada a emergência nos ferimentos cervical, as lesões que não põem em risco imediato de vida devem ser avaliadas por exames de imagem e endoscópicos. O Doppler arterial e venoso é um exame bastante útil e não invasivo para investigar ferimentos de zona 2 cervical.

Conduta

O ferimento cervical não deve ser explorado na sala de emergência. A introdução de dedo e/ou instrumentos pelo orifício pode destamponar a estrutura atingida e desencadear sangramento. Eventualmente, pode-se introduzir uma sonda de Foley na ferida e insuflar o balão com a intensão de diminuir o sangramento.

Paciente hemodinamicamente instável tem indicação cirúrgica, bem como requer atenção com a via aérea. Os doentes hemodinamicamente estáveis e sem problemas na via aérea têm indicação de tratamento seletivo, sendo indicada a investigação diagnóstica apropriada e o tratamento especifico para a lesão.

Referências consultadas

Nowicki JL, Stew B, Ooi E. Penetrating neck injuries: a guide to evaluation and management. Ann R Coll Surg Engl. 2017, 19:1-6.

Hernandez MC, Aho JM, Zielinski MD, Zietlow SP, Kim BD, Morris DS. Definitive airway management after pre-hospital supraglottic airway insertion: outcomes and a management algorithm for trauma patients. Am J Emerg Med. 2017, S0735-6757(17)30753-2.

Madsen AS, Kong VY, Oosthuizen GV, Bruce JL, Laing GL, Clarke DL. Computed tomography angiography is the definitive vascular imaging modality for penetrating neck injury: a South African experience. Scand J Surg. 2017, Sep 1:1457496917731187.

Prichayudh S, Choadrachata-anun J, Sriussadaporn S, Pak-art R, Sriussadaporn S, Kritayakirana K, Samorn P. Selective management of penetrating neck injuries using "no zone" approach. Injury. 2015, 46(9):1720-5.

Teixeira F, Menegozzo CA, Netto SD, Poggeti RS, Collet E Silva Fde S, Birolini D, Bernini Cde O, Utiyama EM. Safety in selective surgical exploration in penetrating neck trauma. World J Emerg Surg. 2016, 12;11:32.

Inaba K, Branco BC, Menaker J, Scalea TM, Crane S, DuBose JJ, Tung L, Reddy S, Demetriades D. Evaluation of multidetector computed tomography for penetrating neck injury: a prospective multicenter study. J Trauma Acute Care Surg. 2012, 72(3):576-83.

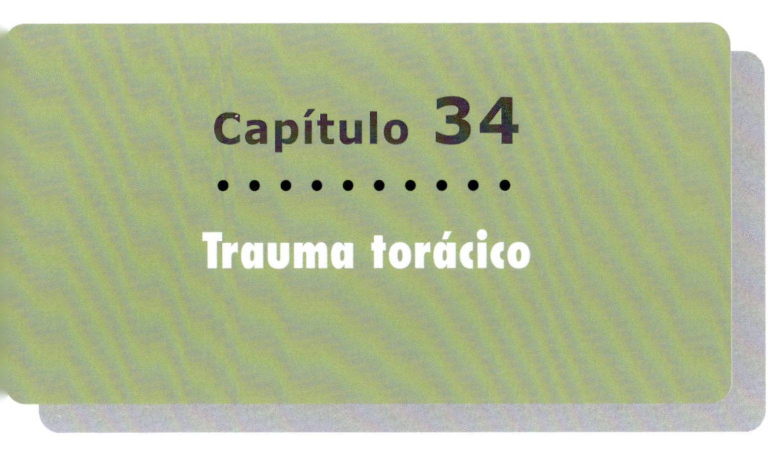

Capítulo 34

Trauma torácico

Francisco de Salles Collet e Silva
Sumaya Abdul Ghaffar

Introdução

O trauma de tórax tem uma mortalidade elevada; apesar deste fato muitas mortes podem ser evitadas se o diagnóstico e tratamento precoce forem realizados. O tratamento cirúrgico dos ferimentos torácicos (toracotomia) ocorre em cerca de 10% dos traumas fechados e em até 15% dos traumas penetrantes. A maioria desses ferimentos pode ser tratada com drenagem torácica e analgesia adequada.

Os traumas torácicos em geral causam alterações ventilatórias que desencadeiam hipóxia, hipercapnia e acidose. Estas manifestações são consequentes a contusões pulmonares, hematomas, colapso pulmonar decorrente de pneumotórax e/ou hemotórax, dor decorrente de fratura de costela ou alteração da ventilação por afundamento de tórax. Podem desencadear também alterações hemodinâmicas decorrentes de modificação dos elementos mediastinais desencadeada pelo pneumotórax hipertensivo e sangramento ou ferimentos cardíacos.

O tratamento das lesões torácicas se baseia no tratamento da hipóxia, na garantia da via aérea pérvia, na oferta adequada de oxigênio e na descompressão torácica por meio de punção e drenagem torácica.

A avaliação do doente com trauma torácico

Em todo doente traumatizado, a avaliação inicial deve seguir o protocolo do ATLS. O protocolo de atendimento inicial requer exame físico e raios X de tórax. Muitas das lesões torácicas que podem comprometer a vida são detectadas durante a avaliação inicial e é neste momento que devem ser tratadas. Algumas lesões torácicas não comprometem a vida inicialmente, mas devem ser pesquisadas e diagnosticadas na avaliação secundária e/ou nas reavaliações (por exemplo: ruptura de esôfago).

Ferimentos torácicos de risco de vida iminente

Via aérea

A via aérea inicia-se na região cervical e caminha para dentro do tórax. Os ferimentos cervicais podem desencadear obstrução devido à aspiração de corpos estranhos e sangue. Inicialmente devem ser aspirados para melhorar a ventilação

Lesões traqueobrônquicas

As lesões da traqueia e dos brônquios não são frequentes. Estas lesões podem ser causadas por trauma contuso e por ferimentos penetrantes. A ruptura da traqueia e/ou dos brônquios pode, inicialmente, causar um enfisema de mediastino e um enfisema de subcutâneo generalizado. Isso ocorre quando a pleura mediastinal está integra. Quando ela se rompe, ocorre um pneumotórax, em geral hipertensivo. O que faz suspeitar desse tipo de lesão é o escape aéreo de grande intensidade e a não expansão do pulmão.

As lesões traqueobrônquicas podem ocorrer durante a intubação orotraqueal, e a suspeita destas deve ser levantada quando o enfisema aparece após a intubação. O diagnóstico é realizado por meio de uma broncoscopia. O tratamento depende da localização da lesão e do tamanho. Inicialmente deve-se posicionar o balonete da cânula de intubação abaixo da lesão e manter o balonete insuflado com a pressão suficiente para vedar a traqueia.

Ventilação

Alguns traumas comprometem agudamente a ventilação. Esses mecanismos de trauma causam atelectasia pulmonar e/ou contusão do parênquima pulmonar que dificultam a troca gasosa e eventualmente o estado hemodinâmico do doente.

Pneumotórax hipertensivo

O pneumotórax hipertensivo ocorre quando há uma saída de ar valvulada para a cavidade pleural. O acúmulo gradual de ar vai determinando uma compressão do parênquima pulmonar em direção do mediastino. Esse acúmulo de ar pode também determinar a movimentação do mediastino para o lado contralateral desencadeando a compressão de vasos mediastinais, comprometendo o retorno venoso e o estado hemodinâmico do doente.

O quadro clínico nessa situação conta com um doente hipoxêmico, taquicárdico, hipotenso, que no exame clinico apresenta diminuição da expansão do pulmão, diminuição do murmúrio vesicular, som hipertimpânico na percussão pulmonar do lado afetado, estase jugular e desvio da traqueia para o lado contralateral.

O diagnóstico é clínico e o tratamento nessas condições não exige exame de imagem. O tratamento é uma punção com Jelco 14 ou 16 no 2º espaço intercostal, na altura da linha hemiclavicular, seguido por uma drenagem torácica no 4º ou 5º espaço intercostal na linha hemiaxilar.

Pneumotórax aberto

O pneumotórax aberto ocorre quando o ferimento da parede torácica é maior que 2/3 do diâmetro da traqueia. A partir deste tamanho de lesão da parede torácica, o ar entra preferencialmente por este orifício, causando um pneumotórax. Como consequência ocorre o colapso do pulmão, podendo também deslocar o mediastino para o lado oposto, desencadeando assim alterações hemodinâmicas.

O quadro clínico nesta situação conta com um doente hipoxêmico, taquicárdico, hipotenso e que, no exame clinico, apresenta diminuição da expansão do pulmão, diminuição do murmúrio vesicular, som hipertimpânico na percussão pulmonar do lado afetado, e, ao se observar a parede torácica, se identifica um ferimento que sopra.

O diagnóstico é clinico e o seu tratamento não requer nenhum exame de imagem. Inicialmente realiza-se um curativo de três pontas, de modo que quando o doente inspire o curativo tampe o orifício e quando o doente expire o ar saia pelo lado não fixo do curativo. Na sequência, o tórax deve ser drenado no 4° ou 5° espaço intercostal na linha hemiaxilar e o ferimento ocluído.

Ventilação e circulação

Hemotórax maciço

Resulta no acúmulo rápido de > 1.500 mL de sangue no espaço pleural. Determina a compressão do pulmão, causando distúrbios de trocas gasosas e alterações hemodinâmicas pela perda volêmica.

O quadro clínico nesta situação apresenta um doente hipoxêmico, taquicárdico, hipotenso e que, no exame clinico, apresenta diminuição da expansão do pulmão, diminuição do murmúrio vesicular e som maciço ou submaciço à percussão pulmonar do lado afetado.

O diagnóstico é clínico e o tratamento inicial é a drenagem torácica no 4° ou 5° espaço intercostal na linha hemiaxilar. A reposição volêmica com sangue e derivados deve ser iniciada.

A autotransfusão pode ser útil nesses casos. Para realiza-la é necessário equipamento adequado e deve-se ter a certeza de que não há lesão de víscera oca associada.

As etiologias dos grandes hemotórax que chegam com vida na sala de emergência são: grandes lacerações do parênquima pulmonar, lesões de artérias intercostais, lesão de artéria torácica interna, ruptura de vasos da base e ferimentos cardíacos.

Após o diagnóstico, se o sangramento continuar, uma toracotomia pode ser indicada para o tratamento das lesões. Para os ferimentos penetrantes na área precordial, tanto anteriores como em sua área correspondente posterior, na vigência de hemotórax maciço, deve-se pensar em ferimento cardíaco, e, nesta situação, uma toracotomia pode ser necessária.

Tamponamento cardíaco

Dentro do saco pericárdico pode haver uma mínima quantidade de líquido. O acúmulo de líquido no saco pericárdico é chamado de derrame pericárdico. O pericárdio é uma membrana fibrosa e pouco distensível;

assim, o volume de líquido e a velocidade com que se acumula no saco pericárdico determinam os sintomas. O acúmulo de líquido no pericárdio pode comprimir o coração e os vasos da base, causando estase venosa e uma diminuição do débito cardíaco, que pode resultar em parada cardíaca.

Existem várias doenças que permitem acúmulo líquido no saco pericárdico, por exemplo, o lúpus. No paciente traumatizado, seja por uma contusão ou por um ferimento penetrante, a lesão da parede cardíaca e/ou da coronária causa sangramento para dentro do saco pericárdico e, dependendo do fluxo de sangue, pode causar um tamponamento cardíaco chamado hemopericárdio.

O tamponamento cardíaco por trauma é muito frequente nos ferimentos penetrantes na área precordial. Ocorrem também em ferimentos contusos em uma frequência menor. Os sinais clínicos são: hipotensão, taquicardia, estase jugular, abafamento de bulhas cardíacas, diminuição do tamanho do complexo QRS, sinal de Kussmaul e parada cardíaca.

O método de imagem utilizado nessa suspeita clínica é ultrassom na posição subxifóidea (janela pericárdica ultrassonográfica) e no íctus cardíaco; o índice de acerto é 90-95%.

O diagnóstico diferencial é com o quadro de pneumotórax hipertensivo. O tratamento indicado é a toracotomia. Em algumas situações de exceção, uma punção subxifóidea pode ser realizada para aliviar o tamponamento.

Parada cardíaca no trauma

Em casos de parada cardíaca no trauma, deve-se ter em mente que ela é sempre secundária a uma alteração causada pelo trauma. Sempre devem ser afastadas as causas de hipóxia e hipovolemia, as situações de pneumotórax hipertensivo e maciço, além de tamponamento cardíaco. A reanimação cardíaca adequada deve ser realizada prontamente, conforme o protocolo do ACLS.

Alguns traumas fechados podem causar contusão do miocárdio e disfunção cardíaca e, consequentemente, parada cardíaca.

Lesões torácicas com potencial risco de vida

Pneumotórax simples

O pneumotórax é a entrada de ar entre a pleura visceral e a parietal. Diferentemente do pneumotórax hipertensivo, não há mecanismo valvular e ocorre somente o colapso do pulmão em graus variados. O pneumotórax simples causa uma alteração da ventilação e da perfusão devido à diminuição do espaço de trocas gasosas, decorrente do colapso do pulmão.

O risco do aumento do pneumotórax durante a avaliação e o tratamento do doente existe. A utilização de ventilação mecânica é uma possível causa de piora do pneumotórax. O diagnóstico é suspeitado pelo exame clínico e confirmado por raios X de tórax. Os achados do exame clínico são: som hipersonoro à percussão e diminuição ou ausência do murmúrio vesicular do lado acometido.

O tratamento do pneumotórax simples é realizado por drenagem torácica no 5º espaço intercostal na altura da linha hemiclavicular.

Com o uso da tomografia de corpo inteiro na avaliação do doente traumatizado, o diagnóstico de pneumotórax tem sido realizado com mais frequência. A tomografia é muito mais sensível nesse diagnóstico. Assim, pequenos pneumotórax, sem manifestação clínica e sem comprovação pelos raios X de tórax, são identificados pela tomografia. Nesta situação, o tratamento inicial é a observação clínica, e em caso de piora deve-se prosseguir com a drenagem.

Hemotórax

O hemotórax é a entrada de sangue entre a pleura visceral e a parietal decorrente de ferimentos penetrantes e/ou contusos no tórax. Diferentemente do hemotórax maciço, a perda volêmica é autolimitada e o colapso do pulmão ocorre em graus variados. O hemotórax causa uma alteração da ventilação e da perfusão devido à diminuição do espaço de trocas gasosas decorrente do colapso do pulmão e também da perda volêmica.

O hemotórax é suspeitado pelo exame clinico e confirmado por raios X de tórax. Os achados do exame clínico são: som submaciço à percussão e diminuição ou ausência do murmúrio vesicular do lado acometido.

O tratamento do hemotórax é realizado por drenagem torácica no 5º espaço intercostal na altura da linha hemiaxilar. O volume de sangue drenado > 1.500 mL pode ser sugestivo de hemotórax maciço e a intervenção cirúrgica pode ser cogitada. A drenagem maior que 200 mL por hora nas duas horas seguintes à drenagem também levanta suspeita de ferimento que necessite de abordagem por toracotomia.

Afundamento de tórax e contusão pulmonar

O afundamento de tórax é decorrente de fraturas de pelo menos dois ou mais arcos costais e cada costela ter no mínimo duas fraturas. A consequência é que este segmento torácico se movimenta diferentemente da caixa torácica durante os movimentos respiratórios. Durante a inspiração, este segmento se deprime e, na expiração, ele fica abaulado.

O afundamento torácico pode interferir na dinâmica respiratória pela deformidade da caixa torácica, pela dor para movimentação torácica e pela contusão do parênquima pulmonar abaixo das costelas fraturadas. A contusão do parênquima pulmonar causa sangramento para dentro do parênquima e os alvéolos são preenchidos por sangue, permitindo um processo inflamatório que acaba diminuindo o espaço para troca gasosa e agravando o quadro clinico. A piora da ventilação dos doentes com afundamento torácico e com contusão pulmonar ocorre durante os primeiros dias do tratamento.

O diagnóstico é suspeitado pelo exame físico e raios X de tórax e confirmado por tomografia. O tratamento é clinico, e a intubação orotraqueal com ventilação mecânica pode ser necessária. A hipoxemia diagnosticada com pressão parcial de O_2 <60 mmHg ou saturação de oxigênio < 90% são indicadores da necessidade de assistência ventilatória. As medidas clínicas iniciais são: oferecer oxigênio umidificado, reposição volêmica cuidadosa (evitar excesso de solução cristaloide), analgesia adequada e fisioterapia respiratória.

Em crianças, a contusão pulmonar pode estar presente sem fratura de costelas.

Contusão cardíaca

A contusão cardíaca pode ocorrer em qualquer traumatismo fechado. As lesões cardíacas são: contusão do miocárdio, ruptura da câmara cardíaca, lesão de artéria coronária (ruptura, trombose, dissecção) e ruptura de válvulas cardíacas.

O diagnóstico pode ser evidente quando ocorre a ruptura de uma câmara cárdica – com tamponamento cardíaco – ou não: a contusão do miocárdio pode causar uma disfunção que leva à arritmia cardíaca ou gera alterações hemodinâmicas.

O diagnóstico é suspeitado quando há sinais de tamponamento cardíaco, arritmias cardíacas, alterações eletrocardiográficas sugestivas de área de isquemia do miocárdio. Na suspeita clínica o doente deve ser monitorizado e observado por pelo menos 24 horas.

Ruptura traumática de aorta

A ruptura traumática de aorta é uma causa frequente de morte no local do acidente. A região anatômica mais predisposta à ruptura de aorta é a do ligamento arterioso. O mecanismo de trauma comum desta ruptura é aceleração e desaceleração. O ligamento é um ponto fixo que favorece o local para ocorrer essa lesão.

A suspeita clínica é realizada pelo mecanismo de trauma e vista nos raios X de tórax. Um sinal clínico que pode levantar a suspeita dessa lesão é a diferença de pressão arterial nos membros superiores e inferiores.

Os sinais que geram suspeita aos raios X são: alargamento de mediastino, obliteração do botão aórtico, desvio da traqueia para o lado direito, depressão do brônquio esquerdo, elevação do brônquio fonte direito, perda do delineamento do arco da artéria pulmonar, desvio do esôfago para o lado direito (doentes com sonda nasogástrica), edema peritraqueal, *pleural cap*, hemotórax do lado esquerdo, fratura de 1º e 2º arcos costais e/ou escápula. A confirmação do diagnóstico é feita por meio de tomografia e/ou angiografia.

O tratamento é a colocação de uma prótese aórtica por técnica endovascular. O doente que chega a um pronto-socorro com ruptura de aorta é porque essa ruptura está tamponada. Assim, se este doente estiver hipotenso, outras causas de hipotensão devem ser pesquisas e tratadas.

Ruptura diafragmática e hérnia diafragmática traumática

Os ferimentos diafragmáticos podem ocorrer por ferimentos contusos e penetrantes. Os traumas contusos podem causar ruptura do diafragma por vários mecanismos, como a compressão abdominal causando aumento da pressão abdominal e a ruptura do diafragma ou por fratura de costelas causando laceração do diafragma. Por outro lado, os ferimentos penetrantes, principalmente na região toracoabdominal, podem seccionar o diafragma. A lesão diafragmática permite a herniação do conteúdo da cavidade abdominal para a cavidade torácica, o que nem sempre ocorre agudamente. Muitas dessas hérnias diafragmáticas aparecem no decorrer da vida do doente.

O diagnóstico de ruptura diafragmática é difícil na avaliação inicial do doente e deve ser suspeitado principalmente nos doentes com ferimentos penetrantes na região toracoabdominal. A tomografia de tórax de alta resolução pode ser útil no diagnóstico, mas, devido a sua menor sensibilidade, nessa primeira avaliação algumas lesões podem passar despercebidas.

Ruptura de esôfago

As lesões esofágicas devem ser suspeitadas todas as vezes que ocorrer um pneumomediastino. Ela é mais frequente nos ferimentos penetrantes. Não apresentam manifestações clínicas na fase inicial do atendimento. Os sintomas e sinais são decorrentes do extravasamento do conteúdo esofágico para o mediastino e a cavidade pleural: mediastinite, sepse, empiema pleural.

Os métodos diagnósticos para ruptura esofágica são: estudo contrastado de esôfago com contraste hidrossolúvel, tomografia com contraste via oral e endoscopia digestiva alta.

O tratamento vai depender do tempo de lesão, da sua extensão e localização. O tratamento pode ser desde uma sutura do esôfago até uma esofagectomia.

Asfixia traumática

A asfixia ocorre quando a compressão torácica determina o aumento da pressão venosa no sistema da cava superior, causando cianose cervicocranial, petéquias e edema cerebral. O tratamento é clinico. Este trauma pode estar associado a contusão pulmonar.

Fraturas de costelas

A lesão torácica mais frequente é a fratura de costela. A fratura de costela pode estar associada a qualquer das lesões descritas anteriormente, mas muitas vezes ela ocorre isolada. A dor desencadeada por essa fratura causa alterações da ventilação que podem agravar o estado do doente. As atelectasias e as infecções associadas são os fatores complicadores dessa lesão. O tratamento é analgesia adequada e fisioterapia respiratória.

Fraturas de esterno

As fraturas de esterno ocorrem por contusões diretas. Deve-se lembrar da sintopia do esterno e do miocárdio, assim a presença de fratura de esterno deve levantar suspeita de contusão miocárdica. O diagnóstico pode ser suspeitado pela deformidade e pela dor à palpação do esterno e confirmado por raios X de perfil para visualização do osso esterno ou por uma tomografia de tórax. O tratamento raramente é cirúrgico; na maioria dos casos deve-se realizar uma analgesia adequada e fisioterapia respiratória.

As fraturas de costela e esterno e eventualmente de escápula ocorrem em traumas mais leves em paciente geriátricos devido à osteoporose presente nessas faixas etárias. O diagnóstico e o tratamento são semelhantes, com analgesia e fisioterapia respiratória.

Referências consultadas

Corbellini C, Costa S, Canini T, Villa R, Contessini Avesani E. Diaphragmatic rupture: A single-institution experience and literature review. Ulus Travma Acil Cerrahi Derg. 2017, 23:421-6.

Dennis BM, Bellister SA, Guillamondegui OD. Thoracic Trauma. Surg Clin North Am. 2017, 97:1047-64.

Kim PK. Radiology for trauma and the general surgeon. Surg Clin North Am. 2017, 97:1175-83.

Naidoo K, Hanbali L, Bates P. The natural history of flail chest injuries. Chin J Traumatol. 2017, pii: S1008-1275(16)30357-1.

Platz JJ, Fabricant L, Norotsky M. Thoracic Trauma: Injuries, evaluation, and treatment. Surg Clin North Am. 2017, 97:783-99.

Störmann P, Marzi I, Wutzler S. Rotational therapy in thoracic injuries: what is the evidence? Curr Opin Crit Care. 2017, 23:527-32.

Testini M, Girardi A, Isernia RM, De Palma A, Catalano G, Pezzolla A, Gurrado A. Emergency surgery due to diaphragmatic hernia: case series and review. World J Emerg Surg. 2017, 18:12-23.

Trust MD, Teixeira PGR. Blunt trauma of the aorta, current guidelines. Cardiol Clin. 2017, Aug;35:441.

Walker SP, Barratt SL, Thompson J, Maskell NA. Conservative management in traumatic pneumothoraces: an observational study. Chest. 2017, pii: S0012-3692(17)32917-3.

Zhang L, McMahon CJ, Shah S, Wu JS, Eisenberg RL, Kung JW. Clinical and radiologic predictive factors of rib fractures in outpatients with chest pain. Curr Probl Diagn Radiol. 2017, 30: pii: S0363-0188(17)30030.

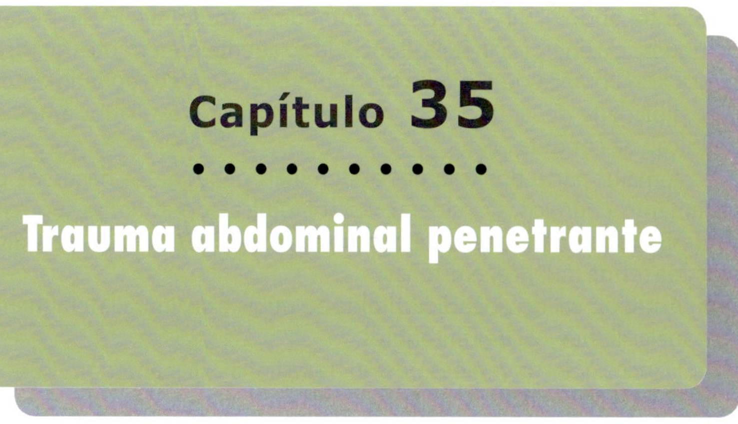

Capítulo 35

Trauma abdominal penetrante

Sumaya Abdul Ghaffar
Valdir Zamboni
Lenira Chierentin Rengel

Introdução

Trauma abdominal penetrante é o trauma com lesão da parede abdominal que ultrapassa o peritônio, ou seja, ocorre solução de continuidade da cavidade abdominal com o meio externo. Trata-se de leões responsáveis por cerca de 50% de mortes consideradas evitáveis em trauma. Nesta situação é imprescindível uma avaliação precoce pelo cirurgião para se decidir sobre a melhor estratégia de tratamento em cada caso.

Noventa por cento dos traumas abdominais penetrantes ocorrem em indivíduos do sexo masculino, em sua maioria jovens. Estas lesões também são mais prevalentes em países em desenvolvimento.

Avaliação inicial

Assim como todos os traumas, a sequência do ABCDE deve ser observada, a fim de identificar lesões que ameaçam agudamente a vida.

Na avaliação abdominal, é importante entender que a penetração da pele não necessariamente implica lesão de peritônio e consequente lesão intra-abdominal - por isso o entendimento do mecanismo exato do trauma e a energia cinética associada ao agente penetrante (ferimento por arma branca ou arma de fogo), o provável trajeto do ferimento e a possibilidade de violação do peritônio devem ser avaliados antes da definição da conduta.

A maior parte dos traumas abdominais penetrantes necessita de tratamento cirúrgico. Considerações anatômicas do abdome são relevantes para a compreensão de potenciais ferimentos. O abdome é dividido, de forma didática, em zonas:

» Anterior: vai do apêndice xifoide ao púbis e se limita lateralmente pelas linhas axilares anteriores.
» Flancos e dorso: regiões posteriores à linha axilar anterior.
» Toracoabdominal: vai da linha intermamilar até os rebordos costais.

Os ferimentos penetrantes que interessam ao abdome podem ocorrer em áreas de transição com o tórax e a pelve. Qualquer ferimento que lese o diafragma é considerado toracoabdominal, podendo haver lesões no tórax, abdome, além de no próprio diafragma.

Todos os pacientes com ferimentos penetrantes abdominais com hipotensão, peritonite ou evisceração requerem laparotomia de urgência.

Pacientes com ferimentos por arma de fogo que obviamente transfixaram a cavidade peritoneal, áreas viscerais ou vasculares do retroperitônio, evidenciados por exame físico ou no estudo radiológico, também requerem laparotomia.

Pacientes assintomáticos com ferimentos na parede anterior do abdome por arma branca, em que a suspeita é de penetração no peritônio evidenciada por exploração digital, requerem maiores avaliações. Existem várias alternativas aceitáveis nessa situação, que vão desde observação pelo mesmo médico, com exame físico seriado; laparoscopia, se disponível no serviço e com pessoal com experiência no método; ou mesmo a laparotomia. A laparoscopia pode evitar até 30% de laparotomias não terapêuticas.

Pacientes assintomáticos com ferimentos em flanco ou dorso por arma branca que não são obviamente superficiais devem ser avaliados com exame físico seriado ou tomografia com triplo contraste. Na dúvida, a laparotomia também é uma opção aceitável nesses pacientes. No caso de ferimentos por arma de fogo, a opção da laparotomia ainda pode ser a melhor estratégia.

A Tabela 35.1 resume padrões de conduta nas lesões em flanco e dorso.

No paciente estável com suspeita de lesão toracoabdominal, pode-se fazer RX de tórax ou TC de tórax e abdome, a fim de se determinar a trajetória do ferimento, se transmediastinal ou transdiafragmática, porém é difícil diagnosticar traumas diafragmáticos pequenos, mesmo com bons métodos de imagem como a TC. Logo o tratamento de trauma penetrante nessa região inclui abordagem cirúrgica, preferencialmente laparoscopia, para avaliação diafragmática.

O Brasil é um país heterogêneo, com muitos contrastes sociais e econômicos e com recursos médicos díspares. Existem lugares onde o único recurso é a experiência do médico aliada a uma radiografia simples de abdome, que pode ser útil, se utilizada adequadamente, ou seja, em duas posições AP e perfil com uma marca radiopaca na entrada do projétil. Por outro lado, existem centros de trauma nos país que dispõem de toracoscopia, laparoscopia e tomografias de alta resolução, com condições de selecionar doentes para se evitar laparotomias não terapêuticas, mesmo em ferimentos por arma de fogo, supostamente penetrantes na cavidade abdominal (Figura 35.1).

Tabela 35.1 – Conduta em lesões penetrantes em flanco e dorso

Achados	Definição	Conduta
Leves	• Não houve penetração ou só até o tecido celular subcutâneo	Sem condutas cirúrgicas
Moderados	• Penetração no músculo ou hematoma retroperitoneal longe de estruturas nobres	Observação clínica
Alto risco	• Extravasamento de contraste pelo cólon • Extravasamento de contraste pelo rim • Hematoma retroperitoneal adjacente aos vasos • Gás livre no retroperitônio • Líquido livre na cavidade • Evidência de lesão acima ou abaixo do diafragma	Laparotomia

Figura 35.1 – Atendimento do paciente com trauma abdominal penetrante no HC-FMUSP.

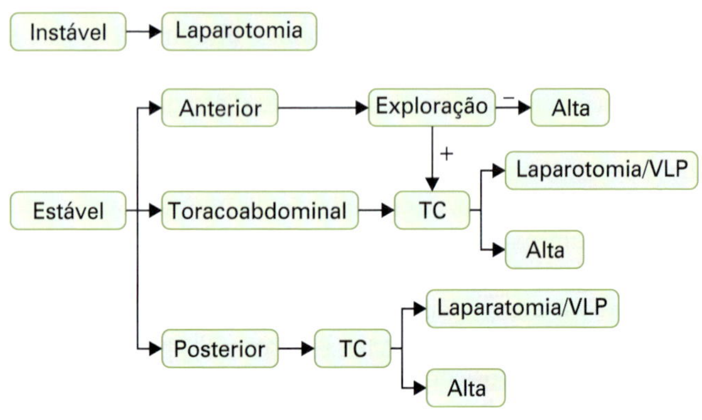

Deve-se ressaltar também que existem locais de alta prevalência de violência urbana no país, com ferimentos de alto poder de destruição e mecanismos combinados de impacto *(blast)* ou explosão e penetração de fragmentos, o que torna o diagnóstico e o tratamento desafiadores para o médico, particularmente o cirurgião.

Referências consultadas

Biffl WL, Leppaniemi A. Management guidelines for penetrating abdominal trauma. World J Surg (2015) 39:1371-80.

O'Malley E, Boyle E, O'Callaghan A, Coffey JC, Walsh SR. Role of laparoscopy in penetrating abdominal trauma: a systematic review. -–World J Surg. 2013.

Uranues S, Popa DE, Diaconescu B, et al. Laparoscopy in penetrating abdominal trauma. World J Surg (2015) 39:1381-8.

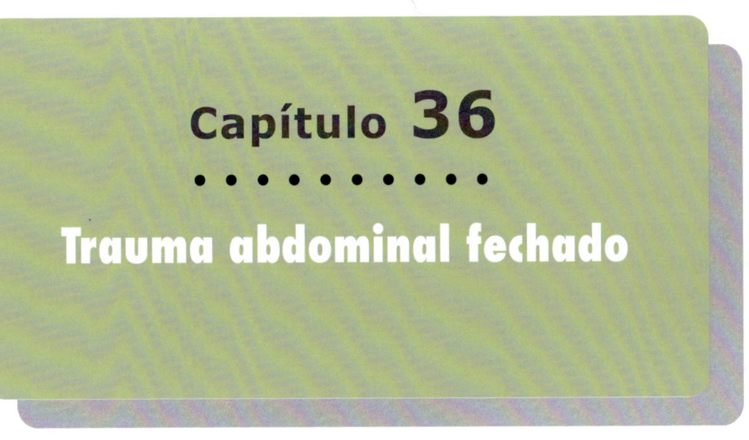

Capítulo 36

Trauma abdominal fechado

Lenira Chierentin Rengel
Sumaya Abdul Ghaffar

Definição

Trauma abdominal fechado é o da cavidade abdominal que ocorre sem solução de continuidade com a pele. Vale lembrar os limites anatômicos da cavidade abdominal, que vai do 6º espaço intercostal (EIC) até períneo.

Epidemiologia

Oitenta por cento dos traumas abdominais são fechados. O mecanismo predominante de trauma são os acidentes automobilísticos e atropelamentos (70%); a minoria relaciona-se a traumas diretos no abdome – especialmente em crianças – e quedas.

É mais prevalente em homens, na 2ª e 3ª décadas de vida, que são os mais expostos aos traumas como um todo.

O fígado é a principal víscera comprometida e o acometimento do baço é a causa mais frequente de sangramento abdominal importante.

Fisiopatologia

As principais lesões ocorrem em vísceras parenquimatosas, especialmente fígado e baço, por esmagamento da víscera contra costelas ou vértebras; as lesões de vísceras ocas como alças intestinais e bexiga ocorrem por aumento súbito da pressão intra-abdominal, estando esse tipo de lesão relacionado ao uso de cinto de segurança. Lesões por desaceleração súbita podem causar laceração de todos os órgãos citados, atingindo, inclusive, os pedículos vasculares e resultando em infartos viscerais. As fraturas ósseas – de costelas e da pelve – também são responsáveis por grande parte de lacerações de órgãos abdominais.

Com menos frequência, há lesões de mesentério, pâncreas, diafragma e estruturas retroperitoneais.

Quadro clínico

Na história do paciente, é importante saber o mecanismo de trauma e, especialmente em acidentes automobilísticos, se houve capotamento do automóvel, onde o paciente estava sentado, se foi ejetado do veículo, se usava de cinto de segurança (e de qual tipo) e se houve impacto com o *airbag*.

Na avaliação em sala de emergência, as lesões intra-abdominais são avaliadas na etapa C do *Suporte* Avançado de Vida ao Trauma (ATLS, do inglês *Advanced Trauma Life Support*), durante a avaliação da circulação – a apresentação clínica é diversa e uma das causas de instabilidade hemodinâmica é sangramento intra-abdominal não exteriorizado. Mesmo em pacientes com lesões extra-abdominais com estabilidade hemodinâmica e sem queixas abdominais, a avaliação minuciosa do abdome é imprescindível.

Durante o exame físico, deve-se observar:

» Inspeção:
  - Equimoses/escoriações abdominais;
  - *Seat belt sign* – equimoses na parede abdominal na região de contato com o cinto de segurança – possibilidade de trauma torácico e/ou abdominal.

» Palpação:
  - Dor abdominal;
  - Sinais de irritação peritoneal – descompressão brusca (DB), defesa voluntária, abdome em tábua;

- Presença de útero gravídico;
- Sinal de Kehr – dor referida em ombro E por lesão esplênica com sangramento acumulado em recesso esplênico.

» Percussão:
  - Hipertimpanismo.

» Toque retal:
  - Avaliar tonicidade do esfíncter, localização da próstata, presença de sangramentos ou espículas ósseas.

Cuidado!

Pacientes alcoolizados, sob efeito de drogas, com rebaixamento de nível de consciência além da presença de outras lesões que distraiam o paciente do exame abdominal requerem avaliação complementar e deve-se ter um limiar mais baixo para a solicitação de exames!

O exame físico da pelve, também realizado na avaliação do C, pode evidenciar causa de instabilidade hemodinâmica.

Exames laboratoriais

Os exames laboratoriais têm papel bastante restrito na avaliação do trauma abdominal fechado. Além do básico colhido na sala de trauma (hemograma completo, coagulograma, função renal, eletrólitos e tipagem sanguínea), é importante considerar:

» Amilase e lipase avaliam lesões pancreáticas e de alças intestinais, mas sozinhas não têm valor diagnóstico;

» TGO e TGP avaliam lesões hepáticas;

» Urina tipo 1: a presença de hematúria franca indica lesão renal e demanda investigação complementar; a hematúria microscópica aumenta a chance de lesão intra-abdominal segundo estudos mais recentes, não devendo ser ignorada;

» Gasometria (especialmente o déficit de bases) e lactato podem avaliar isquemia de órgãos;

» Beta-HCG em mulheres em idade fértil.

Propedêutica armada

Uma vez detectada a possibilidade de trauma abdominal fechado, é necessário o uso de propedêutica armada para a complementação da avaliação.

A Figura 36.1 sintetiza o protocolo de atendimento em traumas abdominais fechados.

Figura 36.1 – Fluxograma do protocolo de atendimento em traumas abdominais fechados

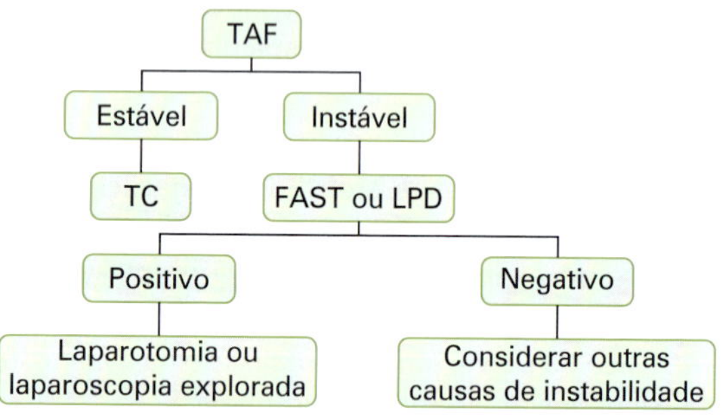

TAF: trauma abdominal fechado; TC: tomografia computadorizada; FAST: *Focus Assessment Sonography in Trauma*.

FAST (Focus Assessment Sonography in Trauma)

A indicação do FAST é no paciente com instabilidade hemodinâmica. O exame tem alta sensibilidade e baixa especificidade, e a acurácia independe do profissional que o realiza. O exame em si é limitado para a avaliação de sangramento pélvico, além de não detectar sangramentos retroperitoneais.

O FAST detecta, basicamente, líquido livre na cavidade, em um mínimo de 200 mL e não diferencia sangue de urina. O líquido aparece como coleção hipo ou isoecogênica e também pode ser utilizado para a avaliação de pneumotórax (E-FAST).

O exame é sempre feito na mesma ordem, visualizando as janelas:

1. Pericárdica;
2. Espaço hepatorrenal (loja de Morison);
3. Espaço esplenorrenal;
4. Fundo de saco posterior (retrovesical);
5. Tórax (E-FAST).

Não são vistas no FAST lesões como as diafragmáticas, pancreáticas, perfurações de vísceras ocas, traumas mesentéricos e lesões abdominais que não produzam líquido livre na cavidade. O exame é mais difícil em pacientes com obesidade e enfisema subcutâneo.

» Janela pericárdica: é a primeira a ser examinada por ser a lesão mais ameaçadora à vida do paciente. É visualizado o líquido acumulado entre as camadas do pericárdio e pode ser evidenciado tamponamento. A melhor janela para avaliação é a subcostal, em que se posiciona o probe transversalmente na região subxifóidea com o indicador apontado para o lado direito do paciente e a superfície do probe direcionada para seu ombro esquerdo. O corpo do probe deve ficar paralelo ao abdome do paciente. Essa visão permite a visualização das quatro câmaras cardíacas além do pericárdio.
» Janela hepatorrenal: avalia quatro espaços – a pleura do pulmão D, o espaço subfrênico, o espaço hepatorrenal e o polo inferior do rim D. Para a janela, o probe deve ser posicionado no 10º ou 11º EIC, entre as linhas axilar posterior e hemiclavicular, apontando para a cabeça do paciente.
» Janela esplenorrenal: avalia quatro espaços – pleura do pulmão E, subfrênico, periesplênico e o polo inferior do rim E. O probe é posicionado no 8º ou 9º EIC, na linha axilar posterior ou logo após esta, com o indicador apontando para a cabeça do paciente.
» Janela retrovesical: a janela é melhor quando a bexiga está parcialmente cheia e o probe deve ser posicionado logo acima da sínfise púbica, sagitalmente, apontando para a cabeça do paciente.

Na presença de líquido livre em qualquer janela (FAST positivo), há indicação de laparotomia exploradora. Na ausência de líquido livre em todas as janelas (FAST negativo), não significa que não há sangramento intra-abdominal, significa que o foco de instabilidade não é intra-abdominal. A sequência para diagnóstico inclui avaliação minuciosa da pelve – trauma pélvico pode levar a choque hipovolêmico sem exteriorização importante de sangramento.

Vale ressaltar aqui outros focos importantes de sangramento como escalpe, tórax e ossos longos; além de causas não hemorrágicas de instabilidade hemodinâmica como choque neurogênico e choque cardiogênico, mais raras, porém não menos importantes.

Radiografia de abdome

Exame de indicação muito restrita no trauma abdominal fechado e não é solicitado de rotina. A indicação se limita à suspeita de pneumoperitônio, hérnia diafragmática, fraturas de costelas inferiores e visualização de pneumoperitônio na radiografia de tórax.

Tomografia computadorizada de abdome

A indicação é no paciente estável, em GCS 15 que refere dor abdominal OU em RNC que tenha fratura de costelas inferiores, fratura de bacia ou hematúria presente em SVD. Também é solicitada em trauma de alta energia (capotamento, ejeção de veículo, atropelamento ou colisão > 60 km/h, queda > 3 m).

O exame tem alta sensibilidade e especificidade, permitindo o achado de lesões retroperitoneais, mais difíceis de diagnosticar, além da avaliação da coluna vertebral. Não é necessário contraste por via oral (VO), apenas o contraste pela via endovenosa (EV).

De acordo com o achado em TC, tem-se a conduta (Figura 36.2).

Figura 36.2 – Fluxograma da conduta a partir dos achados tomográficos no trauma abdominal fechado

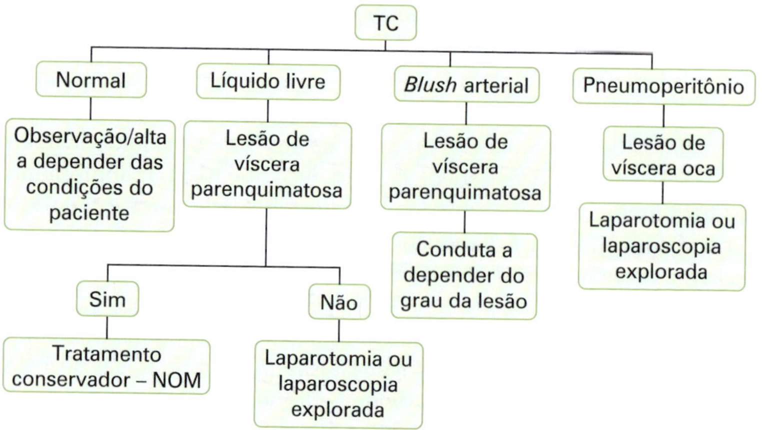

TC: tomografia computadorizada; NOM: *Non Operatory Management.*

Lavado peritoneal diagnóstico

O LPD tem indicação no paciente com instabilidade hemodinâmica e, embora invasivo, tem baixo índice de complicações. Hoje foi substituído pelo FAST.

É realizado através de incisão mediana 3 cm abaixo do umbigo, abrindo pele, tecido celular subcutâneo e aponeurose, o local anatômico será diferente apenas em casos de útero gravídico ou de cicatriz prévia no local; nestes casos, a incisão preconizada é a supraumbilical. Após a abertura, é feita a sutura em bolsa do peritônio e introduz-se uma sonda de Levine, com aspiração e avaliação do conteúdo. O exame é positivo se hemático e indica laparotomia exploradora.

Em caso de conteúdo não hemático, infundem-se 1.000 mL de soro fisiológico com aspiração imediata do líquido, objetivando a recuperação de 700 mL desse volume. A presença de resíduos fecalóides ou de sangue no lavado confirma o resultado deste como positivo, indicando a laparotomia exploradora.

No lavado, é possível dosar a amilase e a fosfatase alcalina – sua presença fala a favor de lesões entéricas, porém não fecha o diagnóstico. O LPD pode ser falso-positivo diante de fraturas pélvicas.

Classificação das lesões traumáticas intestinais (Tabela 36.1)

Tabela 36.1 – Classificação das lesões traumáticas intestinais conforme a Advanced Surgical Skills for Exposure in Trauma (ASST)

Grau	Tipo de lesão	Descrição
I	Hematoma	Contusão ou hematoma, sem laceração
I	Laceração	Espessura parcial, sem perfuração
II	Laceração	Menor que 50% da circunferência
III	Laceração	Maior que 50% da circunferência, sem transecção
IV	Laceração	Transecção do intestino
V	Laceração	Transecção do intestino com perda de tecido segmentar
V	Vascular	Desvascularização segmentar

Conduta

Diante de achado de trauma hepático ou esplênico, a conduta depende do grau de lesão da víscera – o assunto é mais bem discutido nos respectivos capítulos.

As lesões de vísceras ocas demandam laparotomia exploradora e, na maioria dos casos, ressecção ou ráfia da víscera, com reconstrução a depender dos achados e classificação da lesão.

Nos pacientes hemodinamicamente estáveis, com baixo risco de TAF e sem achados em exames, um período de observação de 6 a 9 horas é suficiente para descartar lesões graves intra-abdominais.

Referências consultadas

Bhagvan S, Turai M., Holden A, et al. Predicting hollow viscus injury in blunt abdominal trauma with computed tomography. Word J Surg. 2013; 37:123.

Cirocchi R, Trastulli S, Pressi E, et al. Non-operative management versus operative management in high grade blunt hepatic injury. Cochrane Database of Systematic Reviews. 2015, Issue 8. Art. No.: CD010989. DOI 10.1002/14651858. CD010989.pub.2.

Hoff WS, Holevar M, Nagy KK, et al. Practice management guidelines for the evaluation of blunt abdominal trauma: the EAST practice management guidelines work group. J. Trauma. 2002:53:602-615.

Nishijima DK, Simel DL, Wisner DH, Holmes JF. Does this adult patient have a blunt intra-abdominal injury? JAMA. 2012; 307:1517.

Yorkgitis, Brian K. Primary care of the blunt splenic injured adult. The American Journal of Medicine. 2017:130, 365.el-365.e5.

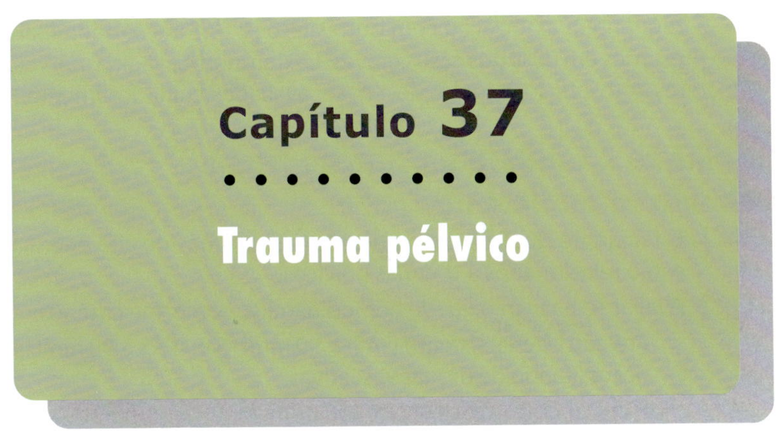

Capítulo 37

Trauma pélvico

Pedro Henrique Ferreira Alves
Sumaya Abdul Ghaffar

Introdução e epidemiologia

O trauma pélvico responde por 3% de todas as fraturas ósseas relacionadas ao trauma e é altamente complexo; em geral relacionado a traumas de alta energia e graves, com o *Injury Severity Score* (ISS) > 25. A lesão do anel pélvico gera instabilidade nos ossos que o compõem e aumenta o volume interno da pelve, reduzindo o efeito tampão desta sobre o retroperitônio – o anel em geral consegue reter cerca de 2 L de sangue dentro de si, tendo-se, assim, um sangramento importante às vezes sem exteriorização.

O sangramento é predominantemente venoso (80% dos casos), vindo das veias do plexo pré-sacral e pré-vesical; a veia iliolombar está lesionada em 60% das fraturas de componente sacroilíaco. O sangramento arterial corresponde a cerca de 20% dos casos, oriundo de ramos anteriores da ilíaca interna; outros focos de sangramento correspondem ao próprio osso fraturado; 10 a 15% dos pacientes chegam em quadro de choque hemorrágico na sala de emergência; a mortalidade chega a 32% dos casos.

É frequente a associação com outras lesões: as toracoabdominais estão presentes em 80% dos casos graves; bexiga, uretra, vagina, nervos, esfíncteres, reto e tecidos moles devem ser avaliados cuidadosamente.

Avaliação e conduta na sala de trauma – primeiro atendimento

1. Estar ciente do mecanismo de trauma: traumas de alta energia estão relacionados a traumas pélvicos.
2. Avaliar se há instabilidade hemodinâmica, conforme critérios:
   - Pressão arterial sistólica (PAS) < 90 mmHG ou PAS > 90 mmHg necessitando de drogas vasoativas;
   - Frequência cardíaca (FC) > 100 bpm;
   - Sinais de vasoconstrição periférica;
   - Rebaixamento do nível de consciência;
   - Dispneia.
3. Garantir hipotensão permissiva: a PAS-alvo de 80 a 90 mmHg deve ser empregada até que o sangramento maior tenha sido interrompido na fase inicial após trauma sem lesão cerebral. Uma pressão arterial média (PAM) ≥ 80 mmHg deve ser mantida em pacientes com trauma cranioencefálico (TCE) grave.
4. Exame físico da pelve:
   - Na presença ou suspeita de fratura pélvica, antes de se efetuar o exame físico, é de fundamental importância realizar analgesia adequada do paciente, incluindo aqueles inconscientes. O estímulo doloroso gera resposta simpática aumentando a frequência cardíaca, aumento reflexo da pressão arterial e, por consequência, agravamento do sangramento e aumento da pressão intracraniana (PIC);
   - Inspeção: avaliar a região pélvica procurando lesões de partes moles associadas e sinais de lesão uretral como hematoma perineal ou uretrorragia, assimetrias do anel pélvico ou rotação externa dos membros inferiores;
   - Realizar a palpação da sínfise púbica verificando sinais de abertura da sínfise;
   - Verificar a estabilidade com compressão pélvica: iniciar com compressão laterolateral, seguida da anteroposterior;

- Na presença de instabilidade em uma manobra, não proceder à seguinte e promover estabilização externa da pelve. O exame físico deve ser realizado por um único médico, não se devendo repetir as manobras de compressão mais de uma vez, evitando a abertura repetida do anel pélvico;
- A estabilização externa tem por objetivo diminuir o volume da pelve e aumentar o efeito tampão sobre o sangramento e pode ser feita com lençol ou *pelvic binder*, posicionando-o na altura dos trocânteres maiores, em cima da sínfise púbica. Também deve-se realizar a adução de membros superiores e inferiores (MMII);
- O exame da região perineal deve incluir a inspeção e o toque retal, buscando sinais de lesão anorretal como sangramento, perda de tônus esfincteriano, próstata não palpável ou presença de espículas ósseas. Na presença de algum destes sinais, está indicado o exame proctológico sob anestesia.

Exames laboratoriais

Sua importância está na avaliação do choque hemorrágico, especialmente na gasometria arterial, o lactato sérico e déficit de bases, que são os parâmetros mais confiáveis para a monitorização da gravidade e da resposta à ressuscitação. Deve-se também fazer monitorização, na fase aguda, do consumo precoce dos fatores de coagulação com a avaliação de coagulograma, plaquetas e fibrinogênio.

A realização do estudo viscoelástico da coagulação (ROTEM ou TEG) garante a reposição guiada dos fatores de coagulação ajustando-se o protocolo de transfusão maciça.

Esses testes são mais bem valorizados quando interpretados em uma série; portanto, devem ser repetidos e a curva, avaliada.

Propedêutica complementar

A indicação de exames depende do quadro hemodinâmico do paciente:

» Em paciente estável hemodinamicamente, a indicação de tomografia com injeção de contraste endovenoso está indicada (atentar para os critérios de tomografia de corpo inteiro). Na suspeita de trauma vesical, a fase excretora deve ser adicionada ao protocolo.

» Em paciente instável hemodinamicamente, os exames de imagem não devem atrasar o controle do sangramento. Se disponível, a radiografia de pelve e o E-FAST devem ser realizados antes do início do controle cirúrgico do sangramento. Vale ressaltar que o FAST não é sensível o suficiente para excluir sangramento pélvico. O FAST pode ser auxiliar nos pacientes instáveis na indicação concomitante de laparotomia exploradora no trauma pélvico.

Conduta

1. Pelvic Binder/Estabilização com lençol
   - Deve ser feito na sala de emergência, só devendo ser retirado no centro cirúrgico imediatamente antes da fixação externa da pelve. Na indicação de tamponamento pré-peritoneal pélvico, a estabilização deve ser mantida durante o procedimento.
2. Ativação de protocolo de transfusão maciça (PTM) conforme *status* hemodinâmico.
3. Pré-peritoneal Pelvic Packing (PPP) + fixação externa
   - É o método com maior eficiência em controle de sangramento.
   - Para o *packing*, faz-se incisão longitudinal infraumbilical. É realizada a dissecção do espaço pré-peritoneal e realizado o controle de danos com compressas;
   - Na sequência, é realizada a fixação externa da pelve (Tabela 37.1);
   - Programa-se reabordagem em segundo momento conforme o protocolo de cirurgia de controle de danos.
4. Arteriografia e embolização
   - Em séries prospectivas mais recentes, quando a arteriografia é indicada liberalmente e no início do algoritmo de tratamento, as taxas de hemorragias arteriais pélvicas diagnosticadas foram de 57 a 64%. As taxas de sucesso de embolização para esses pacientes aproximam-se de 90%. Este sucesso da angiografia e subsequente intervenção precoce mudaram

Tabela 37.1 – Classificação de fraturas – TILE

TILE	Tipo de fratura	Inclui fraturas como	Conduta
A	Estável, com mínimo desvio.	Avulsão da pelve, fratura da asa do ilíaco, fratura isolada de ramo púbico, acetabular sem desvio.	Conservadora.
B	Instável na rotação com estabilidade vertical.	Livro aberto, fratura de ramo púbico e ramo posterior ipsilateral.	Conservadora, eventualmente requer tração.
C	Instável na rotação e verticalmente.	Fraturas lineares unilaterais na pelve, acometendo todos os ossos, ou bilaterais.	Requer tração e/ou fixação.

as indicações para o seu uso e, agora, o procedimento é recomendado já em uma fase inicial no manejo do paciente hemodinamicamente instável após o tamponamento e fixação externa da pelve, mesmo na ausência de *blush* arterial na tomografia;

- A embolização arterial é efetiva parando a hemorragia arterial e permitindo que o efeito de tamponamento controle a hemorragia venosa;
- As complicações da embolização foram relatadas em séries de casos limitadas e incluem necrose do colo distal e ureter, necrose da bexiga e sepse da ferida perineal com mínima morbidade.

5. Resuscitative Endovascular Balloon Occlusion of the Aorta (REBOA)
   - O REBOA é utilizado por meio de acesso pela arterial femoral para facilitar a oclusão da aorta e permitir a manutenção da circulação central em pacientes sob risco de colapso cardiovascular;
   - É uma alternativa à toracotomia de ressuscitação e pode ser utilizado para o controle de hemorragias pélvicas de grande volume;

- É indicado como um procedimento-ponte para o controle cirúrgico do sangramento ou embolização, permitindo a reposição de fluidos e melhora do estado hemodinâmico até o procedimento;
- O balão é colocado na zona III da aorta, infrarrenal, para o controle de sangramento pélvico;
- Entre as desvantagens, há a lesão de isquemia e a reperfusão, que podem ser contornadas com o uso de curta duração ou intermitente;
- Deve ser indicado e aplicado mediante protocolo específico e por cirurgiões treinados.

Referências consultadas

Alves PHF. POP – 04 (Procedimento Operacional Padrão). Manejo do choque hipovolêmico no adulto politraumatizado. III Clínica Cirúrgica do Hospital das Clínicas da Faculdade de Medicina da USP. (Não publicado).

Alves PHF. POP – 12 (Procedimento Operacional Padrão). Manejo do politraumatizado com fratura pélvica instável hemodinamicamente. III Clínica Cirúrgica do Hospital das Clínicas da Faculdade de Medicina da USP. (Não publicado).

Coccolini F, Stahel PF, Montori G, et al. Pelvic trauma: WSES classification and guidelines. World Journal of Emergency Surgery. 2017 12:5.

Cullinane DC, Schiller HJ, Zielinski MD, et al. Eastern Association for the Surgery of Trauma Practice Management Guidelines for Hemorrhage in Pelvic Fracture – Update and Systematic Review. J Trauma. 2011;71:1850-68.

White CE, Hsu JR, Holcomb JB. Haemodynamically unstable pelvic fractures. Injury Int J Care Injured. 40 (2009) 1023-30.

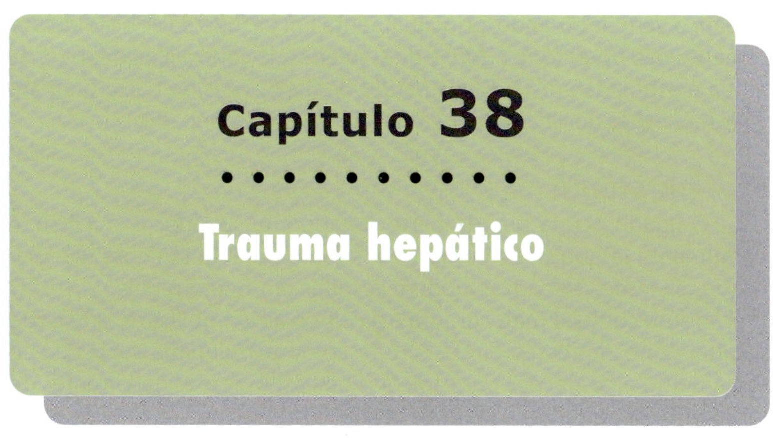

Carlos Augusto Menegozzo
Alexandre Kirchner Paschoini

Introdução

O fígado é o órgão mais acometido em mecanismos penetrantes e o segundo mais atingido em traumas contusos. Além de comum, o trauma hepático pode resultar em elevada morbimortalidade. O tratamento das lesões hepáticas deve levar em consideração a classificação da lesão, o estado hemodinâmico do paciente e as lesões concomitantes. A maioria das lesões hepáticas de menor grau é de tratamento conservador. A intervenção cirúrgica é necessária na minoria dos casos, notadamente nos casos de instabilidade hemodinâmica e quando há falha no tratamento não operatório.

Epidemiologia

Segundo o NTDB (registro americano *National Trauma Data Bank)*, 3% dos traumatizados apresentam lesão hepática. Ela está presente em 22,2% das vítimas de mecanismos contusos e em 26,1% quando o mecanismo é penetrante. A mortalidade associada ao acometimento hepático vem declinando, principalmente em virtude da adoção do tratamento não operatório (TNO) e de conceitos de controle de danos, mas ainda é estimada em 16,7% (variando de 0 a 8% nas de baixo grau até 77% nas lesões de veias hepáticas e veia cava retro-hepática).

Fisiopatologia

O fígado ocupa grande parte do abdome superior e, por isso, é comumente lesado nos traumas. Por ser um órgão altamente vascularizado, as lesões hepáticas podem resultar em hemorragias graves. O mecanismo contuso mais comum é a colisão automobilística, que pode resultar em compressão direta com lesão do parênquima, forças de cisalhamento e lacerações por espículas ósseas. As lesões decorrentes de ferimentos penetrantes variam de acordo com o trajeto e o grau de energia envolvido. Podem ocasionar pequenas lacerações ou mesmo explosão do parênquima hepático, além de lesões vasculares complexas.

Quadro clínico

Todo paciente com história de trauma no quadrante superior direito, nos arcos costais inferiores ou no flanco direito pode apresentar trauma hepático. Ao exame físico, dor à palpação do quadrante superior direito é o achado mais comum. A presença de sinais de peritonite deve levantar a suspeita de lesão de vísceras ocas. O acúmulo de sangue no espaço subdiafragmático pode resultar em dor no ombro ipsilateral. Vale ressaltar que o exame físico pode não ser confiável em uma grande parte das vítimas em razão da intoxicação exógena ou de alteração do nível de consciência. Nesses casos, os exames de imagem são indispensáveis.

Ferimentos penetrantes devem ter seu trajeto delineado, levando-se em conta que a lesão hepática importante pode ocorrer mesmo em ferimentos de órgãos adjacentes. Nos casos de ferimento por arma de fogo (FAF) em que não se observa o orifício de saída, os exames de imagem podem identificar o trajeto. Vale ressaltar que em cerca de 80% dos casos há lesões associadas. Dessa forma, o médico deve investigar ativamente a presença de lesões em outros órgãos.

Exames laboratoriais

Não há consenso sobre a utilidade dos testes de função hepática ou suas enzimas no cenário agudo do trauma. O achado de anemia não é específico, podendo estar relacionado a outras lesões e depende de como tenha sido feita a ressuscitação volêmica. A ausência de anemia na admissão não descarta lesão hepática relevante. O exame mais relevante no contexto inicial é a gasometria arterial com lactato, que permite estratificar o grau de choque do paciente.

Exames de imagem

O diagnóstico no paciente hemodinamicamente estável, em geral, é suspeitado por mecanismo de trauma e exame físico. O melhor exame de imagem nesse contexto é a tomografia computadorizada (TC) de abdome com contraste, que confirma e classifica as lesões. Achados comuns à TC incluem a ruptura do parênquima, hemoperitônio, acúmulo de sangue ao redor do fígado e hematomas. A tomografia é útil ainda por ajudar a identificar lesões em outros órgãos.

No paciente instável, líquido livre identificado no Focused Assessment with Sonography in Trauma (FAST) é indicação de laparotomia. Um FAST negativo, no entanto, não exclui lesão hepática. O líquido é identificado como uma imagem anecoica nesse exame. Na maioria dos casos de FAST positivo, identifica-se líquido no espaço hepatorrenal. O lavado peritoneal diagnóstico é um procedimento que tem a mesma finalidade que o FAST. No entanto, tem sido cada vez menos utilizado por ser mais invasivo e resultar em maior taxa de falso-positivos. As principais características da TC e do FAST podem ser analisadas na Tabela 38.1.

Tabela 38.1 – Comparação entre FAST e TC na avaliação do trauma hepático

	FAST	Tomografia de abdome
Indicação	• Instabilidade hemodinâmica em pacientes com suspeita de trauma hepático. • Lesão penetrante.	• Identificação de lesões hepáticas em pacientes estáveis. • Seguimento do paciente submetido a TNO.
Sensibilidade Especificidade	• Sensibilidade: 63-100%/ Especificidade:95-100%.	• Sensibilidade: 92-97%/ Especificidade:98,7%.

Continua

Continuação

	FAST	Tomografia de abdome
Vantagens	• Rapidez. • Facilidade.	• Confirma e classifica o grau da lesão. • Detecta *blush* mediante extravasamento de contraste.
Desvantagens	• Resultado negativo não descarta lesão.	• Requer paciente estável hemodinamicamente.

TNO: tratamento não operatório.

Classificação

A classificação mais utilizada é a da American Association for the Surgery of Trauma (AAST), conforme Tabela 38.2. Ela leva em conta o grau de acometimento do parênquima hepático e o envolvimento vascular. Vale ressaltar que essa classificação tem papel importante na estratificação das lesões, no entanto não deve ser usada isoladamente para definição da conduta.

Tabela 38.2 – Classificação da AAST para lesões hepáticas

Grau	Lesão	Características na TC de abdome
I	Hematoma	Subcapsular < 10% da área de superfície.
I	Laceração	Ruptura capsular < 1 cm de profundidade no parênquima.
II	Hematoma	Subcapsular, 10 a 50% da área de superfície ou intraparenquimatoso < 2 cm de diâmetro.
II	Laceração	1 a 3 cm de profundidade no parênquima, < 10 cm de extensão.
III	Hematoma	Subcapsular > 50% da área de superfície ou em expansão. Rotura subcapsular ou hematoma parenquimatoso. Hematoma intraparenquimatoso > 2 cm ou em expansão.
III	Laceração	Maior que 3 cm em profundidade.

Continua

Continuação

Grau	Lesão	Características na TC de abdome.
IV	Laceração	Dilaceração do parênquima envolvendo 25-75% do lobo hepático ou 1-3 segmentos de Coinaud no mesmo lobo.
V	Laceração	Dilaceração do parênquima > 75% do lobo hepático ou > 3 segmentos de Coinaud no mesmo lobo.
V	Vascular	Lesão de veias justa-hepáticas ou veias hepáticas/veia cava retro-hepática.
VI	Vascular	Avulsão hepática.

TC: tomografia computadorizada.

Conduta

Os passos iniciais de atendimento do paciente são os descritos no *Suporte* Avançado de Vida ao *Trauma (*ATLS, do inglês *Advanced Trauma Life Support*). Atualmente, utilizam-se os conceitos de *Damage Control Resuscitation* (DRC), com uso racional de cristaloides e transfusão precoce de hemocomponentes. Após o tratamento instituído, deve-se observar o surgimento de sinais de inflamação sistêmica, dor abdominal, queda da hemoglobina, icterícia e febre, que podem indicar presença de infecção/abscesso, coleções biliares (bilomas), hemoperitônio ou coleperitônio. Na maioria dos casos, opta-se por repetir a TC ou outro exame de imagem para elucidação diagnóstica e planejamento terapêutico.

Tratamento não operatório (TNO)

O TNO tem sucesso em 85 a 97% dos casos e proporcionou decréscimo na mortalidade decorrente das lesões hepáticas. Ele pode ser instituído mesmo em lesões de alto grau em que o paciente apresente estabilidade fisiológica (ausência sinais de choque ou acidose metabólica) e esteja comprovado que ele não apresenta sangramento hepático ativo nem outra indicação de laparotomia (peritonite, evisceração, empalamento, espessamento localizado de alça). A estabilidade é, além de tudo, o maior preditor de sucesso do manejo conservador.

Após a instituição do TNO, o paciente deve ser examinado de forma periódica. O desenvolvimento precoce de peritonite deve levantar a suspeita de lesão de víscera oca. Caso confirmada, indica-se tratamento cirúrgico. A queda hematimétrica desses pacientes não significa falha do

TNO. Entretanto, caso o paciente apresente instabilidade hemodinâmica sem resposta à reanimação, deve-se indicar cirurgia. Dessa forma, é imperativo que o médico reavalie frequentemente o paciente em TNO.

É importante ressaltar que o TNO exige ambiente com capacidade para monitoramento intensivo (incluindo dosagem seriada dos níveis de Hb/Ht), disponibilidade de angiografia e hemocomponentes, de equipe cirúrgica e anestésica 24 horas por dia, entre outros. A presença de TCE ou lesão medular associadas é vista como uma contraindicação relativa ao TNO.

A angiografia com embolização está indicada em casos de estabilidade hemodinâmica com *blush* arterial ou pseudoaneurisma na tomografia, sem que haja outra indicação de cirurgia. Ainda, pode ser usada como adjunto no controle de hemorragias de origem presumida arterial que sejam persistentes após a laparotomia de emergência.

Tratamento cirúrgico

A cirurgia está indicada em pacientes com instabilidade hemodinâmica (geralmente associada a lesões de maior grau), em que o TNO falha, ou em ambientes sem recursos para a adoção de tal estratégia.

O tamponamento peri-hepático e a compressão direta dos lobos hepáticos são medidas temporárias para a ressuscitação. A maioria dos sangramentos requer, no entanto, somente técnicas superficiais para obtenção da hemostasia. Ferimentos menores podem ser tratados com agentes hemostáticos tópicos, cauterização ou hepatorrafia. Sangramentos mais graves podem requerer a realização da manobra de Pringle (clampeamento do ligamento hepatoduodenal) e técnicas de cirurgia de controle de danos (vide capítulo específico).

O tratamento cirúrgico pode ser indicado mais tardiamente, inclusive em pacientes submetidos inicialmente a TNO. A necrose hepática pode surgir em decorrência do trauma ou como complicação da embolização. Pode ser necessário desbridar tecido hepático desvitalizado, especialmente na vigência de infecção. A fístula biliar pode resultar em coleção (biloma) ou coleperitônio. No primeiro caso, o tratamento pode ser feito por drenagem percutânea. A presença de coleperitônio indica exploração cirúrgica, seja por laparotomia ou laparoscopia. Em raros casos, há indicação de transplante hepático de urgência pós-trauma.

Num cenário pós-operatório, em que transfusões repetidas são necessárias, é aconselhável repetir a TC de abdome com contraste e avaliar a necessidade de embolização mediante arteriografia.

A Figura 38.1 ilustra o protocolo de atendimento em casos de trauma hepático.

Figura 38.1 – Fluxograma do protocolo de atendimento em casos de trauma hepático

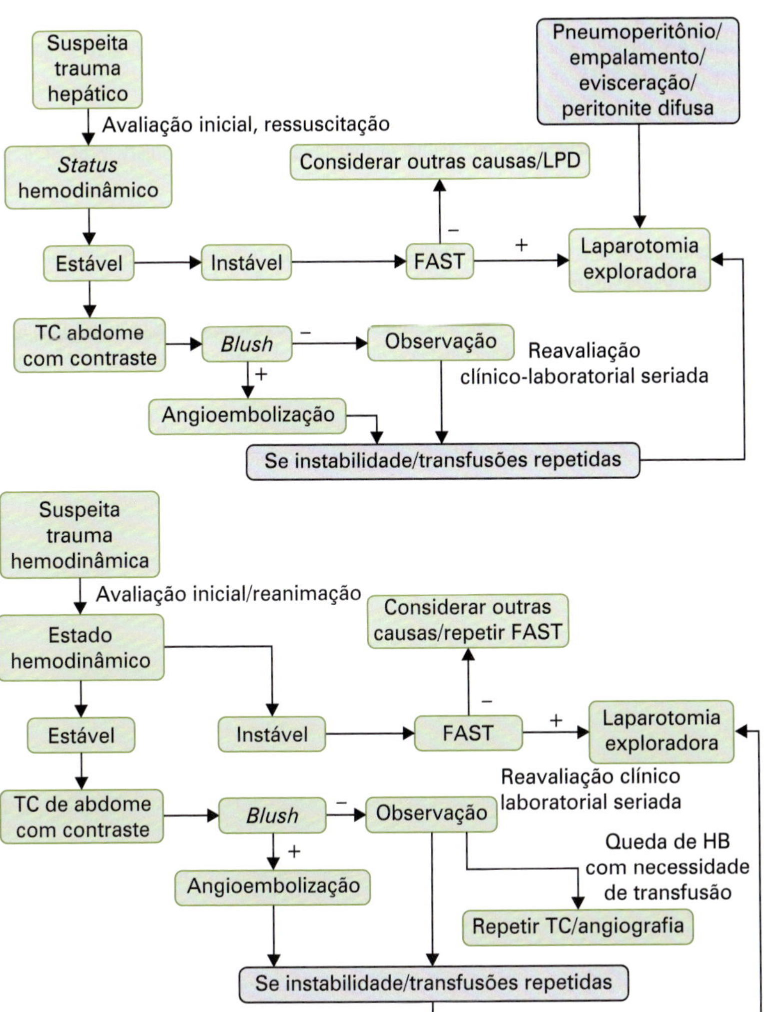

TC: tomografia computadorizada.

Referências consultadas

Coccolini F, et al. WSES classification and guidelines for liver trauma. World Journal of Emergency Surgery, v. 11, n. 1, p. 50, 2016.

Green CS, Bulger EM, Kwan SW. Outcomes and complications of angioembolization for hepatic trauma: A systematic review of the literature. The Journal of Trauma and Acute Care Surgery, v. 80, n. 3, p. 529, 2016.

Kozar RA, et al. Western Trauma association critical decisions in trauma: nonoperative management of adult blunt hepatic trauma. Journal of Trauma and Acute Care Surgery, v. 67, n. 6, p. 1144-49, 2009.

Melloul E, Denys A, Demartines N. Management of severe blunt hepatic injury in the era of computed tomography and transarterial embolization: a systematic review and critical appraisal of the literature. Journal of tTauma and Acute Care Surgery, v. 79, n. 3, p. 468-74, 2015.

Shrestha Binod, et al. Damage-control resuscitation increases successful nonoperative management rates and survival after severe blunt liver injury. Journal of Trauma and Acute Care Surgery, v. 78, n. 2, p. 336-41, 2015.

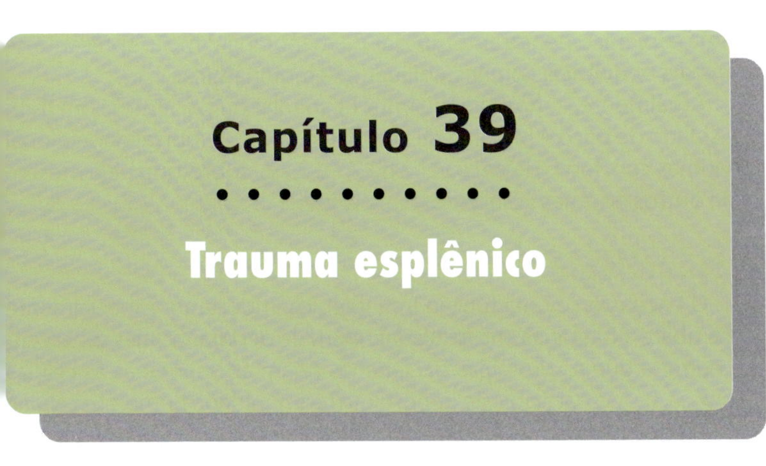

Capítulo 39

Trauma esplênico

Carlos Augusto Metidieri Menegozzo
Renato Silveira Leal

Definição

É definido como qualquer lesão traumática, penetrante ou contusa, acometendo o parênquima ou o hilo esplênico.

Epidemiologia

O baço é considerado o órgão mais afetado em traumas contusos abdominais e, por ser intraperitonial e altamente vascularizado, tem o potencial de ocasionar hemorragia fatal. Cerca de 45% dos traumas abdominais contusos causam lesões esplênicas. Desses, 36,5% apresentam lesões intra-abdominais associadas, mais frequentemente hepáticas, além de renais, mesentéricas e de intestino delgado. Até 80% dos pacientes podem apresentar lesões extra-abdominais.

O principal mecanismo de trauma esplênico contuso são acidentes automobilísticos seguidos de quedas, agressões e lesões relacionadas ao esporte. Cerca de 20 a 35% das lesões esplênicas por trauma fechado, a maioria de alto grau, necessitam de laparotomia de urgência. O trauma esplênico penetrante, apesar da menor incidência, apresenta-se com mais frequência com instabilidade hemodinâmica.

Atualmente, a mortalidade intra-hospitalar de pacientes com trauma isolado de baço é próxima de zero. No entanto, a mortalidade global de vítimas com lesão de baço varia de 2,1 a 9,2%, sobretudo pela presença de outros traumas associados.

Fisiopatologia

O baço exerce uma função imunológica importante especialmente no combate a bactérias encapsuladas. Além de depurar células senescentes, permite que as proteínas bacterianas sejam apresentadas às células de defesa, tendo participação importante na imunidade humoral e celular.

O baço pesa em torno de 250 g e recebe cerca de 200 mL de sangue por minuto, o equivalente a 5% da fração de ejeção cardíaca. Dessa forma, lesões nesse órgão podem ocasionar hemorragia importante. Quando não fatal, a perda volêmica resultante pode causar acidose metabólica e coagulopatia.

Qualquer trauma no hipocôndrio esquerdo e na base do hemitórax esquerdo pode ocasionar lesão esplênica. Em sua grande maioria, os ferimentos perfurantes, a depender do trajeto do objeto, estão associados a um maior risco de lesões de outras vísceras. No trauma contuso, a presença de fratura de costelas inferiores à esquerda deve levantar a suspeita de lesão esplênica. A perfuração esplênica pode ser gerada também por espículas ósseas.

Exame físico

A avaliação de pacientes com alteração do nível de consciência, seja por sedação, trauma cranioencefálico ou uso de drogas ilícitas e álcool, é sempre prejudicada. Nesses casos, a presença de hematomas, equimoses, sinal do cinto de segurança, escoriações e reação dolorosa à palpação do hipocôndrio e flanco esquerdos podem remeter a uma lesão esplênica. É importante ressaltar que até 15% dos pacientes que referem dor ou apresentam dor à palpação do gradil costal inferior esquerdo tem trauma esplênico.

O sinal de Kehr (dor referida no ombro esquerdo) pode estar associado ao acúmulo de sangue e à irritação do espaço subdiafragmático esquerdo. No entanto, trata-se de um sinal tardio. O hemoperitônio pode gerar dor abdominal em pacientes vítimas de trauma, mas a presença de peritonite precoce é importante e deve levantar suspeita para lesões de vísceras ocas.

Exames laboratoriais

Os parâmetros laboratoriais como nível de hemoglobina e hematócrito, coagulograma e gasometria são importantes na avaliação de qualquer traumatizado. No entanto, os valores hematimétricos da admissão nem sempre refletem o estado hemodinâmico do paciente. É importante ressaltar a necessidade de coleta de tipagem sanguínea para todos os pacientes vítimas de trauma e teste de gravidez para mulheres em idade fértil.

Os parâmetros gasométricos, especialmente lactato e excesso de bases, refletem a micro-hemodinâmica e a perfusão tecidual, assim como auxiliam na avaliação do prognóstico dos pacientes politraumatizados. Podem ainda ser usados para guiar a reanimação na sala de emergência.

Demais exames

No contexto de trauma esplênico, a radiografia simples é útil apenas para avaliar lesões associadas, especialmente no tórax.

O *Focused Assessment with Sonography for Trauma* (FAST) é um exame rápido e disponível em muitos serviços. Pode ser realizado por não radiologistas e tem sua aplicação principal em pacientes com trauma abdominal fechado hemodinamicamente instáveis. Apesar disso, vem sendo também amplamente utilizado para pacientes estáveis. Esse exame apresenta uma sensibilidade de 62 a 99% para detecção de líquido livre intraperitoneal.

A tomografia de abdome com contraste é o exame de escolha para pacientes estáveis hemodinamicamente. Presença de hematoma, lacerações, isquemia, sangramento ativo (*blush*) e pseudoaneurisma são algumas das possíveis lesões no trauma esplênico. Tem uma acurácia acima de 97% para as lesões citadas, sendo a especificidade próxima de 100%.

A arteriografia, atualmente mais usada como método terapêutico intervencionista, também é usada como exame diagnóstico de lesões arteriais com acurácia elevada. É um método invasivo e, portanto, não é isento de complicações. Estudos mostram que complicações graves (infarto e abscesso esplênicos, disfunção renal induzida por contraste, e sangramento) podem ocorrer em 4 a 29% dos casos, enquanto as leves (febre, derrame pleural esquerdo e migração de molas), em 34 a 62%. O método ainda permite embolização em casos de sangramento ativo e pseudoaneurismas. Tem sido uma ferramenta importante na diminuição da taxa de falha do tratamento não operatório (TNO) em vítimas de trauma esplênico, além de reduzir taxas de complicações abdominais, reduzir uso de hemocomponentes e de elevar as taxas de preservação esplênica.

Classificações

A escala mais utilizada pode ser vista na Tabela 39.1. Lesões graus I e II são leves, e as graus III a V são consideradas graves.

Tabela 39.1 – Escala de lesão esplênica

I	Hematoma	Subcapsular, < 10% da área da superfície.
	Laceração	Capsular ou com profundidade < 1cm.
II	Hematoma	Subcapsular, 10-50% da área de superfície.
	Laceração	1-3 cm de profundidade sem envolver vasos trabeculares.
III	Hematoma	Subcapsular, 50% da área de superfície; ou rotura; ou intraparenquimatoso > 5 cm ou em expansão.
	Laceração	> 3 cm de profundidade ou envolvendo vasos trabeculares.
IV	Laceração	Envolve vasos hilares ou segmentares com desvascularização (> 25% do baço).
V	Laceração	Explosão esplênica.
	Vascular	Lesão do pedículo com desvascularização de todo o baço.

Fonte: Adaptado de http://www.aast.org/library/traumatools/injuryscoringscales.aspx#spleen

Tratamento

Uma vez feito o diagnóstico de lesão esplênica, a conduta deve ser baseada na condição clínica do paciente, na presença de lesões associadas e na disponibilidade de recursos. Obviamente, pacientes que apresentam instabilidade hemodinâmica e FAST positivo ou sinais de peritonite na admissão devem ser conduzidos à sala operatória. Muitas vezes, o diagnóstico de lesão esplênica é feito durante a cirurgia (Figura 39.1).

Paciente estáveis ou que responderam à reanimação volêmica inicial são candidatos a TNO. Essa abordagem resulta em menor tempo de internação e de número de transfusões, menor taxa de laparotomia e de suas complicações. Atualmente, ele é empregado em cerca de 85% dos casos, com sucesso em torno de 90%. Das falhas, cerca de 75% ocorrem nas primeiras 48 horas e 93%, na 1ª semana.

A estabilidade hemodinâmica é condição necessária para o TNO, porém não única. O hospital deve ter leito de unidade de terapia

Figura 39.1 – Atendimento de lesão esplênica no HC-FMUSP.

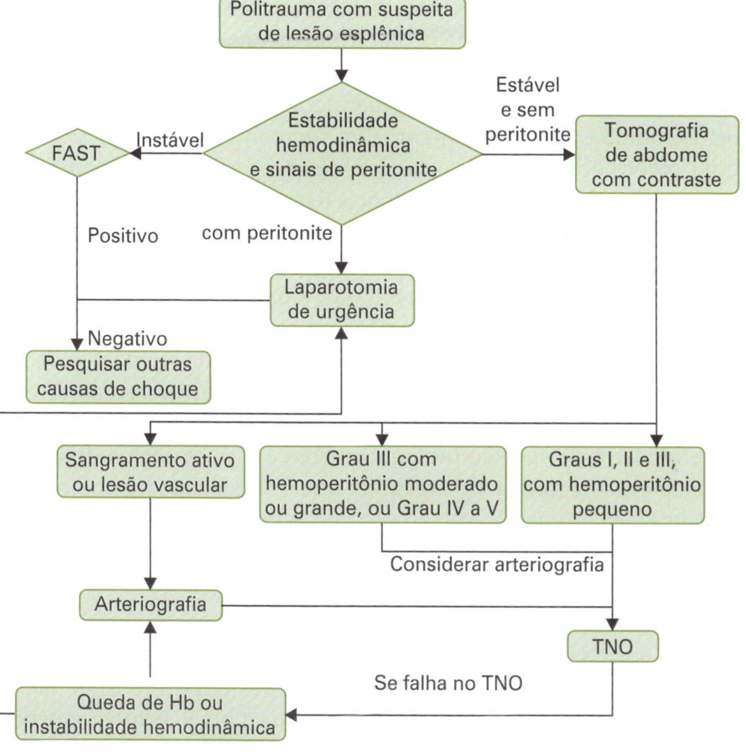

intensiva (UTI) disponível, além de equipe cirúrgica, banco de sangue, sala de centro cirúrgico e equipe anestésica acessíveis 24 horas por dia.

O acesso cirúrgico pode ser laparotômico ou laparoscópico, e a tática pode envolver a esplenectomia ou técnicas de preservação esplênica. Pacientes hemodinamicamente instáveis são submetidos à laparotomia e, frequentemente, à esplenectomia.

Na laparotomia, realiza-se o tamponamento com compressas dos quatro quadrantes e um rápido inventário da cavidade em busca da fonte de sangramento e de lesões associadas. Nos pacientes graves, cuja fonte de sangramento é o baço, a esplenectomia é iniciada pela dissecção dos ligamentos esplenodiafragmático, esplenorrenal e esplenocólico. Mobilizam-se o baço e a cauda pancreática medialmente. Em seguida, dissecam-se os vasos do hilo esplênico e os gástricos curtos para ligadura. Deve-se atentar à presença de lesões da cauda pancreática, iatrogênicas ou não, já que pode haver fístula pancreática no pós-operatório. Nesses casos, a drenagem da região é recomendada.

As principais complicações do tratamento cirúrgico são: hemorragia; necrose da parede gástrica (quando a ligadura dos vasos gástrico curtos engloba, inadvertidamente, um segmento da grande curvatura, com potencial perfuração); lesões pancreáticas ou pancreatite; e fístula arteriovenosa. No entanto, a incidência dessas complicações é baixa.

A realização de laparotomia nem sempre resulta em esplenectomia total. Em aproximadamente 10% dos casos, é possível realizar o reparo e hemostasia do órgão. No entanto, no contexto do paciente com trauma esplênico não submetido a TNO, é conduta de exceção.

A laparoscopia tem sido cada vez mais utilizada no manejo de pacientes politraumatizados, principalmente com objetivo de diagnosticar lesões. Apesar de pouco utilizada no tratamento do trauma esplênico, existem relatos de sucesso terapêutico com a técnica, incluindo a realização de esplenectomia. Vale ressaltar que instabilidade hemodinâmica é atualmente contraindicação ao uso de laparoscopia no trauma.

Vacinação

As vacinas devem ser administradas duas semanas antes ou duas semanas após a esplenectomia, visando melhor resposta imunológica. Recomenda-se atualmente que esses pacientes devem receber vacina contra pneumococo, *Haemophilus influenzae* tipo B e meningococo, além de vacinação anual contra o vírus da gripe. Com relação ao tratamento conservador, seja ele feito com ou sem angioembolização, não existem evidências, até o momento, de que haja prejuízo na função imunológica do paciente. Assim, não se recomenda vacinação rotineira para esses pacientes.

O fluxograma da Figura 39.1 sintetiza o atendimento de lesão esplênica no Hospital das Clínicas da Faculdade de Medicina da Universidade de São Paulo (HC-FMUSP).

Referências consultadas

Boscak A, Shanmuganathan K. Splenic trauma: what is new?, Radiol Clin N Am 50 (2012) 105-22.

Cornelis, et al. Literature review of the role of ultrasound, computed tomography, and transcatheter arterial embolization for the treatment of traumatic splenic injuries. Cardiovasc Intervent Radiol (2010) 33:1079-87.

Hildebrand DR, Ben-sassi A, Ross NP, Macvicar R, Frizelle FA, Watson AJM. Modern management of splenic trauma. BMJ. 2014;348:g1864.

Stassen, et al. Selective nonoperative management of blunt splenic injury: An Eastern Association for the Surgery of Trauma practice management guideline. J Trauma Acute Care Surg. V. 73, N. 5, Supplement 4.

Watson GA, Hoffman MK, Peitzman AB. Nonoperative management of blunt splenic injury: what is new? Eur J Trauma Emerg Surg (2015) 41:219-28.

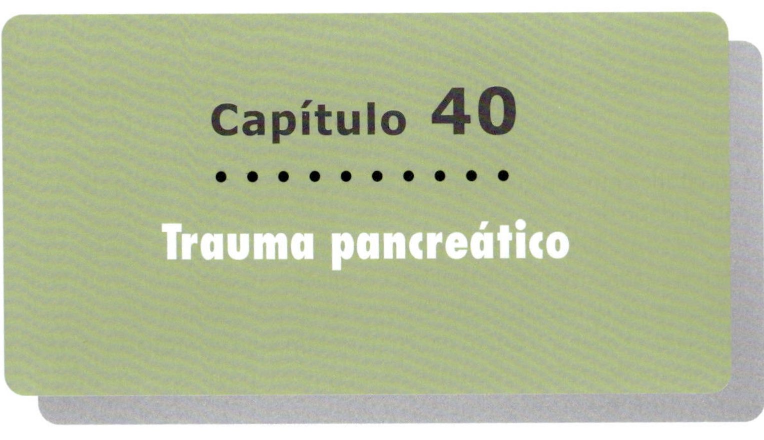

Capítulo 40

Trauma pancreático

Roberto Rasslan

Introdução

O trauma pancreático ocorre em 0,2 a 12% dos traumas abdominais e está associado com elevada morbidade e mortalidade, decorrente principalmente de lesões associadas em quase a totalidade dos casos, em função da proximidade de outros órgãos e estruturas vasculares. O trauma de pâncreas isolado ocorre em cerca de 2% consequentemente à sua localização retroperitoneal. A hemorragia é a principal causa de morte precoce, e a lesão pancreática por si é causa de morte em menos de 10%. O trauma de pâncreas ainda é uma situação que envolve algumas controvérsias, e parte disso decorre da baixa incidência e da pequena experiência do cirurgião.

Diagnóstico

Muitas vezes, o diagnóstico da lesão pancreática é difícil, de tal forma que o mecanismo de trauma deve sempre ser valorizado. No trauma fechado, deve-se sempre pensar em lesão quando houver a possibilidade de compressão do pâncreas contra a coluna, como trauma direto do guidão da bicicleta ou volante do carro no abdome superior, determinando a fratura pancreática. Os ferimentos penetrantes são responsáveis por 70% dos casos e o diagnóstico é estabelecido no intraoperatório. A presença de hematoma peripancreático implica exploração mandatória com exposição do órgão para avaliar a gravidade da lesão e a integridade do ducto.

Na suspeita de trauma de pâncreas, a tomografia de abdome consiste em exame imprescindível para avaliação do órgão. A sensibilidade do exame no diagnóstico de lesão pancreática chega a 80%, porém a acurácia para avaliar o ducto pancreático tem uma variação de 50 a 90%. Na suspeita de lesão, a ressonância magnética pode ser realizada, pois analisa o ducto em toda a sua extensão.

Outra opção é pancreatografia endoscópica para avaliar o Wirsung, porém consiste em procedimento invasivo que fica reservado para tratamento em casos específicos. O exame endoscópico está indicado no trauma fechado, em doentes estáveis, com lesão isolada do pâncreas, após exame de imagem que deixa dúvida quanto à integridade do ducto pancreático.

A dosagem de amilase tem pouco valor no diagnóstico precoce, pois pode ter níveis aumentados sem lesão pancreática como também estar normal em doentes com trauma do órgão. A persistência de amilase elevada é indicadora de lesão do pâncreas.

Tratamento

O tratamento do trauma pancreático depende da localização (cabeça, corpo/cauda), extensão da lesão, principalmente a integridade do ducto pancreático e a condição hemodinâmica do doente (Figura 40.1).

O princípio do tratamento no trauma de pâncreas consiste inicialmente no controle da hemorragia, seguido do controle da contaminação e infecção (lesão intestinal) e, por fim, no reparo do órgão. Em situações de grande perda sanguínea, a cirurgia do controle de danos se impõe e o reparo definitivo da lesão pancreática deve ser postergado na reabordagem após reanimação do doente.

A classificação da gravidade da lesão do pâncreas (Tabela 40.1) possibilitou uma melhor padronização na conduta.

Figura 40.1 – Fatores determinantes no tratamento do trauma de pâncreas.

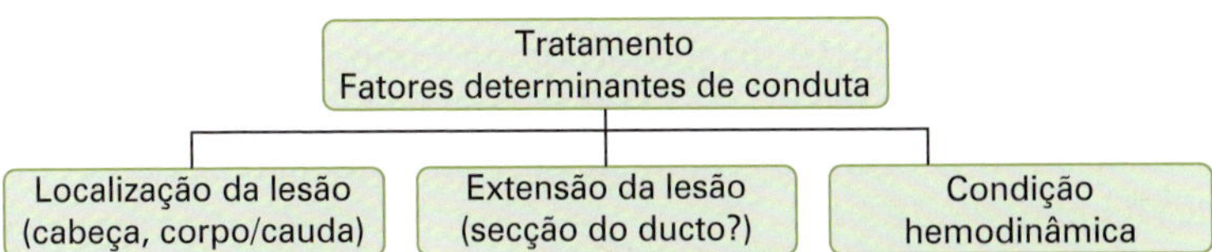

Tabela 40.1 – Classificação do trauma de pâncreas – American Association for the Surgery of Trauma

Grau	Descrição
I	Contusão pequena, laceração superficial sem lesão ductal.
II	Contusão/laceração maior sem lesão ductal ou perda tecidual.
III	Transecção distal, laceração com secção do ducto.
IV	Transecção proximal, lesão com envolvimento da ampola.
V	Rotura da cabeça pancreática.

http://www.aast.org/library/traumatools/injuryscoringscales.aspx#pancreas

O grande desafio, em lesões que não têm destruição maciça da cabeça do pâncreas ou a secção completa da glândula, é definir a presença de secção do ducto em local com hematoma e distorção da anatomia. O diagnóstico da rotura do ducto pancreático é fundamental, pois o tratamento na maioria das vezes implica ressecção pancreática. A realização de wirsungrafia no intraoperatório é o método para avaliar extravasamento de contraste do ducto e confirmar a lesão, porém a cateterização da papila muitas vezes é difícil, além da morbidade da duodenotomia. Outra opção seria a secção da cauda do pâncreas para cateterização do ducto. A pancreatografia intraoperatória deve ser evitada e, no Hospital das Clínicas da Faculdade de Medicina da Universidade de São Paulo (HCFMUSP), esta conduta não é realizada. A dissecção minuciosa com exposição do corpo e cauda do pâncreas permite uma avaliação adequada. A análise da integridade do ducto na cabeça do pâncreas é mais difícil, porém acredita-se que, em casos duvidosos, o tratamento inicial deve ser a drenagem ampla e aguardar a evolução.

A maioria dos traumas de pâncreas são lesões graus I e II, e o tratamento consiste apenas em drenagem externa em situações que a laparotomia exploradora está indicada em virtude de lesões associadas. Neste tipo de lesão diagnosticada na tomografia, o tratamento não operatório é a melhor opção no trauma fechado, se lesão isolada ou associada a vísceras parenquimatosas com estabilidade hemodinâmica (Figuras 40.2 e 40.3).

A ressecção pancreática está indicada na presença de lesão ductal. A pancreatectomia corpocaudal na lesão grau III apresenta menor morbidade comparada a tratamento exclusivo com drenagem em doentes estáveis. A preservação do baço é preconizada na criança e realizada em metade dos casos no adulto (Figuras 40.2 e 40.3). A preservação do baço nem sempre é possível em razão da complexidade da lesão e de lesões associadas. A pancreatectomia corpocaudal tem baixa mortalidade, porém elevada morbidade em virtude da alta incidência de fístula pancreática e de coleções.

A sutura do parênquima pancreático deve ser evitada pelo risco de o próprio procedimento aumentar a lesão. Está indicada apenas com o intuito de controlar a hemorragia. Outra situação em que também

Figura 40.2 – Tratamento da lesão pancreática no ferimento abdominal penetrante.

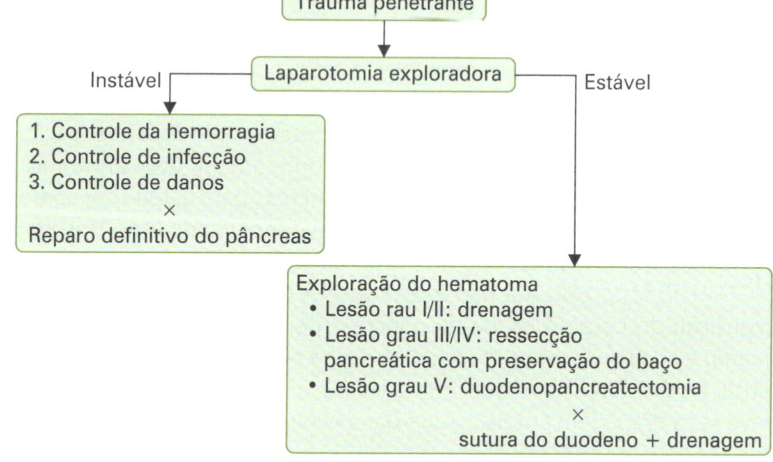

Figura 40.3 – Tratamento da lesão pancreática no trauma abdominal fechado.

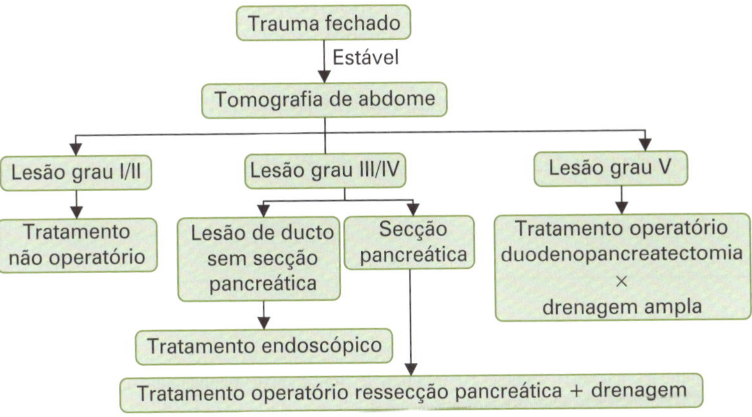

não se preconiza é a anastomose do ducto pancreático com o intestino quando houver fratura do pâncreas.

Atualmente, com o avanço dos exames de imagem no diagnóstico e da terapêutica endoscópica, a rotura do ducto pancreático sem outras lesões com indicação de laparotomia pode ser tratada inicialmente por endoscopia com passagem de prótese. Na eventual falha deste procedimento, está indicada a ressecção pancreática e, em casos selecionados, até mesmo por laparoscopia (Figuras 40.2 e 40.3).

O maior desafio do trauma pancreático, embora pouco frequente, é a lesão complexa da cabeça do pâncreas, geralmente associada com lesão de duodeno. Nos doentes instáveis, a primeira opção deve ser a sutura do duodeno e a drenagem local ampla. A duodenopancreatectomia apresenta mortalidade elevada (40 a 50%) e deve ser evitada. A indicação fica restrita em explosão duodenopancreática ou em situações extremas para controlar a hemorragia. É preferível, às vezes, trocar uma duodenopancreatectomia por uma drenagem ampla da cavidade e enfrentar as suas complicações pós-operatórias, principalmente a fístula pancreática.

O prognóstico do trauma de pâncreas resulta da magnitude das lesões associadas, da lesão ductal e duodenal. As principais complicações relacionadas ao trauma de pâncreas e ao seu tratamento são a fístula pancreática, o pseudocisto, os abscessos e a pancreatite.

Conclusões

O trauma de pâncreas é pouco frequente e de difícil diagnóstico em algumas situações. Na grande maioria dos casos, a simples drenagem é o tratamento de escolha; porém, nas lesões de ducto, a melhor opção consiste na ressecção do órgão. A duodenopancreatectomia se restringe a casos extremos e, às vezes, é preferível uma drenagem ampla do pâncreas e sutura do duodeno. Em casos selecionados de trauma fechado com lesão de ducto, o tratamento endoscópico apresenta bons resultados.

Referências consultadas

Ho VP, Patel NJ, Bokhari F, Madbak FG, Hambley JE, Yon JR, et al. Management of adult pancreatic injuries: a practice management guideline from the Eastern Association for the Surgery of Trauma. J Trauma. 2017;82(1):185-99.

Vasquez JC, Coimbra R, Hoyt DB, Fortlage D. Management of penetrating pancreatic trauma: an 11-year experience of a level-1 trauma center. Injury. 2001;32(10):753-9.

Potoka DA, Gaines BA, Leppaniemi A, Peitzman AB. Management of blunt pancreatic trauma: what's new? Eur J Trauma Emerg Surg. 2015;41(3):239-50.

Debi U, Kaur R, Prasad KK, Sinha SK, Sinha A, Singh K. Pancreatic trauma: a concise review. World J Gastroenterol. 2013;19(47):9003-11.

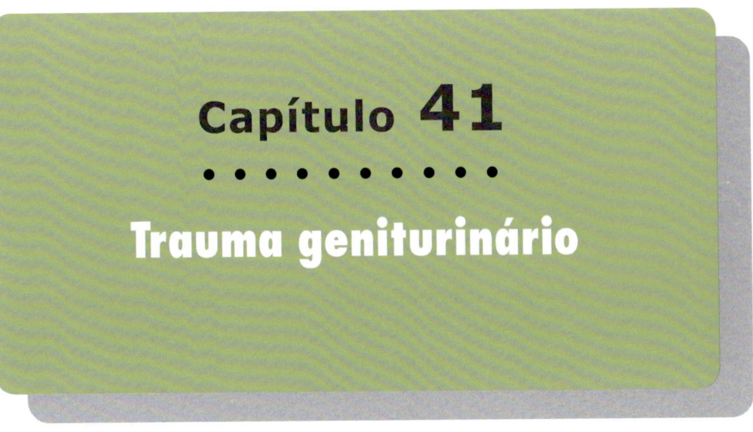

Capítulo 41

Trauma geniturinário

Bruno Nicolino Cezarino
José Cury
Giuliano B. Guglielmetti
Rafael Ferreira Coelho
Miguel Srougi

Introdução

Cerca de 3 a 10% dos indivíduos vítimas de trauma irão apresentar lesão do trato geniturinário, sendo o rim o mais acometido, seguido da bexiga, da uretra e do ureter, respectivamente.

O trauma geniturinário representa 10% de todos os traumas em nosso serviço de emergência (HCFMUSP), e o rim é o órgão mais frequentemente envolvido. Os traumas de ureter e bexiga são mais raros, representando menos de 2% das lesões abdominais que requerem cirurgia, mais associados a traumas de alta energia e a outras lesões severas concomitantes. As lesões de ureter por violência externa ocorrem em menos de 4% dos traumas penetrantes e em menos de 1% dos traumas contusos. As lesões de uretra, por sua vez, são quase sempre associadas a fraturas do anel pélvico: ocorrem em 4 a 14% das fraturas de bacia e estão associadas a lesões vesicais em 10 a 17% dos casos.

O atendimento ao paciente politraumatizado deve seguir as orientações das diretrizes do ATLS® (Advanced Trauma Life Support®). É importante que o médico que realiza o atendimento inicial seja capaz de reconhecer sinais associados às lesões do trato geniturinário que exijam investigação mais cuidadosa.

Trauma renal

Etiologia

Até 95% das lesões traumáticas dos rins são causadas por trauma abdominal fechado. Destas, 90% são lesões menores, como contusões renais ou lacerações de parênquima menores do que 1 cm. Com relação aos ferimentos renais penetrantes, a grande maioria apresenta lesão grave, necessitando de exploração cirúrgica, principalmente quando associados a projéteis de alta energia.

Lesões de artéria e veia renais estão associadas a traumas com forte desaceleração, podendo cursar com avulsão do pedículo renal, lesões parciais ou até mesmo trombose arterial ou venosa por ruptura da íntima.

Apresentação clínica

O sintoma mais frequente de trauma renal é a hematúria. Ponto importante é diferenciar a hematúria de uretrorragia do paciente traumatizado: enquanto na uretrorragia ocorre saída espontânea de sangue pelo meato uretral, frequentemente associado a trauma de uretra e pelve, a hematúria é notada no momento da sondagem vesical.

Outros sinais como dor ou hematoma em flanco, lesão de fígado ou baço, fratura de costelas inferiores ou do processo transverso de vértebras lombares podem também estar associados a traumas renais. Qualquer paciente com ferimento penetrante em flancos ou cuja trajetória inclui a região paravertebral abdominal pode apresentar lesão renal associada.

Diagnóstico

O atendimento do paciente de trauma deve seguir rigorosamente as orientações do ATLS, seguindo dessa maneira o protocolo de trauma abdominal fechado ou trauma abdominal penetrante (discutidos nos capítulos respectivos) (Figura 41.1).

Figura 41.1 – Avaliação inicial do trauma abdominal fechado.

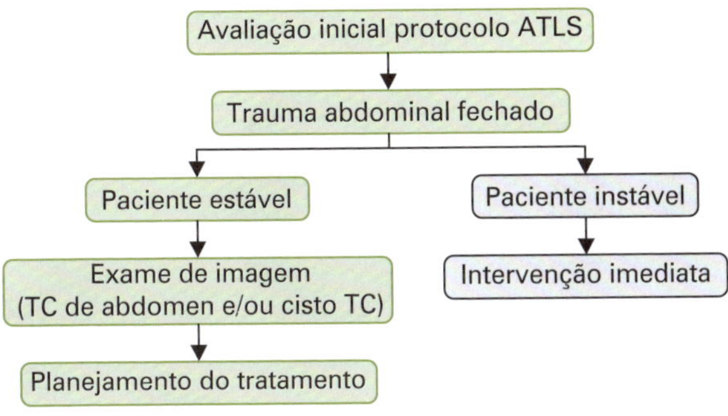

Fonte: Cury J, Simonetti R, Srougi M. Urgências em Urologia. 1999.

Em caso de estabilidade hemodinâmica no trauma abdominal fechado, preconiza-se a tomografia computadorizada, podendo identificar o trauma renal em 90 a 100% dos casos.

Em pacientes instáveis e com indicação cirúrgica geralmente o trauma renal tem seu diagnóstico pelo hematoma retroperitoneal. Sua exploração deve ser realizada apenas no caso de hematoma pulsátil ou em expansão durante a laparotomia exploradora. Caso necessário, pode-se lançar mão da "pielografia endovenosa *single shot*" na sala de operações e até mesmo durante o ato cirúrgico. Esta consiste na injeção endovenosa de 2 mL/kg de contraste iodado seguido de radiografia do abdome aproximadamente 10 minutos após. Tem por função se certificar da presença e função do rim contralateral ao ser explorado e avaliar grosseiramente lesões renais traumáticas.

Classificação

Classificação do trauma renal segundo a AAST (American Association for Surgery of Trauma), baseada na tomografia (Figura 41.2):

- » Grau I: Contusão ou hematoma subcapsular não expansivo. Sem laceração parenquimatosa.
- » Grau II: Hematoma perirrenal não expansivo. Laceração do córtex renal com extensão inferior a 1 cm. Sem extravasamento urinário.

Figura 41.2 – Classificação do trauma renal.

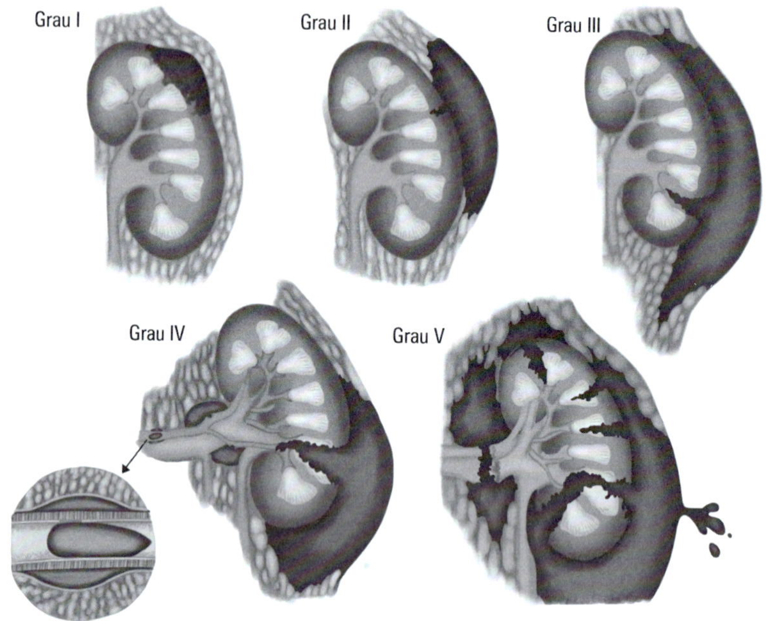

Fonte: Cury J, Simonetti R, Srougi M. Urgências em Urologia. 1999.

- » Grau III: Laceração parenquimatosa superior a 1 cm (estende-se até a medula renal). Sem ruptura do sistema coletor ou extravasamento urinário
- » Grau IV: Laceração parenquimatosa maior que 1 cm atingindo córtex, medula e sistema coletor. Lesão da artéria ou veia renais segmentares, com hemorragia contida.
- » Grau V: Várias lacerações de grau 4 ou rim completamente fragmentado e/ou avulsão do pedículo com desvascularização renal.

Tratamento

O tratamento inicial do paciente hemodinamicamente estável com trauma renal é conservador. A conduta inicial é admissão em UTI, seriar hematócrito e hemoglobina a cada 6 horas e repetir o exame de imagem (tomografia de abdome com contraste) em caso de instabilidade ou queda progressiva dos parâmetros hemantimétricos (Figura 41.3).

Caso haja instabilidade hemodinâmica no curso do tratamento ou queda persistente dos parâmetros hemantimétricos a conduta é arteriografia com embolização. Existem tipicamente duas situações em que a embolização pode ser usada: no sangramento arterial na fase aguda da lesão e no sangramento tardio. Na fase aguda, a tomografia computadorizada mostra um *blush* de contraste na fase arterial, que sugere lesão vascular. Na fase tardia, o sangramento ocorre, em geral, 10 a 14 dias após a lesão inicial. Nessa fase, o hematoma começa a sofrer lise, destamponando áreas de sangramento. É nesse período que ocorre também a formação de pseudoaneurismas. Isso ocorre porque a maioria das lacerações renais é tipicamente radial e paralela às artérias interlobares. É por esse motivo que muitas vezes os rins partidos em pedaços após traumas de alta energia mantêm concentração normal do meio de contraste (Figura 41.4).

As lesões renais grau IV que cursam com lesão da via coletora também têm o tratamento conservador inicialmente indicado. Nesse caso, mesmo havendo extravasamento de urina na fase tardia da tomografia, em 87 a 95% dos casos ocorre cicatrização do parênquima renal. Em caso de persistência da fístula após sete dias, um cateter de drenagem do tipo duplo J pode ser utilizado para facilitar a drenagem e a cicatrização da lesão.

Figura 41.3 – Conduta no trauma renal.

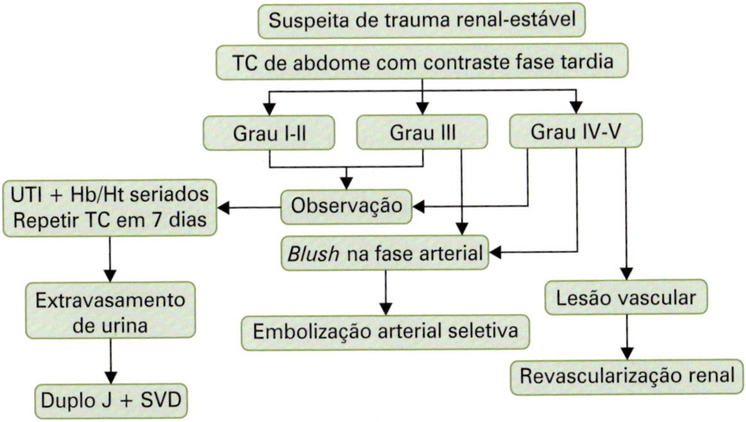

Fonte: Cury J, Simonetti R, Srougi M. Urgências em Urologia. 1999.

Figura 41.4 – Abordagem do trauma renal com arteriografia e embolização de sangramento.

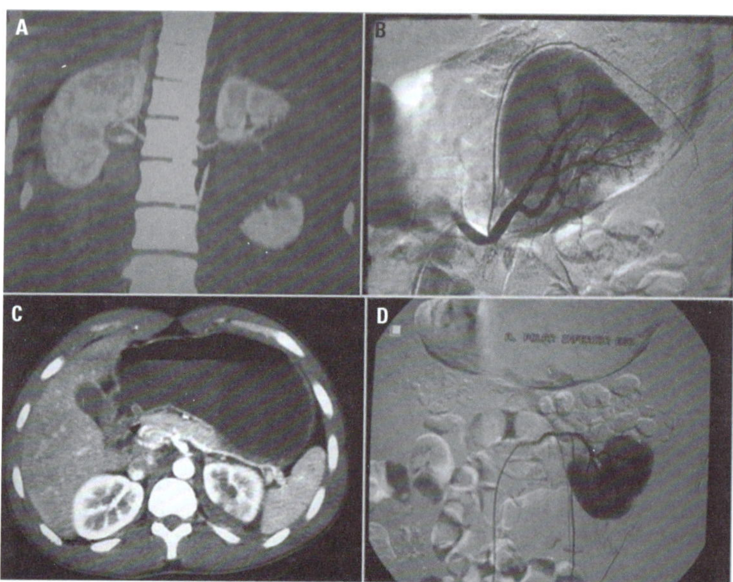

Fonte: Cury J, Simonetti R, Srougi M. Urgências em Urologia. 1999.

Complicações

As principais complicações do trauma renal são urinoma, abscesso perirrenal, sangramento e fístula arteriovenosa. Extravasamento urinário tem resolução espontânea em 87 a 95% dos casos. No entanto, nova tomografia com fase excretora deve ser realizada 7 dias após o trauma para avaliar a persistência deste. Caso o extravasamento persista, pode ser tratado com colocação de cateter de duplo J ureteral.

Trauma ureteral

Etiologia

A lesão ureteral traumática é rara e ocorre principalmente no intra-operatório por iatrogenia, ou seja, lesões inadvertidas do ureter durante a dissecção em 80% dos casos. O restante dos casos ocorre por causas externas.

A principal causa de lesão ureteral traumática é o ferimento penetrante, sendo os ferimentos por arma de fogo responsáveis por 90% dos traumas. Esses pacientes, em geral, não apresentam hematúria e o diagnóstico da lesão pode ser extremamente difícil. Vale lembrar que as lesões ureterais iatrogênicas podem ocorrer após diversos procedimentos cirúrgicos como histerectomia (54%), cirurgia colorretal (14%), cirurgia pélvica de ovário e bexiga (8%), cirurgia vasculares abdominais (6%) e ureteroscopias (2%).

Apresentação clínica

Cerca de 25 a 45% das lesões penetrantes de ureter não apresentam nem mesmo hematúria microscópica. A manifestação clínica pode ser peritonite, caso haja extravasamento de urina para a cavidade peritoneal, ou formação de tumoração e dor local, se o extravasamento for dirigido para o retroperitônio. Em ambas as situações pode haver febre e infecção secundária. Nos casos de obstrução urinária bilateral, secundária a ligadura ou angulação dos ureteres (trauma iatrogênico), o paciente cursará com anúria no pós-operatório imediato. Quando a obstrução ocorre apenas em um dos lados, situação mais frequente, o paciente pode apresentar dor na região lombar e no flanco ipsilateral e, em alguns casos, íleo paralítico, náuseas, vômitos e febre. A presença de fístula urinária que se exterioriza pela cicatriz cirúrgica ou pela vagina, nos casos de lesão iatrogênica durante procedimento cirúrgico, pode ser a manifestação inicial da transecção do ureter.

Diagnóstico

O exame radiológico padrão-ouro para o diagnóstico de lesão traumática de ureter é a pielografia retrógrada. Este procedimento permite não somente diagnosticar, mas também quantificar a extensão da lesão. No entanto, é mais demorada, obriga o posicionamento do paciente em posição de litotomia e é necessária a presença do urologista para sua realização. A tomografia helicoidal também permite a avaliação das lesões ureterais. Deve ser lembrada, no entanto, a realização de cortes mais tardios para avaliação das vias excretoras (15 a 20 minutos pós-contraste), sendo o melhor exame para a avaliação do retroperitônio, identificando e quantificando bem hematomas e coleções. A pielografia ascendente é mandatória sempre que não houver contrastação do ureter na fase excretora tardia da tomografia para descartar lesões ureterais.

Classificação

» Grau I: hematoma: contusão ou hematoma, sem desvascularização.
» Grau II: laceração: < 50% de transecção.
» Grau III: laceração: > 50% de transecção.
» Grau IV: laceração: transecção completa com desvascularização < 2 cm.
» Grau V: laceração: avulsão com > 2 cm de desvascularização.

Tratamento

O tratamento definitivo das lesões ureterais varia de acordo com sua topografia e extensão. Lesões puntiformes, angulações ureterais e até transecções parciais do ureter podem ser conduzidas apenas com cateter ureteral por tempo prolongado (duplo J). Esse procedimento pode ser o definitivo para alguns pacientes, enquanto para outros se faz necessário algum outro tipo de intervenção cirúrgica.

As lesões que comprometem o terço superior do ureter podem ser conduzidas com anastomose terminoterminal espatulada (T - T) do segmento lesado. No trauma da junção ureteropiélica, frequente em crianças, a anastomose T - T ureteropiélica também é o tratamento de escolha. As lesões que comprometem o terço médio ureteral, acima da bifurcação dos vasos ilíacos, ou seja, o chamado ureter lombar, também apresentam bons resultados com a anastomose T - T. Quando o segmento lesado for extenso, o procedimento anteriormente descrito toma-se inviável. Assim, pode-se lançar mão da anastomose do coto proximal do ureter lesado lateralmente ao ureter contralateral, procedimento conhecido como transureterouretero anastomose. Outra maneira de conduzir essas lesões é a interposição de um segmento de intestino delgado entre o ureter proximal e a bexiga. Menos realizado devido ao alto índice complicações, o autotransplante renal, com a translocação do rim para área pélvica, reimplante ureterovesical e anastomose dos vasos renais nos vasos ilíacos, também é uma alternativa para os casos de lesão extensa do ureter.

Lesões do ureter pélvico, abaixo da bifurcação dos vasos ilíacos, são mais bem conduzidas com o reimplante ureterovesical. A simples reanastomose entre os cotos ureterais apresenta elevado índice de complicações, como fístulas e estenoses.

Trauma vesical

Etiologia

A lesão de bexiga é incomum no trauma devido a sua posição dentro do anel pélvico, ficando protegida tanto de ferimentos penetrantes como de traumas fechados. A lesão traumática de bexiga ocorre em 1,6% dos casos de trauma abdominal fechado e é associada a fratura de pelve em 80 a 95% dos casos. A ruptura de bexiga extraperitoneal é causada por lesão direta de espículas ósseas do anel pélvico fraturado, enquanto as rupturas intraperitoneais são causadas por compressão da cúpula vesical, distendida pela presença de urina, contra a parede abdominal e pélvica. Rupturas extraperitoneais correspondem a 55% das lesões de bexiga, seguidas das lesões intraperitoneais (38%) e das lesões mistas (5-8%).

Apresentação clínica

Os principais sinais que sugerem a presença de lesão de bexiga traumática são: fratura de bacia associada a hematúria macroscópica. Treze por cento a 50% dos pacientes com fratura de bacia e hematúria macroscópica irão apresentar ruptura de bexiga. Em outra análise dos pacientes com diagnóstico de lesão traumática da bexiga, 77% a 100% deles apresentavam hematúria macroscópica e 85% a 100% apresentavam fratura de bacia.

Outros sinais clínicos que podem indicar a presença de lesão vesical são: dor suprapúbica, incapacidade de urinar, coágulos intravesicais, baixo volume urinário, grandes traumas perineais, líquido livre intraperitoneal, distensão abdominal, íleo paralitico e aumento de ureia e creatinina sérica.

Diagnóstico

Pacientes vítimas de trauma que se apresentam com fratura de bacia e hematúria macroscópica têm indicação absoluta de realizar cistografia. Outras indicações relativas de estudo radiográfico da bexiga incluem: fratura de bacia isolada, hematúria macroscópica isolada, sinais clínicos sugestivos de lesão vesical.

O exame de escolha para identificar a lesão vesical é a cistografia retrógrada, com acurácia de 85 a 100%, demonstrada na Figura 41.5.

Figura 41.5 – (A) Cistografia mostrando lesão extraperitoneal de bexiga; (B) lesão intraperitoneal de bexiga – note a contrastação entre as alças intestinais.

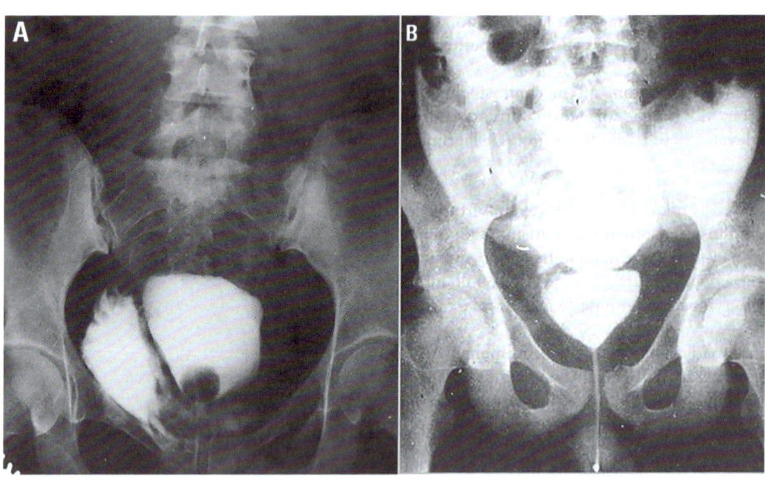

Fonte: Cury J, Simonetti R, Srougi M. Urgências em Urologia. 1999.

Uma alternativa à realização de cistografia convencional é a realização de cistotomografia, que quando realizada de maneira adequada tem mostrado resultados iguais ou superiores aos da cistografia convencional. A cistotomografia tem por vantagem estudar o trato urinário superior e a bexiga em um único exame, realizando-se a avaliação cistográfica na fase tardia do exame.

Tratamento

O tratamento clássico utilizado para a lesão extraperitoneal de bexiga é o tratamento conservador por meio de sondagem vesical de demora por dez dias associada ao uso de antibióticos. Com isso, cerca de 85% das lesões vesicais estão cicatrizadas no momento da retirada da sonda de Foley. Reservamos o tratamento cirúrgico para casos especiais, como, por exemplo, lesões vesicais associadas à presença de fragmentos ósseos intravesicais, fraturas pélvicas expostas, perfuração de reto ou quando o paciente for submetido a qualquer outro procedimento cirúrgico, desde que não se encontre instável hemodinamicamente.

Com relação à ruptura intraperitoneal, o tratamento clássico é a cirurgia. Por meio de uma incisão longitudinal mediana realiza-se inicialmente a inspeção da cavidade abdominal antes de se abordar a lesão vesical. Geralmente, a lesão vesical encontra-se na cúpula por ser esta a região mais frágil do órgão. Se necessário, deve-se ampliar a própria lesão para que se obtenha acesso a todas as paredes da bexiga. Qualquer lesão extraperitoneal concomitante deve então ser corrigida. É conveniente a utilização de antibióticos. O controle radiológico por meio de cistografia deve ser realizado no 10º dia PO e, caso não se evidencie extravasamento, a sonda de Foley é retirada.

O uso de videolaparoscopia para o tratamento de lesões traumáticas vesicais é opção viável e estabelecida. Esta tem por vantagem realizar a rafia vesical por abordagem minimamente invasiva, no entanto, pode ser limitada para o tratamento de lesões abdominais associadas, podendo ter boa indicação para pacientes com lesão isolada de bexiga. Nas fraturas instáveis da bacia, torna-se necessária a presença do ortopedista para a adequada fixação óssea.

Trauma uretral

Etiologia

As lesões de uretra podem ser divididas em lesões de uretra anterior e posterior. Lesões de uretra anterior são em sua maioria causadas por trauma perineal, comprimindo a uretra contra o púbis, sendo a forma mais comum conhecida como "queda a cavaleiro", ou em fraturas de bacia e traumas de alta energia.

Lesões de uretra anterior são também encontradas em 10-15% das fraturas de pênis. Lesões de uretra em mulheres são extremamente raras e geralmente associadas a traumas de alta energia com fraturas de bacia, lacerações vaginais e de reto.

Apresentação clínica

Os sinais indicativos de lesão de uretra incluem: presença de sangue no meato uretral, hematoma escrotal ou perineal, próstata elevada ou deslocada que não pode ser palpada ao toque retal, retenção urinária aguda caracterizada por globo vesical palpável com ou sem espículas ósseas associadas, e urgência miccional, com incapacidade de esvaziar a bexiga. A presença de sangue no meato uretra (uretrorragia) é o sinal mais importante de lesão de uretra. Em geral, a presença de fratura pélvica também pode ser identificada no exame físico. O toque retal pode revelar um hematoma pélvico com a próstata deslocada superiormente. O deslocamento superior da próstata não é observado se os ligamentos puboprostáticos e o diafragma urogenital permanecem íntegros. Os pacientes se queixam de dor perineal, e um hematoma perineal em asa de borboleta frequentemente está presente. Com o extravasamento de urina, também pode ocorrer edema súbito do períneo. O hematoma pode ficar restrito à haste do pênis quando a fáscia de Buck está íntegra.

Diagnóstico

Os pacientes com suspeita de ruptura de uretra não devem ser sondados, sendo inicialmente submetidos à uretrocistografia retrógrada (Figura 41.6). Extravasamento de contraste com ausência de delineação da uretra proximal e bexiga indica ruptura completa de uretra, enquanto extravasamento com chegada de contraste até a bexiga traduz lesão parcial.

Figura 41.6 – Uretrocistografia retrógrada.

Uretrocistografia retrógrada

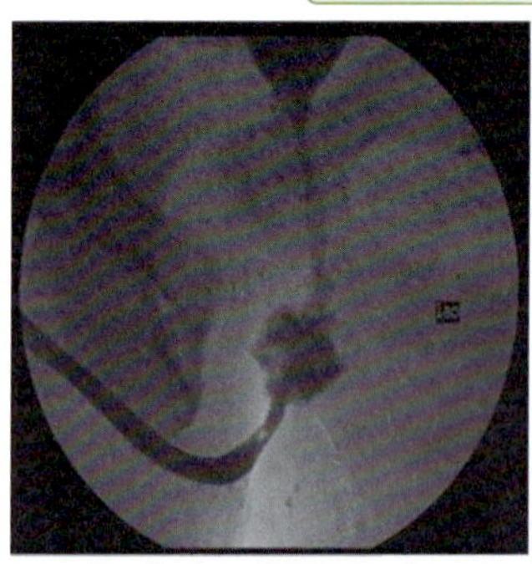

Lesão parcial de uretra

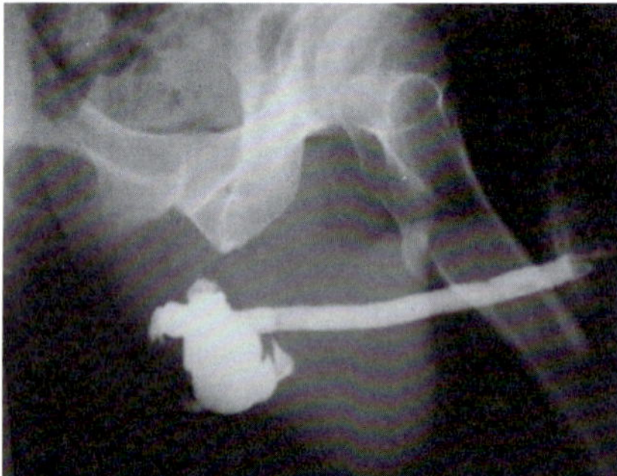

Lesão completa de uretra

Fonte: Cury J, Simonetti R, Srougi M. Urgências em Urologia. 1999.

Tratamento

Uretra peniana

Em casos de ruptura da uretra peniana, deve ser tentada cuidadosamente a passagem de sonda uretral Foley 14 Fr, seguida de estudo radiológico para confirmar o posicionamento correto da sonda na bexiga. A sonda é mantida por 14 dias, quando é realizada uretrografia com injeção de contraste na uretra, em torno da sonda.

Nos casos de insucesso da tentativa inicial de sondagem, pode-se tentar a sondagem por via endoscópica. Dos pacientes submetidos a realinhamento retrógrado após diagnóstico, 57% não irão precisar de nenhuma outra intervenção no futuro. Caso não seja possível a sondagem vesical nem com o cistoscópio, pode ser realizada a cistostomia, que é mantida até o desaparecimento do extravasamento local.

Lesões penetrantes e lesões de uretra associadas a fratura de pênis devem ser exploradas cirurgicamente. A exploração cirúrgica nas lesões de uretra peniana mais proximais é feita por acesso perineal, enquanto nas lesões distais utilizamos a circuncisão e o desenluvamento peniano.

Uretra bulbar e uretra posterior

Em lesões de uretra posterior do tipo I, ou seja, em que há apenas estiramento da uretra sem ruptura, o tratamento deve ser cateterismo vesical por cinco dias (Figura 41.7).

Nos casos de lesão de uretra parcial, vistas na uretrocistografia, pode-se tentar sondagem cuidadosa por urologista experiente. Em caso de insucesso pode-se indicar a uretroscopia com tentativa de alinhamento primário.

Nas rupturas completas, a abordagem pode incluir: realinhamento fechado pelo cateterismo uretral combinado ou realização de uma cistostomia suprapúbica com reconstrução tardia da uretra (especialmente

Figura 41.7 – Lesão traumática de uretra.

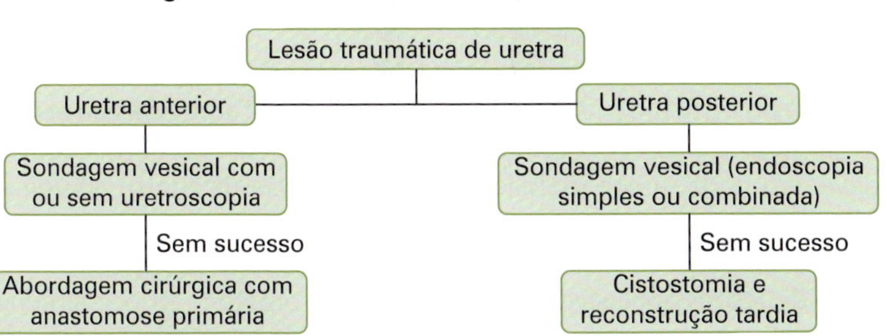

Fonte: Cury J, Simonetti R, Srougi M. Urgências em Urologia. 1999.

em pacientes politraumatizados em que condutas mais emergentes são necessárias). A conduta clássica e mais simples é a realização de cistostomia suprapúbica isolada sem manipulação da área traumatizada. A justificativa para tal conduta é a de que a manipulação imediata da bexiga e da próstata aumenta os riscos de impotência (56%) e incontinência (21%) e dificulta a reconstrução posterior do trato urinário nos casos de insucesso do tratamento inicial.

Complicações

As complicações mais comuns são respectivamente: estenose de uretra, disfunção erétil e incontinência urinária. Independentemente do protocolo de tratamento utilizado, o paciente deve ser orientado quanto à alta probabilidade de ser submetido a múltiplas cirurgias para tratamento e melhoria da qualidade de vida.

Trauma genital

Etiologia

O trauma peniano mais comum é a fratura de pênis, resultante da ruptura da túnica albugínea de um ou ambos os corpos cavernosos, secundária a trauma com o pênis em ereção. A túnica albugínea, com espessura aproximada de 2 mm com o pênis em estado flácido, é uma das estruturas mais resistentes do corpo humano. No entanto, quando o pênis está em ereção, ela passa a ter somente 0,25 a 0,50 mm de espessura, ficando sujeita a ruptura se traumatizada. A principal causa de fratura de pênis é por trauma durante o intercurso sexual, mas existem outras etiologias, como a autopunição frequente em países orientais. Outras causas menos comuns de traumatismo peniano incluem ferimentos penetrantes e mordidas de animais.

Traumatismos fechados do escroto, por sua vez, podem produzir ruptura do testículo por meio de lesões esportivas, agressões ou acidentes motociclísticos. As rupturas testiculares não são comuns, o que se deve, em parte, à sua mobilidade e à resistência da túnica albugínea. Alguns autores acreditam que o mecanismo de ruptura se relaciona com a compressão do testículo contra o púbis. O escroto é vulnerável a vários tipos de lesões, inclusive às avulsões, que acometem, principalmente, motociclistas e operadores de máquinas industriais. Ferimentos penetrantes no escroto não são incomuns, e uma das principais causas é o ferimento por arma de fogo causado por disparo acidental da própria arma quando deixada engatilhada na cintura.

Apresentação clínica

A fratura de pênis se apresenta tipicamente com dor aguda no pênis, perda súbita da ereção associada a edema e hematoma volumoso peniano, e muitas vezes o paciente relata um estalo correspondente à ruptura da túnica albugínea. Em 10 a 15% dos casos, existe lesão associada de uretra peniana, mais comum quando ocorre fratura dos dois corpos cavernosos, que geralmente se apresenta com uretrorragia associada (Figura 41.8).

Já com relação ao trauma testicular, o exame físico é de difícil interpretação, geralmente com grande edema e hematoma local, o que dificulta o reconhecimento das estruturas internas; raramente, pode ser palpada descontinuidade da túnica albugínea.

Diagnóstico

O diagnóstico da fratura de pênis é clínico, não necessitando de nenhum exame complementar para o tratamento. A ultrassonografia pode auxiliar mostrando descontinuidade da túnica albugínea em casos duvidosos. Havendo sinais de lesão de uretra associada, pode ser realizada uretrocistografia retrógrada.

Na suspeita de trauma testicular, a ultrassonografia com doppler é de grande valia, mostrando ou não ruptura da túnica albugínea e avaliando a presença de fluxo sanguíneo, o que define o tratamento a ser instituído.

Tratamento

O tratamento da fratura de pênis consiste na rafia da túnica albugínea, abordada por meio de incisão subcoronal com desenluvamento do pênis. Esse procedimento tem baixa morbidade e a maioria dos pacientes evolui com potência sexual preservada (98,6%), enquanto 80% evoluem com disfunção erétil se não submetidos a tratamento cirúrgico. Se houver atraso superior a 24 horas para a abordagem, aumentam as chances de fibrose com deformidade peniana. Os outros traumatismos penianos fechados, sem ruptura da túnica albugínea, podem ser tratados com compressas de gelo e analgesia. Lacerações ou avulsões de pele são submetidas a desbridamento, circuncisão,

Figura 41.8 – (A) Fratura de pênis associado a uretrorragia; (B) exploração cirúrgica mostrou se tratar de secção total da uretra com fratura bilateral dos corpos cavernosos.

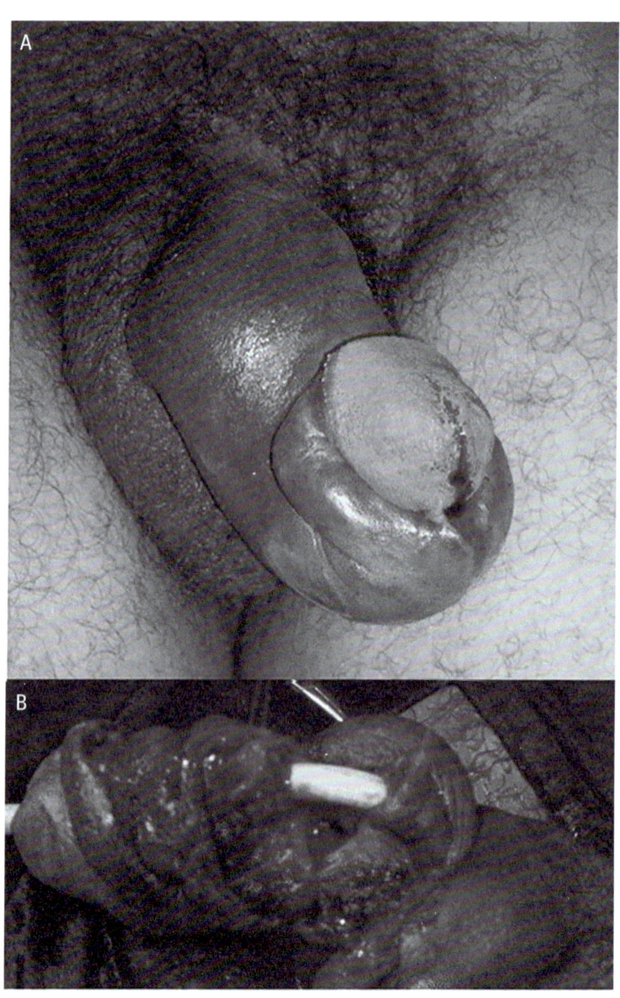

quando necessário, e fechamento primário do defeito. O tratamento dos ferimentos penetrantes de pênis consiste basicamente em rafia da túnica albugínea, irrigação abundante e antibioticoterapia, com excelentes resultados.

Nas lesões testiculares o ato operatório costuma revelar lesão transversa da túnica albugínea e extrusão dos ductos seminíferos necróticos, que devem ser desbridados, seguindo-se, então, o fechamento do defeito na túnica. Caso haja perda de tecido da túnica albugínea, não permitindo o fechamento primário do testículo, deve ser utilizada enxertia de tecido autólogo, como túnica vaginal, com fechamento do testículo e preservação do órgão.

Na maioria dos casos de trauma escrotal, o pênis e os testículos não são lesados, devendo-se, então, proceder a lavagem da incisão, desbridamento e fechamento da ferida. Por ser a pele escrotal bastante elástica, é possível, por vezes, realizar uma sutura com tensão, a qual cede progressivamente até que se obtenha um resultado estético satisfatório. Quando a perda da pele escrotal for extensa, os testículos podem ser posicionados na face interna da coxa, até que a regeneração dos tecidos escrotais seja adequada para permitir fechamento (Figura 41.9).

Figura 41.9 – Lesão traumática de testículo e rafia do tecido testicular.

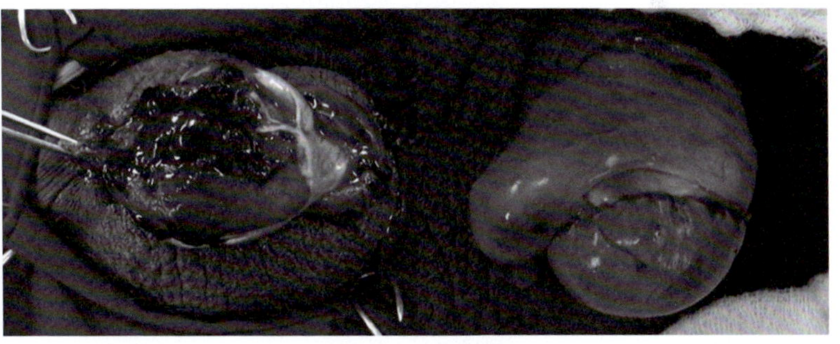

Fonte: Cury J, Simonetti R, Srougi M. Urgências em Urologia. 1999.

Referências consultadas

Wein AJ, Kavoussi LR. Campbell-Walsh Urology. 11a. ed. Philadelphia: Elsevier, 2014. pp.3 104-8.

Cury J, Simonetti R, Srougi M. Urgências em Urologia. São Paulo: Sarvier, 1999.

Jankowski JT, Spirnak JP. Current recommendations for imaging in the management of urologic traumas. Urol Clin N Am 2006;33: 365-76.

Kitase M, Mizutani M, Tomita H, et al. Blunt renal trauma: comparison of contrast-enhanced CT and angiographic findings and the usefulness of transcatheter arterial embolization. Vasa, 2007; 36:108-13.

Kommu SS, Illahi I, Mumtaz F. Patterns of urethral injury and immediate management. Curr Opin Urol. 2009; 17:383-89.

Lynch TH, Martínez-Piñeiro L, Plas E, Serafetinides E, Türkeri L, Santucci RA, Hohenfellner M. European Association of Urology. EAU Guidelines on Urological Trauma. Eur Urol. 2005 Jan;47(1):1-15.

McAninch J. External genital injury. Genitourinary trauma. In: Moore, Mattox K, Feliciano D, editores. Trauma. 2. ed. East Norwalk: Appleton and Lange Publishing Company, 1988. p.571.

Santucci RA, Wessells H, Bartsch G, Descotes J, Heyns CF, McAninch JW, Nash P, Schmidlin F. Evaluation and management of renal injuries: consensus statement of the renal trauma subcommittee. BJU Int. 2004 May;93(7):937-54.

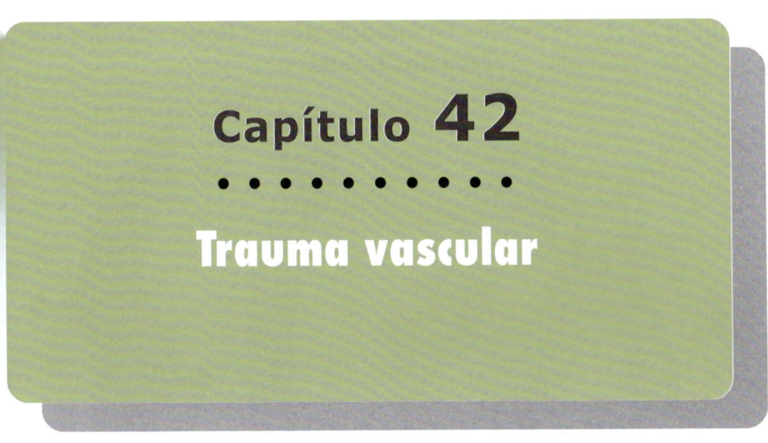

Capítulo 42

Trauma vascular

Nicole Inforsato
Tatiane Carneiro Gratão
Grace Mulatti

Definição

Trauma das artérias e/ou veias de qualquer segmento corpóreo, classicamente dividido entre penetrante ou contuso. Resulta em lesão das camadas do vaso causando sangramentos, tromboses, isquemias, pseudoaneurismas ou fístulas arteriovenosas.

Entender o mecanismo do trauma, interpretando-o em conjunto com a anatomia dos vasos, é de suma importância para determinar a chance de haver lesão vascular e qual seria o tratamento mais adequado (Figura 42.1).

Epidemiologia

Traumas são importante problema de saúde, não apenas responsáveis pela maioria dos óbitos entre jovens, mas também causadores de incapacidades temporárias ou definitivas em milhares de pessoas todos os anos. Pelos dados do Ministério da Saúde do Brasil, em 2004 12,44% dos óbitos verificados naquele ano decorreram de traumatismos.

Figura 42.1 – Exemplos de mecanismos de lesão vascular em traumas fechados.

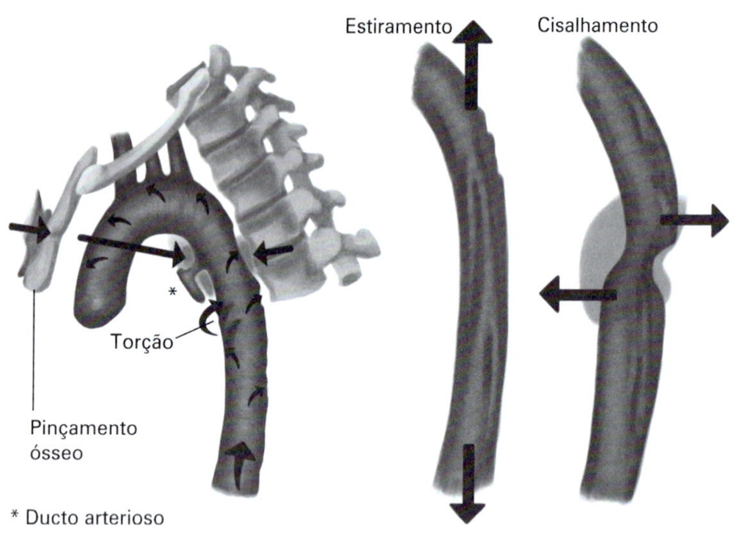

Estudos epidemiológicos mundiais têm demonstrado um aumento na incidência do trauma vascular, sendo a violência nos centros urbanos, os acidentes de trânsito e de trabalho os responsáveis pela maioria das lesões vasculares. Estima-se que de 4 a 5% das vítimas admitidas em centros especializados de trauma apresentem alguma lesão vascular. As vítimas apresentam idade média de 25 a 30 anos (a maioria entre 15 e 40 anos) e com predomínio de lesões penetrantes. Cerca de 90% das lesões ocorridas em grandes centros urbanos ou em suas proximidades são penetrantes e geralmente associados a criminalidade.

Fisiopatologia

As artérias e veias são constituídas histologicamente por três camadas principais. A adventícia, composta por tecido conectivo, é a mais externa. A camada média é constituída por fibras musculares e elásticas, e a camada mais interna, denominada íntima, é provida de células endoteliais. As veias apresentam a camada média muito menos desenvolvida em relação às artérias.

Nos traumas vasculares contusos a lesão tecidual é produzida por compressão local, rápida desaceleração e eles são resultantes de forças aplicadas nos vasos. Já nos penetrantes, a lesão é provocada pela separação dos tecidos por objetos. As lesões iatrogênicas, em sua maioria penetrantes, devem sempre ser lembradas.

Exame físico

No caso de lesões arteriais, pode-se observar, ao exame físico, dor, sangramento, hematoma, sinais de fratura desalinhada, ausência ou assimetria de pulsos, sinais de isquemia das extremidades (diminuição de temperatura, palidez, cianose, parestesia, paresia), abaulamentos, massas pulsáteis ou frêmitos. As lesões parciais classicamente apresentam sangramento mais abundante e contínuo, enquanto nas completas, como há retração e trombose dos cotos dos vasos, o sangramento é autolimitado. Nestas, os sinais de isquemia do membro costumam ser mais evidentes. O exame físico nem sempre tem alterações nas contusões vasculares, que cursam com lesão intimal, podendo gerar dissecção do vaso, hematoma intramural ou trombose. Assim, as alterações de perfusão podem apresentar-se mais tardiamente (em geral até 48 horas do trauma). Nos traumas com envolvimento de lesões venosas pode observar-se volumoso hematoma e congestão do membro, com edema assimétrico de rápida instalação.

Alguns tipos de traumas específicos necessitam de investigação adicional mesmo em pacientes com exame físico normal, como a luxação posterior do joelho e a fratura de platô tibial, devido à alta incidência de lesões vasculares com grande potencial de perda de membro. Deve-se lembrar também de pesquisar as lesões da aorta torácica em traumas torácicos com grande energia e fratura de arcos costais à esquerda (Tabela 42.1).

Exames laboratoriais

É importante a coleta de hemoglobina e hematócrito, coagulograma e tipagem sanguínea na sala de emergência. Apesar de nenhum deles ser essencial ao diagnóstico, serão particularmente úteis na avaliação da necessidade de reposição de hemoderivados e no controle de sangramentos.

Tabela 42.1 – Achados mais comuns no exame físico de pacientes com trauma vascular arterial

	Pulsos	Sangramento	Isquemia	Frêmito
Lesões parciais	Presentes	Ativo e persistente	Ausente/ leve	Ausente
Lesões completas	Ausentes	Autolimitado	Presente	Ausente
Contusão	Presente/ ausente	Ausente	Presente/ ausente	Ausente
Pseudoaneurisma	Presente (massa pulsátil)	Ausente	Ausente	Presente
Fístula	Presente ou assimétrica	Ausente	Ausente	Ausente

Propedêutica armada

» Radiografia de tórax: apesar de pouco específica, é principalmente utilizada para diagnóstico de lesões traumáticas de aorta em que se observa alargamento de mediastino, hemotórax esquerdo, desvio de traqueia, fraturas ósseas, perda do contorno do botão aórtico etc.

» Ultrassonografia: tanto no uso do FAST como para diagnóstico de lesões arteriais, pseudoaneurismas e fístulas arteriovenosas. Apresenta a vantagem de ser rápida, disponível, não invasiva e poder ser feita na sala de trauma ou em leito de terapia intensiva.

» Angiografia: por anos considerada o padrão-ouro para diagnóstico. Não deve atrasar o tratamento definitivo. Deve ser feita em todos os traumas por armas de fogo (caso não tenham indicação primária de correção). Pode ser realizada na sala do trauma, mas rotineiramente é realizada em centro cirúrgico antes ou após outros procedimentos – como em dúvidas de lesão vascular em pacientes com fraturas de membro após fixação ortopédica. Apresenta como desvantagens o fato de ser invasiva e de só avaliar os vasos e não os órgãos adjacentes.

» Angiotomografia: com a melhora gradativa da qualidade das imagens que se assemelham a arteriografias, a rapidez da realização do exame e o aumento da disponibilidade dos tomógrafos em centros de trauma, já é considerada exame de eleição na avaliação inicial do paciente politraumatizado. Apresenta como vantagem a possibilidade de avaliar-se outros órgãos intratorácicos ou intra-abdominais concomitantemente. (Figura 42.2)

Figura 42.2 – Diferentes graus de lesões traumáticas de aorta adquiridas por angiotomografia em que é possível analisar lesões em órgãos adjacentes.

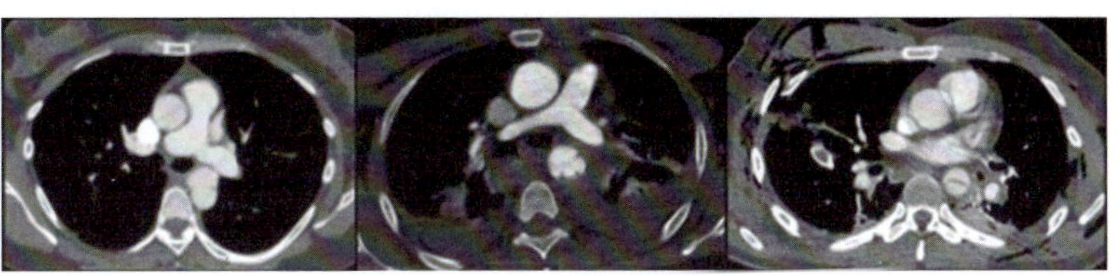

Fonte: Imagens de acervo pessoal da Dra. Nicole Inforsato, retiradas de tomografias de pacientes atendidos no Hospital das Clínicas da Faculdade de Medicina da Universidade de São Paulo (HCFMUSP), durante o ano de 2016.

Classificações

Os traumas vasculares podem ser classificados em:

- Lesão de íntima
- Contusão parietal e hematoma intramural
- Ruptura parcial da parede do vaso
- Secção completa
- Lesão puntiforme
- Fístulas arteriovenosas

Tratamento

O paciente vítima de qualquer trauma vascular deve ser considerado um paciente grave e o tratamento deve ser iniciado já no atendimento pré-hospitalar. É mandatório administrar antibióticos de amplo espectro, realizar a restauração da volemia com cristaloides e/ou derivados do sangue, a contenção de focos de exsanguinação com compressão direta (nunca com pinçamento às cegas e evitando torniquetes) e prevenção da hipotermia e de seus efeitos indesejados na coagulação. O tratamento pode ser dividido em aberto ou endovascular.

- » Aberto: o vaso acometido é controlado proximal e distal à lesão e todo o segmento acometido deve ser ressecado e restaurado. Caso haja trombose associada, devem ser empregadas a trombectomia e a heparinização local. Caso não haja contraindicações, a heparinização sistêmica é indicada. Lesões pequenas, produzidas geralmente por armas brancas ou punções, podem ser restauradas com simples suturas ou rafias. Caso haja lesões maiores, a restauração dá-se por pequenos remendos, anastomoses terminoterminais ou por pontes/*bypass*. Sempre que possível, os enxertos autógenos devem ser utilizados. Assim, classicamente é utilizada a veia safena magna invertida (do membro contralateral), por apresentar bom calibre, ser versátil e ter fácil dissecção.
- » Endovascular: apresenta crescente emprego dentro do tratamento de lesões vasculares por sua rápida execução e menor porte cirúrgico. É escolha frequente no tratamento de fístulas arteriovenosas, de artérias de difícil acesso ou nas quais o acesso implica grandes dissecções, como na artéria subclávia ou aorta torácica. São necessários *stents* revestidos e/ou endopróteses para a correção das lesões (Figura 42.3).

Figura 42.3 – Fístula arteriovenosa pré-operatória por reconstrução angiotomográfica, arteriografia e após correção endovascular com *stent* revestido.

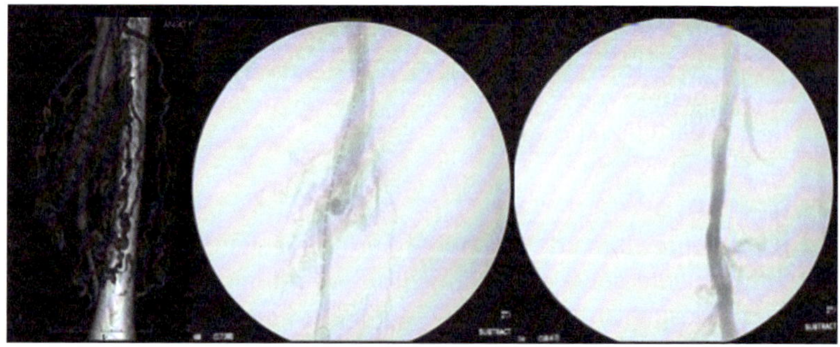

Fonte: Imagens de acervo pessoal da Dra. Nicole Inforsato, retiradas de exames de pacientes atendidos no Hospital das Clínicas da Faculdade de Medicina da Universidade de São Paulo (HCFMUSP), durante o ano de 2015.

Protocolos para diagnóstico e conduta (Figura 42.4)

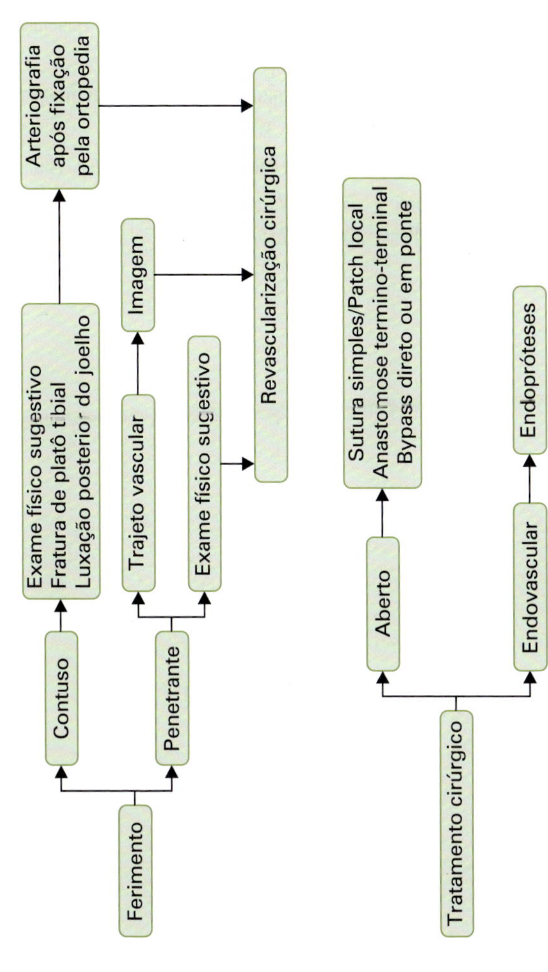

Referências consultadas

Cronenwett J, Johnston K. Rutherford Cirurgia Vascular. Trauma Vascular, Epidemiologia e História Natural. 8 ed. Rio de Janeiro: Elselvier, 2016.

Holcomb J, Desai SS, Freischlag JA, Dua A. Clinical Review of Vascular Trauma. cap. 1, 3, 7. Springer, 2013.

Maffei FHA. Doenças Vasculares Periféricas., São Paulo: Saraiva, 2016. cap. 166.

Wolosker N, Fioranelli A, Zerati A. Trauma Vascular. In: Cirurgia Vascular e Endovascular, Abordagem Prática.. 1 ed. São Paulo: Atheneu, 2017. cap 17.

Capítulo 43

Avaliação inicial do trauma musculoesquelético

Edivaldo Massazo Utiyama
Sérgio Henrique Bastos Damous

Introdução

O traumatismo do sistema musculoesquelético ocorre com elevada frequência tanto no trauma contuso quanto nos ferimentos. Apesar da elevada incidência, a lesão traumática dos membros raramente é responsável direta por mortes desses doentes. Entre os que sobrevivem ao trauma, as lesões dos membros superiores ocorrem em 16% e a dos membros inferiores, em 38%. Os sobreviventes com trauma musculoesquelético apresentam custo elevado para a sociedade: acredita-se que corresponda a mais de 50% dos custos totais com pacientes politraumatizados. Além disso, apenas 58% dos doentes com lesões provocadas por alta energia, com escala de lesão abreviada (AIS) maior ou igual a 3, retornam às atividades laborais em um ano.

Na presença de fraturas de ossos longos dos membros superiores ou inferiores deve-se suspeitar de lesões concomitantes internas do tronco, em decorrência da ação de alta energia a que o doente foi submetido. A lesão traumática óssea acompanhada da lesão muscular extensa, como ocorre no esmagamento, pode provocar insuficiência renal pela liberação da mioglobina na circulação e síndrome compartimental aguda dos membros. A fratura de ossos longos pode provocar a embolia gordurosa, com comprometimento das funções respiratória e cerebral.

A maneira eficaz de reduzir o custo social e as complicações dessas lesões é realizar a avaliação e conduta inicial adequadas, permitindo minimizar o custo e aperfeiçoar o resultado do tratamento das pessoas com lesões nas extremidades. Os cuidados do doente com trauma pélvico serão mencionados no capítulo específico.

O atendimento inicial do doente com lesão musculoesquelética deve obedecer à sequência de prioridades da reanimação no atendimento primário e seguido pelo atendimento secundário. Devido à gravidade dos doentes e apesar do exame minucioso, cerca de 8% das fraturas e lesões de partes moles, principalmente das mãos e pés, não são identificadas no atendimento inicial. A reavaliação sistemática do doente é essencial para que todas as lesões sejam diagnosticadas e tratadas adequadamente.

Atendimento primário

As lesões musculoesqueléticas que têm impacto direto durante a avaliação primária são as fraturas pélvicas, a fratura de ossos longos e a fratura exposta com sangramento persistente porque provocam instabilidade hemodinâmica devido à perda sanguínea.

O sangramento provocado pela laceração profunda de partes moles é controlado com a compressão direta da parte afetada. A hemorragia decorrente da fratura de ossos longos é controlada pela imobilização adequada do membro, reduzindo a movimentação e permitindo o efeito do tamponamento muscular. Além da contenção dos focos hemorrágicos, é necessário iniciar a infusão de soluções via intravenosa, conforme os protocolos de reposição volêmica.

Na imobilização das fraturas, o membro lesionado deve ficar o mais próximo da posição anatômica e impedir a movimentação excessiva do foco de fratura. Na presença da fratura exposta deve-se aplicar o curativo compressivo com gaze estéril, e não se deve reduzir o osso exposto uma vez que necessita de desbridamento cirúrgico. As luxações das articulações são imobilizadas na posição em que foram encontradas. As talas pré-fabricadas são os dispositivos mais utilizados; na falta delas, lençóis, travesseiros, papelão e madeira são exemplos de materiais que permitem manter o membro imobilizado.

Avaliação secundária

Em semelhança ao trauma de outros sistemas, a avaliação secundária das lesões musculoesqueléticas inclui a história e o exame físico.

Na história é importante obter informações a respeito de:

A) Mecanismo do trauma:

- » Acidente com veículo automotor: pedestre, motorista, passageiro, colisão frontal ou lateral, estado do veículo, uso de cinto de segurança e se foi ejetado do veículo;
- » Queda: qual a altura e posição da queda;
- » Esmagamento: peso do objeto e a duração do esmagamento;
- » Explosão: a distância do doente, lesão pela onda de choque, lesões secundárias por estilhaços.

B) Características do local:

- » Grau de contaminação de onde ocorreu o acidente;
- » A temperatura do ambiente e o tempo de exposição.

C) Estado clínico do doente prévio ao traumatismo:

- » Verificar as comorbidades, as medicações uso habitual;
- » Ingestão de álcool e drogas ilícitas.

D) Atendimento pré-hospitalar:

- » Informações sobre o local do acidente, hora da ocorrência, tempo entre o acidente e a chegada no hospital;
- » Sinais vitais (PA, FR, FC e saturação de oxigênio);
- » Nível de consciência (escala de coma de Glasgow), lesões, deformidades;
- » Procedimentos realizados.

No exame físico procura-se identificar as lesões que oferecem risco de vida (avaliação primária), lesões que têm risco de perda do membro (avaliação secundária) e em seguida proceder com a reavaliação contínua. Pela inspeção e palpação deve-se avaliar:

A) Pele: cor, temperatura, lesões miocutâneas.

B) Função neuromuscular: movimentação, força muscular, sensibilidade.

C) Perfusão do membro: pulso, enchimento capilar e doppler.

D) Integridade óssea: desvio, hematoma e deformidade.

E) Integridade dos ligamentos articulares.

Realizar radiografia conforme a suspeita clínica.

Após o atendimento inicial e as medidas de reanimação devemos definir se o trauma musculoesquelético oferece risco de vida ou de perda do membro.

Lesões com risco de morte

São consideradas lesões que apresentam risco de vida:

Hemorragia arterial

A lesão arterial provoca sangramento significativo pelo ferimento aberto ou em partes moles, levando o doente à instabilidade hemodinâmica, com sinais de baixa perfusão no membro afetado, pele pálida e fria e perfusão reduzida. A presença de hematoma com expansão rápida sugere lesão vascular significativa.

Não é recomendado utilizar pinças hemostáticas nas lesões abertas para controlar o sangramento, exceto se o vaso for facilmente identificável e superficial. O controle da hemorragia é conseguido pela compressão direta do foco hemorrágico. Nas lesões extensas e/ou quase amputadas em que a compressão direta é ineficaz, o uso do torniquete pode salvar o doente. Como o uso do torniquete tem se tornado mais comum no atendimento pré-hospitalar, sempre se deve tomar cuidado ao remover um torniquete. É aconselhável ter outro torniquete pronto para uso proximal e removê-lo lenta e progressivamente em ambiente que permita controlar a hemorragia em caso de ressangramento. Na amputação traumática, o torniquete deve ser aplicado se a hemorragia for persistente e retirado na sala de operação. O torniquete aplicado adequadamente pode salvar uma vida, mas lembre-se de que quanto maior o tempo do torniquete aplicado, maior é o risco da perda do membro devido ao comprometimento da irrigação.

Durante a etapa de controle do sangramento e da reanimação é importante avaliar se há a necessidade da intervenção de emergência pelo ortopedista ou pelo cirurgião vascular. O doente poderá ser submetido aos exames para a investigação diagnóstica como a angiotomografia e a arteriografia após a estabilização hemodinâmica.

Síndrome do esmagamento

O esmagamento do tecido musculoesquelético seguido da necrose muscular isquêmica irreversível pode ser afetado pela temperatura e pelo maior tempo de compressão. Ao retirar a vítima, ocorre a reperfusão do músculo lesado, que absorve cloreto de sódio, edemaciando-se e liberando os produtos de degradação na circulação. A elevação do potássio provoca arritmias cardíacas, e, posteriormente, a absorção do cálcio pode provocar hipocalcemia. A rabdomiólise eleva a enzima creatinina quinase e libera a mioglobina na circulação, que é filtrada no glomérulo e na presença da urina ácida precipita nos túbulos contornados distais do rim, causando necrose tubular e insuficiência renal aguda e coagulação intravascular disseminada. A mioglobinúria é caracterizada pela presença de urina escura de cor acastanhada e pode ser confirmada pelo teste positivo de hemoglobina na urina.

A infusão volumosa de fluidos intravenosos no período da reanimação é essencial para proteger os rins e evitar a insuficiência renal nos doentes com rabdomiólise. Recomenda-se manter o débito urinário de 100 mL/hora até desaparecer a mioglobinúria.

Lesões com risco de perda do membro

Fratura exposta e lesão articular

A fratura exposta envolve a comunicação direta do osso fraturado com o meio ambiente e na maioria das vezes é decorrente de lesão envolvendo alta energia. A contaminação e a extensão da lesão predispõem a complicações e infecção da ferida. A classificação de Gustilo-Anderson é a mais utilizada (Tabela 43.1).

O tratamento da fratura exposta implica a profilaxia para o tétano, a administração de antibiótico, cefalosporina de primeira geração, em menos de 60 minutos após a lesão. Aminoglicosídeos ou antibióticos para gram-negativos podem ser administrados nas lesões Tipo 3. O desbridamento e a irrigação devem ser realizados dentro de 24 horas e, idealmente, mais cedo dependendo do nível de contaminação. O tipo de fixação, que pode ser temporária ou definitiva, depende do nível de lesão e da contaminação dos tecidos moles. Quando necessário, a cobertura da ferida deve ser realizada dentro de cinco a sete dias.

Tabela 43.1 – Classificação de frato fraturas expostas de Gustilo-Anderson

Tipo 1	• O ferimento é de 1 cm com lesão mínima nos tecidos moles
Tipo 2	• O ferimento é maior que 1 cm de comprimento com lesão moderada nos tecidos moles
Tipo 3	• Lesões extensas em partes moles, exposição óssea, mas o fechamento de tecido mole é possível • Lesões extensas em partes moles com exposição óssea, requerem cobertura com enxerto ou retalhos • Associado a uma lesão arterial que requer reparação

Lesão vascular

Independentemente do mecanismo de trauma, deve-se verificar a perfusão tecidual em toda lesão de extremidade pela temperatura, enchimento capilar e pulsos periféricos. Se houver alterações suspeite de lesão vascular. Após seis horas de isquemia o tecido muscular inicia o processo de necrose, os nervos são mais sensíveis e sofrem lesões irreversíveis em tempo menor. Na luxação articular acompanhada de isquemia distal é importante a redução da luxação com manobra delicada. Caso não seja possível reduzir deve-se imobilizar e chamar especialista em caráter de emergência. A revascularização do membro deve ser o mais precoce possível e a fratura reduzida, alinhada e imobilizada de maneira adequada. A perfusão tecidual deve ser reavaliada em todo o membro imobilizado. Devido à formação de edema e hematoma a perfusão pode ficar comprometida. O primeiro sinal de perfusão inadequada do membro imobilizado é queixa de dor excessiva seguida da parestesia no membro acometido. Na presença desses sinais o dispositivo de imobilização deve ser retirado imediatamente.

Amputação traumática

É a forma grave de fratura exposta com perda da extremidade. A presença de isquemia prolongada, lesão neurológica instalada e lesão muscular extensa pode exigir a amputação do membro para salvar a vida do doente quando o controle do sangramento é parcial.

O reimplante do membro amputado deve ser considerado na lesão isolada de extremidade, a amputação for regular, ferida limpa e ao nível dos dedos, abaixo do joelho e do cotovelo. O segmento amputado deve ser lavado com solução de Ringer lactato, envolta com compressas estéreis e embebidas com solução de penicilina aquosa na dose de 100.000 unidades/50 mL de Ringer lactato. Em seguida colocar a parte amputada em um saco plástico, em um recipiente isolante térmico contendo gelo picado e transportá-lo com o doente para o centro especializado. Entretanto, se o doente for portador de múltiplas lesões, necessitar de procedimentos operatórios para tratar das lesões em outros seguimentos e reanimação intensiva, não é candidato para realizar o reimplante.

Síndrome compartimental

É a isquemia e necrose subsequente das estruturas dentro do compartimento osteofascial devido ao aumento da pressão, que por sua vez pode ser consequente ao aumento do conteúdo provocado pelo edema ou hematomas ou pela redução do compartimento provocada por curativos ou imobilizações apertadas. Ocorre com maior frequência na perna, antebraço, pé, mão e coxa. O sintoma inicial é a dor intensa e desproporcional, dor à movimentação passiva do membro, membro edemaciado, tenso e assimétrico, alteração da sensibilidade. A ausência do pulso distal é um sinal tardio da síndrome compartimental. O diagnóstico e tratamento precoce são cruciais para o prognóstico do doente.

O tratamento consiste na retirada do dispositivo de imobilização, e se após 30 minutos não houver regressão dos sinais e sintomas a fasciotomia de todos os compartimentos envolvidos está indicada. Como a pele pode representar uma estrutura de contenção, ela também deve ser incisada.

Considerações finais

1. Lesões musculoesqueléticas representam mais de 50% dos custos totais para a sociedade em vítimas com lesão não fatal.
2. Lesões musculoesqueléticas não apresentam risco de vida imediato, porém tardiamente podem ameaçar a vida ou o membro
3. A imobilização adequada e precoce das fraturas e luxações evita complicações e sequelas tardias.
4. É essencial diagnosticar e tratar precocemente as lesões arteriais, a síndrome compartimental, fraturas expostas e a síndrome do esmagamento.

Referências consultadas

Kragh Jr JF, Dubick MA. Bleeding control with limb tourniquet use in the wilderness setting: review of science. Wilderness Environ Med. 2017; 28(2S):S25-S32.

Peiris D. A historical perspective on crush syndrome: the clinical application of its pathogenesis, established by the study of wartime crush injuries. J Clin Pathol. 2017; 70(4):277-81.

Stinner DJ, Edwards D. Surgical management of musculoskeletal trauma. Surg Clin North Am. 2017; 97(5):1119-31.

Von Keudell AG, Weaver MJ, Appleton PT, Bae DS, Dyer GSM, Heng M, Jupiter JB, Vrahas MS. Diagnosis and treatment of acute extremity compartment syndrome. Lancet. 2015; 386(10000):1299-310.

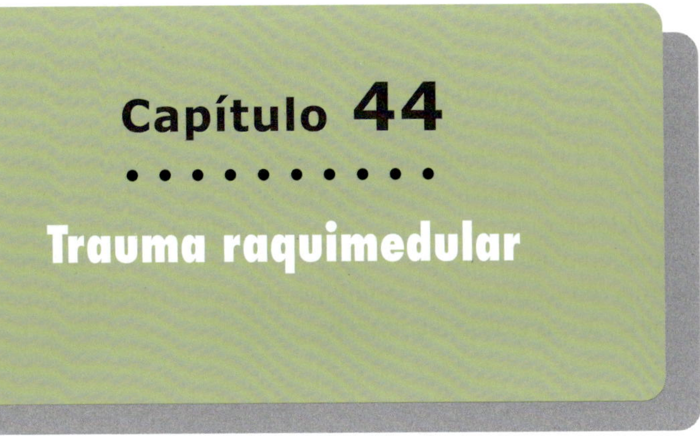

Capítulo 44

Trauma raquimedular

Olavo Letaif

Definição

Trauma raquimedular (TRM) pode ser definido como lesão (laceração, contusão, estiramento ou compressão) do tecido medular de origem traumática.

Epidemiologia

O TRM acomete habitualmente adultos jovens, predominantemente do sexo masculino, e origina-se de acidentes com veículos automotores, violência, quedas ou de atividades recreacionais/esportivas.

Dados americanos falam em uma incidência entre 28 a 55 casos novos/ano/milhão de habitantes, aproximadamente 10 mil novos casos por ano. No Brasil, a prevalência do TRM encontra-se em torno de 71 casos novos/ano/milhão de habitantes, ou cerca de 11 mil casos novos/ano.

Fisiopatologia

Após o TRM, a perda funcional resulta de um complexo processo que ocorre em duas etapas. Inicialmente, no local da lesão ocorre morte celular pelo estresse mecânico. Após a lesão celular imediata, segue-se a lesão secundária, que está associada a uma série de alterações neuroquímicas, entre as quais: ativação da cascata do ácido araquidônico, resposta inflamatória, produção de espécies reativas de oxigênio, aumento da concentração extracelular de aminoácidos, edema, redução do fluxo sanguíneo na medula espinhal, liberação de enzimas líticas e desmielinização.

Exame físico

Inicialmente está preconizada a realização do suporte de vida avançado relacionado ao trauma (ATLS).

Sequencialmente, o exame específico do paciente com TRM envolve:

1. Inspeção
   - Remoção do paciente da prancha rígida. Sempre manipular o paciente em bloco, mantendo-se a proteção cervical do colar cervical.
   - Observar ferimentos abertos, sangramentos ativos, lacerações, perfurações, hematomas.
   - Identificar deformidades visíveis.
2. Palpação
   - Abertura cuidadosa do colar cervical, mantendo-se a coluna cervical estabilizada com apoio.
   - Palpação dos processos espinhosos vertebrais de toda a coluna (da base do crânio ao sacro), com manipulação em bloco do paciente. Identificar crepitações ósseas e intervalos de distância anormais entre uma vértebra e outra. Se o paciente puder responder, pesquisar dor ao toque.
3. Avaliação da mobilidade
   - Se o paciente estiver consciente, abrir o colar cervical, mantendo-se a cabeça apoiada em posição neutra, solicitar a ele que faça rotação lateral ativa (nunca passiva) da cabeça e avaliar dor.

4. Avaliação neurológica completa

- Realizar exame neurológico completo, incluindo avaliação de força motora, sensibilidade e reflexos. Recomenda-se a padronização desse exame através do uso de uma tabela para anotação dos resultados obtidos no exame. Sugere-se o uso da tabela padronizada pela American Spine Injury Association (ASIA). (Figura 44.1)
- Deve-se sempre realizar o toque retal (pesquisando tônus esfincteriano) e a pesquisa do reflexo bulbocavernoso, que é o reflexo de integração medular anatomicamente mais distal obtido. A ausência do reflexo pode marcar o período de choque medular, condição que habitualmente pode durar até 24 horas após o trauma inicial e representa a ausência completa de função neurológica abaixo do nível anatômico da lesão. A presença do reflexo bulbocavernoso marca o fim do período de choque medular e permite a formulação de um prognóstico neurológico, bem como a classificação dos pacientes segundo a escala de Frankel (Tabela 44.1).
- Após o fim do choque medular, à existência de qualquer grau de função neurológica abaixo do nível anatômico da lesão dá-se o nome de lesão medular incompleta. Nas lesões incompletas a preservação de sensibilidade perineal é conhecida como "poupança sacral" e está associada a um melhor prognóstico. Analogamente, após o término do choque medular, à ausência de função neurológica abaixo do nível anatômico da lesão dá-se o nome de lesão de medular completa.

Figura 44.1 – Escala ASIA para classificação neurológica padronizada da lesão medular.

Classificação neurológica padrão de lesão medular

MOTOR
músculo chave

	D E	
C2		
C3		
C4		
C5	□□	Flexores de cotovelo
C6	□□	Extensores do punho
C7	□□	Extensores do cotovelo
C8	□□	Flexores dos dedos (falange distal do dedo médio)
C9	□□	Abdutores do dedo (dedo mínimo)
T1	□□	
T2		
T3		
T4		
T5		
T6		
T7		
T8		
T9		
T10		
T11		
T12		
L1		
L2	□□	Flexores do quadril
L3	□□	Extensores do joelho
L4	□□	Dorsiflexores do tornozelo
L5	□□	Extensores longos do hálux
S1	□□	Flexores plantares do tornozelo
S2		
S3		
S4-5		□ Contração anal voluntária (sim/não)

0 = Paralisia total
1 = Contração palpável ou visível
2 = Movimento ativo, gravidade e eliminada
3 = Movimento ativo, contra gravidade
4 = Movimento ativo, contra alguma resistência
5 = Movimento ativo, contra grande resistência
NT = Não avaliado

TOTAIS □ + □ = □ **Índice motor**
(máximo) (50) (50) (100)

Nível neurológico
o segmento mais caudal
com função normal

	D	E
Sensitivo	□	□
Motor	□	□

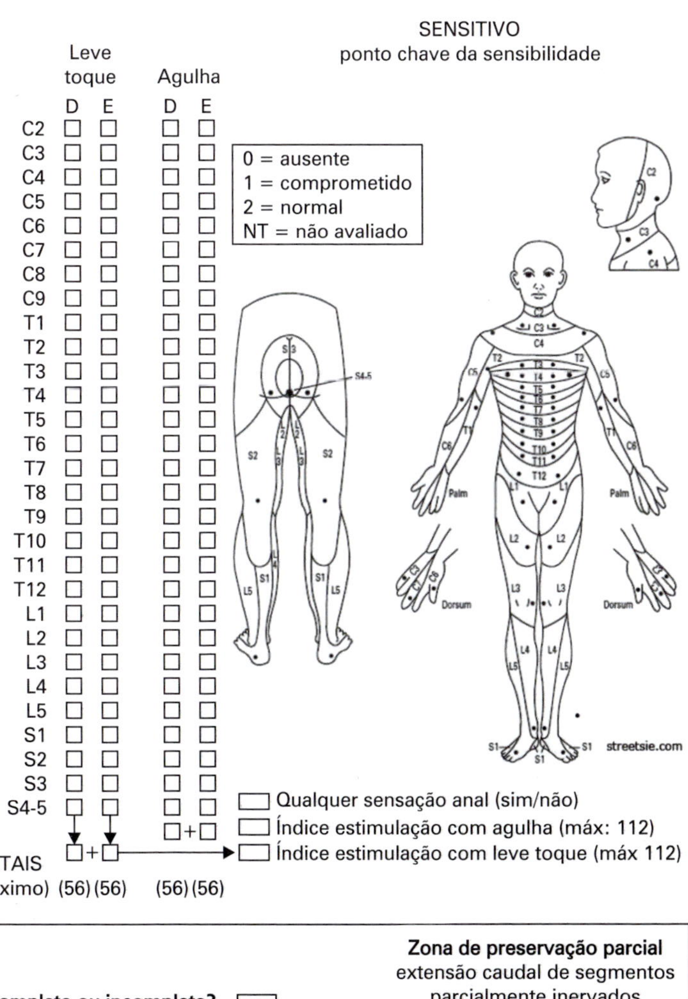

SENSITIVO
ponto chave da sensibilidade

	Leve toque D	Leve toque E	Agulha D	Agulha E
C2	☐	☐	☐	☐
C3	☐	☐	☐	☐
C4	☐	☐	☐	☐
C5	☐	☐	☐	☐
C6	☐	☐	☐	☐
C7	☐	☐	☐	☐
C8	☐	☐	☐	☐
C9	☐	☐	☐	☐
T1	☐	☐	☐	☐
T2	☐	☐	☐	☐
T3	☐	☐	☐	☐
T4	☐	☐	☐	☐
T5	☐	☐	☐	☐
T6	☐	☐	☐	☐
T7	☐	☐	☐	☐
T8	☐	☐	☐	☐
T9	☐	☐	☐	☐
T10	☐	☐	☐	☐
T11	☐	☐	☐	☐
T12	☐	☐	☐	☐
L1	☐	☐	☐	☐
L2	☐	☐	☐	☐
L3	☐	☐	☐	☐
L4	☐	☐	☐	☐
L5	☐	☐	☐	☐
S1	☐	☐	☐	☐
S2	☐	☐	☐	☐
S3	☐	☐	☐	☐
S4-5	☐	☐	☐	☐
TOTAIS	☐ +	☐	☐ +	☐
(máximo)	(56)	(56)	(56)	(56)

0 = ausente
1 = comprometido
2 = normal
NT = não avaliado

☐ Qualquer sensação anal (sim/não)
☐ Índice estimulação com agulha (máx: 112)
☐ Índice estimulação com leve toque (máx 112)

Completo ou incompleto? ☐
incompleto - qualquer função
ASIA IMPAIRTMENT SCALE ☐

Zona de preservação parcial
extensão caudal de segmentos parcialmente inervados

	D	E
Sensitivo	☐	☐
Motor	☐	☐

Exames laboratoriais

Preconiza-se a realização de exames pré-operatórios, respeitando-se eventuais comorbidades clínicas preexistentes e faixa etária.

Habitualmente é recomendável solicitar: hemograma completo coagulograma e exames de função renal.

Exames de propedêutica armada

Recomenda-se que o paciente politraumatizado, principalmente aquele com suspeita de TRM, realize tomografia computadorizada (TC) (Figura 44.2) de toda a coluna (cervical, torácica e lombossacra). A

Figura 44.2 – TC da coluna cervical de paciente vítima de acidente automobilístico, em corte sagital, mostrando desalinhamento dos corpos vertebrais entre C4-5, com abertura posterior dos processos espinhosos do respectivo nível, inferindo-se luxação C4-5 com lesão ligamentar posterior.

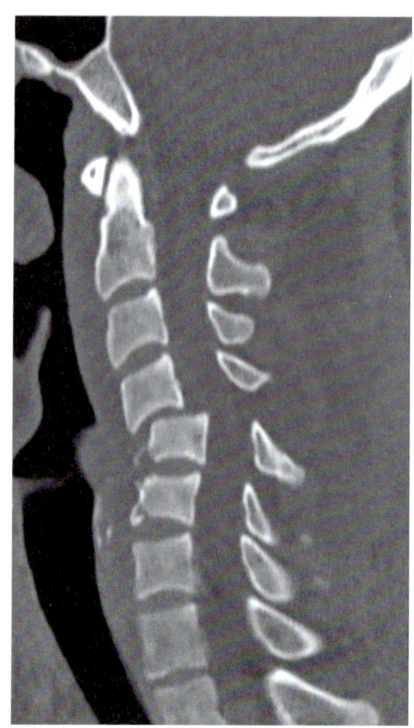

TC também é importante no diagnóstico de fraturas concomitantes em diferentes regiões da coluna, na visualização de regiões de transição da coluna (principalmente a transição cervicotorácica), na avaliação de pacientes com diminuição do nível de consciência, e pode ser útil no planejamento cirúrgico, caso este último seja necessário.

As radiografias simples (RX) da coluna, nas incidências de frente, perfil e transoral, são comumente disponíveis na maioria dos serviços de trauma. O RX é um exame relativamente barato, rápido e tecnicamente de fácil execução. Pelo RX pode-se avaliar alinhamento e morfologia da coluna (Figura 44.3). Está contraindicado realizar RX dinâmico (flexoextensão) da coluna na suspeita de trauma.

Figura 44.3 – RX da coluna cervical do mesmo paciente vítima de acidente automobilístico, perfil, mostrando desalinhamento dos corpos vertebrais entre C4-5, com abertura posterior dos processos espinhosos do respectivo nível, identificando-se luxação C4-5.

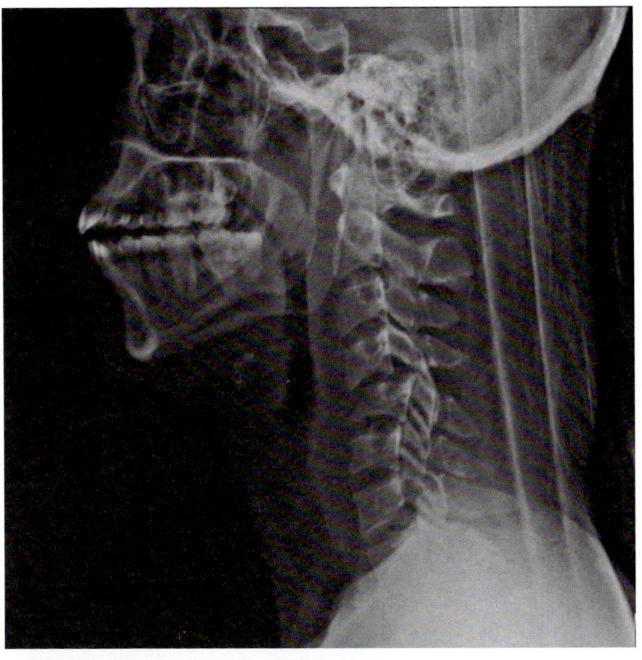

A ressonância magnética (RM) da coluna deve ser realizada nos pacientes com: lesões radiologicamente instáveis da coluna e função neurológica preservada; lesão medular incompleta; déficit neurológico agudo, mas sem alterações detectáveis pela TC ou pelo RX; déficit neurológico progressivo. A suspeita de lesão ligamentar da coluna também pode ser confirmada com a RM. Na solicitação de exame de RM, deve-se sempre avaliar o custo-benefício em eventualmente se postergar o início ou definição do tratamento, em detrimento da realização do exame.

Protocolo para diagnóstico

1. Exame físico completo.
2. TC preferencialmente (idealmente de toda a coluna) e/ou RX (idealmente de toda a coluna).
3. RM da coluna se necessário.

Classificação dos pacientes com TRM (Tabela 44.1)

Tabela 44.1 – Classificação neurológica dos pacientes vítimas de TRM, segundo Frankel
A – Ausência de função motora ou sensitiva abaixo da lesão
B – Ausência de função motora, mas com algum grau de sensibilidade abaixo da lesão
C – Algum grau de função motora, mas sem função motora útil
D – Força motora diminuída, mas útil abaixo da lesão
E – Funções motora e sensitiva normais; pode haver alteração dos reflexos

Protocolo para conduta

1. Pacientes com dor à palpação ou mobilização da coluna e aqueles com déficit neurológico completo ou incompleto devem realizar exame de imagem complementar (RX ou TC) e permanecer com o colar cervical até a avaliação do resultado dos exames. Deve-se instituir analgesia para os pacientes com dor e reavaliá-los.

2. Pacientes com TC normal de toda a coluna (ou eventualmente RX), exame neurológico normal sem dor à palpação ou à mobilização podem ter o colar cervical removido.
3. Pacientes com déficit neurológico completo ou com diagnóstico de lesões radiologicamente instáveis devem ser operados tão logo seja possível, respeitadas as condições clínicas do indivíduo.
4. Os casos de pacientes com déficit neurológico parcial pós-traumático devem ser avaliados individualmente, mas preferencialmente devem ser operados.
5. A abordagem e o tratamento dos pacientes com TRM são multidisciplinares. O cuidado com esses pacientes começa no atendimento inicial e continua durante todas as fases do atendimento hospitalar (pré-operatório, intra/transoperatório e pós-operatório) e posteriormente durante as fases de reabilitação, manutenção e prevenção de afecções secundárias à condição de TRM.

Referências consultadas

Barros Filho TEP, Lech O. Exame físico em ortopedia. 2.ed. São Paulo: Sarvier, 2001.

Cristante AF, Barros Filho TE, Marcon RM, Letaif OB, Rocha ID. Therapeutic approaches for spinal cord injury. Clinics (Sao Paulo). 2012 Oct;67(10):1219-24.

McDonald JW, Sadowsky C. Spinal-cord injury. Lancet 2002; 359: 417–25.

Ministério da Saúde. Secretaria de Atenção à Saúde. Departamento de Ações Programáticas Estratégicas e Departamento de Atenção Especializada. Diretrizes de Atenção à Pessoa com Lesão Medular.. Brasília: Ministério da Saúde, 2013.

Ropper AE, Ropper AH. Acute spinal cord compression. N Engl J Med 2017;376:1358-69.

Capítulo 45

Cirurgia de controle de danos

Carlos Augusto Metidieri Menegozzo
Sumaya Abdul Ghaffar

Introdução

O controle de danos é uma estratégia adotada em pacientes graves com importante comprometimento fisiológico. Seu objetivo é controlar rapidamente as ameaças imediatas à vida (sangramento e infecção) e restabelecer a fisiologia do paciente. Esse conceito pode ser aplicado para qualquer situação cirúrgica, incluindo traumas de tórax, de extremidades, e também emergências não traumáticas. No contexto de cirurgia abdominal, essa abordagem baseia-se em três etapas principais: laparotomia abreviada, reanimação na UTI e tratamento definitivo. O intuito é evitar a instalação de um ciclo envolvendo hipotermia, acidose metabólica e coagulopatia, a chamada tríade letal. A adoção mais ampla dos conceitos de controle de danos na década de 1990 resultou em diminuição da mortalidade de pacientes graves.

Etiopatogenia da tríade letal

A hipotermia é resultado da perda volêmica e da reanimação com líquidos não aquecidos. Pode ser agravada na presença de vestuário molhado, dias frios e durante o atendimento, caso a equipe não esteja atenta ao ambiente. A redução da temperatura prejudica o transporte de oxigênio pelas hemácias, compromete o metabolismo celular e resulta em hipóxia e hipoperfusão teciduais. Ainda, compromete a atividade de fatores de coagulação, de enzimas e das plaquetas, desencadeando coagulopatia. Esta, por sua vez, é agravada pela hemodiluição e por fatores liberados após lesão tecidual, contribuindo para a chamada coagulopatia traumática.

A acidose metabólica decorre da hipoperfusão e da hipóxia teciduais. Diante da redução da oferta de oxigênio há metabolismo anaeróbio e produção de lactato. A acidemia resultante desse processo compromete ainda mais a coagulação.

Observa-se que os componentes da tríade letal estão intensamente associados, de modo que o desarranjo de um deles favorece o agravamento dos outros dois. Dessa maneira, é imperativo que o tratamento envolva os três componentes simultaneamente.

Indicações

Não há consenso que defina exatamente quais são os critérios para se indicar a cirurgia de controle de danos. Essa indicação é baseada no estado clínico do paciente e no mecanismo de trauma. Diversos estudos procuram identificar os fatores preditivos da necessidade de controle de danos, que, idealmente, deve ser iniciado antes da instalação da tríade letal. A Tabela 45.1 resume alguns desses fatores.

Tabela 45.1 – Fatores relacionados com a maior necessidade de controle de danos

Condições clínicas
Trauma contuso de alta energia
Trauma penetrante por múltiplos projéteis e/ou de alta velocidade
Instabilidade hemodinâmica e/ou PAS < 90 mmHg
Coagulopatia (TTPa > 60 segundos) e/ou hipotermia instaladas

Continua

Continuação

Complexidade das lesões
Lesão vascular intra-abdominal grave + múltiplas lesões viscerais
Hemorragia multicavitária + lesões viscerais
Lesões múltiplas com prioridades semelhantes
Fatores críticos
Acidose metabólica grave: pH < 7,3, ou pH < 7,2 ou *Base Excess* < - 8
Hipotermia: temperatura < 35 °C ou temperatura < 34 °C
Ressuscitação e tempo operatório > 90 minutos
Sangramento não mecânico (evidência de coagulopatia)
Transfusão maciça (> 10 bolsas de hemácias)

Adaptado e traduzido de Rotondo MF, Zonies DH e Sugrue M.

Etapas da cirurgia de controle de danos

Laparotomia abreviada

É realizada para controle rápido da hemorragia e da contaminação. A abertura da cavidade é seguida da evisceração das alças de delgado e do tamponamento dos quatro quadrantes com compressas. Rapidamente o cirurgião deve avaliar a fonte de sangramento. O tratamento mais empregado para as lesões hepáticas é o *packing* (tamponamento com compressas). Colocam-se compressas ao redor do fígado, criteriosamente, de modo a comprimir o sangramento. O objetivo é obter um vetor de força compatível com o local que exige compressão, cessando o sangramento. Além do *packing,* o cirurgião deve conhecer a manobra de Pringle, que consiste na oclusão temporária do hilo hepático. As hemorragias parenquimatosas hepáticas geralmente cessam com essa manobra. Caso isso não ocorra, o cirurgião deve considerar a hipótese de a fonte de sangramento ser a veia cava retro-hepática e deve decidir se prossegue com exploração ou se realiza o tamponamento com compressas. Lesões transfixantes do fígado podem ser tamponadas com um balão insuflado no interior do trajeto. No contexto do controle de danos, lesões esplênicas e renais geralmente são tratadas com ressecção do órgão. As lesões vasculares são tratadas geralmente com ligadura ou *shunt*; este pode ser realizado com uma sonda uretral servindo como "ponte" entre os dois cotos do vaso. A decisão entre as duas deve ser baseada no estado fisiológico do paciente e na morbidade associada à ligadura do vaso em questão.

O controle da contaminação é feito por suturas, grampeamentos ou ressecção das áreas lesadas, a depender do grau de comprometimento. A reconstrução do trânsito intestinal e a confecção de ostomias não devem ser realizadas neste momento. Da mesma maneira, não se deve "perder tempo" com um fechamento definitivo da parede abdominal. Uma das técnicas de fechamento temporário da cavidade é o curativo à Barker. Utiliza-se um plástico estéril multiperfurado para cobertura das vísceras. Em seguida posicionam-se drenos entre duas camadas de compressas. Um plástico adesivo estéril colocado por cima cobre toda a parede abdominal anterior e finaliza o curativo. Os drenos então são conectados a um dispositivo de sucção. No passado utilizavam-se outras técnicas como a peritoniostomia com bolsa de Bogotá (sutura de um plástico estéril nas bordas da incisão) ou o fechamento temporário da cavidade com pinças de campo (Backhaus). Entretanto, estudos mostram que as técnicas de curativo a vácuo são superiores às tradicionais, e a confecção do curativo à Barker não exige materiais de alto custo. Vale ressaltar que a indicação precoce do controle de danos e a rápida execução das manobras cirúrgicas têm impacto no sucesso do tratamento.

Estabilização em unidade de terapia intensiva

O objetivo desta etapa é a correção da acidose metabólica, da hipotermia e da coagulopatia, restabelecendo a fisiologia. A correção da acidose metabólica é iniciada por meio da otimização da perfusão tecidual. Para isso, o paciente deve receber volume e hemocomponentes de maneira criteriosa. A utilização de drogas vasoativas muitas vezes é necessária. O paciente deve ser aquecido ativamente com cobertores elétricos. Os fluidos intravenosos e, se possível, o ar da ventilação, também devem ser previamente aquecidos. O tratamento da coagulopatia é feito evitando-se hemodiluição e utilizando transfusão de hemocomponentes. Uma das estratégias é o protocolo de transfusão maciça (PTM). Apesar de não haver consenso, diversos hospitais utilizam os hemocomponentes na proporção de 1:1:1 (concentrado de hemácias: plaquetas:

plasma). Outros optam por realizar a transfusão guiada por exames viscoelásticos (tromboelastografia). Vale ressaltar que nesses casos geralmente o protocolo de transfusão maciça foi ativado já na sala de emergência e o paciente já recebeu a dose de ataque de ácido tranexâmico. A correção de cada elemento da tríade letal resulta em interrupção do ciclo e melhora dos parâmetros fisiológicos.

Cirurgia definitiva

Realizada após correção e estabilização dos parâmetros metabólicos e hemodinâmicos. Não há tempo definido entre a laparotomia abreviada e a cirurgia definitiva. Esta deve ser realizada assim que a fisiologia do paciente for restabelecida, o que ocorre geralmente entre 24 e 48 horas da primeira cirurgia. Nesta etapa observa-se a presença de sangramento após a retirada das compressas. Após, avaliam-se as lesões encontradas na laparotomia abreviada com o intuito de realizar o reparo definitivo. Os *shunts* vasculares podem ser convertidos para enxertos e as anastomoses intestinais podem ser reconstruídas a fim de restabelecer o trânsito, porém muitas vezes a melhor opção é a confecção de ostomias. É realizada tentativa de fechamento primário da parede, com aproximação das aponeuroses sem tensão, além do fechamento da pele.

Complicações

A estratégia de controle de danos, apesar de resultar em melhora da mortalidade, está associada também a complicações. O paciente com indicação de controle de danos é grave e apresenta alta morbidade. Entre as complicações mais frequentes apresentadas por esses pacientes estão sangramento e infecções (abscessos intracavitários, pneumonia, infecção urinária). Ainda, como esses pacientes demandam intenso suporte hemodinâmico, muitas vezes recebem elevado volume de hemocomponentes e cristaloides, têm risco de evoluir com síndrome compartimental abdominal. Além disso, em decorrência da estratégia de manter o abdome aberto, uma porcentagem desses pacientes pode apresentar fístulas intestinais. Dessas, a fístula enteroatmosférica (em que o intestino fistuliza na pele) é uma situação extremamente desafiadora e exige grande experiência e uma equipe multidisciplinar para um tratamento adequado.

Referências consultadas

Benz D, Balogh ZJ. Damage control surgery: current state and future directions. Current Opinion in Critical Care Issue: December 2017; 23(6): 491-97.

Brian C. Beldowicz. The evolution of damage control in concept and practice. Clinics in Colon and Rectal Surgery 2018; 31(01): 30-5.

Jaunoo SS, Harji DP. Damage control surgery. Review. Int J Surg. 2009 Apr;7(2):110-3.

Rotondo MF, Zonies DH. The damage control sequence and underlying logic. Surg Clin North Am 1997; 77: 761-77.

Stone HH, Strom PR, Mullins RJ. Management of the major coagulopathy with onset during laparotomy. Ann Surg 1983;197:532-5.

Sugrue M, D'Amours SK, Joshipura M. Damage control surgery and the abdomen. Injury, Int. J. Care Injured (2004) 35, 642-48.

Capítulo 46

Indicações de laparoscopia no trauma

Sérgio Henrique Bastos Damous
Carlos Augusto Metidieri Menegozzo
Danilo Alves Andrade

Introdução

A laparoscopia está sendo indicada com mais frequência na cirurgia eletiva e na urgência não traumática. As vantagens do acesso laparoscópico estão bem estabelecidas, como menor tempo de internação, menor dor pós-operatória, melhor resultado estético e menor lesão tecidual.

O manejo no trauma abdominal está evoluindo continuamente e o acesso laparoscópico passou a ser utilizado como método diagnóstico e terapêutico. Apesar de ser ainda pouco utilizada, a laparoscopia no trauma é uma grande ferramenta, principalmente por evitar laparotomia não terapêutica.

As preocupações do uso da laparoscopia no trauma envolvem a não sistematização do método, a dificuldade na seleção dos pacientes, o número de lesões associadas (frequente no trauma), o ambiente hostil na cavidade abdominal (sangue e contaminação), a não visualização adequada do retroperitônio, a dificuldade no acesso de equipamentos adequados e equipe treinada. Estudos recentes vêm mostrando uma nova tendência e realidade: a laparoscopia é um método reprodutível, eficaz e seguro no diagnóstico e tratamento do trauma abdominal, seja ele aberto ou fechado, em pacientes selecionados.

Indicações

Basicamente a laparoscopia no trauma é aplicada em duas situações: paciente estável hemodinamicamente e com suspeita de lesão intracavitária não identificada por exame de imagem. Dentro dessas características citadas, a laparoscopia se estabelece como ótima opção para método de exploração diagnóstica. Assim, uma vez feita a laparoscopia diagnóstica e estabelecidas as lesões, há que se avaliar se estas lesões necessitam ou não de tratamento cirúrgico. Caso necessitem de tratamento cirúrgico, uma segunda avaliação se deve ter em mente: é possível tratar essas lesões por laparoscopia? E a resposta a essa pergunta dependerá da complexidade das lesões, de sua localização, disponibilidade de material e da habilidade técnica da equipe com o acesso laparoscópico.

Trauma abdominal penetrante (TAP)

Classicamente no trauma abdominal penetrante seria mandatória a realização de laparotomia exploradora, principalmente se o paciente apresentar instabilidade hemodinâmica, peritonite ou evisceração. Contudo, nos pacientes estáveis, apesar dos métodos diagnósticos disponíveis, incluindo a exploração local da perfuração, o lavado peritoneal diagnóstico, a ultrassonografia abdominal e a tomografia computadorizada, é difícil determinar a presença e a gravidade das lesões intra-abdominais.

O paciente estável hemodinamicamente pode se beneficiar da laparoscopia, inicialmente como uma ferramenta diagnóstica, para avaliar se houve violação da cavidade peritoneal e posteriormente, tendo havido violação, fazer um inventário à procura de lesões. Esse manejo do TAP possibilitou uma redução de quase metade do número de laparotomias não terapêuticas.

É importante ressaltar a necessidade de realização de tomografia de abdome, previamente ao ato cirúrgico, mesmo que a indicação cirúrgica esteja feita. A tomografia do abdome permite avaliar a presença de sinais direitos ou indiretos que sugerem lesão cavitária, alterações do retroperitônio (local este não passível de boa visualização durante a laparoscopia), além de ser um guia para se definir a estratégia operatória (Figura 46.1).

Figura 46.1 – Algoritmo para trauma abdominal penetrante.

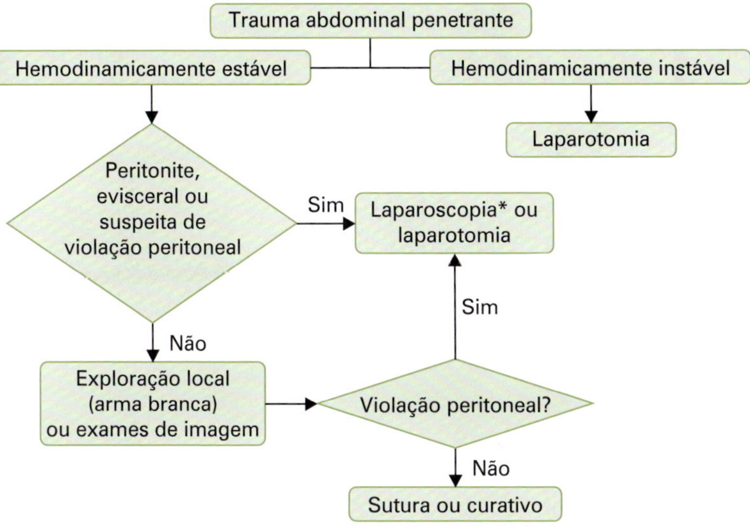

Trauma abdominal contuso (TAC)

A exploração diagnóstica via laparoscópica e seu eventual uso como procedimento terapêutico no trauma abdominal contuso devem estar relacionados aos achados clínicos e tomográficos. Embora no trauma abdominal fechado a laparoscopia não esteja no algoritmo diagnóstico, sua indicação deverá estar relacionada a um exame físico suspeito associado a achados sugestivos de lesões na tomografia de abdome. A laparoscopia no trauma contuso deverá ser precedida sistematicamente do método de imagem – tomografia de abdome (Figura 46.2).

As principais indicações dos achados tomográficos, para realização da laparoscopia, são:

Figura 46.2 – Algoritmo para trauma abdominal contuso.

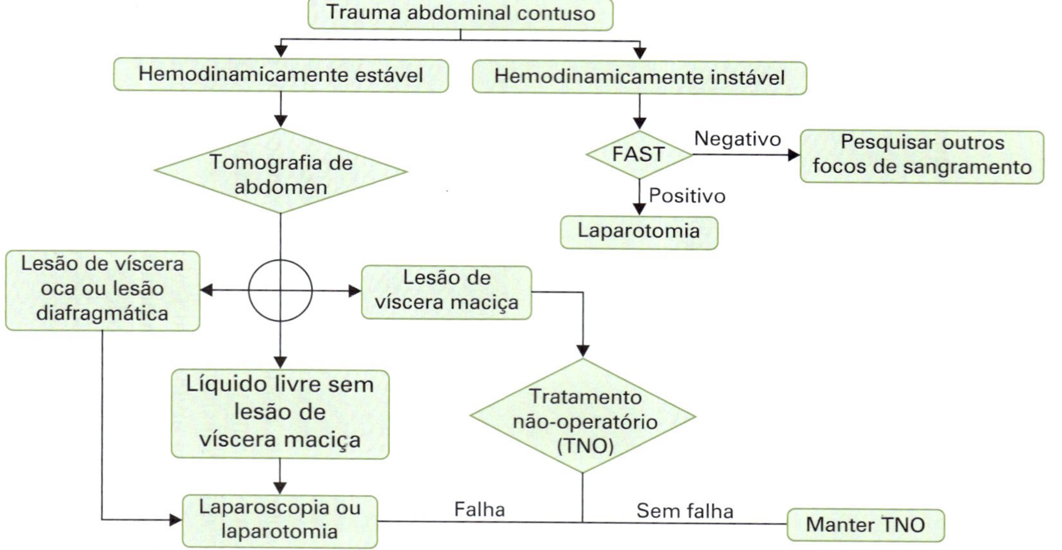

1. A descontinuidade das cúpulas diafragmáticas com conteúdo herniário intratorácico, o que favorece suspeita de lesão traumática do diafragma.
2. A evidência de líquido livre intracavitário sem aparente lesão de víscera maciça, sugerindo a possibilidade de lesão de víscera oca.
3. Lesão de víscera maciça (baço e fígado) com falha do tratamento não operatório, devido a sangramento, dor persistente ou peritonite.

Trauma em transição toracoabdominal (TTA)

O trauma de transição toracoabdominal diz respeito às lesões da região anatômica compreendida entre o 4º espaço intercostal anterior, 6º espaço intercostal lateral, 7º espaço intercostal posterior e os limites inferiores dos hipocôndrios, ou então, de maneira mais simplificada, a região compreendida entre a linha intermamilar superiormente e a linha que passa no fim do rebordo costal inferiormente.

As lesões nessa região podem penetrar tanto na cavidade torácica quanto na cavidade abdominal. Por esse motivo torna-se uma região especial do ponto de vista de manejo clínico. Outro aspecto importante é a dificuldade de excluir lesão diafragmática por exame de imagem, principalmente quando a lesão é menor que 2 cm e sem herniação de conteúdo abdominal.

Devido à morbidade elevada dos pacientes que evoluem com hérnia diafragmática traumática tardia, a laparoscopia está indicada no ferimento penetrante de transição toracoabdominal para excluir lesão diafragmática.

Contraindicações

São contraindicações absolutas para uso da laparoscopia no trauma pacientes que apresentem disfunção cardiopulmonar grave e/ou presença de instabilidade hemodinâmica. A realização da laparoscopia no trauma cranioencefálico é controversa, em função de sua repercussão no fluxo sanguíneo cerebral e na pressão intracraniana, mas deve ser evitada nos pacientes com Glasgow < 13. Outras contraindicações relativas são eviscerações e peritonites.

Potencial diagnóstico

Quando pensamos em potencial diagnóstico da laparoscopia no trauma devemos ter em mente o percentual de lesões despercebidas e a dificuldade na avaliação de estruturas retroperitoneais. Atualmente dados da literatura apontam baixas taxas de lesões despercebidas quando o procedimento é realizado por profissional experiente em laparoscopia e no atendimento do paciente traumatizado.

A evolução da tomografia computadorizada permite avaliar a presença de sinais diretos e indiretos do trauma abdominal, os "pontos cegos" do retroperitônio, além de orientar a estratégia na abordagem cirúrgica laparoscópica.

Potencial terapêutico

Revisões sistemáticas recentes mostram taxa de sucesso terapêutico consistente (acima de 70%) em pacientes submetidos a laparoscopia. Já as séries de casos reportam taxa de sucesso terapêutico que varia de 46 a 95%. Esses dados mostram a importância da habilidade e experiência do cirurgião, assim como a seleção do paciente, como fatores cruciais para o sucesso do tratamento das lesões por via laparoscópica.

Conclusão

Observamos cada vez mais que a laparoscopia vem ganhando seu espaço no tratamento de pacientes com trauma abdominal, seja ele penetrante ou contuso. Esse ganho se deve ao treinamento e à familiaridade crescente da via de acesso pelos cirurgiões do trauma, e também à melhora da qualidade do exame tomográfico de abdome, que passa a ser guia imprescindível no tratamento cirúrgico laparoscópico.

Portanto, concluímos que a laparoscopia pode sim ser um método reprodutivo, eficaz e seguro no diagnóstico e tratamento do trauma abdominal, seja ele penetrante ou contuso, em pacientes selecionados.

Referências consultadas

Chakravartty S, Sarma D, et al. Laparoscopy has a therapeutic role in the management of abdominal trauma: A matched-pair analysis. International Journal of Surgery2017;44: 21-25.

Coimbra R, et al. Doença Trauma – Fisiopatogenia, São Paulo:. Ed. Atheneu, 2015.

Como JJ, et al. Practice management guidelines for selective nonoperative management of penetrating abdominal trauma. J Trauma 2010; 68: 721-33.

Lin HF, Wu JM, Tu CC, Chen H, Shih H. Value of diagnostic and therapeutic laparoscopy for abdominal stab wounds. World J Surg 2010; 34:1653-62.

O'Malley E, Boyle E, O´Callaghan A, et al. Role of laparoscopy in penetrating abdominal trauma: a systematic review. World J Surg 2013; 37:113-22.

S. Hajibandeh, et al. Laparoscopy versus laparotomy for the management of penetrating abdominal trauma: A systematic review and meta-analysis. International Journal of Surgery 2016; 34: 127-36.

Uranues S, Popa DE, Diaconescu B, Schrittwieser R. Laparoscopy in penetrating abdominal trauma. World J Surg 2015; 39:1381-8.

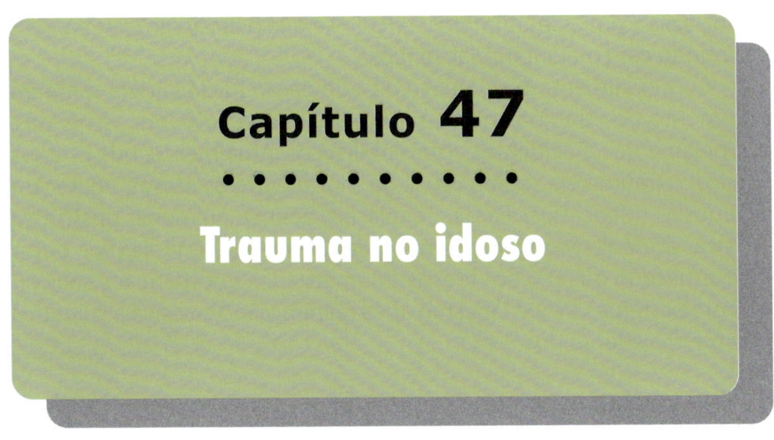

Capítulo 47

Trauma no idoso

Octacílio Martins Júnior

Introdução

A população de idosos, pacientes acima de 65 anos em países do primeiro mundo e de 60 anos no terceiro mundo, vem aumentando significativamente. Estatísticas americanas mostram que, em 1960, 4,1% da população dos Estados Unidos tinha 65 anos ou mais (3,1 milhões); em 1965 esse percentual aumentou para 9,2% (16,7 milhões); em 1990 era de 9,3% (18,1 milhões). Atualmente, mais de 12% da população americana tem 65 anos ou mais e a previsão é de que ocorrerá um aumento para 20% até 2030. No Brasil o quadro não é diferente: no ano de 2000 os idosos correspondiam a 8,0% da população (14,5 milhões), enquanto o censo de 2010 mostrou que essa população de idosos aumentou para 12% (18 milhões).

Hoje, a população idosa brasileira ultrapassa os 14 milhões. No ano de 2020, teremos aproximadamente 31,8 milhões de habitantes com mais de 60 anos. A população com mais de 60 anos crescerá 15 vezes no período de 1950 a 2020, enquanto a população total crescerá apenas cinco vezes. Com esses números, calcula-se que o Brasil será o sexto país do mundo com maior população idosa.

Com o aumento progressivo da população idosa, ocorre também o aumento dos traumas nesse segmento, particularmente as quedas, atropelamentos e acidentes automobilísticos. Atualmente, nos Estados Unidos, o trauma é a sétima causa de morte entre os idosos, aparecendo após as doenças cardíacas, neoplasias, doença pulmonar obstrutiva crônica, acidente vascular cerebral, diabetes e pneumonia. Por outro lado, em torno de 80% dos idosos traumatizados retornam aos seus níveis preexistentes de vida mesmo após reanimação agressiva e cuidados pós-trauma adequados.

Epidemiologia

Com o envelhecimento da população aumenta também a probabilidade de trauma nessa população. O idoso quando traumatizado apresenta maior índice de co mplicações e de mortalidade quando comparado com o jovem e vários fatores podem explicar essa diferença, sendo os principais: a baixa reserva fisiológica, a presença de doenças associadas e de alterações típicas dos idosos como o aparecimento de *delirium*.

No Pronto-Socorro do Hospital das Clínicas da Faculdade de Medicina da Universidade de São Paulo (HCFMUSP), no período de 1993 a 2000, foram atendidos 216 pacientes com idade superior a 65 anos (idade média de 73 anos). As causas mais comuns de trauma foram as quedas, com 88 casos (40,7%), seguindo-se os atropelamentos, com 58 casos (27%), acidentes automobilísticos, com 11 casos (5%), ferimentos por arma branca, com 8 casos (3,7%), ferimentos por projétil de arma de fogo com 5 casos (2,3%). Causas indeterminadas corresponderam a 46 ocorrências (21,3%).

Alterações fisiológicas do idoso

O envelhecimento consiste em uma progressiva diminuição da adaptação do indivíduo diante de situações fisiológicas e do meio ambiente. Com isso o idoso torna-se cada vez menos capaz de responder às diversas alterações às quais ele é exposto.

Outros fatores também contribuem para esse processo natural e fisiológico que é o envelhecimento. Tais fatores são diversos, mas os mais impactantes são as comorbidades associadas, a polifarmácia (excesso de medicamentos utilizados pelos idosos, muitas vezes sem nenhum controle ou com controle inadequado) e a baixa reserva funcional existente nesse tipo de paciente.

Praticamente todos os sistemas apresentam, com o passar dos anos, alterações fisiológicas que podem comprometer mais ou menos a resposta do idoso adiante de um trauma, seja ele de qualquer natureza. Na Tabela 47.1, listamos algumas dessas alterações.

Tabela 47.1 – Alterações fisiológicas do idoso

Sistemas	Alterações
Cardiovascular	• Menor complacência cardíaca • Diminuição do débito cardíaco • Menor resistência à hipovolemia • Hipóxia • Menor fluxo periférico e visceral • Menor resposta às catecolaminas • Regulação prejudicada da pressão arterial • Resistência periférica alterada • Distúrbios de coagulação • Arritmias • Eventos isquêmicos prévios
Respiratório	• Menor complacência pulmonar • Menor área alveolar – hipercapnia • Menor elasticidade torácica • Maior risco de aspiração • Declínio da capacidade vital, FEV1 e comprometimento da relação ventilação/perfusão • Redução do consumo máximo de oxigênio
Renal	• Menor taxa de filtração glomerular • Aumento da proteinúria e bacteriúria • Menor *clearance* de creatinina • Diminuição da massa muscular esquelética resultante da menor produção de creatinina • Dificuldade na regulação hidroeletrolítica

Continua

Continuação

Sistemas	Alterações
Digestivo	• Menor capacidade de absorção • Menor motilidade intestinal
Imunológico	• Menor síntese de anticorpos • Menor resposta celular • Imunodepressão
Endócrino	• Menor síntese de catecolaminas • Distúrbios da glicemia
Nervoso	• Atrofia cerebral • Demências
Osteoarticular	• Menor massa muscular • Processos degenerativos
Ocular	• Diminuição da acuidade visual
Audição e equilíbrio	• Diminuição da audição e do equilíbrio
Pele	• Menor capacidade de cicatrização • Menor controle da temperatura e da umidade • Aumento da fragilidade capilar
Outros	• Multimorbidades • Polifarmácia • Uso de próteses e órteses • Institucionalização

Diminuição na acuidade visual e da audição associada a modificação na coordenação, força motora e equilíbrio postural são fatores que contribuem para a maior prevalência de quedas da própria altura observadas no idoso.

É sabido que após um trauma o organismo afetado necessita de resposta hiperdinâmica que depende de um suporte inotrópico para aumentar o débito cardíaco e a liberação e o consumo de oxigênio após reposição volêmica vigorosa, e aqueles que alcançam esse patamar hiperdinâmico têm melhor prognóstico quanto à sobrevida.

Sua baixa reserva funcional, associada às comorbidades (cardíacas, pulmonares e renais, entre outras) que estão presentes no idoso, torna a resposta endócrino-metabólica ao trauma mais difícil, levando às suas consequências.

Investigação

A avaliação inicial do idoso traumatizado é exatamente a mesma do jovem. As prioridades estabelecidas pelo ATLS (Advanced Trauma Life Support) no chamado ABCDE do trauma são iguais para qualquer paciente traumatizado, jovem ou idoso, mais bem discutido em capítulo específico. Apesar de as prioridades no atendimento serem as mesmas, alguns problemas específicos do idoso devem chamar a atenção durante a avaliação inicial (Tabela 47.2).

A avaliação secundária do idoso deverá ser diferenciada do jovem, uma vez que várias armadilhas podem se apresentar e alguns pontos devem ser observados e avaliados.

1. Sinais vitais: poderão já estar alterados devido à própria idade, a patologias associadas (como hipertensão arterial) e à própria resposta fisiológica ao trauma, que já poderá estar alterada e confundir o examinador.

Tabela 47.2 – "Problemas" do paciente idoso

ABCDE (ATLS)	"Problemas" do paciente Idoso
Via Aérea	• Dentição sensível/presença de dentadura • Fragilidade das mucosas • Artrite cervical/Osteoporose
Respiração	• Baixa reserva respiratória • Necessidade de O_2 suplementar/DPOC (cuidado com o excesso de O_2) • Trauma torácico mal tolerado (fraturas de costelas/contusão pulmonar)
Circulação	• Baixa reserva cardiovascular • Atenção com a reposição de volume • Pesquisar uso de anticoagulantes e afins
Neurológico	• Hematoma subdural agudo/crônico • Alteração prévia do sensório (atrofia cerebral) • Osteoartrite de coluna
Exposição	• Cuidado com a hipotermia • Imunização antitetânica • Osteoporose/Deformidades ósseas preexistentes

2. Avaliação neurológica: alterações neurológicas prévias como demência e *delirium* podem atrapalhar a adequada avaliação neurológica e retardar o reconhecimento do choque e do comprometimento neurológico.
3. Uso de medicações: principalmente aquelas que alteram a coagulação, betabloqueadores, corticosteroides, diuréticos e anti-inflamatórios não hormonais.
4. Avaliação laboratorial: colheita de Hb/Ht, lactato, gasometria arterial, tempo de protrombina, tempo de protrombina ativada e INR, contagem de plaquetas, ureia, creatinina e eletrólitos.

Todos esses fatores estão relacionados à dificuldade na triagem do paciente idoso traumatizado, e uma triagem errada para menos pode aumentar em até duas vezes o risco de morte.

Devido a essas dificuldades na avaliação do idoso traumatizado é muito frequente a ocorrência de lesões que passam despercebidas na avaliação inicial e que serão diagnosticadas tardiamente e serão responsáveis pelo aumento na morbidade e mortalidade desses pacientes. Portanto, em pacientes idosos o uso mais liberal de métodos de imagem, em particular a tomografia computadorizada, deve ser a regra e não a exceção.

O uso de medicações que alteram a coagulação, muito utilizadas atualmente, deve ser pesquisado porque mesmo pequenos traumas nessa situação podem levar a sangramentos importantes e piora exponencial do paciente. Dependendo da medicação utilizada pelo paciente a reversão da anticoagulação poderá ser feita com plasma fresco congelado, protamina, vitamina K, complexo protrombínico ou outros fatores específicos.

Recentemente o uso do tromboelastograma tem se mostrado muito valioso na avaliação da coagulação porque fornece informações a respeito da formação, propagação, estabilização e dissolução do coágulo, indicando exatamente qual a necessidade e o tipo de fator a ser reposto.

Todo idoso com suspeita de trauma de crânio, principalmente aqueles com mecanismo de trauma importante e alteração da escala de coma de Glasgow, cefaleia, náuseas e vômitos e que utilizam de rotina medicação que altera a coagulação, deve ser submetido à tomografia de crânio.

Complicações pós-trauma são mais esperadas nos idosos (33%) quando comparadas com jovens (19%) devido principalmente à baixa reserva funcional e às doenças preexistentes. As principais complicações são cardiovasculares (23%) e pulmonares (22%).

De preferência o idoso traumatizado deverá ser atendido e avaliado em local que possua condições de fornecer todo um suporte de atendimento para pacientes graves com UTI, banco de sangue, serviço de diálise e equipes multidisciplinares que darão o suporte adequado caso complicações clínicas apareçam durante seu atendimento.

Algumas "armadilhas" devem ser lembradas para uma melhor avaliação do paciente idoso traumatizado (Tabela 47.3).

Tabela 47.3 – "Armadilhas" na avaliação do paciente idoso traumatizado
Não reconhecimento da necessidade de intubação precoce
Manipulação indevida da coluna cervical osteoporótica
Falha na avaliação de fraturas de costelas e contusão pulmonar
Demora na instituição da monitorização hemodinâmica
Subestimação da perda sanguínea em fraturas
Não reconhecimento de alterações causadas pelo uso de medicamentos (diuréticos, anticoagulantes etc.)
Não avaliar a presença de acidose metabólica (gasometria arterial)

Reabilitação no idoso

O processo de reabilitação no idoso deve ser etapa importante no tratamento decorrente ao trauma. O idoso é mais suscetível a problemas decorrentes da sua imobilização, como infecções pulmonares, fenômenos tromboembólicos e úlceras de pressão. Se não for possível a fisioterapia ativa com deambulação precoce com auxílio, os exercícios poderão ser realizados no leito de maneira ativa ou passiva, sempre com o auxílio da fisioterapeuta.

Conclusão

O tratamento inicial do idoso politraumatizado deve obedecer aos mesmos princípios do tratamento do jovem segundo as orientações do ATLS, mas deve ser realizado, de preferência, em hospitais que possuam infraestrutura avançada com unidade de terapia intensiva e equipes multidisciplinares. Apesar das complicações, do maior tempo de internação, da maior utilização de recursos da instituição e da maior mortalidade, a maioria dos pacientes retorna às suas atividades iniciais.

Referências consultadas

Bitran A, Scapini G Trauma no idoso In: Utiyama EM, Steinman E, Birolini D, editores. Cirurgia de Emergência. 2ª ed. São Paulo: Editora Atheneu, 2012. pp. 487-91.

Calland JF, Ingraham AM, Martin N, Marshall GT, Schulman CI, Stapleton T, and Barraco RD. Evaluation and management of geriatric trauma: An Eastern Association for the Surgery of Trauma Practice Management Guideline. J Trauma Acute Care Surg 2012; 73(5) S 345- S350.

Callaway DW, Wolfe R. Geriatric trauma. Emerg Med Clin N Am 2007; 25:837–60.

Geriatric Trauma Management Guidelines. American College of Surgeons. Trauma Quality Improvement Program. Committee on Trauma. Disponível em: < https://www.facs.org/-/media/files/quality-programs/trauma/tqip/geriatric_guidelines.ashx?la=en>. Acesso em 29/8/2019.

Mangram AJ, Mitchell CD, Shifflette VK, Lorenzo M, Truitt MS, Goel A, Lyons MA, Nichols DJ and Dunn EL. Geriatric trauma service: A one-year experience. J Trauma 2012; 72: 119-22.

McCoy CC, Lawson JH, Shapiro ML. Management of anticoagulation agents in trauma patients. Clin Lab Med 2014; 34:563-74.

Pires PWA. Trauma no idoso. In: Poggetti R, Fontes B, Birolini DB, editores. Cirurgia do Trauma. São Paulo: Editora Roca, 2007. pp.417-20.

Santora TA, Schinco MA, Trooshin SZ. Management of trauma in the elderly patient. Surg Clin North Am 1994; 74:163-86.

Trauma Geriátrico. In: American College of Surgeons. Advanced Trauma Life Support Student Course Manual (ATLS). 9ª ed. Chicago; 2012. pp.272-84.

Veras R. Novos paradigmas do modelo assistencial no setor saúde: consequências da explosão populacional dos idosos no Brasil. São Paulo: Abramge, 2001.

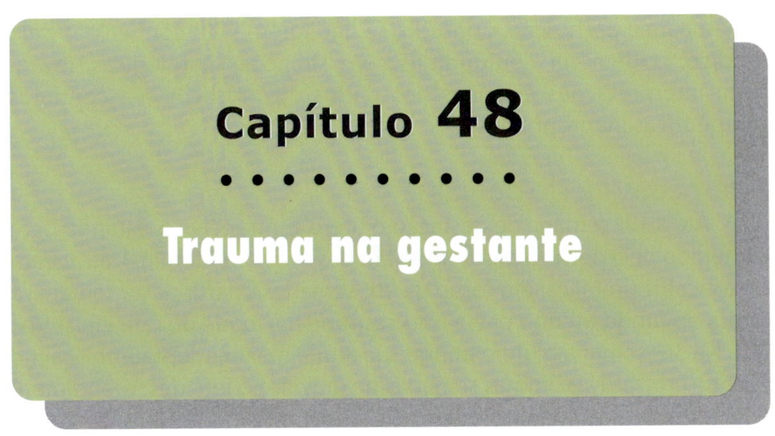

Capítulo 48

Trauma na gestante

Valdir Zamboni

Definição e epidemiologia

A incidência de trauma durante a gravidez situa-se em torno de 6%. O reconhecimento dessa condição é fundamental, pois ao atendermos uma mulher traumatizada, dos 10 aos 50 anos, devemos sempre considerar a possibilidade de gravidez. Assim, devemos perguntar sempre, se o nível de consciência permitir, se a mulher sabe se está grávida ou não. A gravidez pode ser evidente no decurso do segundo e do terceiro trimestre, mas pode passar despercebida pelo médico no primeiro trimestre, sendo que às vezes neste momento a própria paciente não sabe que está grávida. Nesta situação deve-se solicitar um teste de gravidez.

Alterações morfológicas e fisiológicas da gravidez

Estas modificações ocorrem naturalmente durante a gravidez e são necessárias para o desenvolvimento do concepto e para preparar a mãe para a parturição. Contudo, se não forem bem conhecidas pelo médico, podem ser confundidas com situações patológicas, levando a interpretações errôneas dos dados diagnósticos e a condutas terapêuticas inapropriadas.

Alterações morfológicas

Até a 12ª semana de gestação o útero é intrapélvico, estando bem protegido pela pelve; a partir de então passa a ser abdominal, alcançando a cicatriz umbilical em torno da 20ª semana. A partir desta semana, a altura do fundo uterino passa a corresponder à idade do feto em semanas. Na 36ª semana o útero atinge sua altura máxima supraumbilical no rebordo costal. Nas últimas semanas de gravidez o feto desce lentamente e seu segmento cefálico se encaixa na pelve.

Sendo então intrapélvico no primeiro trimestre da gravidez o útero se encontra protegido pelos ossos da bacia e a espessura de suas paredes está aumentada. No segundo trimestre, quando o útero deixa de ser protegido pela pelve, passando a ser abdominal, o feto é protegido por grande quantidade de líquido amniótico. No terceiro trimestre, quando o útero atinge as suas maiores dimensões, as suas paredes tornam-se mais adelgaçadas e a quantidade de líquido amniótico diminui; é neste momento então que o feto é mais suscetível ao trauma.

Com relação à placenta, sabe-se que esta atinge o seu tamanho máximo entre a 36ª e a 38ª semana e que as suas quantidades de fibras elásticas são pequenas, o que predispõe a falta de adesão entre a placenta e a parede uterina, induzindo a complicações como o descolamento de placenta. A placenta também apresenta vasos muito dilatados e sensíveis à estimulação por catecolaminas.

O feto é considerado viável a partir da 28ª semana e é considerado prematuro quando tem menos de 2,5 kg.

Quanto maior o útero, maior a probabilidade de sofrer ferimentos, porém a probabilidade de lesões associadas diminui, pois o útero funciona como uma barreira protetora aos órgãos abdominais.

A Tabela 48.1 resume as principais alterações funcionais da gestante.

Todo médico que atende a uma gestante traumatizada deve ter conhecimento das alterações anatomofisiológicas da gestante que podem influenciar o diagnóstico e a conduta terapêutica e também lembrar-se de que, na verdade, está atendendo dois pacientes, e que a principal causa de lesão do feto é a alteração da homeostase materna. Mesmo que

Tabela 48.1 – Principais alterações fisiológicas da gestação

Frequência cardíaca	Aumenta 15-20 bpm no 3° trimestre
Pressão arterial	Diminui 5-15 mmHg no 2° trimestre
Débito cardíaco	Aumenta 1-1,5 L/min a partir da 10ª semana Compressão da veia cava compromete até 30-40% do débito cardíaco
Eletrocardiograma	Eixo desvia 15° para a esquerda; onda T achatada
Respiratória	Hipocapnia ($PaCO_2$ = 30 mmHg) ≥ progesterona
Gastrointestinal	Aumento no tempo de esvaziamento gástrico
Urinário	Glicosúria é comum Dilatação pielocalicial
Endócrina	Hipófise 30-50% mais pesada
Musculoesquelética	Sínfise púbica alargada em 4-8 mm na 7ª semana
Neurológica	Eclâmpsia pode mimetizar TCE
Volume sanguíneo	Aumenta 40-50% Menor aumento de hemácias Anemia fisiológica
Composição	Leucocitose até 20.000/mm^3 Queda de albumina até 2, 2-2,8 g/dL

não ocorram lesões diretas sobre o feto, as alterações da homeostase materna como hipóxia e hipotensão causam vários danos ao concepto e, por isso, deve-se priorizar a sobrevida materna.

Mecanismos de trauma

Os mecanismos de trauma são semelhantes aos encontrados nos traumatizados em geral. Todos os tipos de agressão traumática podem ocorrer durante a gestação, porém algumas diferenças importantes devem ser ressaltadas, entre elas o fato de o útero estar mais suscetível ao trauma no 3º trimestre e o fato de o abdome protuberante da gestante se tornar um alvo fácil, sendo frequentemente acometido por traumas fechados e penetrantes.

Trauma fechado

Podem ocorrer traumatismos diretos, quando a parede abdominal é atingida por um objeto, ou traumas indiretos que ocorrem por desaceleração, por efeito de contragolpe ou por compressão súbita.

O feto encontra-se protegido pelo corpo do útero e pelo líquido amniótico e é atingido em traumas fechados mais frequentemente quando existe ruptura uterina ou fratura dos ossos da bacia materna.

Pelo fato de o útero ser uma víscera oca, a força se transmite através do seu conteúdo, e nem sempre o local de ruptura será o mesmo local onde ocorreu a contusão. O fundo do útero, onde está a placenta, por ser um ponto de menor resistência, é um dos locais onde frequentemente ocorre ruptura. Outro local bastante acometido é a face posterior do útero no nível do promontório, que é um local de difícil visualização e diagnóstico. Há ainda a possibilidade de ocorrerem lesões na placenta com o útero íntegro, como o descolamento da placenta.

Cerca de 10% das traumatizadas grávidas apresentam fraturas ósseas. Nelas, o tratamento das fraturas não difere do tratamento ortopédico de rotina, porém algumas fraturas como as da bacia e da coluna vertebral podem trazer complicações no momento do trabalho de parto.

Sabe-se que a causa mais frequente de trauma são os acidentes automobilísticos. O uso do cinto de segurança diminui significativamente a gravidade do trauma e a mortalidade materna, porém pode aumentar a frequência de ruptura uterina e de morte fetal. Os cintos que protegem apenas a bacia estão mais associados a ruptura uterina, enquanto os restritivos do tronco melhoram as perspectivas do feto.

Mesmo assim, o uso do cinto é recomendado, uma vez que as estatísticas comprovam que o seu uso confere proteção segura e que a principal causa de morte fetal em acidentes de trânsito é a morte materna.

Trauma penetrante

O útero, devido ao seu tamanho aumentado, acaba formando uma barreira protetora aos outros órgãos abdominais, o que justifica a baixa incidência de lesões associadas. Em contrapartida, o útero pode ser facilmente atingido e os ferimentos transfixantes podem não só ficar restritos ao útero, mas também atingir o feto, o cordão e a placenta. O feto é atingido em 2/3 dos casos, com 41-71% de mortalidade do feto e menos de 5% de mortalidade materna. Em 80% das gestantes com choque hemorrágico à admissão ocorre óbito fetal.

Diagnóstico das lesões

A avaliação inicial da gestante traumatizada não difere dos padrões adotados nas pacientes não grávidas, iniciando-se com o ABCDE. Deve-se avaliar as condições respiratórias e corrigi-las se necessário, mantendo a boa oxigenação materna.

Quanto à avaliação das condições hemodinâmicas, deve ser levado em consideração que, devido à hipervolemia fisiológica, podem ocorrer alterações da perfusão tecidual e sofrimento fetal antes que a gestante apresente sinais clínicos de hipovolemia.

Exame físico

Deve-se avaliar, no exame secundário, a altura uterina, o contorno do fundo uterino, o seu tônus e a existência de contração e sinais de irritabilidade uterina. O toque vaginal deve ser realizado e pode apresentar líquido amniótico ou sangue, além de permitir a definição de dilatação do colo uterino; os batimentos fetais e movimentos fetais devem ser monitorizados. A monitorização fetal é fundamental e deve ser contínua e com auxílio do doppler, geralmente com a presença de um obstetra. As contrações uterinas sugerem trabalho de parto, e as contrações titânicas acompanhadas de sangramento vaginal sugerem descolamento de placenta.

Testes laboratoriais

Deve-se considerar a aloimunização quando a mãe for Rh+ e realizar o teste do esfregaço (Kleihauer-Betke), iniciando a terapia para aloimunização nas 72 horas iniciais com gamaglobulina.

Exames radiológicos

Radiografias e tomografias podem ser utilizadas como métodos auxiliares de diagnóstico, porém só com indicações precisas, e sua repetição deve ser evitada, para diminuir os riscos ao feto.

No caso de lesão abdominal, a avaliação focalizada com sonografia para trauma (*Focused Assessment Sonography for Trauma*-FAST) é indicada como método diagnóstico auxiliar. A tomografia, em tese, pode ser realizada em qualquer fase da gestação, porém no 1º trimestre ela deve ser evitada e somente realizada em condições muito específicas.

Tratamento

As lesões que põem em risco a vida da mãe devem ser tratadas de imediato. É necessário cuidado com a drenagem de tórax quando indicada, sempre guiada por USG quando possível. O deslocamento do útero deve ser avaliado e evitado e deve-se ter cuidado com a reposição de volume. A identificação de lesões cerebrais e o diagnóstico diferencial de eclâmpsia são fundamentais.

As indicações cirúrgicas não mudam em função da gravidez, e a laparotomia precoce é indicada em caso de dúvida diagnóstica ou instabilidade hemodinâmica com evidência de trauma abdominal fechado ou no trauma abdominal penetrante com hipotensão e instabilidade hemodinâmica.

Em lacerações de útero em que é possível a reconstrução, é indicada a sutura do útero, mesmo que haja perda de líquido amniótico e suspeita de morte fetal, pois o líquido amniótico se refaz e se o feto estiver morto, é expulso espontaneamente. Em lacerações grandes com hemorragia é indicada a histerectomia subtotal.

Nos ferimentos penetrantes do útero a conduta é conservadora, e a gravidez evolui no curso normal.

O descolamento prematuro de placenta sempre que ultrapassa 25% desencadeia o trabalho de parto. Neste caso é indicado o esvaziamento do útero, pois esse quadro representa alto risco para a mãe.

Em urgência, quando for necessária a realização de uma histerectomia, a opção é pela subtotal; a histerectomia total é só indicada quando o útero for um foco de infecção.

Em caso de fratura de bacia, lesões de coluna vertebral e fraturas com traços que dificultem a mobilização, é indicada a cesariana se a paciente entrar em trabalho de parto.

A cesariana pós-morte é indicada em casos que há morte da mãe porém o feto é viável. O parto deve ser feito no menor tempo possível. A cesariana pós-morte também é indicada em casos de morte cerebral materna.

Referências consultadas

Petrone P, Asensio JA. Trauma in pregnancy: assessment and treatment. Scandinavian Journal of Surgery 2006; 95(1), 4-10.

Shah AJ, Kilcline BA. Trauma in pregnancy. Emerg Med Clin N Am 2003; 21: 615-29.

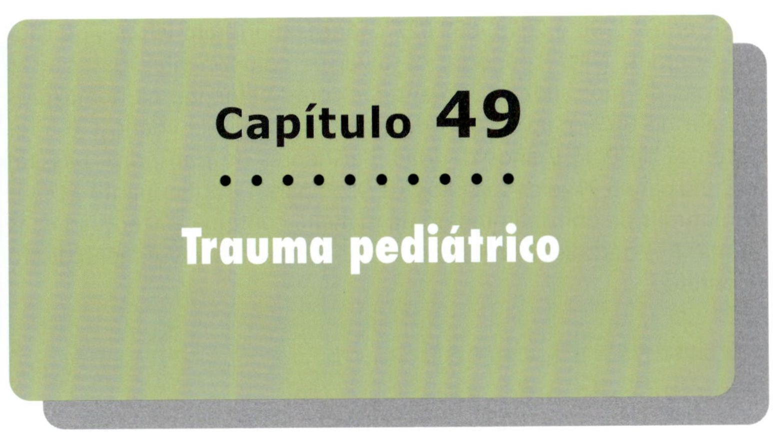

Capítulo 49

Trauma pediátrico

Danila Gomes
Jeammy Andrea Perez Parra

Introdução

O trauma pediátrico é aquele que acomete crianças de 0 a 12 anos. Alguns serviços estendem essa idade para 16 anos. As prioridades de atendimento nesta população são as mesmas que nos adultos, porém algumas particularidades anatômicas, fisiológicas e emocionais precisam ser reconhecidas para o atendimento adequado. O objetivo deste capítulo é descrever a avaliação inicial da criança vítima de trauma.

Epidemiologia

Trauma pediátrico é a principal causa de morte e de sequelas entre crianças, sequelas estas que podem ser permanentes ou temporárias. Estima-se que mais de 10 milhões de crianças são atendidas nas emergências dos Estados Unidos vítimas de trauma por ano. No

Brasil, entre 1980 e 2013, 689.627 crianças morreram vítimas de causas externas. Nesse período, os diversos componentes das causas externas de mortalidade aumentaram drasticamente: os homicídios passam de 0,7% para 13,9% no total de mortes de crianças e adolescentes de 0 a 19 anos de idade, acidentes de transporte passam de 2,0% para 6,9% e os suicídios, de 0,2% para 1,0%. Enquanto as causas naturais de óbito diminuem de maneira contínua e acentuada nas últimas três décadas, as causas externas evidenciam crescimento lento e contínuo.

Características específicas da criança (Tabela 49.1)

Tabela 49.1 – Mecanismos de trauma da população pediátrica

As crianças têm menos tecido conjuntivo e menor tecido gorduroso	A força de um impacto é transmitida amplamente, resultando em lesões multissistêmicas.
O esqueleto da criança está incompletamente calcificado, é mais flexível do que um adulto	Fraturas de costela em crianças são incomuns, a maioria sofre contusão pulmonar.
Sua superfície corpórea é maior em relação à massa corporal	Maior perda de calor e de fluidos.
A cabeça é proporcionalmente maior	Maior predisposição a TCE.
Níveis pressóricos normais, mesmo diante da perda de 25 a 30% da volemia	A taquicardia, a má perfusão periférica e a diminuição da pressão de pulso são fundamentais para o diagnóstico do choque circulatório.
Instabilidade emocional	Alteração de comportamentos e estresse.

Os sinais vitais da criança variam conforme sua idade e peso. Na Tabela 49.2, descrevemos os sinais vitais normais de acordo com a idade.

Tabela 49.2 – Sinais vitais conforme faixa etária e peso da criança					
Faixa etária (em meses ou anos)	**Peso (em kg)**	**Frequência cardíaca (bpm)**	**Pressão arterial (mmHg)**	**Frequência respiratória (ipm)**	**Débito urinário (mL/kg /hora)**
Lactente 0-12 meses	0 -10	< 160	> 60	< 60	2,0
Criança 1-2 anos	10-14	< 150	> 70	< 40	1,5
Pré-escolar 3-5 anos	14-18	< 140	> 75	< 35	1,0
Escolar 6-12 anos	18-36	< 120	> 80	< 30	1,0
Adolescente > 13 anos	36-70	< 100	> 90	< 30	0,5

Chidester SJ, Williams N, Wang W, Groner JI. A pediatric massive transfusion protocol. J Trauma Acute Care Surg. 2012;73(5):1273.

Avaliação inicial

Via aérea

- Avaliação da via aérea determina a capacidade do ar de passar sem obstrução pelas vias aéreas até os pulmões. A via aérea pode estar obstruída em qualquer lugar entre os lábios e a carina, por trauma direto, edema, secreções, sangue, conteúdo estomacal ou corpo estranho.
- Se o nível de consciência estiver deprimido, a criança pode não ser capaz de manter uma via aérea permeável.
- O sinal clássico da obstrução parcial das vias aéreas superiores é o estridor inspiratório.
- O esforço respiratório sem fluxo de ar indica obstrução completa das vias aéreas.
- A principal causa de hipóxia na criança é a obstrução da via aérea.
- A desproporção entre o tamanho do crânio o occipício causa flexão passiva da coluna cervical.

Considerações principais

Posição da cabeça

- Deve ser colocada na "posição do cheirador" (em superfície rígida, rodando a cabeça para trás, de modo que a face da criança esteja dirigida para cima).
- É necessária a colocação de um coxim debaixo do tronco e extremidades.
- Manobras de elevação do mento (*chin lift*) ou tração da mandíbula (*jaw thrust*).

Permeabilidade

- Limpeza e aspiração da boca e orofaringe.
- Administração de oxigênio (15 L/min).
- Se o paciente estiver inconsciente, uso da cânula orofaríngea ou cânula de Guedel de tamanho adequado, ou seja, do mento ao ângulo da mandíbula.
- Na criança a cânula de Guedel deve ser introduzida exatamente em direção à orofaringe (a maneira como a utilizamos no adulto, com introdução da cânula direcionada ao palato duro e depois rodada 180° em direção à orofaringe, não é recomendada na criança).
- Pode-se usar também um abaixador de língua, o que facilita a visualização da orofaringe.

Escolha do tubo orotraqueal

- Em crianças até os 8 anos de idade deve-se usar cânulas sem balonete (*cuff*) para evitar edema subglótico, ulceração e ruptura da frágil via aérea.
- Cânulas rígidas e flexíveis para aspiração de secreções devem estar disponíveis.
- O tamanho da cânula traqueal varia de acordo com o peso e a idade da criança. A Fita Métrica de Reanimação de Broselow® lista os tamanhos adequados de tubos para a intubação endotraqueal. Uma técnica simples para a escolha do tamanho do tubo é comparar seu diâmetro com o diâmetro da narina ou do dedo mínimo da criança.
- A máscara laríngea deve estar disponível para o caso de insucesso na intubação orotraqueal.

- A manobra de compressão da cartilagem cricoide pode auxiliar na visualização das cordas vocais.
- Para a intubação traqueal recomendamos o uso da intubação assistida por drogas, na qual uma sequência de medicações é utilizada, conforme o fluxograma na Figura 49.1.
- O posicionamento adequado da cânula é confirmado pela visualização da passagem da cânula pelas cordas vocais, ausculta do estômago e dos quatro campos pulmonares e pela observação da curva de capnografia no monitor.
- A profundidade de introdução da cânula pode ser medida por uma das três regras: até que a linha dupla do tubo endotraqueal esteja paralela à glote, usando a profundidade recomendada pela fita de Broselow ou inserindo o tubo por uma extensão três vezes maior que o seu diâmetro (p. ex.: um tubo de 4 cm será inserido até a marcação de 12 cm e, neste ponto, fixado à rima labial).
- Após a intubação é fundamental checar o correto posicionamento do tubo, 2 cm acima da carina da traqueia. Esta confirmação pode ser feita por radiografia simples do tórax.

Figura 49.1 – Intubação assistida por drogas.

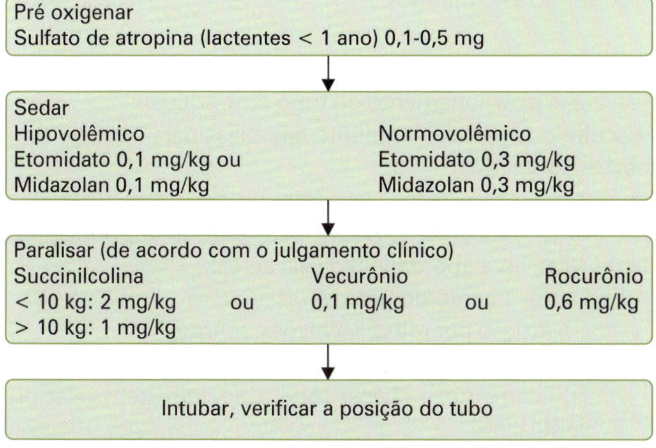

Protocolo do serviço HCFMUSP

Medicamentos

- Atropina: 0,01-0,03 mg/kg administrada pelo menos 1 a 2 minutos antes da intubação, com uma dose única máxima de 0,5 mg, especialmente recomendadao em lactentes menores que 1 ano de idade pelo risco de bradicardia devido ao reflexo vagal.
- Etomidato: 0,1-0,3 mg/kg.
- Midazolam: 0,1-0,3 mg/kg.
- Succinilcolina: 2 mg/kg em crianças < 10 kg.
- Rocurônio: 0,1 mg/kg.

Indicações de via aérea definitiva

- TCE grave Glasgow < 8.
- Criança que não consegue manter sua via aérea pérvia.
- Sinais de insuficiência ventilatória (apneia, bradipneia, respiração irregular).
- Perda de reflexos protetores de via aérea.
- Hipovolemia com rebaixamento de nível de consciência ou que precise de intervenção cirúrgica.
- A cricotireoidostomia não deve ser realizada, por via cirúrgica, em crianças menores de 12 anos.
- A cricotireoidostomia por punção permite a oxigenação por, no máximo, 30 a 45 minutos.

Reavaliar

- Reavalie o posicionamento do tubo orotraqueal.
- Ausculte o tórax bilateralmente nas axilas para verificar se não há intubação seletiva.
- Em pacientes intubados com piora do padrão respiratório podemos utilizar o mnemônico DOPE para lembrar das principais armadilhas relativas à abordagem da via aérea:
  - Deslocamento do tubo.
  - Obstrução por rolha, secreções, sangue.
  - Pneumotórax por barotrauma.
  - Equipamento – checar toda a aparelhagem relacionada a ventilação.

Ventilação

- » O volume corrente é de 4 a 6 mL/kg e a frequência respiratória depende da idade. Lactentes necessitam de 30 a 40 movimentos respiratórios por minuto, ao passo que crianças mais velhas respiram de 15 a 20 vezes por minuto.
- » A presença de fraturas costais indica que ocorreu um trauma de grande energia cinética, o que deve levantar a a possibilidade de trauma associado de outros órgãos, tais como fígado, baço e pulmões.

Lesões específicas torácicas

- » Pneumotórax hipertensivo: tratamento imediato: Punção de alívio como feita no adulto, seguida de drenagem torácica. Na criança, que tem uma parede torácica menos espessa, é importante construir um túnel para a drenagem, posicionando o tubo no arco costal acima da incisão.
- » Pneumotórax aberto: ventilação com pressão positiva, junto com curativo oclusivo de três pontas para ocluir o ferimento e ainda permitir a saída de ar durante a expiração e a subsequente drenagem pleural.
- » Toracotomia: indicada em casos de hemotórax com drenagem de sangue contínua de 2 a 4 mL/kg/hora.

Circulação

Reconhecimento do comprometimento hemodinâmico

A reserva fisiológica aumentada da criança permite a manutenção da pressão arterial sistólica em níveis normais, mesmo na presença de perda volêmica acentuada. Taquicardia e má perfusão podem ser úteis no reconhecimento precoce de hipovolemia, além do conhecimento das funções normais segundo o grupo etário (Tabela 49.2).

- » Checar pulsos (cheios, finos, simétricos, filiforme).
- » Enchimento capilar (pele fria, úmida, cianótica, pálida).
- » Alteração do nível de consciência (letárgico, comatoso, irritado, confuso).
- » PAS: o limite inferior é de 70 mmHg mais duas vezes a idade da criança em anos.

- PAD cerca de dois terços da pressão arterial sistólica.
- Para estimar peso das crianças, utilize o cálculo: 2 × idade + 10.
- Estimativa de volume sanguíneo: 80 mL/kg em lactentes e 70 mL/kg em crianças.

Acesso venoso

- Locais preferidos para acesso venoso em crianças: fossa antecubital, veia safena e tornozelo. Na falha após duas tentativas, optar por outro local e tipo de acesso.
- Acesso intraósseo: seguro e eficaz para infusão de volume e hemoderivados. O local preferencial é abaixo da tuberosidade da tíbia, e uma alternativa é o fêmur distal. Suas indicações são limitadas às crianças com impossibilidade de acesso periférico. Tão logo outro acesso seja obtido, o acesso intraósseo deve ser retirado. As complicações associadas são: infecções, fratura iatrogênica e síndrome compartimental. Não utilizar se houver fratura exposta ou contaminação no local. Qualquer droga ou solução que possa ser administrada por via endovenosa também pode ser infundida por via intraóssea.
- Dissecção venosa: veia(s) safena(s) na altura do tornozelo.
- Percutâneo: veia(s) femoral(is), porém demanda tempo e prática.

Reposição de fluidos

- A ressuscitação de líquidos na criança baseia-se no peso, e os fluidos devem ser aquecidos a 39 °C.
- Deve-se limitar a reposição com cristaloides a 20 mL/kg em *bolus*. Se houver piora da condição hemodinâmica ou resposta transitória, deve-se priorizar infusão de concentrados de hemácias na dose de 10 mL/kg.
- A adoção de um protocolo de transfusão maciça é apropriada nas crianças em que se estima haver uma perda sanguínea maior que 40 mL/kg em 12 horas ou a perda de uma volemia em 24 horas. Naqueles que forem incluídos em um protocolo, recomenda-se a infusão de concentrados de hemácias, plasma e plaquetas na proporção 1:1:1, associada à correção de distúrbios hidroeletrolíticos, acidose metabólica, controle de temperatura e reposição de cálcio.

- O ácido tranexâmico pode ser utilizado, preferencialmente em crianças menores e adolescentes. Não há evidências científicas que suportem seu uso sem riscos em lactentes. A dose recomendada é de 10 mg/kg de ataque e, após, 10 mg/kg 8/8 horas.
- O débito urinário é uma importante medida da efetividade da reposição volêmica. O débito urinário esperado para recém-nascidos e lactentes é de 2 mL/kg/hora; em crianças menores é de 1,5 mL/kg/hora, e nas maiores, 1 mL/kg/hora. Em adolescentes, o débito urinário esperado é de 0,5 mL/kg/hora. (Tabela 49.3)
- A utilização da ultrassonografia direcionada ao trauma (*FAST - Focused Assessment Sonography for Trauma)* é uma importante ferramenta na avaliação do trauma abdominal. A sensibilidade para injúrias que requerem cirurgia ou transfusão sanguínea chega a 87,5%. Na presença de FAST positivo em crianças estáveis, mesmo para pequenas quantidades de líquido intra-abdominal, uma tomografia de abdome deve ser indicada.
- Ainda na avaliação inicial, a tomografia computadorizada pode ser um importante elemento no complemento da investigação diagnóstica e pode permitir a instituição de tratamento não operatório no caso de pacientes estáveis com trauma abdominal fechado. A

Tabela 49.3 – Sinais de melhora hemodinâmica

Ritmo da frequência cardíaca (< 130 batimentos/min)	Retorno da cor normal da pele
Melhora do nível de consciência/sensório	Melhora da temperatura das extremidades
Retorno de pulsos periféricos (fortes e cheios)	Aumento da pressão arterial sistólica (normal: aproximadamente 70 mmHg mais duas vezes a idade em anos)
Melhora da pressão de pulso	Débito urinário • 1 ano → 2 mL/kg/hora • Pré-escolar → 1,5 mL/kg/hora • Maiores → 1 mL/kg/hora
Sem melhora hemodinâmica → considerar cirurgia	

TC deve estar imediatamente disponível, deve ser efetuada precocemente e não pode retardar o tratamento ou a transferência para um centro de referência. Quando indicada, deve ser realizada com os mínimos níveis de radiação possíveis e avaliar somente as áreas de interesse.

Neurológico

As crianças são particularmente suscetíveis a efeitos da lesão cerebral secundária que pode ser produzida por hipovolemia com redução em perfusão cerebral, hipóxia, convulsões ou hipertermia. Devido à limitada resposta verbal em crianças, usamos a escala de coma de Glasgow adaptada para pacientes com menos de 4 anos de idade (Tabela 49.4).

Tabela 49.4 – Escala de coma de Glasgow adaptada para menores de 4 anos de idade

Resposta verbal	Escore verbal
Palavras apropriadas e/ou sorriso social, fixa e segue com o olhar	5
Chora, mas é consolável	4
Muito irritado	3
Irritado e agitado	2
Ausente	1

Indicações para tomografia de crânio

- » Vômitos persistentes, amnésia lacunar (perda de consciência > 5 segundos).
- » Convulsões.
- » Abaulamento de fontanelas ou diátese das linhas de suturas.
- » Alterações na escala de coma de Glasgow (< 14).
- » Cefaleia em crianças maiores de 2 anos.

Condutas essenciais

- » Consultar a neurocirurgia é uma prioridade essencial!
- » Restauração de um volume de sangue circulante apropriado e a prevenção da hipóxia são obrigatórias!

- A monitorização da pressão intracraniana é indicada quando: escore da GSC < 8 ou escore motor de 1 ou 2; lesões múltiplas associadas ao TCE que necessitam de reposição volêmica significativa, cirurgia torácica ou abdominal imediata ou cuja avaliação e estabilização forem prolongadas.
- Pupilas anisocóricas ou dilatadas e fixas indicam herniação cerebral e a necessidade de tratamento agressivo para conter o aumento da pressão intracraniana.

Bases para a prevenção de lesões secundárias

- Avaliação rápida e precoce e gestão do ABCDE.
- Proteção da via aérea: IOT e oxigênio em alto fluxo.
- Cabeceira elevada 30-45°.
- Evitar acúmulo de secreções, aspiração frequente.
- Ventilação baseada em parâmetros de gasometria.
- Saturação arterial de O_2 > 94-98%.
- Evitar hipotensão.
- Normotermia 36-37 °C (manta térmica, aquecer a sala, líquidos a 39°).
- Uso de soluções hiperosmolares.
- Corrigir hipoglicemia.
- Lactentes têm fontanela aberta e móvel: atentar para hematomas.

Medicamentos

- Fenobarbital: 10-20 mg/kg/dose.
- Diazepam: 0,1-0,2 mg/kg/dose; *bolus* IV lento.
- Fenitoína: 15-20 mg/kg; *bolus* 0,5-1,5 mL/kg/min/manutenção: 4-7 mg/kg/dia.
- Solução salina hipertônica 3%; *bolus* 3-5 mL/kg.
- Manitol: 0,5-1,0 g/kg.

Exposição

A história do trauma e o mecanismo são de fundamental importância para se reconhecer as lesões presentes e correlacionar os achados de exame físico com os de imagem obtidos. Na infância a identificação de fraturas é dificultada pela presença da cartilagem de crescimento.

A presença de diferentes padrões de fraturas e a inconsistência na história clínica devem chamar a atenção para maus-tratos.

A imobilização de fraturas e analgesia geralmente são suficientes até que a avaliação ortopédica seja realizada. A analgesia pode ser feita com opioides e analgésicos simples. Na presença de fraturas os pulsos devem ser avaliados, e, na sua ausência, atentar para a possibilidade de lesão vascular. Fraturas expostas devem ser tratadas com antibioticoprofilaxia e o estado vacinal da criança sempre deve ser averiguado.

Cuidado extra deve ser aplicado na exposição com precaução contra hipotermia, incluindo fluidos aquecidos, uso de cobertores e aquecimento da sala de atendimento.

Medidas auxiliares

Testes laboratoriais

- Tipagem sanguínea, antecipando a necessidade de hemotransfusão.
- Hematócrito: valores inferiores a 30% identificam hipóxia e são sugestivos de trauma abdominal e choque.
- Glicemia capilar: principalmente naqueles com alteração de nível de consciência.
- Enzimas hepáticas alteradas (AST > 200 ou ALT >125) são sugestivos de trauma abdominal com lesão hepática. No entanto, valores normais não excluem trauma hepático associado.
- Urina tipo I: a presença de hematúria pode sugerir trauma renal, e crianças estáveis devem ser investigadas com tomografia computadorizada.
- Gasometria arterial: auxilia na identificação de hipoxemia. Acidose metabólica indica má perfusão.
- Outros testes laboratoriais podem ser a contagem de leucócitos com diferencial, tempo de tromboplastina, tempo parcial de tromboplastina, INR, eletrólitos, ureia, creatinina, lipase e amilase. Estes testes podem auxiliar como medidas parâmetros ao longo do manejo do trauma.

Radiografias

- Espinha cervical lateral: pode identificar até 80% das fraturas, luxações e subluxações. No entanto, na suspeita clínica, imobilização da coluna cervical.

- Tórax anteroposterior: pode demonstrar hemotórax, pneumotórax, alargamento de mediastiano, contusão pulmonar, pneumomediastino, fraturas de arcos costais e o posicionamento de sondas gástricas e tubo endotraqueal.
- Pelve anteroposterior: auxilia no diagnóstico de fraturas pélvicas em pacientes instáveis, porém tem baixa sensibilidade em crianças menores de 2 anos.

FAST e CT

Suas indicações foram discutidas anteriormente no item Circulação. O FAST deve fazer parte da avaliação inicial de todo paciente vítima de trauma de alta energia e auxilia na determinação de trauma abdominal principalmente em pacientes instáveis. A tomografia de abdome é o método mais sensível e específico para o diagnóstico de lesões intra-abdominais e é fundamental sua disponibilidade para o tratamento não operatório de vísceras parenquimatosas.

Referências consultadas

Apfelbaum JL, et al. Practice Guidelines for Management of the Difficult Airway: An Updated Report by the American Society of Anesthesiologists Task Force on Management of the Difficult Airway. Anesthesiology 02 2013; 118:251-7-. doi:10.1097/ALN.0b013e31827773b2

Chidester SJ, Williams N, Wang W, Groner JI. A pediatric massive transfusion protocol. J Trauma Acute Care Surg. 2012;73(5):1273.

Scaife ER, et al. The role of Focused Abdominal Sonography for Trauma (FAST) in pediatric trauma evaluation. J Pediatr Surg. Jun 2013;48(6):1377-83. doi: 10.1016/j.jpedsurg.2013.03.038.

Youanna D. Incidental findings on pediatric abdominal computed tomography at a pediatric trauma center. J Emer Medicine., November 2017; 53(5): 616-22.

Parte 4

Cirurgia geral

Coordenador
Edivaldo Massazo Utiyama

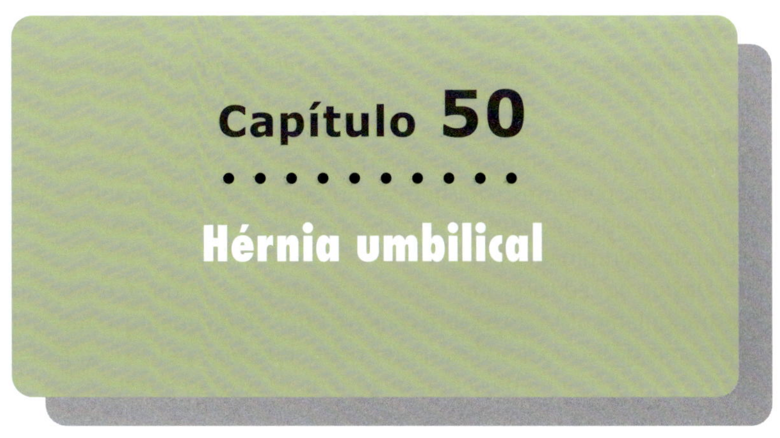

Capítulo 50

Hérnia umbilical

Abel Murakami
Lenira Chierentin Rengel
Sumaya Abdul Ghaffar

Introdução

A hérnia umbilical se localiza na região da cicatriz umbilical ou ao redor dela. Em crianças é ocasionada pela falha no fechamento do forame umbilical e é considerada um defeito congênito, enquanto em adultos é uma condição adquirida. É difícil estimar a incidência das hérnias na região periumbilical, devido ao fato de muitas hérnias nesta região serem assintomáticas, porém com o rastreamento com exame físico abdominal ou por radiologia pode-se encontrar hérnias em adultos em 23% a 50% dos casos.

Situações que elevam a pressão intra-abdominal ou enfraquecem a fáscia na linha mediana, como obesidade, ascite, gestação, tumores abdominais, exercícios físicos intensos, tabagismo, tosse crônica e imunossupressão, entre outras, contribuem para o desenvolvimento desse tipo de hérnia. As técnicas de cirurgia videolaparoscópicas ocasionaram um aumento da ocorrência de hérnias incisionais relacionadas à punção do trocarte na região periumbilical.

Quadro clínico e diagnóstico

O sintoma mais frequente é a dor na região umbilical. Ao exame físico observam-se o pequeno anel herniário e um abaulamento correspondente ao saco herniário. Este costuma ser habitado por gordura pré-peritoneal, mas também pode conter omento, intestino delgado ou cólon. Muitos pacientes com hérnias umbilicais são totalmente assintomáticos, sendo frequente que pacientes idosos apresentem defeitos umbilicais assintomáticos.

Devido ao reduzido anel herniário, existe risco de encarceramento ou estrangulamento com quadro clínico de dor, abaulamento irredutível e hiperemia da região umbilical. Porém esta situação é pouco frequente. Quando ocorre, pode apresentar quadro de obstrução intestinal ou isquemia da estrutura herniada.

Hérnias que apresentam defeitos maiores raramente cursam com obstrução intestinal, porém tendem a aumentar de tamanho. Outras complicações são encarceramento crônico, ulcerações e até isquemia e ruptura da pele.

Pacientes em situações com aumento da pressão intra-abdominal como ascite, gestação, obesidade e distensão abdominal podem desenvolver hérnia umbilical ou apresentar queixas de uma hérnia que era assintomática.

As hérnias umbilicais podem ser classificadas como diretas, quando ocorre abaulamento através do forame umbilical patente, mais comum em crianças, ou indiretas, quando a herniação ocorre na região periumbilical (Tabela 50.1).

Outras causas de abaulamento na região umbilical e que constituem diagnósticos diferenciais são:

Tabela 50.1 – Classificação segundo a Sociedade Europeia de Hérnia (EHS)

Tamanho	Classificação
< 2 cm	Pequena
2-4 cm	Média
> 4 cm	Grande

» Tumores (lipoma, implante umbilical de carcinomatose peritoneal, endometrioma).
» Circulação colateral devido a hipertensão portal (recanalização da veia umbilical – cabeça de medusa).
» Persistência do conduto onfalomesentérico.
» Cisto/neoplasia de úraco.
» Corpo estranho.
» Onfalite.

Conduta

Nos adultos, as hérnias umbilicais são consideradas adquiridas e quando sintomáticas devem ser operadas, ou seja, hérnias maiores que 1 cm e que apresentam dor, ulceração, ruptura de pele, encarceramento ou sinais de estrangulamento. Porém hérnias menores e assintomáticas podem ser observadas a critério do cirurgião.

Em crianças, os pais devem ser orientados que as hérnias costumam fechar espontaneamente até os 4 ou 5 anos de idade. Hérnias que persistem após essa idade, maiores que 2 cm, encarceradas ou estranguladas têm indicação de cirurgia.

A cirurgia de hérnia umbilical é realizada por meio de incisão transversa na linha mediana acima ou abaixo da cicatriz umbilical ou incisão longitudinal transumbilical. O saco herniário é identificado e reduzido, assim o defeito herniário é fechado com sutura contínua ou pontos separados. De acordo com o caso, uma tela de polipropileno em posição pré-aponeurótica ou pré-peritoneal é posicionada e fixada (Tabela 50.2). O uso de fio de sutura absorvível é recomendado para evitar a formação de granulomas de corpo estranho.

Tabela 50.2 – Indicações do uso de tela no reparo da hérnia umbilical
Hérnias com anel > 2-4 cm
Hérnias recidivadas
Obesidade
Tabagismo

Continua

Continuação

Tabela 50.2 – Indicações do uso de tela no reparo da hérnia umbilical
Tosse crônica/doença pulmonar
Ascite
Imunossupressão
Doenças do colágeno
Outros fatores que aumentam a pressão intra-abdominal ou enfraquecem a fáscia da linha mediana

Contraindicações

Em pacientes com risco cirúrgico muito elevado, deve-se considerar conduta expectante em relação à hérnia e reservar a indicação de cirurgia para situações de urgência/emergência.

Pacientes obesos devem perder peso para minimizar as complicações perioperatórias e as recidivas.

Os pacientes cirróticos com hipertensão portal e ascite devem ter a doença controlada antes da cirurgia, que deve ser considerada devido às graves consequências relacionadas à necrose de pele e ao vazamento de ascite. Porém, não se recomenda cirurgia eletiva em pacientes com cirrose e ascite descompensada, observando mortalidade de 11,1% em pacientes com escore *Model for End-stage Liver Disease* (MELD) > 15.

Complicações e seguimento pós-operatório

Dor aguda pós-operatória, seromas, hematomas, infecção e deiscência de ferida podem ocorrer e são resolvidos na maioria dos casos com analgésicos, punções, desbridamentos e curativos. As taxas de complicação e de mortalidade são baixas, mais frequentes em cirurgias de urgência, em pacientes com risco cirúrgico muito elevado e em portadores de cirrose com ascite.

A recidiva ocorre em 2,7 e 8,2% dos casos, seromas ocorrem em 7,7 e 3,8%, e infecções de sítio cirúrgico, em 7,3 e 6,6% em pacientes operados com tela e sem tela, respectivamente.

Além de cuidados pós-operatórios adequados, como cuidados com a ferida operatória, o paciente deve seguir adequadamente as orientações médicas. Atividades físicas leves habituais são liberadas assim que o paciente não sente dor, em geral em torno de 15 dias. As atividades físicas moderadas são liberadas a partir de 3 meses, dependendo do tamanho da hérnia, do tipo de reparo e do grau de atividade física do paciente. Em casos de hérnias maiores o uso de cinta abdominal pode ser recomendado.

O seguimento ambulatorial ocorre por 2 anos, quando a ocorrência de recidiva se torna menor.

Referências consultadas

Arroyo A, García P, Pérez F, Andreu J, Candela F, Calpena R. Randomized clinical trial comparing suture and mesh repair of umbilical hernia in adults. British Journal Surgery. 2001;88:1321-23.

Earle DB, McLellan JA. Repair of umbilical and epigastric hernias. Surg Clin N Am. 2013;93:1057-89.

Engum SA, Grosfeld JL. Pediatric surgery. In: Beauchamp RD, Evers BM, Mattox KL, eds. Sabiston Textbook of Surgery. Philadelphia: WB Saunders, 2001. pp.1463-518.

Eubanks WS. Hernias. In: Beauchamp RD, Evers BM, Mattox KL, eds. Sabiston Textbook of Surgery. Philadelphia: WB Saunders, 2001. pp.783-801.

Nguyen MT, Berger RL, Hicks SC, Davila JA, Li LT, Kao LS, Liang MK. Comparison of outcomes of synthetic mesh vs suture repair of elective primary ventral herniorrhaphy. A systematic review and meta-analysis. JAMA Surg. 2014;149(5):415-21.

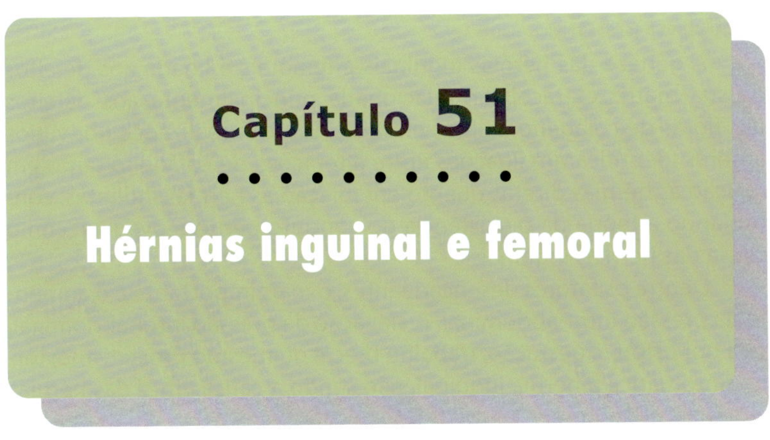

Capítulo 51

Hérnias inguinal e femoral

Eduardo Yassushi Tanaka

Definição

As hérnias inguinal e femoral podem ser definidas como a passagem de conteúdo abdominal através do espaço miopectíneo de Fruchaud. Este espaço corresponde a uma parte da parede abdominal anterior não muscular constituída apenas pela fáscia transversa e por peritônio, o que torna esta região vulnerável ao aparecimento destas hérnias. O espaço descrito por Fruchaud em 1956 é delimitado superiormente pelos músculos oblíquo interno e transverso, inferiormente pelo ligamento pectíneo (Cooper), lateralmente pelo músculo iliopsoas e medialmente pelo músculo reto abdominal.

Epidemiologia

O risco de aparecimento de herniações na região inguinofemoral é de 25% em homens e menor que 5% em mulheres. Aproximadamente 96% dessas hérnias são inguinais e apenas 4% são femorais. As hérnias inguinais são mais frequentes em homens (razão 9:1), e as femorais são mais frequentes em mulheres (razão 4:1).

Fisiopatologia

A gênese das hérnias inguinais e femorais é ligada aos defeitos da sua matriz extracelular, relacionada principalmente aos defeitos das fibras de colágeno e fibras elásticas. Estudos realizados por vários autores identificaram ligações entre alterações de colágeno tanto em relação às hérnias diretas quanto em relação às hérnias indiretas, contrariando a teoria da persistência do conduto peritoneovaginal como causa das hérnias inguinais.

Dentre os fatores desencadeantes, o mais importante é o aumento da pressão intra-abdominal. A elevação da pressão intra-abdominal, seja por esforço, gestação, trabalho braçal ou mesmo prostatismo, torna sintomática a hérnia inguinal, não sendo a causa em si das hérnias inguinais ou femorais.

Exame físico

É obrigatório e mandatário para o adequado e correto diagnóstico das hérnias inguinofemorais. Deve ser realizado com o paciente nas posições ortostática (em pé) e supina (deitado com a face para cima), com e sem manobra de Valsalva. O exame físico exclusivo é suficiente para a confirmação do diagnóstico de uma evidente hérnia inguinofemoral.

Exames laboratoriais

Devem ser realizados para o planejamento terapêutico e adequados ao *status* clínico de cada paciente.

Demais exames de propedêutica armada

Quando há dúvida diagnóstica, dificuldades de exame físico (p. ex.: extrema obesidade) ou em situações de exceção em que se evidenciam hérnias inguinoescrotais gigantes, os exames de ultrassonografia abdominal e de parede abdominal e a tomografia computadorizada podem ser utilizados para diagnóstico e planejamento terapêutico.

O exame de ultrassonografia também pode ser utilizado para diagnóstico de hérnia inguinofemoral contralateral assintomática e pouco evidente, cujo tratamento sincrônico pode evitar uma segunda abordagem cirúrgica e reduzir os custos socioeconômicos de um segundo tratamento operatório.

Protocolo para diagnóstico (Figura 51.1)

Figura 51.1 – Algoritmo para diagnóstico de hérnia inguinofemoral.

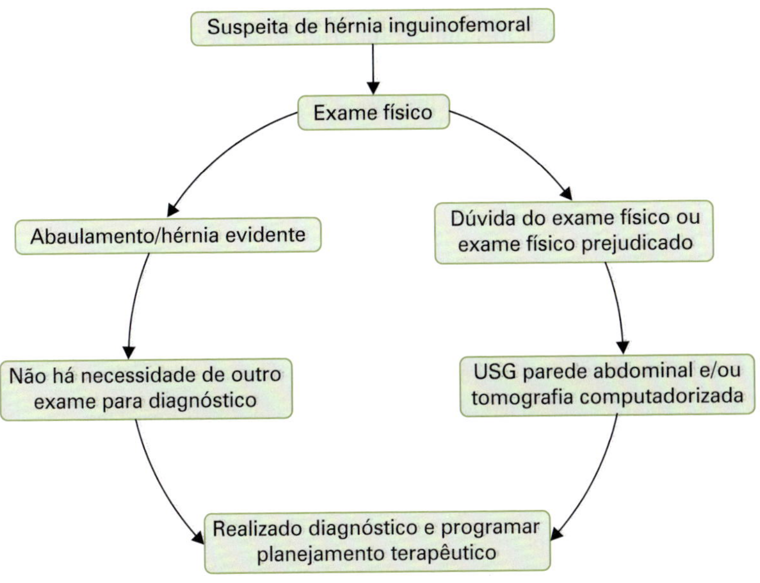

Fonte: Hospital das Clínicas da Faculdade de Medicina da Universidade de São Paulo (HCFMUSP).

- Abaulamento redutível ou irredutível evidente – exame físico exclusivo
- Dor em região inguinofemoral sem abaulamento evidente – exame físico – persiste a dúvida – USG região inguinal.
- Exame físico prejudicado – extrema obesidade ou alterações locais que impossibilitem o exame físico adequado – USG parede abdominal e/ou TC de abdome.

Classificação

O orifício miopectíneo de Fruchaud é delimitado superiormente pelos músculos oblíquo interno e transverso (ou tendão conjunto), inferiormente pelo ligamento pectíneo (ou ligamento de Cooper), lateralmente pelo músculo iliopsoas e medialmente pelo músculo reto abdominal.

O espaço miopectíneo de Fruchaud é dividido pelo ligamento inguinal num compartimento posterior (local de aparecimento de hérnias femorais) e num compartimento anterior que é subdividido pelos vasos epigástricos inferiores num compartimento medial ou triângulo de Hesselbach (local de aparecimento de hérnias inguinais diretas ou mediais) e num compartimento lateral (local de aparecimento de hérnias inguinais indiretas ou laterais).

A classificação de Nyhus para hérnias inguinofemorais é a adotada pelo nosso serviço (Tabela 51.1).

Tabela 51.1 – Classificação de Nyhus

Tipo	Descrição
1	Hérnia inguinal indireta ou lateral, sem dilatação do anel interno
2	Hérnia inguinal indireta ou lateral com dilatação do anel interno
3a	Hérnia direta ou medial com defeito da parede posterior
3b	Hérnia indireta com defeito da parede posterior (hérnia combinada)
3c	Hérnia femoral
4	Hérnia recidivada

Protocolo para conduta

No tratamento das hérnias inguinais mediais ou laterais não recidivadas e unilaterais, recomendamos o tratamento via anterior com utilização de prótese. A técnica mais utilizada é a técnica de Lichtenstein e a prótese mais utilizada é a de polipropileno. As técnicas pré-peritoneais não são contraindicadas e podem ser utilizadas, porém devemos sempre lembrar que a morbidade e os custos podem ser maiores nestes procedimentos (videolaparoscópico e/ou aberto pré-peritoneal – Stoppa/Rives).

No tratamento das hérnias inguinais mediais ou laterais não recidivadas bilaterais, pode-se considerar o tratamento por via anterior com prótese realizada bilateralmente (técnica de Lichtenstein bilateral) ou a técnica posterior ou pré-peritoneal, que pode ser videolaparoscópica (técnica videolaparoscópica transabdominal pré-peritnoneal – TAPP ou totalmente extraperitoneal – TEP) ou aberta (técnica de Stoppa). Todas as técnicas utilizam próteses.

Recomenda-se fortemente a utilização de próteses no tratamento das hérnias inguinofemorais pelo baixo grau de recidivas e complicações. Porém os protocolos de tratamento das Sociedades Europeia e Canadense de Hérnia também recomendam fortemente a técnica do Shouldice, por ter taxas de recorrência mais baixas do que outras reparações com sutura (sem prótese), no reparo da hérnia inguinal sem prótese, caso essa seja a opção para tratamento escolhida pelo cirurgião e que ele esteja habilitado e familiarizado com a técnica.

No tratamento das hérnias femorais, o tratamento de escolha é a utilização do plugue femoral, com colocação de prótese no orifício herniário. Trata-se de procedimento cirúrgico com ótimos resultados e baixos índices de complicação. As técnicas pré-peritoneais abertas ou videolaparoscópicas também são eficazes no tratamento dessas hérnias, principalmente quando o diagnóstico é feito no intraoperatório.

No tratamento das hérnias recidivadas, recomenda-se o tratamento por via diferente da que foi realizada na primeira cirurgia. Se a primeira cirurgia foi realizada por via anterior, recomenda-se a reoperação pela via posterior e vice-versa, evitando assim as alterações anatômicas decorrentes da abordagem cirúrgica prévia e reduzindo a morbidade deste segundo procedimento.

Lembramos também que a prótese, apesar de amplamente difundida e presente nos grandes centros urbanos, muitas vezes não se encontra disponível para o tratamento operatório em muitas partes do país. Desta maneira, o cirurgião deverá realizar a técnica operatória com a qual esteja mais familiarizado e que tenha os melhores resultados.

No serviço de Hérnias e de Parede Abdominal da Disciplina de Cirurgia Geral e do Trauma do Hospital das Clínicas da FMUSP, seguimos a recomendação apresentada na Tabela 51.2 para cada uma das hérnias.

Tabela 51.2 – Proposta cirúrgica conforme o tipo de hérnia		
Tipo	**Descrição**	**Proposta Cirúrgica**
1	Hérnia inguinal indireta ou lateral, sem dilatação do anel interno	Técnica de Lichtenstein, TAPP ou TEP
2	Hérnia inguinal indireta ou lateral com dilatação do anel interno	Técnica de Lichtenstein, TAPP ou TEP
3a	Hérnia direta ou medial com defeito da parede posterior	Técnica de Lichtenstein, TAPP ou TEP
3b	Hérnia indireta com defeito da parede posterior (hérnia combinada)	Técnica de Lichtenstein, TAPP ou TEP
3c	Hérnia femoral	Técnica de plugue femoral, TAPP ou TEP
4	Hérnia recidivada	Técnica abordando a região não abordada na cirurgia anterior (p.ex.: se primeira Lichtenstein, reabordagem via posterior – TAPP, TEP ou Stoppa/Rives)

Referências consultadas

Bendavid R, Editor. Abdominal wall hernias. Principles and Management. New York, Berlin, Heidelberg: Springer-Verlag, 2001.

Casanova AB, Trindade EN, Trindade MR. Collagen in the transversalis fascia of patients with indirect inguinal hernia: a case-control study. Am J Surg. 2009. Jul;198(1):1-5. doi: 10.1016/j.amjsurg.2008.07.021.

Chevrel JP, Editor. Hernias and Surgery of the Abdominal Wall. New York, Berlin, Heidelberg: Springer-Verlag, 1998.

Schwartz SI, Shires GT, Spencer FC. Principles of Surgery and Companion Handbook. 6th Ed. New York: McGraw-Hill, 1994.

Silva AL, Editor. Hérnias. São Paulo: Roca, 2006.

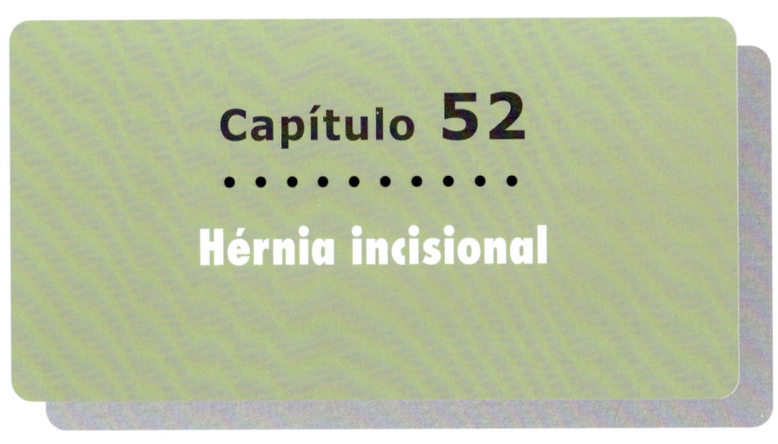

Capítulo 52

Hérnia incisional

Carlos Augusto Metidieri Menegozzo
Sumaya Abdul Ghaffar

Introdução

As hérnias incisionais são aquelas que se desenvolvem em sítios previamente incisados para procedimentos, em sua maioria abdominais.

Epidemiologia

A hérnia incisional é vista em cerca de 10 a 15% das incisões abdominais e seu desenvolvimento está diretamente relacionado a situações em que a cicatrização está comprometida. Assim, os fatores de risco para a formação tardia de hérnias incisionais incluem:

- » Infecção de sítio cirúrgico;
- » Obesidade;
- » Tabagismo;
- » Imunossupressão;
- » Deiscência da ferida operatória;
- » Excesso de tensão no fechamento da ferida;

» Doenças do tecido conjuntivo;
» Desnutrição.

Os fatores de risco para a formação precoce de hérnias incisionais são relacionados a problemas técnicos durante o fechamento da incisão. A hérnia incisional é mais frequente em incisões medianas, mas pode ocorrer em qualquer incisão, inclusive naquelas feitas para entrada de trocartes de laparoscopia.

Quadro clínico

As hérnias incisionais se desenvolvem, em sua maioria, no pós-operatório recente. Em geral, hérnias detectadas em pós-operatórios tardios já existiam antes e provavelmente não eram sintomáticas ou, até mesmo, perceptíveis, sobretudo em pacientes com grandes panículos adiposos.

O principal sintoma de uma hérnia incisional não complicada é o abaulamento na linha de incisão. O grau de incômodo do paciente é variável e frequentemente dependente do volume da hérnia incisional. As hérnias incisionais podem aumentar de tamanho e atingir proporções gigantes, evoluindo com perda de domicílio, o que torna o tratamento mais difícil.

A apresentação aguda da hérnia incisional com encarceramento e estrangulamento é incomum - em geral, o defeito é bastante grande, com anéis maiores que evitam o encarceramento de alças intestinais. As hérnias incisionais do abdome superior, aquelas com o anel menor que 1 cm e com anel maior que 7 cm, são menos susceptíveis à agudização.

Ao exame físico, muitas vezes é possível delimitar as bordas do defeito, e seu volume pode aumentar com manobra de Valsalva. A incisão toda deve ser examinada e palpada, já que o defeito frequentemente é múltiplo, recebendo o nome de "hérnia em queijo suíço". Hérnias de grande volume podem causar comprometimento isquêmico da pele adjacente, inclusive ulcerações.

Diagnóstico

O diagnóstico de hérnia incisional é essencialmente clínico. Na suspeição de hérnias pequenas ou em pacientes cujo exame físico não é satisfatório, o que ocorre frequentemente em pacientes obesos, a tomografia computadorizada (TC) sem contraste é o exame de escolha e com maior acurácia, que informa com clareza o conteúdo do saco herniário e permite o cálculo de seu volume. Diante da indisponibilidade da tomografia, a ultrassonografia de parede abdominal permite identificar as falhas na aponeurose e o sítio de herniação.

A classificação mais utilizada para hérnias incisionais é a da Europe Hernia Society, que envolve a posição da hérnia, se na linha média ou lateral, o tamanho em comprimento e largura e se é recidivada ou não (Tabela 52.1).

Tabela 52.1 – Hérnias da linha média	
Subxifóidea	M1
Epigástrica	M2
Umbilical	M3
Infraumbilical	M4
Suprapúbica	M5
Hérnias laterais	
Subcostal	L1
Flanco	L2
Ilíaca	L3
Lombar	L4
Recorrente: sim ou não	
Comprimento × Largura	

Conduta

Diante de uma hérnia encarcerada e/ou estrangulada, a cirurgia é mandatória, não havendo a opção de tratamento conservador. Nesta abordagem, a via aberta é preferencial e a resolução do problema agudo é tão importante quanto o tratamento da parede abdominal.

De maneira geral, a hérnia incisional não complicada também deve ser reparada cirurgicamente, porém de forma eletiva. Como conduta de exceção, a depender das condições clínicas do paciente, pode-se optar por observação.

O reparo ideal da hérnia incisional deve prevenir a recorrência da hérnia, fornecer uma tensão fisiológica no tecido e ser livre de infecção. As técnicas existentes hoje incluem a herniorrafia, a hernioplastia e outras técnicas mais complexas como a separação de componentes.

Para hérnias incisionais, o uso de tela é imprescindível; sendo assim, a herniorrafia acaba excluída como técnica única. O risco de recorrência sem a colocação de tela é altíssimo, chegando a 50% dos casos.

Após a colocação da tela, a colocação de drenos não é mandatória, e sim uma escolha do cirurgião, devendo sempre permanecer o mínimo de tempo possível.

Técnica cirúrgica

A correção da hérnia incisional, procedimento amplamente realizado, exige refinamento técnico do cirurgião. Tradicionalmente, a incisão é feita sobre o sítio da laparotomia prévia. Ela deve ser feita com cuidado uma vez que frequentemente o conteúdo herniado está em contato direto com a pele. Assim, há risco de lesões viscerais já na abertura da cavidade. Em casos de alto risco ou com muita aderência, o cirurgião deve buscar uma área adjacente que não tenha sido manipulada na cirurgia prévia, permitindo um acesso mais seguro.

Idealmente, deve-se investigar a cavidade peritoneal com o objetivo de desfazer aderências que possam causar obstrução futura. O fechamento da aponeurose deve ser feito da maneira correta, como descrito no final deste Capítulo.

O cirurgião deve escolher um dos locais para posicionamento da tela, conforme as descrições a seguir:

» Tela pré-aponeurótica (onlay): a tela é posicionada sobre a aponeurose do músculo reto/oblíquo externo. Para isso, é necessário realizar a dissecção do tecido celular subcutâneo em direção lateral. É uma das técnicas mais empregadas e de uma simples execução. Idealmente, deve-se preservar os vasos perfurantes para diminuir o risco de isquemia do retalho de pele.

» Tela retromuscular (inlay): a tela é posicionada entre o músculo reto abdominal e sua bainha posterior. Esta técnica dispensa a necessidade de dissecção do tecido celular subcutâneo, porém é um pouco mais complexa.

» Tela pré-peritoneal (sublay): a tela é posicionada na região da fáscia transversalis, logo acima do peritônio. Também dispensa a dissecção do subcutâneo. O saco herniário pode ser simplesmente reduzido. Se ressecado, deve-se realizar a sutura do peritônio para impedir o contato das vísceras com a tela. Pode ser realizada por via laparoscópica.

» Tela intraperitoneal (underlay ou IPOM): o cirurgião posiciona a tela profundamente ao peritônio. Para isso, a tela deve apresentar uma face não aderente. Caso contrário, existe risco de aderência das vísceras à tela, podendo causar erosão e complicações graves. O procedimento pode ser realizado por via laparoscópica.

A depender do volume da hérnia, pode ser necessário fazer a ressecção de um segmento do retalho de pele (dermolipectomia).

Tipos de telas

As telas disponíveis hoje no mercado são sintéticas ou biológicas. As sintéticas são de polipropileno, poliéster ou ePTFE e classificadas por sua densidade, sendo leves ou médias. A escolha da densidade fica a critério do cirurgião.

As telas biológicas são não imunogênicas e funcionam como matrizes biológicas acelulares em que o tecido do receptor crescerá, porém são caras e indisponíveis. Ainda, alguns trabalhos sugerem maior risco de recorrência com o uso de telas biológicas.

Ressalta-se que na colocação de telas intraperitoneais, seja por via convencional ou laparoscópica, é importante que a tela tenha material não aderente em sua face visceral, evitando adesão de vísceras e consequentes complicações.

Prevenção da formação de hérnias incisionais

Depende do fechamento adequado da parede abdominal e das condições clínicas do paciente. Dados da literatura mostram que os menores índices de desenvolvimento de hérnia incisional dependem de detalhes técnicos, como a sutura contínua utilizando-se de um fio monofilamentar absorvível (absorção lenta) de tamanho 0 ou 1; os pontos devem distar 5 a 8 mm da borda da aponeurose e uns dos outros, garantindo, assim, uma proporção de 4 para 1 (usar 4 cm de fio para cada 1 cm de incisão na aponeurose). Deve-se evitar tração excessiva do fio da sutura, garantindo força suficiente para aproximar as bordas da aponeurose. Não há consenso com relação ao tamanho da agulha a se utilizar.

O fechamento do peritônio não impacta na cicatrização da ferida cirúrgica e deixa o sítio cirúrgico mais favorável a adesões no local. A lavagem peritoneal agressiva também é contraindicada, já que impede que as defesas naturais do organismo ajam, o que possibilitaria a disseminação de infecções prévias.

Alguns autores discutem a colocação de tela profilática (já na primeira cirurgia, antes de ocorrer a hérnia) em posição pré-aponeurótica. Não há consenso na literatura sobre qual paciente deve receber esse reforço da aponeurose. No entanto, a maioria dos trabalhos inclui pacientes com uma ou mais das seguintes características: índice de massa corporal (IMC) alto; correção de aneurisma de aorta abdominal; cirurgia colorretal; cirurgia bariátrica ou pacientes de alto risco (combinação de fatores como caráter da cirurgia, órgão operado, presença de anemia, desnutrição, neoplasia maligna, tabagismo, entre outros). Esses trabalhos mostram redução significativa da incidência de hérnia incisional nessa população.

Referências consultadas

Jenkins TP. Incisional hernia repair: a mechanical approach. Br J Surg. 1980 May;67(5):335-6.

Kroese LF, Sneiders D, Kleinrensink GJ, et al. Comparing different modalities for the diagnosis of incisional hernia: a systematic review. Hernia (2018) 22:229-42.

Muysoms FE, Antoniou SA, Bury K, et al. European Hernia Society guidelines on the closure of abdominal wall incisions. (2015) Hernia. 19(1): 1-24.

Muysoms FE, Antoniou SA, Bury K, et al. European Hernia Society guidelines on the closure of abdominal wall incisions. Hernia. 2015 Feb;19(1):1-24.

Muysoms FE, Miserez M, Berrevoet F, et al. Classification of primary and incisional abdominal wall hernias. Hernia (2009) 13:407-414.

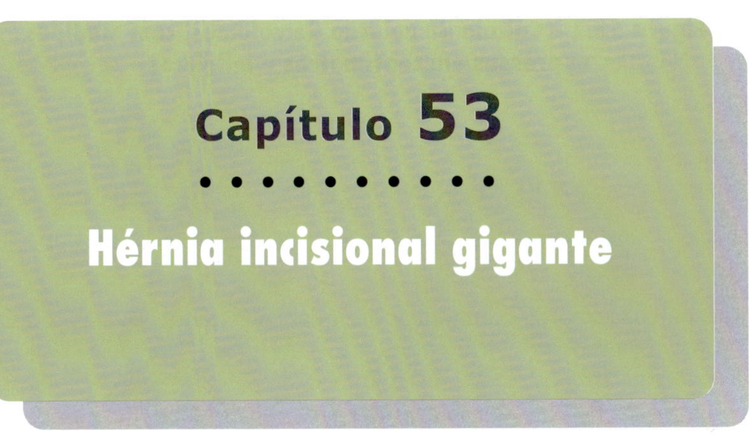

Capítulo 53

Hérnia incisional gigante

Cláudio Birolini
Eduardo Yasushi Tanaka
Jocielle Santos de Miranda
Abel Hiroshi Murakami

Definição

Hérnia incisional gigante (HIG) é a hérnia ventral incisional cuja relação entre o volume do conteúdo do saco herniário e o volume da cavidade abdominal é igual ou maior de 25%. A relação de volumes é calculada pela fórmula da Figura 53.1, conforme descrito por Tanaka.[1] Embora essa seja a definição adotada pelo Grupo de Hérnias e Parede Abdominal, a Sociedade Europeia de Hérnia (EHS) classifica as HIG como aquelas que apresentam diâmetro do anel herniário maior ou igual a 10 cm.[2]

Epidemiologia

A HIG decorre do retardo no tratamento da hérnia incisional. As hérnias incisionais ocorrem em cerca de 10 a 17% das operações abdominais, inclusive nas operações laparoscópicas. Em nosso meio, cerca de 10% das hérnias incisionais tornam-se gigantes, após um período de evolução que pode variar de meses a anos.

Figura 53.1 – Cálculo da relação de volumes, com medidas expressas em centímetros e mililitros.

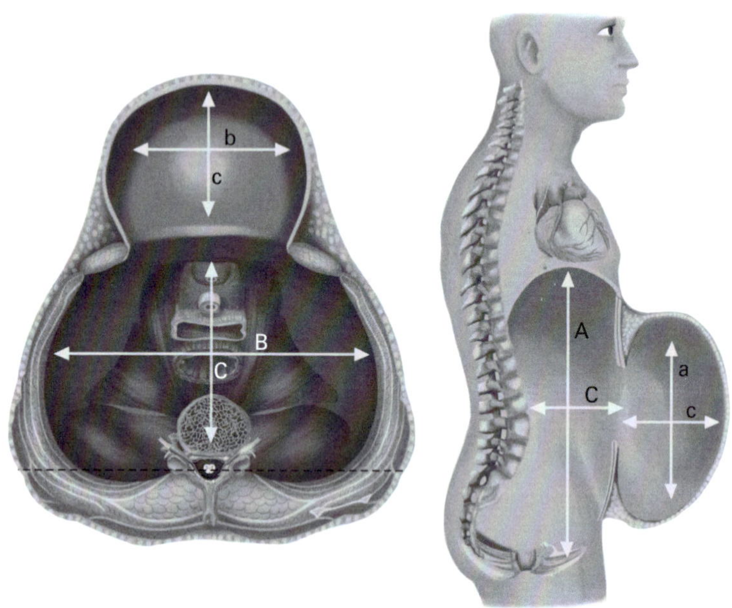

Relação de volumes: RV = VSH/VCA x 100 (em %); Volume do saco herniário (VSA) = a × b × c × 0,52; Volume da cavidade abdominal (VCA) = A × B × C × 0,52. a: medida craniocaudal do saco herniário; b: medida laterolateral do saco herniário; c: medida anteroposterior do saco herniário; A: medida craniocaudal da cavidade abdominal; B: medida laterolateral da cavidade abdominal; C: medida anteroposterior da cavidade abdominal.

Fisiopatologia

A obesidade mórbida, o sedentarismo, o tabagismo, o diabetes, o uso de corticosteroideterapia, a presença de doença obstrutiva pulmonar crônica e de outras doenças relacionadas ao colágeno, são fatores frequentemente verificados nos pacientes que evoluem com HIG.

A tração lateral causada pelos músculos oblíquos e transversos tende a afastar as bordas do anel herniário na linha média aumentando gradativamente o defeito herniário. O aumento da pressão intra-abdominal, causado por atividades cotidianas, atividades ocupacionais e elementos eventuais, como a tosse, vômitos, distensão gasosa, associados ao próprio peso gravitacional da hérnia determinam o aumento progressivo do conteúdo do saco herniário. Com o passar dos anos, o conteúdo herniário torna-se irredutível.

Avaliação inicial e exame físico

Na avaliação inicial do doente portador de HIG, deve-se questionar quais foram os eventos cirúrgicos que resultaram no desenvolvimento da hérnia, incluindo as intervenções realizadas, se foram realizadas correções cirúrgicas prévias, se foi utilizada tela e qual o tipo de tela utilizado. Deve-se pesquisar o *status* de performance do paciente, a atividade ocupacional, a independência para atividades cotidianas e fundamentalmente a disposição do paciente em se submeter a um tratamento demorado e de alto risco. A ocorrência de episódios prévios sugestivos de obstrução intestinal deve ser investigada. O envolvimento do paciente e de familiares próximos é fundamental para o sucesso do tratamento e para lidar futuramente com eventuais eventos adversos. A decisão de se submeter ao tratamento cirúrgico e as responsabilidades pelas decisões devem ser compartilhadas com o paciente e com os seus familiares. O paciente deve ser estimulado a perder peso de forma gradual durante o acompanhamento pré-operatório com o intuito de minimizar o risco cirúrgico. Atualmente contraindicamos a cirurgia em pacientes portadores de HIG com IMC > 40 em razão dos elevados índices de morbimortalidade. Pacientes com idade avançada ou portadores de doenças crônicas, notadamente a insuficiência cardíaca congestiva, doença pulmonar obstrutiva crônica e insuficiência renal não são elegíveis para o tratamento da HIG em razão da elevada mortalidade.

No exame físico, observam-se o tamanho, o volume e a localização da hérnia. O paciente deve ser avaliado em posição ortostática e em decúbito dorsal, com o objetivo de se avaliar a redutibilidade da hérnia. A palpação do abdome habitualmente mostra uma pele adelgaçada sob a qual é possível visualizar e sentir o movimento peristáltico das alças intestinais. A presença de ulcerações da pele, lesões tróficas e micoses é relativamente comum. Essas lesões devem ser tratadas nos meses que antecedem a cirurgia.

Exames complementares

Rotineiramente são solicitados exames gerais, incluindo hemograma, coagulograma, eletrólitos, provas de função renal e hepática, proteínas totais e albumina, dosagem de colesterol e frações, hormônios tireoidianos e marcadores tumorais.

Outros exames de propedêutica armada incluem tomografia computadorizada (TC) de abdome e pelve, eletrocardiograma, ecocardiograma, radiografia de tórax, prova de função pulmonar, colonoscopia, endoscopia digestiva alta e ultrassom de abdome. Esses exames pretendem avaliar a capacidade cardiorrespiratória e pesquisar a existência de outras doenças de tratamento cirúrgico, por exemplo, colelitíase, pólipos intestinais, tumores do aparelho digestivo, miomatose uterina e outras, que deverão ser tratadas simultaneamente.

Preparo pré-operatório ambulatorial

Durante a fase de avaliação inicial e realização de exames complementares os pacientes são estimulados a perder peso sob orientação nutricional e com aumento da atividade física. Os pacientes com IMC > 40 e aqueles que não conseguem perder peso por razões diversas são encaminhados para o Grupo de Obesidade Mórbida. A eles é oferecida a possibilidade da realização de gastroplastia vertical laparoscópica para perda de peso e posterior tratamento da hérnia, depois de um período de 12 a 18 meses.

Preparo pré-operatório em pacientes internados

O tempo de internação que antecede a cirurgia dura de 10 a 20 dias. Nesse período será realizada a otimização das condições clínicas e nutricionais, visando a preparação para o ato operatório. Alguns exames complementares e reavaliações clínicas são realizados nessa fase.

Os pacientes com HIG e RV > 25% são incluídos no programa de preparo com pneumoperitônio pré-operatório progressivo (PPP). O programa de PPP consiste no implante cirúrgico de um cateter de Tenckhoff no hipocôndrio direito em localização supra-hepática e com exteriorização por incisão contralateral. Nos dias subsequentes, ocorre a insuflação de CO_2 na cavidade abdominal em volumes crescentes, iniciando com 500 mL e com um aumento diário de 500 mL (p. ex.: 1º dia = 500 mL; 2º dia = 1.000 mL; 3º dia = 1.500 mL; 4º dia = 2.000 mL etc.), até que o volume do saco herniário (VSH) seja atingido. Quando o volume final é alcançado, considera-se que o paciente está apto para a cirurgia. A insuflação do CO_2 deve ser acompanhada de analgesia endovenosa com dipirona e/ou opioides, principalmente nos dias iniciais da insuflação, quando o paciente se queixa de dor mais intensa. Caso o paciente não tolere o aumento de volume, pode-se repetir por alguns dias o volume máximo tolerado. Quando a tolerância do paciente é boa, pode-se infundir um volume final maior do que o VSH. Durante o preparo com PPP, deve-se monitorizar a função renal e, no caso de piora, considera-se suspender o preparo e reavaliar a indicação cirúrgica. No dia que antecede a operação e depois da última sessão de pneumoperitônio, o paciente é submetido a uma nova TC abdominal sem contraste, para reavaliação da relação de volumes.

Nos dias que antecedem a operação, a dieta prescrita é hipocalórica e hipogordurosa, com o objetivo de maximizar a perda ponderal. Os exercícios de fisioterapia respiratória devem ser iniciados no pré-operatório reeducando-se o paciente para realizar a respiração torácica, em vez da respiração abdominal. Lesões tróficas e micoses cutâneas devem ser tratadas nesse período.

Preparo e cuidados transoperatórios

As seguintes medidas de monitorização devem ser adotadas:

- Anestesia geral com monitorização da pressão endotraqueal;
- Monitorização contínua da pressão arterial invasiva e da pressão venosa central;
- Medida da pressão intra-abdominal por cateter vesical ou dispositivo Abviser®;
- Profilaxia mecânica de trombose venosa profunda com massageador pneumático.

A técnica para medição da pressão intra-abdominal (PIA)[3] deve seguir as recomendações seguintes, após passagem de sonda vesical de três vias (Figura 53.2):

1. Expressa em mmHg ou em cm H_2O (1 mmHg = 1,36 cm H_2O);
2. Medida no final da expiração com o paciente em posição supina, curarizado;
3. O sistema deve ser zerado na crista ilíaca, na linha axilar média ou na sínfise púbica;

Figura 53.2 – Medida da PIA e da pressão endotraqueal.

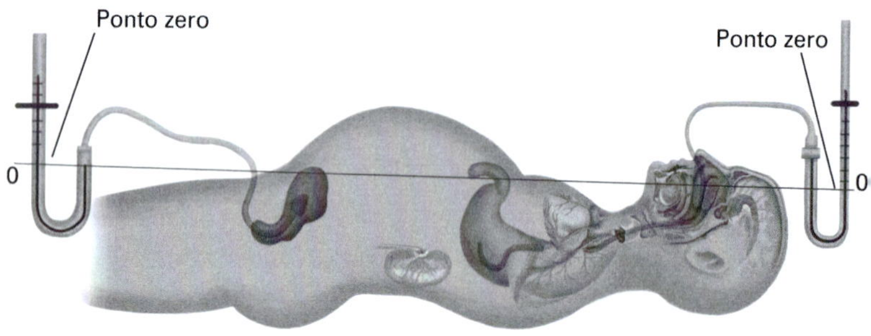

4. A bexiga deve estar vazia e o coletor de urina deve estar fechado;
5. Instilação de 50 mL de solução salina em temperatura de 37,5 °C pela sonda vesical de demora;
6. Aguardar 30 a 60 segundos para permitir relaxamento do músculo detrusor da bexiga;
7. Alternativamente, pode ser utilizado dispositivo específico para monitorização e medida contínua da PIA, chamado Abviser®.

A medida da PIA é realizada em diferentes momentos do ato operatório:

- Antes da incisão cirúrgica;
- Com o saco herniário fechado;
- Com o saco herniário aberto;
- Depois do fechamento provisório do defeito herniário;
- Depois do fechamento definitivo do defeito herniário;
- Depois da colocação da tela;
- Ao término do procedimento.

A importância da medida da PIA durante as fases do ato operatório decorre do fato de o aumento excessivo da PIA poder resultar em diferentes graus de síndrome compartimental abdominal (SCA),[4,5] com consequências dramáticas para o paciente. O acréscimo da PIA em 9 cm H_2O a partir da PIA inicial ou o valor absoluto de 18 cm H_2O após redução temporária das vísceras para a cavidade abdominal com fechamento provisório do defeito herniário são indicativos de risco aumentado de SCA. Durante o ato operatório, o aumento da frequência cardíaca, a diminuição do débito urinário e a queda da pressão arterial são excelentes indicativos precoces de aumento da PIA e devem ser revertidos por medidas que proporcionem a reversão desse aumento. As medidas recomendadas para reverter o aumento da PIA incluem a ampliação da cavidade abdominal por meio de incisões relaxadoras associadas ou não às técnicas de separação dos componentes musculares. Quando essas medidas são insuficientes, deve-se considerar o procedimento de viscerorredução. A redução visceral consiste na ressecção de um segmento intestinal, geralmente o íleo terminal e o colo direito, com o intuito de diminuir o conteúdo a ser reduzido para a cavidade abdominal. O fluxograma na Figuras 53.3 ilustra o algoritmo da tomada de decisões no tratamento das HIG.

Figura 53.3 – Algoritmo para o tratamento da hérnia incisional gigante.

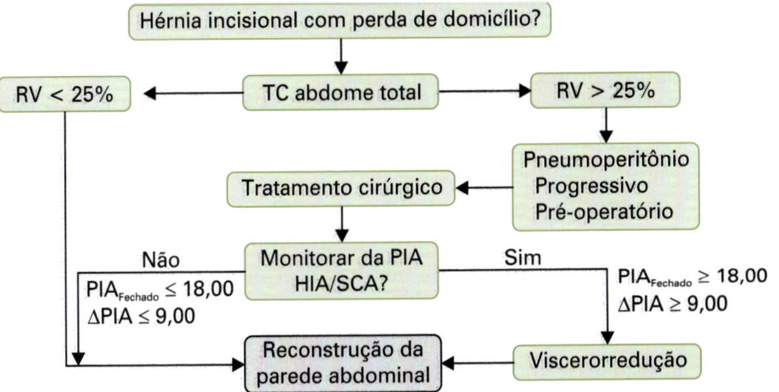

Considerações técnicas e táticas na reconstrução da parede abdominal nas HIG

Em linhas gerais, os princípios do tratamento das HIG incluem a restauração anatômica com reestabelecimento do domicílio visceral, a reabilitação funcional e a melhora do aspecto estético da parede abdominal. Embora existam diversas técnicas e alternativas de correção, a conduta no Grupo de Hérnias e Parede Abdominal se orienta pelas seguintes diretrizes:

1. Via de acesso: estabelecer uma via de acesso através das áreas previamente manipuladas, removendo cicatrizes antigas, tecido fibrótico, granulomas de corpo estranho, fios de sutura e telas utilizadas em operações anteriores. O objetivo é proporcionar uma higiene completa da parede abdominal, removendo completamente todos os materiais estranhos.
2. Tratamento da cavidade abdominal: a reconstrução da parede abdominal com tela pode dificultar procedimentos cirúrgicos futuros e o objetivo dessa fase é minimizar o risco da necessidade de novas operações abdominais. Neste momento, procedemos a uma lise criteriosa de aderências intestinais, recomendamos a realização de apendicectomia e colecistectomia de oportunidade, além de outros procedimentos associados que eventualmente se façam necessários, como o restabelecimento do trânsito intestinal, histerectomia, remoção de cistos de ovário etc. Ao término do tratamento da cavidade abdominal, as vísceras devem ser reposicionadas na cavidade de forma ordenada e protegidas com o epíplon.
3. Restauração do continente: é o fechamento da parede abdominal propriamente dito. Deve ser feito de forma que não determine um aumento expressivo da PIA. O fechamento primário sem tensão é a melhor alternativa. Quando não é possível, ou quando ocorre aumento da PIA, as alternativas incluem incisões relaxadoras ao longo da bainha anterior do músculo retoabdominal, associação com técnicas de separação de componentes ou o uso do saco herniário em ponte entre as bordas musculares. Nesse momento, toma-se a decisão de realizar ou não a viscerorredução, baseando-se na medida da PIA.
4. Reforço do fechamento: em todas as HIG, reforçamos o fechamento com o uso indispensável de tela de polipropileno de alta gramatura. A tela é posicionada sobre a aponeurose dos músculos abdominais na posição denominada "pré-aponeurótica" ou "*onlay*" de forma a cobrir o defeito amplamente nos sentidos craniocaudal e laterolateral. A tela deve ser posicionada de forma discretamente tensa, com obliteração completa do espaço morto entre a tela e os tecidos abaixo dela, sem rugosidades ou dobras. A fixação da tela é feita com múltiplas suturas absorvíveis de poliglactina (Vicryl®) ou PDS.

5. Tratamento da pele e do tecido subcutâneo: os vasos perfurantes que irrigam a pele e o tecido celular subcutâneo devem ser preservados na medida do possível. O retalho dermoepidérmico excedente deve ser removido proporcionando-se uma dermolipectomia tática. O tecido celular subcutâneo deve ser fixado à tela de forma a reduzir o espaço morto e o descolamento tecidual. A área de descolamento é drenada com drenos de sucção em sistemas fechados. A pele deve ser fechada com pontos separados de *nylon*. No pós-operatório, recomendamos o uso de cinta elástica abdominal, desde que esta não cause ou prejudique a restrição respiratória, comumente observada no pós-operatório das HIG.

Cuidados pós-operatórios

Em virtude do elevado risco de complicações e da necessidade de monitorização contínua, o pós-operatório é necessariamente realizado em unidade de terapia intensiva (UTI). A mudança abrupta da homeostase pressórica, causada pelo aumento da PIA e da pressão intratorácica após redução do conteúdo herniário, requer observação rigorosa das condições clínicas nas primeiras 48 horas. O protocolo de tratamento da HIG recomenda a manutenção da intubação orotraqueal e a curarização contínua nas primeiras 24 horas. Nesse período, o paciente é mantido sob sedação e a PIA deve ser medida a cada 4 horas no POI e a cada 6 horas a partir do 2º dia de pós-operatório. A persistência de taquicardia, a hipotensão arterial, a diminuição do débito urinário e a presença de acidose metabólica com elevação do lactato, associadas à necessidade de drogas vasoativas em doses crescentes, são sinais precoces de hipertensão abdominal. No caso de deterioração das condições sistêmicas, deve-se suspeitar da possibilidade de SCA com isquemia visceral e considerar a reexploração cirúrgica. Na ausência de sinais de alerta, a curarização pode ser suspensa depois das 24 horas iniciais e a sedação deve ser superficializada. A profilaxia medicamentosa de trombose venosa profunda é introduzida depois de completadas 24 horas do término da cirurgia e, até então, deve ser mantida a profilaxia mecânica com massageador pneumático. O processo de desmame ventilatório deve ser lento e gradual, pois é comum que os pacientes desenvolvam insuficiência respiratória restritiva tardia, por volta do 4º ao 6º dia de pós-operatório. A fisioterapia respiratória e motora é fundamental para evitar atelectasias e falhas na reabilitação do processo ventilatório. Os demais cuidados, incluindo a manutenção de sonda nasogástrica, realimentação oral, antibioticoterapia parenteral e cuidados com a ferida cirúrgica, são particularizados para cada caso.

O processo final de reabilitação ocorre na enfermaria. Os pacientes são estimulados a deambular e a manter um regime dietético. Um aspecto importante e frequentemente negligenciado é a necessidade de readequação postural e adaptação à nova imagem corporal adquirida depois da cirurgia. É comum que os pacientes demorem a entender a sua nova condição após conviverem por diversos anos com as limitações impostas pela hérnia abdominal.

Referências consultadas

Tanaka EY, Yoo JH, Rodrigues Jr AJ, Utiyama EM, Birolini D, et al. A computerized tomography scan method for calculating the hernia sac and abdominal cavity volume in complex large incisional hernia with loss of domain. Hernia. 2010; 14(1):63-9.

Muysoms FE, Miserez M, Berrevoet F, Campanelli G, Champault GG, et al. Classification of primary and incisional abdominall wall hernias. Hernia. 2009; 13(4):407-414.

Malbrain MLNG, Cheatham ML, Kirkpatrick A, Sugrue M, Parr M, et al. Results from the International Conference of Experts on Intra-abdominal Hypertension and Abdominal Compartment Syndrome. I. Recomendations. Intensive Care Med. 2007; 33:951-62.

Teicher EJ, Pasquale MD, Cipolle MD. Abdominal compartment syndrome. Operative Techniques in General Surgery. 2008; 10(1): 39-59.

Malbrain MLNG, Cheatham ML, Kirkpatrick A, Sugrue M, Parr M, et al. Results from the International Conference of Experts on Intra-abdominal Hypertension and Abdominal Compartment Syndrome. I. Definitions. Intensive Care Med. 2006; 32:1722-32.

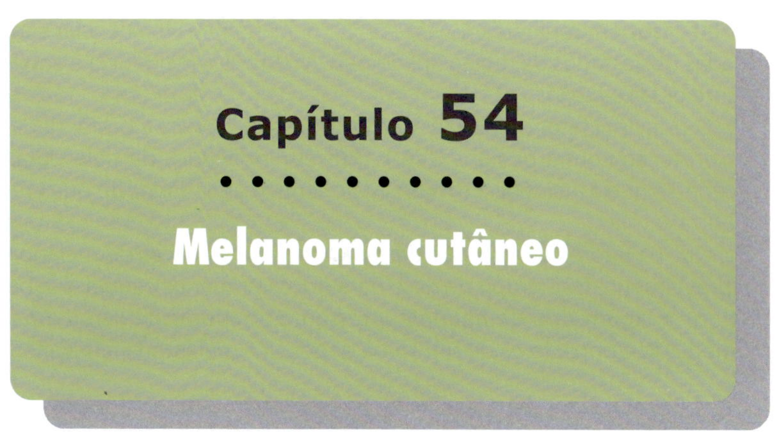

Capítulo 54

Melanoma cutâneo

Sérgio Dias do Couto Netto
Frederico José Ribeiro Teixeira Jr.
Sumaya Abdul Ghaffar

Definição

Melanoma é a neoplasia resultante da transformação maligna de um melanócito normal, que são as células responsáveis pela produção do pigmento melanina, situada na junção dermoepidérmica. O melanoma cutâneo representa aproximadamente 91% de todos os melanomas. Outras apresentações são menos comuns, como o melanoma de mucosas, os oculares e os de sítio primário desconhecido.

Epidemiologia

A incidência de melanoma cresce rapidamente apesar das campanhas de prevenção à exposição solar. Estimativas americanas em 2016 diagnosticaram 76 mil pacientes e 10 mil mortes, com aumento significativo em comparação a 2009 com 68. mil portadores e 8 mil óbitos. Nota-se ainda o fato de essa estimativa ser subestimada, visto que muitos pacientes são tratados ambulatorialmente, não gerando notificação. No Brasil, essa incidência é menor, com 3 mil casos novos em homens e 2.700 casos em mulheres no ano de 2016. As maiores incidências são notadas nos estados da região Sul do país. No Brasil, a incidência é equivalente entre os sexos.

O principal fator de risco é a exposição solar crônica e prolongada sem proteção contra os raios UVA e UVB em indivíduos de pele clara. Percebe-se que a incidência é muito maior entre caucasianos do que entre outras etnias.

Outros fatores de risco incluem pacientes portadores de melanoma previamente (são grupo de risco para novos primários), aqueles submetidos a algum tipo de imunossupressão, portadores de xeroderma pigmentoso e portadores de síndrome genética – melanoma familiar.

Apresentação clínica

Nevo melanocítico com a presença de uma ou mais características representada pelo acrônimo ABCDE; Em que A significa assimetria entre quadrantes; B, bordas irregulares; C, cores; D, diâmetro maior que 6 mm; E, evolução.

As Figuras 54.1 a 54.6 representam cada característica.

Figura 54.1 – Assimetria em lesões suspeitas.

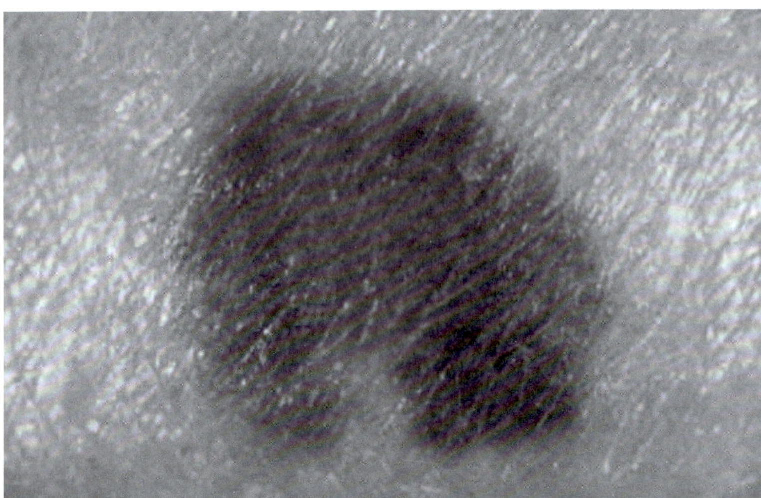

Fonte: Cortesia do Dr. Sérgio Couto.

Figura 54.2 – Bordas irregulares em lesões suspeitas.

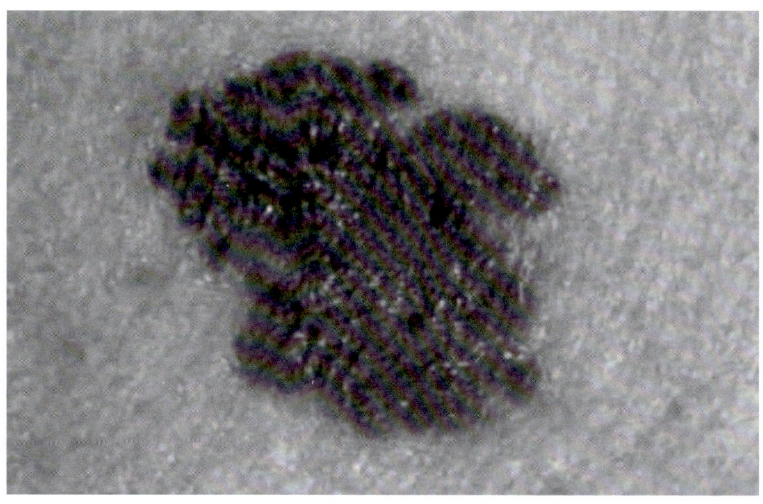

Fonte: Cortesia do Dr. Sérgio Couto.

Figura 54.3 – Variação de cores em lesões suspeitas.

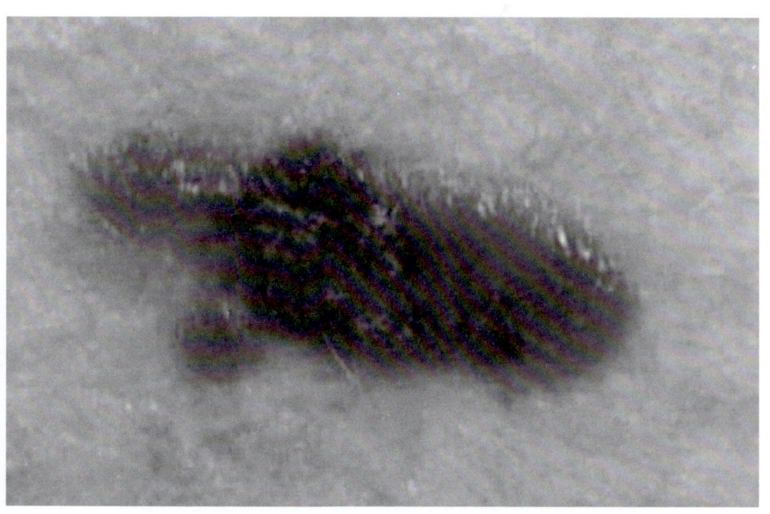

Fonte: Cortesia do Dr. Sérgio Couto.

Figura 54.4 – Diâmetro em lesões suspeitas.

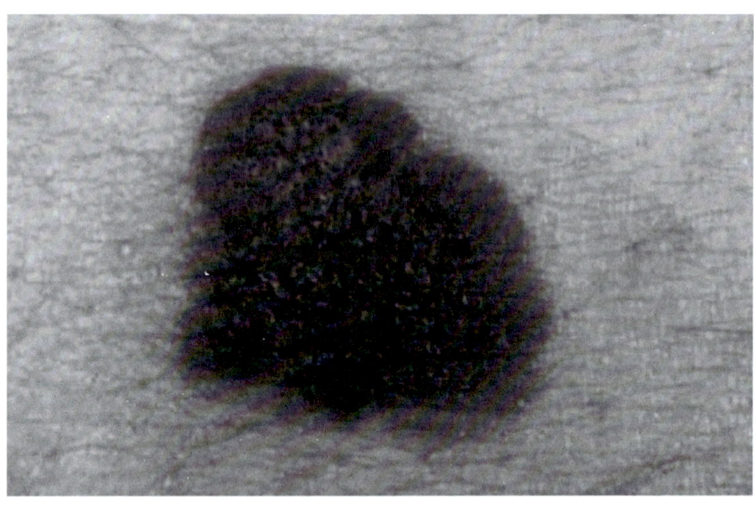

Fonte: Cortesia do Dr. Sérgio Couto.

Figura 54.5 – Lesões iniciais.

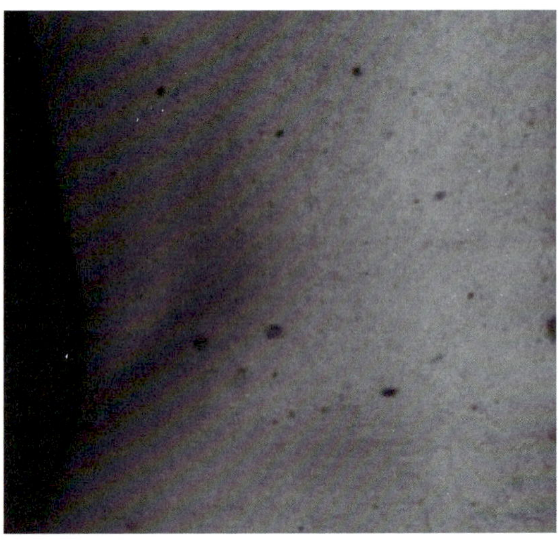

Fonte: Cortesia do Dr. Sérgio Couto.

Figura 54.6 – Evolução de lesão suspeita.

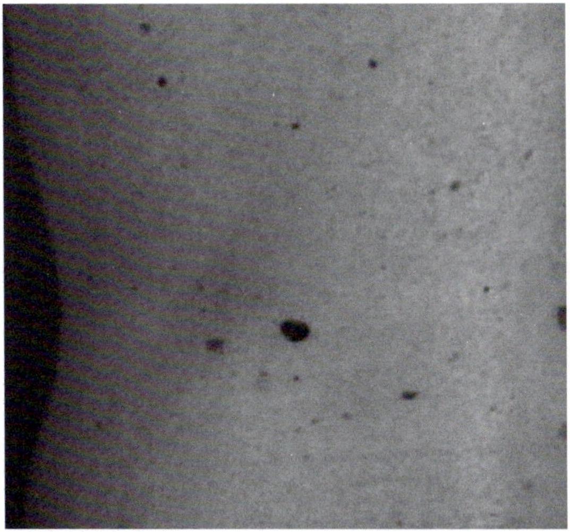

Fonte: Cortesia do Dr. Sérgio Couto.

Biópsia

Sempre que possível, deve ser feita de modo excisional, com margens livres e mínimas. Na análise histopatológica, determinam-se o Breslow e nível de Clarke.

A escala de Breslow é estabelecida pela maior espessura da lesão. Apresenta correlação direta entre espessura e prognóstico (Figura 54.7).

O planejamento da incisão da biópsia deve ter em vista o tratamento definitivo. A orientação da incisão nos membros deve ser longitudinal, o que proporciona menor dano à drenagem linfática e menor taxa de rotação de retalhos posteriormente, quando do fechamento da ampliação de margens.

Em topografia em que a biópsia excisional não é factível, seja pelo tamanho da lesão, seja pela localização, a biópsia incisional com *punch* ou cirúrgica se faz necessário.

A análise patológica adequada de um melanoma deve conter as seguintes características:

» Breslow;
» Subtipo histológico;

Figura 54.7 – Representa a correlação da espessura do Breslow e o nível de Clark com a sobrevida em pacientes portadores de melanoma.

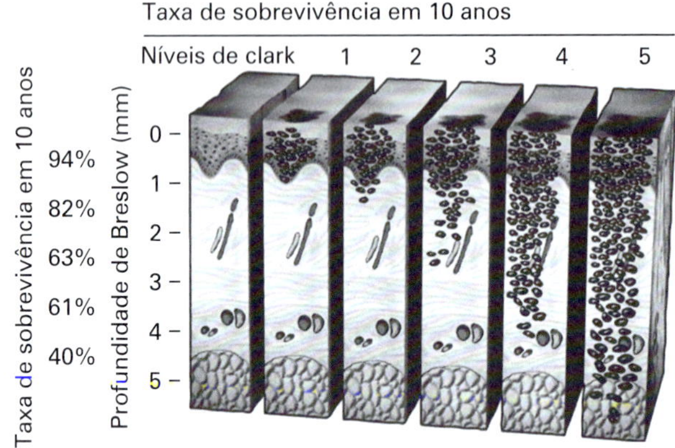

Fonte: <http://www.med-art.it>.

- Fase de crescimento;
- Nível de Clark;
- Mitose em mm^2;
- Ulceração;
- Microssatelitose;
- Regressão;
- Invasão angiolinfática;
- Invasão perineural;
- Infiltração linfocitária peritumoral;
- Avaliação das margens.

Análises que não contemplam esses dados devem ser revistas por patologista experiente.

Exame clínico

O exame clínico completo é fundamental, já é a primeira forma de estadiamento.

Atenção especial deve ser dada à palpação de todas as cadeias linfonodais, especialmente para aquelas que drenam o segmento corpóreo acometido. Exame minucioso de toda pele é recomendado para identificação de satelitoses ou metástases em trânsito.

Qualquer linfonodomegalia em paciente portador de melanoma é suspeita e deve ser documentada.

Deve-se estimar o *status* da performance mediante escalas: Karnofsky Perfomance Scale (KPS) ou Eastern Colaborative Oncology Group (ECOG).

Estadiamento

O melanoma é uma neoplasia com alto potencial metastático. Apresenta disseminação para:

- Drenagem linfática regional e à distância;
- Pele – metástase cutânea à distância;
- Vísceras parenquimatosas – fígado, pulmão, adrenal, sistema nervoso central (SNC);
- Ossos – metástases ósseas.

Para o estadiamento, deve-se solicitar tomografia de tórax, abdome superior e pelve, além da dosagem de DHL. A investigação de SNC com ressonância nuclear magnética (RNM) de encéfalo ou de metástase óssea com cintilografia óssea deve ser realizada quando o paciente apresentar sintomas, que devem ser questionados ativamente.

Em pacientes com linfonodo palpável e suspeito, deve-se solicitar punção guiada por imagem para definição de acometimento linfonodal. Naqueles apresentando conglomerado linfonodal ou quaisquer outras características de alto risco para doença metastática, deve-se investigar com *tomografia* computadorizada por emissão de *pósitrons* (PET-CT, do inglês *positron emission tomography – computed tomography*) e RNM de encéfalo mesmo se assintomáticos.

Sistema de estadiamento tumor-nódulo-metástase (TNM Staging System)

Tumor primário (T)

- Tx: tumor primário não avaliado adequadamente (curetado ou com regressão severa);
- T0: sem tumor primário;
- T1s: melanoma *in situ*;

- T1: melanoma menor ou igual a 1 mm em profundidade;
- T2: melanoma 1,01-2 mm;
- T3: melanoma 2,01-4 mm;
- T4: melanoma maiores que 4 mm;
- Todos os tumores a partir de T1 são subdivididos em a e b:
  - T1a: < 0,8 mm sem ulceração e mitoses < 1/mm²;
  - T1b: < 0,8 mm com ulceração;
  - 0,8-1 mm com ou sem ulceração ou mitoses maior ou igual a 1/mm²;
  - T2a-T4a: sem ulceração;
  - T2b-T4b: com ulceração.

Linfonodos regionais (N)

- Nx: pacientes em que os linfonodos regionais não podem ser avaliados (p. ex.: quando removidos previamente por outras razões);
- N0: sem metástases detectadas;
- N1 - 1 linfonodo:
  - Micrometástases;
  - Macrometástases;
  - Metástase em trânsito ou satélite sem linfonodos metastáticos.
- N2: dois a três linfonodos:
  - Micrometástases;
  - Macrometástases;
  - Metástase em trânsito ou satélite sem linfonodos metastáticos.
- N3-4 ou mais linfonodos comprometidos ou em trânsito/satélite com linfonodos metastáticos:
  - Micrometástases;
  - Macrometástases;
  - Metástase em trânsito ou satélite sem linfonodos metastáticos.

As micrometástases são diagnosticadas após biópsia do linfonodo sentinela e linfadenectomia completa (se realizada). As macrometástases são definidas como linfonodos clinicamente detectáveis confirmados como metastáticos após linfadenectomia ou quando os linfonodos mostram extensão extracapsular grosseira.

Metástases à distância (M)

- » M0: sem evidências de metástases à distância.
- » M1a: metástases para a pele, subcutâneo ou linfonodos distantes.
- » M1b: metástases pulmonares.
- » M1c: metástases para todos os sítios viscerais ou distantes ou qualquer sítio, exceto SNC.
- » M1d: acometimento de SNC.

  Sufixos para o estadiamento (Tabela 54.1)

  M - (0) - DHL normal

  M - (1) - DHL elevado

Tabela 54.1 – Estadiamento clínico			
Estadiamento	T	N	M
0	T1s	N0	M0
I-A	T1a	N0	M0
I-B	T1b ou T2a	N0	M0
II-A	T2b ou T3a	N0	M0
II-B	T3b ou T4a	N0	M0
II-C	T4b	N0	M0
III	Qualquer T	Qualquer N>1	M0
IV	Qualquer T	Qualquer N	M1

Tratamento

As estratégias de um tratamento oncológico devem ser sempre colegiadas mediante reuniões multidisciplinares, com oncologistas, rádio-oncologistas e cirurgiões.

Em pacientes não metastáticos ao estadiamento, o tratamento definitivo do melanoma cutâneo baseia-se se em dois pilares:

- » Ampliação de margens;
- » Microestadiamento/tratamento da base linfonodal correspondente.

A ampliação de margens é estratégia para diminuição de recidiva local, visto que a biópsia excisional não confere margens de segurança; a margem livre é baseada no tamanho do Breslow, demonstrado na Tabela 54.2.

Tabela 54.2 – Correlação da espessura do tumor e margem para ampliação	
Espessura do tumor	**Margem recomendada**
In situ	0,5-1,0 cm
≤ 1,0 mm	1,0 cm
1,01-2 mm	1-2 cm
2,01-4 mm	2 cm
> 4 mm	2 cm

É importante lembrar que, a depender da topografia e da margem necessária para ampliação, o fechamento primário da ferida não é possível. Nestas situações, cirurgia reconstrutora é essencial, com utilização de enxertos, retalhos cutâneos locais e até retalhos microcirúrgicos.

A pesquisa de linfonodo sentinela é recomendada como microestadiamento linfonodal para os aqueles que não apresentam nenhum linfonodo palpável e que apresentam características de alto risco para metástases linfonodal na lesão primária. Recomenda-se pesquisa de linfonodo sentinela nas lesões com Breslow maior que 1 mm. Sugere-se nas lesões com Breslow entre 0,8 e 1 mm com ulceração ou mitose diferente de zero, pois há a possibilidade de acometimento linfonodal em cerca de 6%.

A pesquisa de linfonodo sentinela é realizada pela combinação de dois métodos que buscam identificar o primeiro linfonodo da cadeia linfática. No dia anterior à cirurgia, o paciente é submetido à linfocintilografia com injeção perilesional de radiofármaco hidrofílico, fitato ou dextrano. No momento da cirurgia, 1 mL de corante azul patente é injetado intraepidermicamente perilesional. Após a incisão cutânea, identificado o linfonodo corado pelo azul e com a ajuda de gama probe, o linfonodo sentinela é identificado. Este é encaminhado à análise patológica em hematoxilina eosina e imuno-histoquímica. O linfonodo sentinela só é negativo caso a IHQ seja negativa.

Até o início de 2018, para todo paciente portador de pesquisa de linfonodo sentinela com resultado positivo, era recomendada a linfadenectomia radical; no entanto, após a publicação do estudo MLST-II, foi comprovado que este procedimento não altera a sobrevida global dos pacientes, agregando morbidade como deiscência de ferida operatória e linfedemas. Ainda não existe diretriz nacional ou internacional que recomende qual paciente deve ser submetido à observação clínica após um linfonodo sentinela positivo. No entanto, os critérios de Roterdam podem ser empregados nesse cenário. Todo aquele que apresente doença linfonodal clínica (linfonodo palpável + comprovação histológica) deve ser encaminhado para linfadenectomia radical.

Aspectos anatômicos das linfadenectomias

Axilar

Os limites anatômicos são a veia axilar, músculo grande dorsal e o músculo peitoral menor. Devem ser ressecados os três níveis axilares. Atenção especial para o nervo torácico longo e para o tronco neurovascular toracodorsal que nutre o músculo grande dorsal, principalmente em razão da possibilidade de utilizá-lo nas reconstruções cutâneas referente ao tumor primário.

Inguinofemoral

Os limites anatômicos são o ligamento inguinal, músculo sartório e o músculo adutor magno. A ligadura da veia safena na sua origem é sempre preconizada nos casos de doença clínica e deve-se considerar sua preservação nas situações de linfonodo sentinela positivo. Também deve-se enviar o linfonodo de Cloquet separado da peça principal para análise individual, sendo possível considerar exame de congelação intraoperatório do linfonodo de Cloquet para decisão quanto ao esvaziamento inguinoilíaco. São recomendadas a desinserção do músculo sartório, a rotação e a fixação sobre o ligamento inguinal com intuito de evitar exposição dos vasos femorais em eventual deiscência de ferida operatória. O acesso laparoscópico pode ser utilizado em casos selecionados. Clipes LT300 devem ser colocados delimitando-se os limites da dissecção para guiar necessidade de terapia adjuvante.

Ilíaco-obturatório

Para linfadenectomia na região, a via de acesso laparoscópica ou laparotômica extraperitoneal pode ser utilizada. Linfonodos clinicamente acometidos acima da bifurcação dos vasos ilíacos são considerados metástases retroperitoneais e estes pacientes não são candidatos à cirurgia. A dissecção dos linfonodos dos vasos ilíacos comuns abaixo dos ureteres, dos vasos ilíacos externos e internos e do forame obturatório é preconizada.

Para aqueles sem doença clínica pélvica, com linfonodo de Cloquet positivo ou mais de três linfonodos inguinofemorais comprometidos, existe controvérsia do impacto na sobrevida na indicação de linfadenectomia pélvica, porém a probabilidade de metástase linfonodal neste cenário é aumentada.

Adjuvância

Quimioterapia

A quimioterapia citotóxica convencional não se demonstrou efetiva na diminuição do risco de recorrência em melanoma a despeito de sintomas e efeitos colaterais. Inibidores de *check point* e imunoterápicos podem ser usados em cenário adjuvante.

Radioterapia

Modalidade amplamente utilizada, segue o racional para diminuição de risco de recidiva linfonodal, sem, no entanto, demonstrar melhora em sobrevida global. Percebe-se aumento de morbidade, principalmente linfedema. Os critérios para indicação de radioterapia adjuvante são mais que três linfonodos comprometidos, linfonodo maior que 4 cm ou extensão neoplásica extracapsular aos linfonodos.

Referências consultadas

Abbasi NR, Shaw HM, Rigel DS. Early diagnosis of cutaneous melanoma. Revisiting the ABCD criteria. JAMA. 2004, Dec 8;292(22):2771-6.

Agrawal S, Kane JM, 3rd. Guadagnolo BA. The benefits of adjuvant radiation therapy after therapeutic lymphadenectomy for clinically advanced, high-risk, lymph node-metastatic melanoma. Cancer. 2009 Dec 15;115(24):5836-44. doi: 10.1002/cncr.24627.

AJCC Cancer Staging Manual. 8 ed.

De Vita Jr VT, Lawrence TS, Rosemberg AS. De Vita, Hellman, and Rosenberg's cancer principles and practice of oncology. 9 ed. Philadelphia: Lippincott Williams And Wilkins, 2011.

NCCN – Clinical practice guidelines in oncology. Version 1.2017. Melanoma.

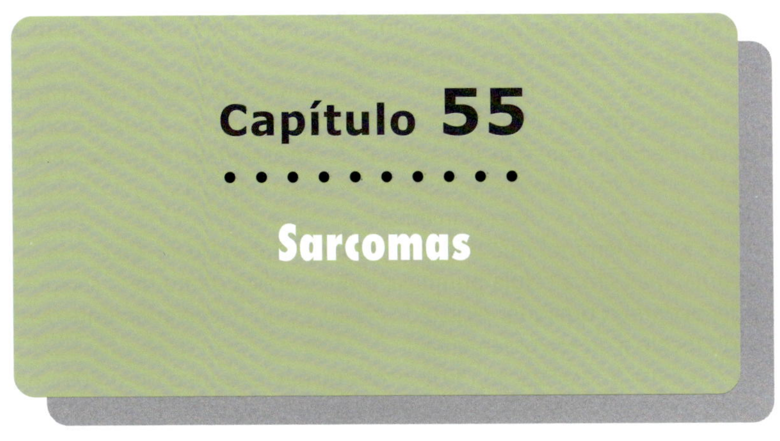

Tibério de Andrade Lima
Lenira Chierentin Rengel

Introdução

Sarcomas são um conjunto de diversas neoplasias malignas que estudamos agrupadamente por apresentarem origem comum nas células mesenquimais (aquelas que compõem o tecido conectivo – osso, músculo, tecido adiposo, cartilagem) e também pela semelhança em termos de comportamento biológico.

São tumores raros, representando 1% dos cânceres em adultos, e até 12% em crianças. Nos Estados Unidos, em 2017, foram registrados cerca 12 mil casos novos e 5 mil mortes por sarcomas de partes moles. Com essa relação, pode-se observar que se trata de uma doença com alta taxa de mortalidade. Ainda naquele País, a taxa de incidência é estimada em 1,8 a 5 casos por 100 mil habitantes por ano. No Brasil, em função da subnotificação, não temos dados precisos.

O início dos sarcomas se dá em uma célula mesenquimal pluripotente que, de acordo com estímulos (hormonais, temperatura, fatores genéticos, entre outros), se transformaria em um tipo tecidual específico, mas que sofre uma mutação e origina uma neoplasia maligna. Esta mutação pode ser esporádica ou genética.

Como as células mesenquimais originam diversos tecidos, existem sarcomas de diversas linhagens teciduais. A nomenclatura dos sarcomas é dada de acordo com o tecido ao qual eles se assemelham (p. ex.: semelhante ao tecido adiposo – lipossarcoma; musculatura lisa – leiomiossarcoma; tecido ósseo – osteossarcoma).

É válido lembrar que não é o tecido maduro que se diferencia no sarcoma, mas sim a célula primitiva, o que explica o fato de o sarcoma poder acometer qualquer região do corpo, e não necessariamente dentro do tecido a que se assemelha.

Quanto à localização, 50% ocorrem nas extremidades; 40%, no tronco e retroperitônio; e 10% são de cabeça e pescoço (Figura 55.1).

Quanto ao tipo histológico, existem, de acordo com alguns autores, 40 a 60 subtipos diferentes de sarcoma, e cada um tem uma epidemiologia, um prognóstico e um tratamento individualizado, porém, como a abordagem inicial é igual e os sarcomas apresentam similaridade clínica, estudaremos este conjunto de tumores em grupo.

Figura 55.1 – Localização dos sarcomas de partes moles.

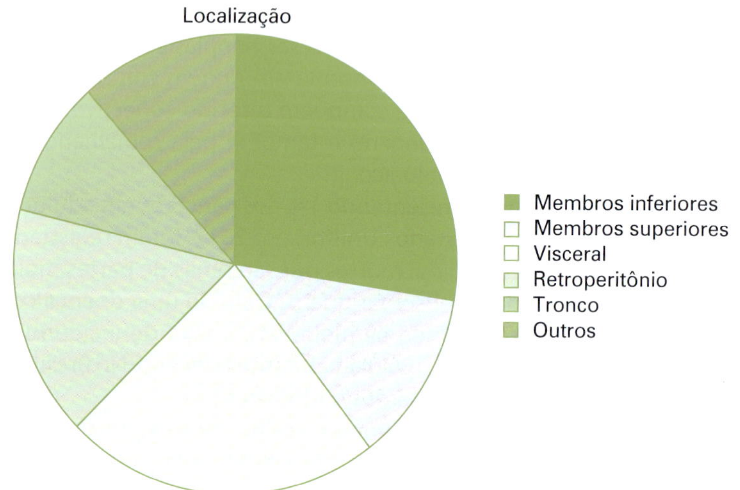

O subtipo mais frequente em adultos é o lipossarcoma. Outras histologias frequentes foram leiomiossarcomas, sarcomas pleomórficos, sarcomas sinoviais e mixofibrossarcomas.

Fatores de risco

Apesar de pouca associação aos fatores de risco, alguns são conhecidos como radiação (radioterapia, acidentes nucleares), linfedema crônico e exposição química.

O trauma não parece ser um fator de risco para aumento da incidência de sarcomas, mas um fator que chama atenção para a lesão.

Há também os sarcomas associados à síndrome genética. As principais são Li-Fraumeni, síndrome de Garner e neurofibromatose tipo 1.

Academicamente, dividimos os sarcomas em dois grandes grupos: sarcomas ósseos e sarcomas de partes moles, sendo este grupo subdividido em sarcomas de extremidades e sarcomas de retroperitônio.

Neste Capítulo, abrangeremos sarcomas de partes moles, uma vez que os sarcomas ósseos são, em sua maioria, acompanhados pela ortopedia.

Sarcoma de extremidades

Quadro clínico

Os sintomas são bastante variados, dada a diversidade dos subtipos, porém a maioria se manifesta por abaulamento de partes moles, com presença de um tumor, associado ou não à dor. Outros sintomas podem aparecer por compressão extrínseca ou pinçamento de órgãos adjacentes. Sintomas gerais como emagrecimento, astenia, febre e anorexia podem estar presentes, porém são raros.

Diagnóstico

Embora o diagnóstico final se dê por histopatologia, por meio de biópsia do tumor, o raciocínio clínico é de extrema importância. É importante formular uma hipótese diagnóstica de tumor de partes moles após a história e o exame físico; entretanto, os exames complementares de imagem são fundamentais, e, sempre que possível, devem ser realizados antes da biópsia, pois muitos tumores são heterogêneos e apresentam necrose, o que pode levar a uma biópsia inadequada. Ultrassonografia

(USG), ressonância nuclear magnética (RNM) e tomografia (TC) com contraste são os principais exames adicionais.

O tipo de biópsia pode variar muito de acordo com tamanho e localização do tumor, além dos recursos técnicos disponíveis, porém é importante salientar que conhecer o subtipo histológico é fundamental, e, para isso, apenas a citologia não é suficiente. Logo, precisamos de tecido para um bom diagnóstico, além de determinar o grau da lesão (que veremos a seguir).

Quanto aos tipos de biópsia, podem ser por agulha grossa "tru-cut" (dirigida por TC/USG) ou cirúrgica (incisional ou excisional). A biópsia por agulha fina não é adequada, pois apresenta apenas citologia.

Biópsia incisional

Deve ser realizada por um cirurgião ou radiologista experiente, e sempre ao longo do eixo de uma futura incisão planejada. A biópsia por agulha grossa tem como vantagem a retirada de um ou vários fragmentos da lesão por uma incisão puntiforme na pele, alcançando áreas profundas com menor incisão na pele e menor risco de hemorragia. Já a biópsia aberta (cirúrgica) deve ser, sempre que possível, com dissecção mínima e de extremo cuidado com hemostasia.

Biópsia excisional

Deve ser realizada apenas em lesões menores que 5 cm, em local em que é possível ampliar a margem facilmente, se confirmado o tumor.

A avaliação patológica deve ser feita por um patologista experiente em sarcomas, e o diagnóstico morfológico baseado no exame microscópico de seções histológicas é o padrão-ouro para diagnóstico. No entanto, técnicas auxiliares (imuno-histoquímica, citogenética clássica e testes genéticos moleculares) são úteis em apoio ao diagnóstico morfológico. Assim, o diagnóstico deve ser realizado por patologistas que tenham acesso a esses métodos auxiliares.

Estadiamento

Como a maior partes dos tumores sólidos, os sarcomas são estadiados de acordo com o sistema tumor-nódulo-metástase (TNM), porém a determinação do grau é muito importante, e a classificação final é dada por TNMG. (Tabela 55.1)

Tabela 55.1 – Estadiamento T dos sarcomas de partes moles	
Estadiamento T	**Definição**
T0	Sem evidência de tumor primário
T1	Tumor < ou igual a 5 cm
T2	Tumor > 5 cm e < 10 cm
T3	Tumor > 10 cm e < 15 cm
T4	Tumor > 15 cm

Deve-se realizar tomografia de tórax, abdome e pelve, além da ressonância local (caso seja de membros).

» T: tumor primário – feita por exame de imagem. O tumor é dito superficial quando não ultrapassa a fáscia e profundo quando a ultrapassa.

» N: a disseminação linfática é rara, porém deve ser realizada, visto que alguns subtipos podem apresentar metástase linfonodal, como sarcoma sinovial e epitelioide. O N0 representa ausência de doença linfonodal e N1 a presença.

» M: a investigação de metástase deve ser baseada na principal via de disseminação que é a hematogênica, sendo o pulmão o principal sítio de metástase. A TC de tórax é obrigatória. Os demais sítios de metástase são fígado e retroperitônio. Da mesma forma, na categoria M: M0 representa ausência de metástases à distância e M1, a presença.

» G: grau histopatológico: pode ser de alto ou baixo grau e é definido pelo patologista.

O grau de malignidade é determinado a partir da análise de variáveis citoarquiteturais que permitiram a confecção de um escore, como a diferenciação tumoral, contagem mitótica e grau de necrose tumoral. Não há marcador tumoral específico para os sarcomas.

Tratamento

Sempre que possível, deve-se realizar uma ressecção radical, ou seja, que inclui na margem de ressecção não apenas o tumor, mas também uma margem de tecido adjacente, onde há o risco de conter células neoplásicas.

O tratamento ideal e curativo é, então, a ressecção com margem tridimensional de segurança, que varia conforme subtipo histológico, mas geralmente é de 2 cm.

A ressecção marginal é realizada em casos de exceção, quando há proximidade de estruturas nobres (vasos, nervos e ossos).

Quimioterapia (QT) e radioterapia (RDT) são utilizadas em casos selecionados, a depender do tamanho, localização e tipo histológico.

A terapia complementar mais utilizada é a RDT, principalmente em casos de ressecção marginal (sem margem de segurança), tumores de alto grau, ou recidivados.

A RDT pode ser realizada antes ou após a cirurgia (neoadjuvante *versus* adjuvante), sendo discutida caso a caso.

Seguimento

Cada subtipo histológico apresenta suas particularidades, com período de latência variável, porém podem ocorrer recidivas mesmo após muitos anos de intervalo livre de doença, o que justifica o paciente fazer acompanhamento em centro de referência até o final da vida, a depender do tipo específico.

Sarcoma de retroperitônio

Quadro clínico

Assim como os sarcomas de extremidades, os sintomas são variados, porém o quadro mais comum é o aumento do volume abdominal, associado à síndrome consumptiva.

Obstrução intestinal, retenção urinária e praxia de membros inferiores são sintomas raros, mas podem ocorrer, a depender da localização do tumor.

Diagnóstico

Diferentemente dos sarcomas de extremidades, a biópsia para confirmação histopatológica não é empregada geralmente nos tumores de retroperitônio, pois pode gerar disseminação de células neoplásicas, especialmente quando realizadas por via laparotômica.

O diagnóstico se dá, na maioria dos casos, com a associação de quadro clínico, exame físico e exame de imagem sugestivo de sarcoma (tomografia com contraste ou ressonância magnética).

A biópsia acaba sendo indicada se houver dúvida diagnóstica, critérios de irressecabilidade ou metástases sistêmicas.

Os principais diagnósticos diferenciais são as doenças linfoproliferativas de retroperitônio (linfoma e tuberculose ganglionar) e metástase linfonodal, especialmente de tumores de linhagem germinativa.

Estadiamento

Estão indicadas tomografias de tórax, abdome e pelve. A ressonância pode auxiliar em alguns casos, mas não é obrigatória.

A classificação TNMG é igual ao estadiamento de sarcomas de extremidades.

Tratamento

Assim como nos sarcomas de extremidades, o tratamento primordial e curativo é a ressecção cirúrgica completa, sempre que possível com margens amplas. Porém a ressecção marginal é muito empregada no retroperitônio, visto a proximidade de estruturas nobres adjacentes.

Nas ressecções de retroperitônio, quando há a necessidade de ressecção visceral, os órgãos mais retirados são rim e colo.

A QT e RDT também são condutas de exceção, empregadas em casos específicos, menos utilizadas do que nos tumores de extremidades.

Seguimento

Usa-se o mesmo raciocínio dos sarcomas em geral, variando de acordo com o subtipo específico, mas muitos pacientes serão seguidos sem tempo determinado.

Considerações finais

Os sarcomas viscerais e de cabeça e pescoço não foram abordados profundamente neste Capítulo, pela raridade na epidemiologia, e apresentam estadiamento e tratamento próprios, devendo ser estudados separadamente.

Mais uma vez, ressalte-se que o Capítulo se refere à abrangência geral dos sarcomas, mas alguns subtipos histológicos apresentam tratamento específico, como os tumores desmoides e os tumores gastrintestinais (GIST).

Referências consultadas

American Cancer Society: Cancer Facts and Figures 2017. Atlanta, Ga: American Cancer Society, 2017. Disponível em: <https://www.cancer.org/research/cancer-facts-statistics/all-cancer-facts--figures/cancer-facts-figures-2017.html>. Acessado em 13 out 2017.

Long-term recurrence of soft tissue sarcomas: prognostic factors and implications for prolonged follow-up. Cancer. 2014 Oct 1;120(19):3003-6. doi: 10.1002/cncr.28836. Epub 2014 Jun 18.

Prognostic factors in soft tissue sarcoma. Dan Med J. 2014 Nov;61(11):B4957.

Update for ASCO 2015 sarcoma sessions. Surg Oncol. 2015 Dec;24(4):369-70. doi: 10.1016/j.suronc.2015.08.006. Epub 2015 Aug 14.

Wibmer C, Leithner A, Zielonke N, et al. Increasing incidence rates of soft tissue sarcomas? A population-based epidemiologic study and literature review. Ann Oncol. 21 (5): 1106-11, 2010. [PUBMED Abstract]

Seção 5

• • • • • • • • • •

Cirurgia vascular

Coordenadores
Pedro Puech-Leão
Nelson De Luccia

Capítulo 56

Aneurisma da aorta abdominal

Nelson De Luccia

Definição

É considerado aneurisma da aorta abdominal a dilatação de 50% além do calibre normal do vaso. Como a aorta normal tem cerca de 2 cm de diâmetro, aortas a partir de 3 cm são consideradas (Figuras 56.1 e 56.2). Sob o ponto de vista topográfico, os aneurismas de aorta abdominal são considerados as dilatações da aorta inferiores ou próximas às artérias renais.

Etiologia

Apesar de considerados associados à aterosclerose, esse conceito etiológico relativo aos aneurismas de aorta é atualmente contestado. Trata-se de doença degenerativa, que provoca a degradação da elastina e colágeno da parede da aorta. Outros fatores ambientais relacionados são processos inflamatórios, como os relacionados ao tabagismo ou ao aumento da tensão da parede, causado pela hipertensão arterial sistêmica ou por doença vascular.

Figura 56.1 – Aneurisma da aorta abdominal – corte axial de angiotomografia.

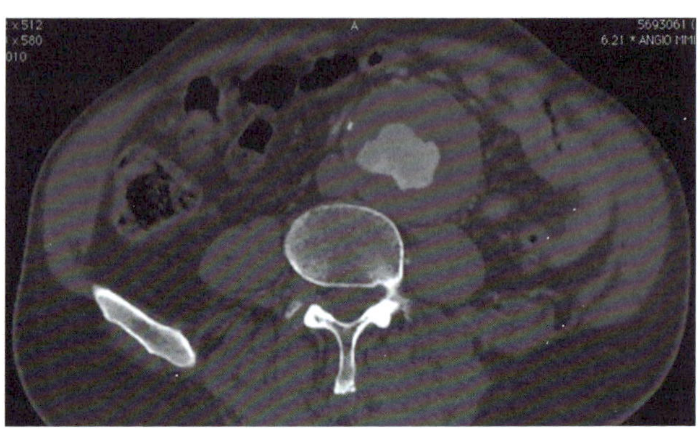

Figura 56.2 – Aneurisma da aorta abdominal infrarrenal - reconstrução 3D de angiotomografia.

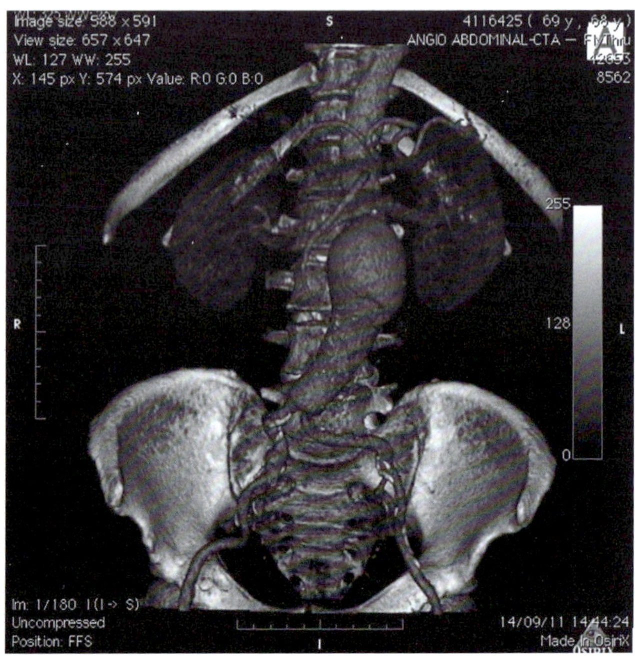

Sob o ponto de vista epidemiológico, nos Estados Unidos, os aneurismas rotos são relacionados a cerca de 11000 mortes por ano (4 a 5% das mortes súbitas). A distribuição por faixa etária é crescente com o aumento da idade e maior no sexo masculino. Na idade acima de 60 anos chega à incidência de 5 a 7%, e entre 74 e 84 anos a incidência em homens é de 12,5% e em mulheres, de 5,2%.

Os fatores de risco para o desenvolvimento do aneurisma de aorta são semelhantes aos de outras doenças cardiovasculares, sendo frequente a concomitância com doença coronariana, infartos agudos do miocárdio, doença arterial periférica e hipertensão. O uso de tabaco é reportado em 90% dos pacientes. Incidência de cerca de 20% é relatada em parentesco familiar de primeiro grau.

Quadro clínico

Os aneurismas de aorta abdominal são assintomáticos em até 75% dos casos. Casos sintomáticos são caracterizados por aparecimento abrupto de dor lombar forte sem alívio com mudanças de posição, além da presença de massa pulsátil e hipotensão, apesar de esta apresentação clássica se restringir a cerca de 25 a 50% dos casos. Diagnóstico equivocado com outras causas (60% dos casos) é comum (diverticulite, sangramento digestivo, doenças musculoesqueléticas).

A ruptura da aorta (20% dos casos se apresentam rotos) para peritônio livre pode ser catastrófica, caracterizada por dor aguda abdominal ou lombar, equimose no flanco, colapso cardiovascular (hipotensão) e morte súbita. Sangramento sentinela causado por fissura pequena posterolateral caracteriza-se por dor aguda que pode ser constante, síncope, massa abdominal pulsátil, taquicardia, mesmo com eventual estabilidade hemodinâmica. Intervenção urgente é necessária antes da ruptura total (Figura 56.3).

A palpação de massa abdominal pulsátil na linha média ao nível do umbigo é frequente para aneurismas acima de 5 cm. A palpação de pulsos periféricos aumentados, pela concomitância do aneurisma de aorta com aneurismas de artérias femoral e poplítea, também é sugestão para o diagnóstico da dilatação aórtica.

O diagnóstico diferencial entre outras causas de dor abdominal - colecistite aguda, diverticulite, úlcera péptica perfurada, nefrolitíase, entre outras – deve ser estabelecido.

Figura 56.3 – Aneurisma da aorta abdominal roto, com evidência de hematoma retroperitoneal à direita.

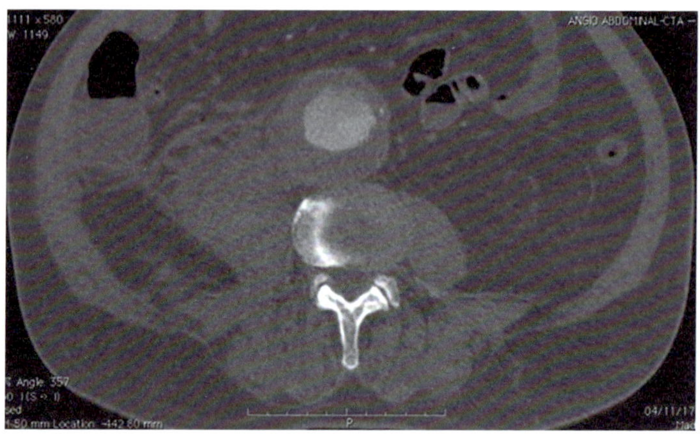

Diagnóstico

Com a proliferação de exames de imagem não invasivos, como a ultrassonografia de abdome e a tomografia, o aneurisma de aorta abdominal passou mais comumente a ser identificado, muitas vezes de modo incidental. Outros achados, como calcificação da parede do aneurisma visível ao RX simples, a presença de massa de partes moles, perda da sombra do músculo psoas ou do contorno renal podem ser indicativos para o diagnóstico do aneurisma. Devido a estas características, esses exames são propostos para a detecção do aneurisma em populações de risco. A partir de medidas da aorta possíveis com esses exames de imagem, estabelecem-se condutas. Aneurismas com diâmetro de 5,5 cm têm indicação de intervenção eletiva. Antes de atingir estas medidas, existem protocolos para o monitoramento do crescimento da aorta com dilatação.

Avaliação pré-operatória com imagem

A primeira escolha é a angiotomografia com contraste. Alternativamente, em casos específicos a aortografia ou a ressonância nuclear podem ser empregadas.

Tratamento cirúrgico

Aneurismas sintomáticos, com dor lombar e/ou hipotensão, devem ser submetidos a tratamento urgente pelo risco de ruptura.

Aneurismas assintomáticos, com diâmetro maior de 5,5 cm, ou com diâmetro entre 4-5 cm, mas com crescimento rápido (0,5 cm em 6 meses), têm indicação cirúrgica (Figura 56.4).

A mortalidade operatória de aneurismas eletivos é relatada em torno de 5%. Para aneurismas sintomáticos a mortalidade sobe para 25%, e os casos de ruptura têm mortalidade relatada entre 35 a 40%.

O tratamento cirúrgico do aneurisma da aorta infrarrenal passou a ser dividido entre as técnicas endovasculares e a técnica aberta convencional com a interposição de tubo sintético (poliéster) suturado. Na técnica endovascular as próteses são introduzidas sobre guias a partir de acessos femorais, sendo mantidas em posição na aorta normal (colo do aneurisma) ou nas artérias ilíacas pela força radial de *stents* metálicos, prescindindo de suturas. É, portanto, método menos invasivo, e atualmente utilizado tanto em casos de urgência como eletivos, em proporção crescente (mais do que 50%) na maioria dos serviços de cirurgia vascular. Apesar de taxas de mortalidade reportadas menores com o uso da técnica endovascular, esses pacientes necessitam de acompanhamento pós-operatório com exames de imagem, dependendo do protocolo com tomografias em 1, 6 e 12 meses, e tem maior incidência de procedimentos secundários, como os causados pela migração de *stents* ou correções dos chamados *endoleaks* (vazamentos) (Figura 56.5).

Figura 56.4 – Fluxograma conduta nos aneurismas da aorta abdominal infrarrenal.

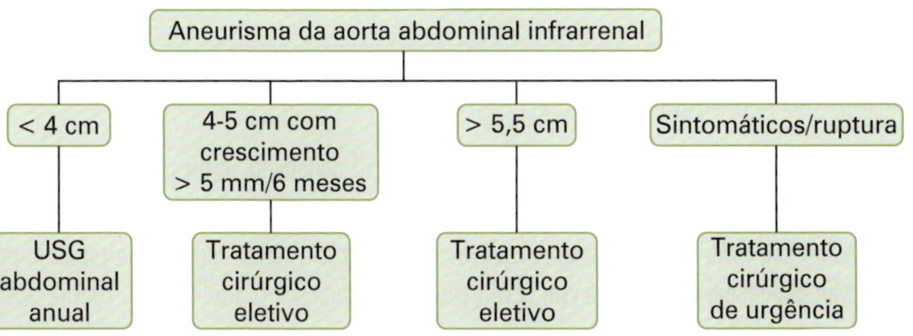

Figura 56.5 – Algoritmo do tratamento do aneurisma da aorta abdominal roto.

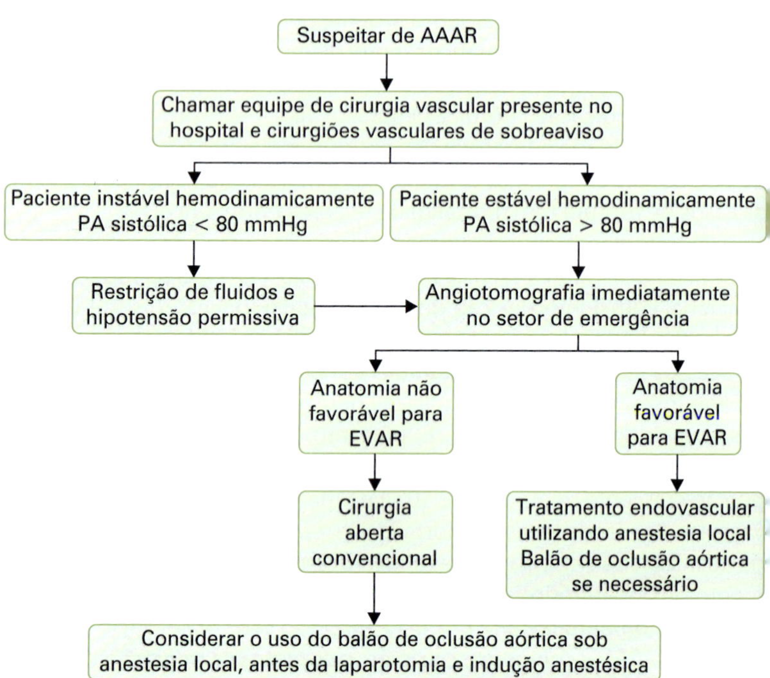

PA: pressão arterial. EVAR: Endovascular Aneurysm Repair*, tratamento endovascular do aneurisma de aorta. AAAR: Aneurisma de Aorta Abdominal Infrarrenal.*

Referências consultadas

Greenhalgh RM, et al. Endovascular versus open repair of abdominal aortic aneurysm. N Engl J Med. 2010 May 20;362(20):1863-71.

Greenhalgh RM, EVAR trial participants. Endovascular aneurysm repair versus open repair in patients with abdominal aortic aneurysm (EVAR trial 1): randomised controlled trial. Lancet. 2005 Jun 25-Jul 1;365(9478):2179-86.

Keisler B, Carter C. Abdominal aortic aneurysm. Am Fam Physician 2015 Apr 15;91(8):538-43.

Metha M. Endovascular aneurysm repair for ruptures abdominal aortic aneurysm: The Ambany Vascular Group approach. J Vasc Surg. 2010 Dec;52(6):1706-12. doi: 10.1016/j.jvs.2010.06.103. Epub 2010 Aug 17.

Queiroz AB, et al. Repair of rupture Clinics [online]. 2014, vol.69, n.6 [cited 2019-08-29], pp.420-425. Available from: <http://www.scielo.br/scielo.php?script=sci_arttext&pid=S1807-59322014000600420&lng=en&nrm=iso>. ISSN 1807-5932. http://dx.doi.org/10.6061/clinics/2014(06)09.d abdominal aortic aneurysms with bifurcated endografts: a single-center study.

Sullivan, CA, et al. Clinical management of the symptomatic but unruptured abdominal aortic aneurysm. J Vasc Surg. 1990 Jun; 11(6):799-803.

Uphurch GR Jr, Schaub TA. Abdominal aortic aneurysm. Am Fam Physician 2006. Apr 1;73(7):1198-204.

Capítulo 57

Dissecção aórtica

Pedro Puech-Leão

Definição

Delaminação da parede da aorta com formação de duas luzes.

Epidemiologia

Não há estudos de incidência de dissecção aórtica no Brasil. Nos Estados Unidos, ela foi avaliada em 2,9 a 3,5 casos por 100.000 habitantes por ano. A proporção homens/mulheres é de 4:1.

Fisiopatologia

A dissecção aórtica pode ser identificada em diversos estágios, mas é sempre originada de um evento agudo, mesmo que este não tenha sido identificado.

A aorta dissecada apresenta características morfológicas cuja compreensão é importante para o tratamento. O processo patológico cria duas luzes no vaso, chamadas de *luz falsa* e *luz verdadeira*. A primeira é, em geral, maior e mais sujeita a dilatação e ruptura com o passar do tempo; a segunda é mais estreita, por vezes sofrendo colapso pela pressão arterial. Entre as duas luzes há o septo, que as separa. O septo tem perfurações que comunicam as duas luzes, conhecidos como fenestrações ou *janelas*. Há uma janela proximal, que representa a origem da dissecção, e janelas distais em maior ou menor número, que servem como reentradas do fluxo para a luz verdadeira. As janelas distais podem estar em qualquer segmento, mas são mais frequentes nos locais de emergência de ramos importantes, como as artérias viscerais. Para cada ramo que se originar da luz falsa existe uma janela no septo, que é a representação do óstio original daquele ramo que foi destacado de sua posição.

Após a dissecção, a saída dos ramos viscerais será a partir da luz verdadeira ou da luz falsa, e a identificação dessa morfologia é importante no tratamento. Em geral, o tronco celíaco, a mesentérica superior e a renal direita saem da luz verdadeira, enquanto a renal esquerda sai da luz falsa. Esse padrão, apesar de frequente, não é constante e podem ocorrer todos os tipos de variação.

Classificação

A classificação das dissecções aórticas não é apenas um exercício acadêmico. A conduta será diferente dependendo do tipo. São classificadas conforme o tempo de evolução e conforme a morfologia.

A dissecção é chamada aguda nos primeiros 14 dias após o evento inicial. Embora esse prazo seja uma convenção, estudos mostram que a mortalidade e as características mudam após esse prazo. Depois disso é chamada dissecção crônica.

Na fase aguda o septo é flexível, oscilando a cada sístole cardíaca. Pode causar obstrução de ramos importantes, fechando o óstio de modo permanente ou intermitente. Nessa fase, o fechamento da janela proximal pode fazer com que o septo se desloque para sua posição original, liberando os ramos viscerais ou mesmo fechando janelas de reentrada; a luz verdadeira pode se ampliar, retomando seu calibre original.

Na fase crônica, o septo é rígido, espesso, e se move pouco com o batimento arterial. A luz verdadeira está reduzida de maneira constante. A situação é estável. Ramos que estejam saindo da luz falsa continuam perfundidos. Nessa fase, o fechamento da janela proximal não faz retornar o septo a sua posição, nem faz aumentar substancialmente a luz verdadeira.

A classificação morfológica mais usada é a de Stanford (Figura 57.1):

» Tipo A é o que envolve a aorta ascendente. A janela de dissecção pode estar na ascendente, no arco ou na descendente, mas o segmento dissecado inclui a aorta ascendente, ainda que seja por dissecção retrógrada.
» Tipo B é o que envolve a aorta descendente ou o arco aórtico, poupando a ascendente.

Figura 57.1 – Classificação de aneurismas de aorta abdominal.

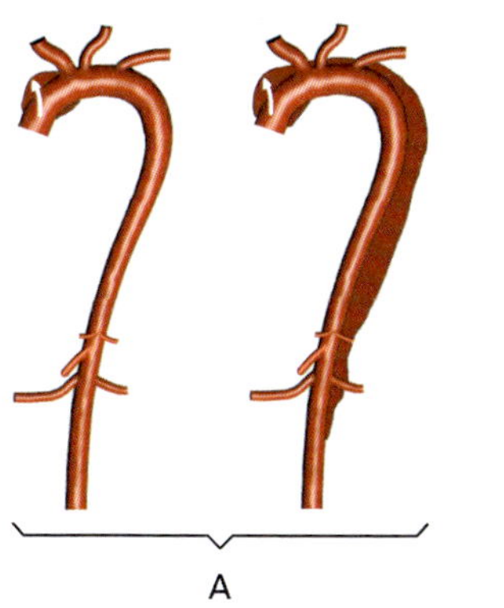

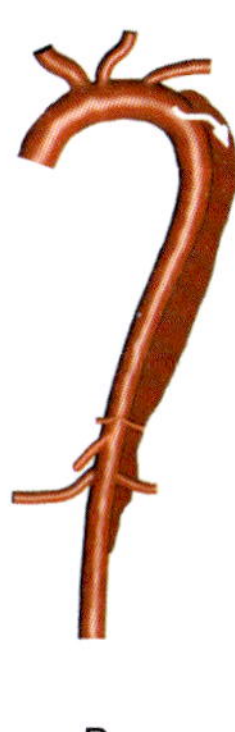

Quadro clínico

O quadro clínico é representado por dor torácica de início súbito, por vezes acompanhada de tontura ou síncope. Em poucos casos, a dor pode ser relatada no abdome, em geral representando isquemia visceral pela dissecção. A dor é de forte intensidade em mais de 90% dos casos. A hipertensão arterial está presente na maioria dos casos de dissecção tipo B, mas é menos frequente no tipo A. Quando há obstrução de ramos importantes, aparecem também sintomas correspondentes ao território isquêmico: isquemia de membro, isquemia intestinal, paraplegia por isquemia medular etc. A isquemia renal, por ser frequentemente unilateral, não se manifesta clinicamente de início.

Dor torácica é uma das causas mais frequentes em atendimento de urgência, e não há justificativa para investigação armada de dissecção aórtica em todos os pacientes com esse sintoma. Entretanto, a investigação deve ser feita obrigatoriamente nos casos em que outros diagnósticos tenham sido excluídos, tais como infarto do miocárdio, embolia pulmonar, osteocondrites etc., especialmente em pacientes com mais de 50 anos.

Propedêutica armada

O método mais usado é a angiotomografia. Ela mostra a dissecção, suas características morfológicas e os pontos de entrada e reentrada mais importantes. Exige, entretanto, administração de contraste iodado em grande quantidade, o que pode prejudicar a função renal. Quando não há certeza de diagnóstico, mas apenas suspeita, exames menos agressivos podem ser feitos antes da angiotomografia, a fim de descartar os falsos positivos. A simples radiografia do tórax em várias incidências pode mostrar o mediastino alargado e justificar o prosseguimento da investigação, mas não consegue afastar o diagnóstico se a dissecção estiver presente sem uma dilatação importante; portanto, é um exame de baixa sensibilidade. O ecocardiograma pode fazer o diagnóstico, e tem alta sensibilidade quando feito por via transesofágica. A ressonância magnética tem alta sensibilidade, mas é um exame demorado e muitas vezes não acessível na urgência.

Tratamento

Dissecção aguda

A dissecção aórtica tipo A tem alta mortalidade na fase aguda, por oclusão de coronárias ou por tamponamento pericárdico. Deve ser corrigida cirurgicamente assim que diagnosticada, exceto se complicações isquêmicas periféricas estiverem a exigir intervenção mais imediata. O tratamento cirúrgico é feito por cirurgião cardíaco, com circulação extracorpórea, parada cardiorrespiratória total e hipotermia, e consiste na substituição da aorta ascendente e da válvula aórtica, se esta estiver comprometida. A dissecção persiste em maior ou menor grau na aorta descendente, e pode ser tratada num segundo tempo se necessário.

A dissecção do tipo B, na fase aguda, pode receber tratamento clínico inicialmente. O tratamento clínico consiste em controle da hipertensão, com drogas de ação rápida por via endovenosa, mais bem realizado em ambiente de terapia intensiva (Figura 57.2).

Figura 57.2 – Fluxograma para tratamento de dissecção aórtica aguda.

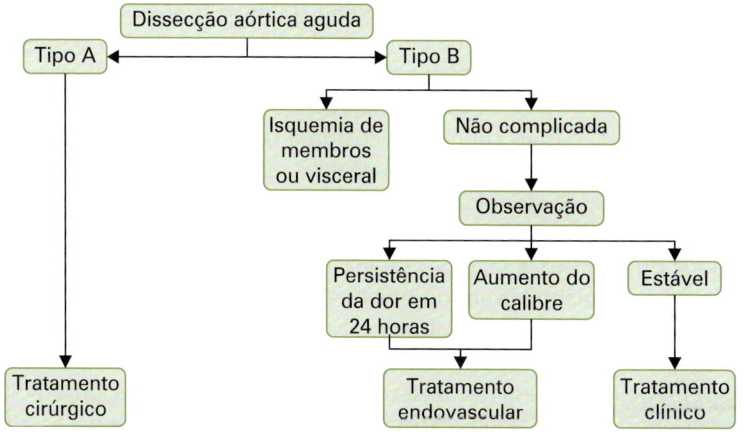

As indicações para intervenção na fase aguda são: isquemia de membro ou visceral, persistência da dor em 24 horas apesar do tratamento clínico ou aumento importante de calibre nos primeiros 14 dias. Quando não há sinais de complicação isquêmica e há remissão da dor, uma nova tomografia deve ser realizada alguns dias após o quadro agudo para verificar se há progressão da dilatação; uma vez que o diagnóstico já esteja estabelecido, essa tomografia pode ser feita sem contraste, para evitar a agressão aos rins, pois a simples medição de diâmetro da aorta prescinde do contraste.

O tratamento endovascular vem se tornando a opção universal para a dissecção tipo B pela sua menor morbidade. Consiste em implante de uma endoprótese no segmento da aorta onde está a janela proximal de dissecção. Os casos em que há isquemia visceral podem ser tratados, na emergência, com fenestração endovascular do septo, que consiste em criar uma reentrada a fim de promover a perfusão de um órgão isquêmico, ainda que seja a partir da luz falsa. A isquemia de membro inferior, na ausência de outra complicação da dissecção, é mais bem tratada por ponte femorofemoral cruzada.

Dissecção crônica

Em 25 a 40% dos casos a dissecção aguda progride para uma dilatação progressiva da luz falsa e requer tratamento invasivo para evitar a ruptura. Não existe uma definição de diâmetro a partir do qual se deva intervir, pela falta de dados sobre a história natural. Entretanto, por analogia com os aneurismas degenerativos da aorta torácica, em que a história natural é mais conhecida, costuma-se considerar um diâmetro maior que 55 mm ou um aumento de mais de 10 mm em um ano critérios para indicação cirúrgica.

O tratamento endovascular vem substituindo a cirurgia aberta na maioria dos centros. É feito por especialista em cirurgia endovascular, e consiste no implante de endoprótese na aorta torácica, cobrindo a janela proximal, até a altura do diafragma. Nos casos crônicos o septo já é estável, e não se pode esperar um remodelamento imediato. O calibre da luz verdadeira não será restabelecido por si, mas através da força radial da endoprótese; em alguns casos, para garantir a perfusão é necessário o implante de *stent* não revestido no nível das artérias viscerais. A dissecção persiste na aorta abdominal, mas com menor probabilidade de complicação ou ruptura, e deve ser observada com exames periódicos por muitos anos. Na dissecção crônica do tipo B, quando não há espaço para o implante de endoprótese distal à subclávia esquerda, pode ser feito o implante desde o arco aórtico, cobrindo óstios dos troncos supra-aórticos e garantindo o fluxo cerebral e de membros superiores por pontes cervicais ou por implante de endopróteses em paralelo, cuja descrição técnica foge ao escopo deste capítulo.

A dissecção crônica do tipo A, quando apresenta dilatação progressiva, deve ser tratada por técnica aberta, com substituição da aorta ascendente ou mesmo de todo o arco aórtico.

Referências consultadas

Atkins Jr MD, Black JH III, Cambria RP. Aortic dissections: perspectives in the era of stent-graft repair. J Vasc Surg. 2006;43A:30A-43.

Nordon IM, Hinchliffe RJ, Loftus IM, Morgan RA, Thompson MM. Management of acute aortic syndrome and chronic aortic dissection. Cardiovasc Intervent Radiol 2011;34:890-902.

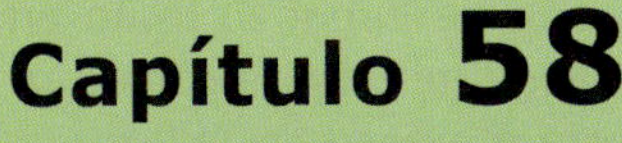

Capítulo 58

Trombose venosa profunda (TVP)

Walter Campos Junior
Tatiane Carneiro Gratão
Marcos Vinícius Melo de Oliveira

Definição

Trombose venosa profunda (TVP) é uma entidade que se caracteriza pela formação de trombos dentro de veias profundas, com obstrução parcial ou oclusão.

Epidemiologia

Estudos europeus e norte-americanos estimam que a TVP ocorra numa taxa de 2/1000 a cada ano, com recorrência de até 25%.

A TVP está relacionada a complicações como insuficiência venosa crônica, síndrome pós-trombótica e tromboembolismo pulmonar, condições essas que geram impactos sociais e econômicos. Como exemplo, estudos afirmam que 5 a 15% dos indivíduos não tratados para TVP podem morrer de embolia pulmonar. Vale ressaltar que a TVP é mais comum nos membros inferiores, correspondendo de 80 a 95% dos casos.

Fisiopatologia

Os principais fatores relacionados à formação dos trombos são os componentes da tríade de Virchow: lesão endotelial, hipercoagulabilidade e estase sanguínea. Condições que interferem nessas três condições e aumentam o risco da TVP são: câncer, idade avançada, procedimentos cirúrgicos, imobilização, uso de hormônio estrógeno, gravidez, distúrbios de hipercoagulabilidade hereditária ou adquirida.

Exame físico

Sinais clínicos mais associados a TVP são: dor e edema. Outros sinais que podem estar presentes são: eritema, aumento da temperatura e empastamento da musculatura.

Nenhuma avaliação clínica isoladamente é suficiente para diagnosticar ou descartar a TVP, já que apenas na metade dos casos os achados clínicos estão associados a doença. Outro dado relevante é que em apenas 10 a 15% dos casos nos quais houve suspeita de TVP se confirmou o diagnóstico.

Atualmente são propostos sistemas de predição clínica que associam anamnese, exame físico, exames laboratoriais e exames de imagem em escores para diagnóstico da TVP. O escore mais conhecido é o de Wells. (Tabela 58.1)

Tabela 58.1 – Escore de Wells

Características clínicas	Pontos
Neoplasia maligna tratada nos últimos 6 meses ou sob tratamento paliativo	1
Paralisia, paresia ou imobilização recente dos membros inferiores com gesso	1
Acamado recente por ≥ 3 dias ou cirurgia maior nas últimas 4 semanas	1
Desconforto localizado ao longo do trajeto do sistema venoso profundo	1

Continua

Continuação

Características clínicas	Pontos
Edema da perna até o joelho	1
Diâmetro da perna edemaciada pelo menos 3 cm superior ao da perna assintomática	1
Edema com sinal de Godet confinado à perna sintomática	1
Veias superficiais colaterais (não varicosas)	1
TVP prévia documentada	1
Um diagnóstico alternativo é mais provável ou tão provável quanto o de TVP	-2
Probabilidade clínica em função do escore	
TVP provável	≥ 2
TVP improvável	≤ 1

Exames laboratoriais

A dosagem do D-dímero é um exame que tem importante valor preditivo negativo na avaliação da TVP. Ou seja, resultados de D-dímero negativo têm alta correlação com ausência de TVP. Por outro lado, resultados positivos de D-dímero não confirmam a hipótese de TVP, sendo necessários outros exames diagnósticos mais acurados para confirmar ou excluir a doença.

Demais exames de propedêutica armada

Ecografia vascular doppler

É o método mais amplamente empregado para o diagnóstico de TVP. Tem a vantagem de ser um exame prático, sem exposição à radiação ou ao contraste, e pode ser realizado à beira-leito. Tem a desvantagem de ser examinador- dependente. Apresenta menor acurácia em pacientes assintomáticos, pacientes com alterações em veias distais ou em TVPs de veias de membros superiores. Atualmente, é o exame de escolha para o diagnóstico de TVP, com sensibilidade de 96% e especificidade de 98-100%.

Angiotomografia computadorizada com aquisição de imagens na fase venosa

Como a sensibilidade (96%) e a especificidade (95%) da angiotomografia são similares às da ecografia vascular, não há evidência para recomendar como exame diagnóstico inicial para TVP. Pode ser útil para pacientes com suspeita de TVP nos quais a ecografia vascular não pode ser aplicada devido a limitações técnicas ou por variações anatômicas. É útil no diagnóstico do território iliocaval e segmentos intratorácicos da artéria subclávia e veias inominadas.

Ressonância magnética

Apresenta acurácia similar à ecografia vascular no diagnóstico da TVP do segmento iliocaval. Uma interessante aplicação do exame de ressonância magnética é a avaliação das características diretas do trombo. Isso torna a RM da imagem direta do trombo o exame de escolha para suspeita de recorrência aguda de TVP, diferenciando um evento novo de um antigo.

Venografia

Venografia ou flebografia com contraste é o exame considerado padrão-ouro para o diagnóstico de TVP. Devido aos riscos inerentes ao exame, só está indicado quando os outros testes são incapazes de definir o diagnóstico.

Algoritmo para diagnóstico de TVP (Figura 58.1)

Figura 58.1 – Algoritmo para diagnóstico de TVP.

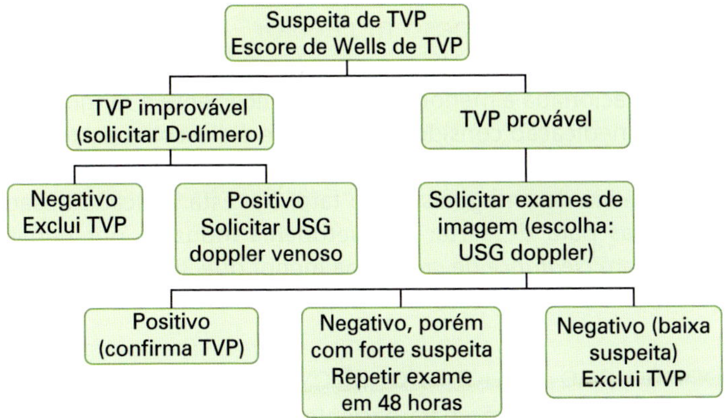

Protocolo para conduta

Casos de forte suspeita de TVP aguardando confirmação do diagnóstico: a sugestão é introdução do tratamento em casos de forte suspeita de TVP até que os exames de confirmação ou exclusão do diagnóstico sejam realizados, com exceção dos casos em que haja contraindicação a anticoagulação plena.

Anticoagulantes

Anticoagulantes orais diretos (dabigatrana, rivaroxabana, apixabana ou edoxabana): podem ser medicações de escolha para início de tratamento em pacientes sem câncer. Anticoagulação parenteral é dada antes do início da utilização de dabigatrana e de edoxabana. Por outro lado, rivaroxabana e apixabana podem ser administradas como monoterapia sem necessidade de anticoagulantes parenterais associados. O assunto, no entanto, ainda é bastante controverso e necessita ser avaliado caso a caso.

Antagonistas de vitamina K: iniciar medicação associada a heparina não fracionada ou heparina de baixo peso molecular. Colher INR a cada 48 horas. Manter medicações parenterais até que o INR se mantenha na faixa terapêutica (2 a 3). Uso isolado de antagonistas de vitamina K no tratamento não é recomendado uma vez que está associado a altas taxas de recorrência sintomática e risco de necrose cutânea.

Heparina de baixo peso molecular

Para pacientes com diagnóstico de câncer é a escolha inicial, pois está relacionada a menor taxa de TEV recorrente e sangramentos. Também é medicação considerada segura e é a escolha no tratamento de gestantes. Não existe indicação de monitorização de rotina com dosagem sérica de antagonistas do fator Xa. Está indicada dosagem de plaquetas para descartar plaquetopenia induzida por heparina. Pacientes com *clearance* de creatinina menor que 30 apresentam contraindicação a essa medicação.

Heparina não fracionada intravenosa

Sem contraindicação para pacientes com *clearance* de creatinina menor que 30. Sugere-se dose inicial em *bolus* IV (80 U/kg ou 5000 U) e ajuste da dose de infusão intravascular contínua (veja Tabela 58.2 o

Tabela 58.2 – Doses sugeridas de heparina em bomba de infusão contínua – protocolo HC-FMUSP

Bolus inicial = 5.000 UI

Infusão contínua inicial = 1.000 UI/hora

Controle de TTPA de 6/6 horas	
TTPA (R)	Ajuste da dose
< 1,2	*Bolus* de 5.000 UI e aumentar infusão contínua em 2 mL/hora
1,2 a 1,5	*Bolus* de 2.000 UI e aumentar infusão contínua em 1 mL/hora
1,5 a 2,3	Manter
2,3 a 3,0	Reduzir 1 mL/hora
> 3,0	Parar por 1 hora e reduzir a infusão contínua em 2 mL/hora

Diluição: SF0,9% 250 mL + Heparina NF 25.000 UI = 100 UI/mL

Fonte: Oliveira AR, Taniguchi LU, et al. Manual do residente de medicina intensiva. São Paulo, Ed. Manole, 2016.

protocolo de doses de bomba de heparina não fracionada utilizada nas UTIs do Hospital das Clínicas de São Paulo).

Heparina não fracionada subcutânea

A dose inicial sugerida é de 333 U/kg seguida de 250 U/kg duas vezes ao dia. Porém, estudos afirmam que a heparina não fracionada, quando administrada em bomba, tem menos complicações que a subcutânea.

Filtro de veia cava

Em casos em que houver contraindicação ao uso de anticoagulante devido a sangramento, tromboembolismo pulmonar apesar do uso de anticoagulantes, ou tromboembolismo pulmonar maciço com risco de óbito no caso de novo evento embólico, está indicado o uso do filtro de veia cava inferior.

Seguimento do tratamento

Após o início de tratamento, todos os pacientes devem ser encaminhados a equipes médicas com experiência em TVP para seguimento do caso, que deve ser realizado por pelo menos 3 meses, quando não houver contraindicação (Tabela 58.3).

Tabela 58.3 – Medicações e doses sugeridas para início do tratamento (pacientes adultos)

Medicação	Dose sugerida para início do tratamento	Observação
Enoxaparina	1 mg/kg de 12/12 horas ou 1,5 mg/kg 1 × dia (adose máxima utilizada para pacientes obesos é de 100 mg de 12/12 horas)	Medicação de escolha para pacientes com câncer ou em gestantes (Solicitar dosagem de plaquetas para descartar plaquetopenia induzida por heparina) Não deve ser utilizado em pacientes com ClCr < 30 mL/min

Continua

Continuação

Medicação	Dose sugerida para início do tratamento	Observação
Heparina não fracionada (SC)	Dose inicial: 333 U/kg seguida de 250 U/kg 12/12 horas	
Heparina não fracionada (IV)	Vide Tabela 58.3	Vide Tabela 58.3 Esquema com menor chance de sangramentos e menor índice de recidiva de eventos trombóticos se comparado à administração subcutânea
Varfarina	5 mg ou 10 mg VO 1 × dia	Iniciar associada a anticoagulante parenteral Dosar INR a cada 48 horas Manter INR na faixa de 2 a 3 antes de suspender anticoagulantes parenterais Suspender medicação em casos de necrose cutânea
Rivaroxabana	Por 3 semanas: 15 mg VO 12/12 horas Após 3 semana: 20 mg VO 1 × dia até término do tratamento	Pode ser administrada em monoterapia Não deve ser utilizada em pacientes com ClCr < 30 mL/min
Apixabana	Por 1 semana: 10 mg VO 12/12 horas Após 1 semana: 5 mg VO 12/12 horas Após 6 mês: 2,5 mg VO 12/12 horas	Pode ser administrada em monoterapia Se ClCr < 30 mL/min, necessita de ajuste de dose. Não deve ser utilizada em pacientes com ClCr < 15 mL/min

Continua

Continuação

Medicação	Dose sugerida para início do tratamento	Observação
Edoxabana	60 mg VO 1 × dia	Iniciar anticoagulante parenteral por pelo menos 5 dias antes de introduzir a dabigatrana (para introduzir medicação: iniciar edoxabana na hora programada para a próxima dose do anticoagulante parenteral) Se ClCr < 30 mL/min, necessita de ajuste de dose. Não fazer se ClCr > 95 mL/min
Dabigatrana	150 mg VO 12/12 horas	Iniciar anticoagulante parenteral por pelo menos 5 dias antes de introduzir a dabigatrana (iniciar dabigatrana 2 horas antes da hora programada para a próxima dose do anticoagulante parenteral) Se ClCr50-30 mL/min, necessita de ajuste de dose. Não deve ser utilizada em pacientes com ClCr < 30 mL/min

**Após o início de tratamento, todos os pacientes devem ser encaminhados a equipes médicas com experiência em TVP para seguimento do caso*

Referências bibliográficas

Geersing G, Zuithoff N, Kearon C, Anderson D, TEN Cate-Hoek A, et al. Exclusion of deep vein thrombosis using the Wells rule in clinically important subgroups: individual patient data meta-analysis. BMJ. 2014;348(mar10 3):g1340.

Kearon C, Akl E, Ornelas J, Blaivas A, Jimenez D, Bounameaux H et al. Antithrombotic therapy for VTE. Disease. Chest. 2016;149(2):315-52.

Othieno R, Okpo E, Forster R. Home versus in-patient treatment for deep vein thrombosis. Cochrane Database of Systematic Reviews. 2018.

Sociedade Brasileira de Angiologia e Cirurgia Vascular. Trombose Venosa Profunda Diagnóstico e Tratamento. 2015. Disponível em: <http://www.sbacv.com.br/instituci onal/diretrizes-sbacv>.

Capítulo 59

Isquemia de membros inferiores e membros superiores

Glauco Fernandes Saes
Antonio Eduardo Zerati

Definição

A isquemia de membros consiste na interrupção do fluxo sanguíneo arterial nesses territórios, causando diminuição da perfusão tecidual e ameaçando sua viabilidade. Tal fenômeno pode ocorrer de maneira abrupta, obstrução arterial aguda (OAA), ou instalar-se lentamente, obstrução arterial crônica (OAC).

Epidemiologia

Com uma incidência de atendimento nos serviços de urgência/emergência relativamente frequente, a OAA tem extrema relevância, com uma taxa de amputação nos membros inferiores em torno de 20% e com quase 25% de mortalidade. Já a OAC pode apresentar quadros mais brandos de isquemia, como nos casos de claudicação intermitente, principal sintoma de doença arterial obstrutiva periférica (DAOP) de membros inferiores e que acomete cerca de 5% dos indivíduos acima dos 55 anos.

Fisiopatologia

A interrupção súbita da perfusão do membro na isquemia aguda tem repercussões locais e sistêmicas, não somente colocando em risco a viabilidade do membro, mas também associando-se a risco de morte.

Dentre as principais causas de OAA (Quadro 59.1) destaca-se a embolia arterial, na qual um vaso é ocluído por coágulo formado em outro local (êmbolo). Em mais de 90% dos casos, o êmbolo tem origem cardíaca em indivíduos com arritmias (principalmente fibrilação atrial) ou com áreas inativas após infarto agudo do miocárdio (IAM) e portadores de próteses valvulares. A embolização é mais frequente em

Quadro 59.1 – Principais etiologias da oclusão arterial aguda

Trombose
- Doença arterial obstrutiva periférica
- Oclusão de enxertos e *stents*
- Doença da artéria poplítea
  - aneurisma
  - aprisionamento de poplítea
  - degeneração cística
- Dissecção
- Síndrome do desfiladeiro torácico
- Injeção intra-arterial
- Câncer
- Hipercoagulabilidade

Embolia
- Cardiogênica
  - Átrio e ventrículo esquerdo
  - Paradoxal
  - Endocardite
  - Mixoma atrial
- Não cardiogênica
  - Ateroembolia
  - Trombos murais

Iatrogenia

Trauma arterial

segmentos de bifurcação das artérias, em que há redução mais acentuada do calibre das mesmas, atingindo na grande maioria das vezes artérias dos membros inferiores, especialmente a bifurcação femoral. Apesar de a embolia para membros superiores ser menos frequente (cerca de 10% das embolias arteriais), esta é a principal causa de OAA neste segmento - 90% dos casos de OAA de membros superiores são decorrentes de embolia. Por provocar oclusão abrupta num vaso previamente saudável, a manifestação clínica da embolia é mais avassaladora, com sintomas mais exuberantes e risco de perda do membro em poucas horas.

A OAC, por sua vez, tem sua principal etiologia no processo aterosclerótico, no qual a obstrução vascular se dá lentamente, permitindo o desenvolvimento de circulação colateral capaz de manter em parte a perfusão tecidual, mesmo quando há agudização dessa OAC por trombose arterial secundária a um acidente de placa. Assim, a isquemia aguda secundária a trombose arterial tende a ser mais branda do que a isquemia provocada por embolia.

Quadro clínico

O diagnóstico da OAA é fundamental, uma vez que o retardo no início do tratamento pode custar a viabilidade do membro. Diagnóstico diferencial com dor provocada por doenças ortopédicas, reumatológicas e neurológicas deve ser feito.

Além da pronta identificação de um evento de OAA, apontar a etiologia (embolia, trombose, dissecção etc.) também é importante para a decisão da modalidade terapêutica. Para isso, a anamnese e o exame físico são fundamentais. Em pacientes idosos, com comorbidades, em especial as associadas à aterosclerose, como hipertensão arterial, diabetes, dislipidemia e tabagismo, e com outras manifestações de doença aterosclerótica (p.ex., infarto do miocárdio, acidente vascular cerebral, obstrução arterial concomitante no membro contralateral), a hipótese de OAA por trombose (OAC agudizada) ganha força, especialmente se a manifestação clínica foi mais insidiosa. Já nos indivíduos mais jovens, com distúrbio de ritmo cardíaco e/ou miocardiopatia dilatada, nos quais a palpação dos pulsos no membro contralateral é normal, com isquemia grave instalada em poucas horas, a hipótese de embolia é mais provável.

O exame físico não é menos importante, tanto a avaliação geral como a dirigida para o sistema vascular periférico:

» Geral: avaliar nível de consciência, condição hemodinâmica, ritmo cardíaco.
» Vascular: sinais e sintomas de isquemia aguda dor, palidez, diminuição de temperatura, parestesia. A anestesia e a paralisia são indicativas de isquemia irreversível, assim como a cianose fixa (sem palidez com a digitopressão), por mostrar trombose da microcirculação, e o tempo de enchimento capilar é aumentado, evidenciando hipoperfusão. Na doença arterial obstrutiva crônica, nota-se atrofia muscular, rarefação de pelos, ressecamento da pele e, eventualmente, lesões necróticas, mais frequentes no pé. Tanto na isquemia aguda como na crônica há diminuição ou ausência na palpação dos pulsos do membro afetado.

Exames complementares

Exames laboratoriais

O D-dímero aumentado indica processo trombótico ativo. Na isquemia aguda, a gasometria arterial pode mostrar acidose decorrente do acúmulo de ácido lático produzido pelo metabolismo anaeróbico. Hipercalemia, elevação da creatinofosfoquinase (CPK) e mioglobinúria sinalizam sofrimento de tecido muscular.

Exames de imagem

Os exames de imagem podem fornecer uma gama de informações que nos ajudarão no diagnóstico, na definição da etiologia e na proposta terapêutica.

As obstruções do fluxo no nível das bifurcações, geralmente com imagem de cálice invertido, sugerem processo embólico, enquanto obstruções em locais de compressões anatômicas, como na topografia do canal dos músculos adutores (canal de Hunter) nos membros inferiores, sugerem processo trombótico. Artérias calcificadas e uma circulação colateral bem desenvolvida apontam para um processo isquêmico crônico.

Os métodos mais utilizados são:

» Duplex scan (ultrassom doppler colorido): método não invasivo e que gera, além de informações anatômicas, características de fluxo (fluxo trifásico indica normalidade; bi ou monofásico significam algum grau de obstrução proximal; ausência de fluxo). Boa acurácia em vasos de membros, perde na análise de vasos abdominais e, principalmente, torácicos (p.ex., origem das artérias subclávias).

» Angiografia por tomografia computadorizada (angiotomografia): sensibilidade e especificidade altas, inclusive para segmentos torácico e abdominal. É o principal exame para planejamento cirúrgico, com as desvantagens do uso de contraste iodado e exposição à radiação.

» Angiografia por ressonância magnética (angiorressonância): proporciona imagens semelhantes às da angiotomografia, sem exposição à radiação, porém mais dispendiosa, demorada e de menor disponibilidade. Apesar de utilizar contraste não nefrotóxico (gadolínio), deve ser evitada em pacientes com insuficiência renal devido ao risco de desencadear fibrose sistêmica nefrogênica, evento potencialmente fatal.

» Angiografia digital: é o exame de maior sensibilidade e especificidade, considerado padrão-ouro. Realizado por meio de injeção de contraste iodado por punção arterial, com exposição à radiação. Essa grande invasividade tornou o método praticamente extinto para fins diagnósticos exclusivos, sendo bastante empregado durante procedimentos terapêuticos, em especial os por via endovascular.

Classificações

Tanto a OAA quanto a OAC são classificadas conforme a apresentação clínica (Quadros 59.2 e 59.3).

Tratamento

O tratamento depende do grau de isquemia, da sua etiologia e das condições clínicas do paciente.

Um paciente com isquemia aguda ou crônica agudizada porém bem compensada pode ser tratado clinicamente, sobretudo se as condições clínicas não forem as mais satisfatórias para um tratamento invasivo.

Quadro 59.2 – Classificação de viabilidade do membro na obstrução arterial aguda

Categoria	Prognóstico	Alteração de sensibilidade	Força muscular	Fluxo ao doppler arterial	Fluxo ao doppler venoso
I – Viável	Sem risco imediato	Ausente	Preservada	Presente	Presente
IIa – Ameaçado marginalmente	Recuperável se tratado prontamente	Mínima (ao nível dos dedos)	Preservada	Ausente	Presente
IIb – Ameaçado imediatamente	Recuperável se revascularização imediata	Proximal aos dedos + dor em repouso	Diminuída	Ausente	Presente
III – Irreversível	Perda de tecido importante ou lesão nervosa permanente	Arestesia	Paralisia	Ausente	Ausente

Adaptado de Rutherford, RB et al. Recommended standards for reports dealing with lower extremity ischemia: revised version. J Vasc Surg.1997;26:517-38.

Quadro 59.3 – Categorias clínicas da isquemia crônica dos membros inferiores

Grau	Categoria	Descrição clínica	Critérios objetivos
0	0	Assintomático	Teste de esteira e hiperemia reativa normais
	1	Claudicação leve	Completa o teste de esteira; PT após o exercício > 50 mmHg, mas ao menos 20 mmHg menor em relação ao repouso
I	2	Claudicação moderada	Intermediário entre categorias 1 e 2
	3	Claudicação severa	Não completa o teste de esteira e a pressão (arterial) no tornozelo (PT) após o exercício é < 50 mmHg
II	4	Dor isquêmica em repouso	PT em repouso ‹ 40 mmHg; registro de onda de pulso (ROP) plana ou discretamente pulsátil no tornozelo ou metatarso; PP < 30 mmHg
III	5	Perda tecidual menor, úlcera não cicatrizada, gangrena focal com isquemia difusa do pé	PT em repouso ‹ 60 mmHg; ROP plana ou discretamente pulsátil no tornozelo ou metatarso; PP < 40 mmHg
	6	Perda tecidual maior, com extensão acima do nível TM. Perda do pé irreversível	Os mesmos da categoria 5

Adaptado de Rutherford, RB et al. Recommended standards for reports dealing with lower extremity ischemia: revised version. J Vasc Surg.1997;26:517-38.

Quando houver ameaça de perda do membro, a revascularização é mandatória. Nos casos em que se atribui a OAA a um evento embólico a opção recai sobre a tromboembolectomia, técnica que se baseia na remoção do êmbolo e dos trombos secundários com auxílio de um cateter-balão (cateter de Fogarty), já que a artéria nativa é saudável. Esses pacientes são mantidos anticoagulados no pós-operatório, muitas vezes de maneira perene.

Já nos casos de OAA secundária a trombose, nos quais a artéria ocluída é acometida por processo aterosclerótico, muito provavelmente com acidente de placa associado, a revascularização baseia-se na confecção de pontes vasculares ou no tratamento endovascular (angioplastia). No pós-operatório, são prescritos antiagregantes plaquetários e estatina, a fim de controlar o processo aterosclerótico.

A dissolução dos trombos com medicação específica (fibrinólise) pode reduzir o porte da operação, já que permitiria uma ponte menor ou uma angioplastia somente do local em que a trombose teve início, porém é procedimento com risco de hemorragia considerável e de longa duração, não sendo recomendada para pacientes com risco imediato de perda do membro.

Qualquer que seja o método de revascularização, é fundamental atentar para os riscos de complicações sistêmicas pela hipercalemia, acidose metabólica, mioglobinúria (síndrome de reperfusão) e locais (síndrome compartimental provocada por edema muscular).

Casos de isquemia irreversível são tratados com amputação primária (Figuras 59.1 e 59.2).

Figura 59.1 – Obstrução arterial crônica – protocolo de tratamento.

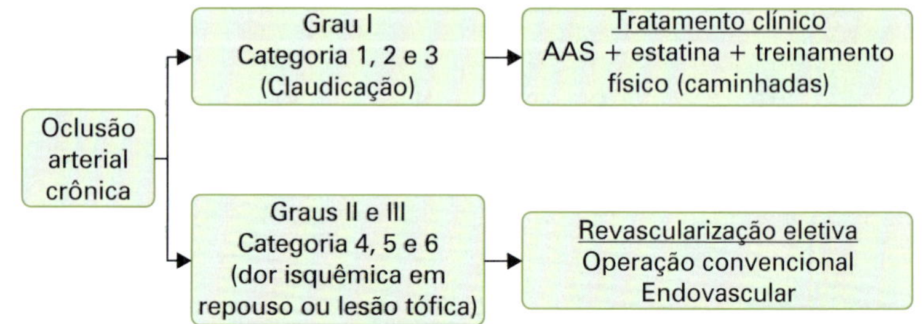

Figura 59.2 – Obstrução arterial aguda – protocolo de tratamento.

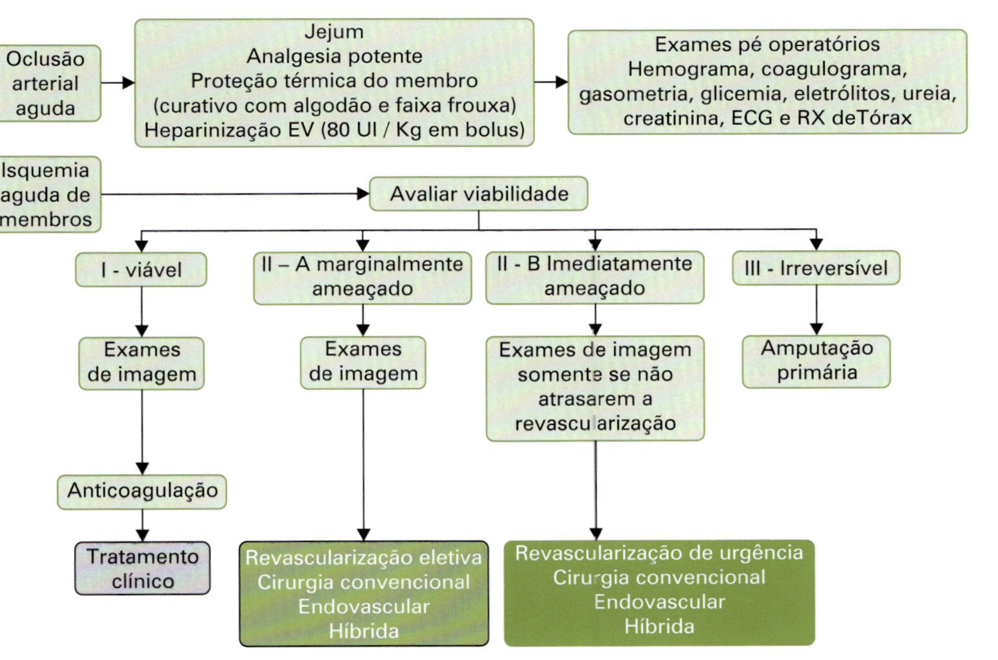

Referências bibliográficas

Brearley S. Acute leg ischemia. Br Med J. 2013:2681:8-10.

Creager MA, Kaufman JÁ, Conte MS. Acute limb ischemia. N Engl J Med. 2012;366:2198-206.

Rutherford, RB et al. Recommended standards for reports dealing with lower extremity ischemia: revised version. J Vasc Surg.1997;26:517-38.

Capítulo 60

Doença carotídea extracraniana

Erasmo Simão da Silva

Os eventos neurológicos de origem arterial extracraniana podem ocorrer a partir de lesões nos seguintes territórios anatômicos: coração (fibrilação arterial, doença valvular, áreas inativas), aorta (ascendente e arco), troncos supra-aórticos (tronco braquiocefálico, artéria carótida comum esquerda e direita, artéria subclávia esquerda), artérias carótidas internas, artérias vertebrais e raramente a partir das artérias carótidas externas.

O território de maior relevância, no âmbito da cirurgia vascular, é a bifurcação da artéria carótida comum. É nesta região, também conhecida como bulbo carotídeo, que a aterosclerose extracraniana é mais frequente.

A aterosclerose da bifurcação carotídea, devido à importância e prevalência, é a afecção mais estudada. Aterosclerose em outros vasos extracranianos bem como outras etiologias que podem afetar estes vasos e provocar isquemia são: fibrodisplasia, dissecção, aneurismas, arterites e traumas.

Aterosclerose da bifurcação da artéria carótida comum

A artéria carótida comum bifurca-se, geralmente, na altura da 4ª vértebra cervical, ou borda superior da cartilagem tireoide, em artérias carótidas interna e externa. A última irriga a face com múltiplos ramos. A artéria carótida interna não origina ramos na sua porção extracraniana (cervical), porém o primeiro ramo de origem intracraniana, artéria oftálmica, tem importância para o entendimento do possível sintoma que pode ocorrer nesta afecção, a amaurose fugaz. Anatomicamente, a borda anteromedial do músculo esternocleidomastóideo, a linha mediana cervical e a borda inferior da mandíbula delimitam um espaço chamado trígono anterior do pescoço, que é de fácil acesso ao exame clínico e a métodos diagnósticos não invasivos. Portanto, com palpação e ausculta é possível a identificação de frêmitos, ausência de pulso e sopros. Exames de imagem não invasivos como o mapeamento doppler podem revelar estenose, oclusão, aneurisma, inflamação (carotídea) ou dissecção carotídea.

A participação da doença aterosclerótica da bifurcação carotídea na origem de eventos neurológicos isquêmicos tem uma frequência relatada controversa e pode variar entre 10% a 40% dos acidentes vasculares isquêmicos. Provavelmente os valores mais corretos são os inferiores, por volta de 15%.

Dois aspectos são destacados na fisiopatologia dos eventos neurológicos isquêmicos com origem na circulação arterial extracraniana. O primeiro, mais comum, é o ateroembolismo. A placa de ateroma sofre fragmentação e material particulado migra para a circulação arterial encefálica, levando a infartos isquêmicos. A segunda é a trombose arterial. Um acidente na placa de ateroma leva a oclusão do vaso, acarretando deficiência na irrigação de determinado território e o infarto.

Portanto, na presença de um evento neurológico agudo, acidente vascular cerebral (AVC), acidente isquêmico transitório (AIT), amaurose fugaz (AF), isquemia cerebral difusa, impõe-se uma investigação ampla, sistematizada e rápida, mesmo com evento de pequena magnitude como um AIT ou AF, pois estes podem ser um prenúncio de um evento maior e devastador.

Para avaliar a gravidade dos AVC existem diversas escalas de graduação. Resumindo e simplificando, os acidentes vasculares podem ser classificados como:

- AVC maior: com graves sequelas cognitivas, motoras, sensitivas e de linguagem.
- AVC menor: em que as deficiências persistem por mais de 24 horas, mas que podem cursar com razoável ou total melhora do paciente.
- AIT: são déficits motores, sensitivos ou de linguagem que duram menos de 24 horas, geralmente minutos, com retorno pleno ao estado prévio ao evento.
- AF: corresponde a perda de visão momentânea com restabelecimento rápido ao estado visual prévio ao evento.

Os eventos neurológicos isquêmicos têm, portanto, variabilidade acentuada, podendo ir do coma profundo, morte, até deficiência sensitiva leve que não limita a vida. A identificação destes quadros é importante, pois, dependendo da intensidade e da forma de apresentação, diferentes terapias são introduzidas. Os sintomas mais típicos de eventos neurológicos associados ao território carotídeo são desvio de rima labial, fraqueza nos membros inferiores e superiores ou ambos (hemiparesia ou hemiplegia, monoparesia ou monoplegia), deficiências sensitivas ou parestesias e distúrbios da fala (afasias).

Para o diagnóstico, o histórico pessoal prévio de doenças associadas e fatores de risco para aterosclerose (insuficiência coronariana – infarto do miocárdio, arritmia cardíaca, doença arterial de membros inferiores – claudicação intermitente/lesão trófica isquêmica, hipertensão arterial, diabetes, dislipidemia e tabagismo) podem ser rapidamente questionados ao paciente e/ou familiares. Exames prévios e o conhecimento de uma estenose carotídea assintomática também são importantes para em conjunto direcionar o diagnóstico.

No exame clínico, a medida da pressão arterial tem importância que não pode ser esquecida, pois os acidentes vasculares cerebrais mais comuns estão associados a hipertensão arterial sistêmica (acidente vascular cerebral lacunar decorrente de doença da microvasculatura cerebral). Ainda no exame clínico são importantes a palpação dos pulsos arteriais (carotídeo em especial) e a ausculta dos trajetos vasculares e do precórdio. Um sopro carotídeo localizado na bifurcação da artéria carotídea pode evidenciar lesão aterosclerótica, porém pode ser propagação de um sopro cardíaco (lesão valvar) que também explicaria um evento ateroembólico de origem cardíaca. A detecção de arritmia na palpação de pulsos pode evidenciar um paciente com fibrilação atrial (típica origem de êmbolos cardíacos que causam eventos neurológicos).

Uma vez diferenciado um evento neurológico isquêmico ou hemorrágico (duas causas fundamentais e com condutas muito distintas e que podem ser diferenciadas com exames de imagem: tomografia ou ressonância magnética de encéfalo), procede-se a investigação direcionada para evento isquêmico se o outro foi descartado. O eletrocardiograma (busca de arritmia e do tipo do distúrbio), mapeamento doppler das carótidas e ecocardiograma (este último em busca de área cardíacas inativas, lesões valvulares, aterosclerose do arco da aorta, aneurismas da aorta ascendente e arco) podem ser feitos rapidamente na busca da etiologia do evento ou de doenças associadas.

Em caso de achado de aterosclerose extracraniana da bifurcação carotídea é necessário um aprofundamento do diagnóstico em busca de aterosclerose associada de arco da aorta, carótidas comuns, artérias subclávias e vertebrais, porções das artérias carotídeas não acessíveis ao mapeamento doppler colorido cervical e de artérias intracranianas. Esses aspectos podem ser elucidados por meio de angiotomografia ou angiorressonância magnética (a arteriografia convencional por punção de uma artéria remota é atualmente reservada para intervenção ou realizada quando os outros métodos não estão disponíveis ou ainda existem dúvidas que os outros métodos não puderam esclarecer). Exceto a ressonância magnética, é imperioso lembrar que a arteriografia seletiva por punção arterial e a angiotomografia utilizam contraste nefrotóxico. Como esses pacientes têm doenças associadas (diabetes, aterosclerose renal, hipertensão arterial etc.), é prudente saber se existe função renal limitada.

A gravidade do quadro clínico e a imagem diagnóstica do encéfalo (tomografia e/ou ressonância magnética) vão ditar a conduta na presença de um evento neurológico agudo de origem aterosclerótica a partir da bifurcação carotídea.

Amaurose fugaz, AIT e AVC menor podem funcionar como prenúncios de um evento maior. Após um AIT, a probabilidade de desenvolver um AVC é de 4% a 20% nos próximos 90 dias, sendo que metade dos eventos vai ocorrer nos dois primeiros dias após o AIT.

Portanto, na presença de uma estenose carotídea significativa (> 50%) e um evento neurológico, a intervenção clínica e cirúrgica (trombólise, angioplastia *stent* e endarterectomia) são necessárias e não excludentes, baseadas, novamente, no quadro clínico e na imagem encefálica.

O tratamento clínico visa suporte básico de vida e correção dos fatores agravantes: crise hipertensiva ou hipotensão, descontrole do diabetes ou hipoglicemia, desidratação, desequilíbrios hidroeletrolíticos etc.

A introdução de antiagregantes plaquetários (aspirina, clopidogrel, dipiridamol, ticlopidina), associados ou isoladamente, de anticoagulantes (em alguns pacientes após descartar hemorragia ou risco de transformação hemorrágica) e estatinas precocemente podem reduzir em até 16% o risco de recorrência precoce.

Confirmada a origem carotídea como fonte do evento neurológico, com estenose maior que 50% a intervenção cirúrgica está indicada com base na maioria dos grandes estudos na área. Três destes estudos (VA: Veterans Affairs Cooperative Study Group; NASCET: North American Symptomatic Carotid Endarterectomy Trial; e ECST: European Carotid Surgery Trial), randomizados, controlados e multicêntricos, compararam o tratamento clínico (controle dos fatores de risco e antiagregação plaquetária; na época o uso de estatinas não era disseminado) com a endarterectomia carotídea. Em pacientes com estenose superior a 50% sintomáticos nos últimos 6 meses antes da randomização a intervenção (endarterectomia) foi superior ao tratamento clínico nos desfechos de novos AVCs e óbito em 30 dias de pós-operatório e no seguimento a médio e longo prazos.

A intervenção mais clássica e mais apoiada pela literatura é a endarterectomia da bifurcação carotídea com remoção do foco emboligênico, se o paciente estiver neurologicamente estável, com exames de imagem que confirmem a inexistência de AVC extenso (maior) e a possibilidade de hemorragia cerebral. Não existe consenso de quando se deve proceder a esta intervenção, mas a tendência é realizá-la precocemente (48 horas a 7 dias) devido à possibilidade de AVC recorrente. A angioplastia *stent* também pode ser indicada em pacientes de maior risco cirúrgico, com anatomia favorável do arco da aorta e das carótidas e na presença de equipe com experiência intervencionista. Tanto em um procedimento quanto no outro a placa de ateroma que gerou o evento é instável (hemorrágica e com material necrótico e fragmentado), portanto tecnicamente um desafio para a manipulação.

Após o debate sobre a melhor forma de tratamento (endarterectomia ou tratamento clínico) o surgimento da angioplastia *stent* carotídea suscitou dúvidas e novos questionamentos sobre qual procedimento seria melhor nos pacientes sintomáticos. Novamente vários estudos prospectivos, randomizados e multicêntricos abordaram o tema. Os mais conhecidos são: Carotid Revascularization Endarterectomy *versus* Stenting Trial (CREST), International Carotid Stenting Study (ICSS), Endarterectomy *versus* Angioplasty in Patients with Symptomatic Severe Carotid Stenosis (EVA-3S), Stent-Protect Angioplasty *versus* Carotid Endarterctomy (SPACE).

No estudo CREST, a taxa de AVC e óbito periprocedimento (pós-operatório imediato até 30 dias) foi de 4,4% no grupo angioplastia e 2,3% no de endarterectomia (p < 0,05) e de infarto do miocárdio de 1,1%, grupo angioplastia e 2,3%, endarterectomia (p < 0,05). Portanto, nesse estudo, a angioplastia *stent* causou maior número de eventos neurológicos e menos eventos isquêmicos cardíacos que o grupo endarterectomia. No seguimento de dez anos, essa tendência se manteve do ponto de vista de eventos neurológicos (11% angioplastia e 7,9% para endarterectomia).

Apesar de evidências de boa qualidade, a controvérsia ainda existe e é baseada na melhora das técnicas de angioplastia *stent* (novos materiais, superação da curva de aprendizado), seleção de pacientes com base em anatomia da circulação extracraniana (tortuosidade, calcificação, presença de trombo mural, bifurcação carotídea muito alta) característica da placa de ateroma (placa com componente necrótico-hemorrágico intenso), pescoço hostil com radioterapia, cirurgia prévia ou traqueostomia, idade do paciente (mais de 70 anos permanece como desfavorável para angioplastia) e risco cardiovascular. Portanto, quando escolher o procedimento, vários fatores devem ser comtemplados como delineados aqui anteriormente e também a experiência da equipe nos procedimentos.

Pacientes com estenoses sintomáticas inferiores a 50% não significativas são tratados clinicamente.

As estenoses significativas (> 50%) em pacientes assintomáticos, detectadas por mapeamento doppler após detecção de sopro carotídeo ou por mapeamento de pacientes de risco, são na maioria das vezes tratadas clinicamente. Isto é, antiagregantes plaquetários, estatinas, controle dos fatores de risco (hipertensão arterial e diabetes), cessação do tabagismo, dieta saudável (com controle do peso) e atividade física. A discussão e polêmica ocorrem nas estenoses severas (? 70%). Existe grande variabilidade na indicação de intervenção (endarterectomia ou angioplastia *stent*) nesses indivíduos. Algumas correntes ainda optam pelo tratamento clínico intensivo, enquanto outras optam pela intervenção. Isso ocorre devido à grande melhora do tratamento clínico na prevenção de eventos neurológicos nesses pacientes.

A seleção de pacientes assintomáticos para intervenção ganha importância acentuada. Os indivíduos jovens (55 a 65 anos) com boa expectativa de vida (pelo menos 5 anos), com baixo risco cardiovascular, com estenose carotídea em progressão e com exames de imagem mostrando placa de ateroma carotídea vulnerável (instável), podem ser candidatos a intervenção.

Outras causas de eventos isquêmicos com origem na circulação arterial extracraniana

A aterosclerose de artérias carótidas comuns, artérias subclávias e vertebrais também pode dar origem a eventos isquêmicos.

Causas mais incomuns compreendem os aneurismas de carótidas, arterites, dissecção carotídea e vertebral (geralmente associadas a trauma, mas não exclusivamente), fibrodisplasia de artérias carótidas e vertebrais.

Doença das artérias vertebrais

A afecção mais comum que acomete as artérias vertebrais é a aterosclerose, porém estas artérias podem ser acometidas por aneurismas, inflamação (arterites), aneurismas, dissecções, fibrodisplasia, coagulopatias, lesões por abuso de drogas e compressões.

Entre os AVCs isquêmicos, até 20% podem ter origem nessas artérias. Os sintomas mais comuns são tonturas, vertigens, cefaleia, vômitos, visão dupla e outros distúrbios visuais (como hemianopsia, cegueira), ataxia, distúrbios da fala (disartria), dormência e fraqueza bilateral nos membros.

Na grande maioria dos pacientes com aterosclerose, o tratamento é feito com antiagregante plaquetário, estatinas e controle dos fatores de risco para aterosclerose. As revascularizações dependem da localização da lesão arterial.

Os sintomas chamados de vertebrobasilares podem ocorrer também secundariamente à síndrome do roubo da artéria subclávia. Esta condição ocorre quando a origem da artéria subclávia está ocluída sem a oclusão da origem da artéria vertebral. O fluxo sanguíneo para o membro superior tem origem na artéria subclávia contralateral via artéria basilar, "roubando" fluxo sanguíneo da porção posterior do encéfalo (em geral quando o membro superior do lado da oclusão de artéria subclávia é movimentado). Pacientes sintomáticos podem ser tratados clinicamente até o desenvolvimento de circulação colateral, porém se isso não ocorrer é possível realizar a angioplastia *stent* da artéria subclávia ou derivação carotídeo-subclávia com prótese sintética, veia safena, ou ainda transpor a artéria subclávia para a artéria carótida comum.

Dissecção arterial

Tanto os vasos carotídeos como as artérias vertebrais podem apresentar dissecção aguda como causa de evento neurológico. Os sintomas são os mesmos já delineados, porém podem conter um item de trauma menor desencadeando o quadro. Os casos típicos de dissecção são espontâneos e provavelmente originados por uma placa de ateroma ulcerada ou fibrodisplasia arterial. O diagnóstico é inicialmente impreciso e dentro da síndrome de isquemia cerebral. Na avaliação por imagem o mapeamento doppler pode sugerir dissecção que será confirmada por angiotomografia, angiorressonância magnética ou até arteriografia por punção arterial remota.

O tratamento inicialmente é clínico e sempre vai depender do estado neurológico do paciente que vai permitir a introdução de anticoagulação oral (caso a transformação hemorrágica baseada nas imagens do encéfalo não seja provável). Em pacientes com contraindicação de anticoagulação oral os antiagregantes podem ser utilizados. Geralmente a intervenção (endovascular ou aberta) é deixada para um segundo plano, pois na evolução morfológica do vaso pode ocorrer estenose ou formação de aneurismas. O remodelamento espontâneo do vaso é a regra, por isso o tratamento clínico é preferido.

Aneurismas arteriais da circulação extracraniana

Os aneurismas arteriais envolvendo a circulação extracraniana podem ocorrer em todos os componentes anatômicos desse segmento arterial. Do ponto de vista de eventos neurológicos isquêmicos, os mais importantes estão localizados nas artérias carótidas internas e nas artérias vertebrais. A fisiopatologia dos eventos isquêmicos associados a essas dilatações envolve o fluxo turbulento e depósito de material trombótico na luz arterial contígua ao aneurisma. Esse material particulado destaca-se do ponto de origem e os fragmentos se estabelecem na circulação intracerebral: aterotromboembolismo. Mais raramente pode ocorrer a trombose completa do aneurisma, com deficiência hemodinâmica na área encefálica irrigada pela artéria trombosada.

Quanto à etiologia, a maioria dos aneurismas é aterosclerótica, mas pode ser secundária a fibrodisplasia arterial, arterites, traumas, iatrogênicos (punção inadvertida da artéria carótida, lesão arterial em cirurgias de orofaringe ou na exérese de tumores cervicais), inflamatórios e pós-cirúrgicos (pós-endarterectomia carotídea). Também podem ser classificados em verdadeiros (mais comuns são os ateroscleróticos) ou pseudoaneurismas (pós-trauma ou pós-cirúrgicos).

Na região cervical a forma de apresentação mais comum é uma massa pulsátil que tem como diagnóstico diferencial tumor de corpo carotídeo, linfonodomegalias (em contato com artérias) e, por fim, tumores cervicais.

Na presença de um evento isquêmico cerebral e uma massa pulsátil cervical, essa hipótese tem de ser inserida no raciocínio clínico e um exame inicial de imagem para diagnóstico rápido é o mapeamento doppler.

Os aneurismas carotídeos e vertebrais devem ser tratados precocemente, pois, devido à raridade, não se conhece sua evolução natural. O tratamento clínico com antiagregantes plaquetários pode limitar o aparecimento dos sintomas, mas o crescimento do aneurisma é a regra. Esse crescimento pode dificultar o tratamento cirúrgico e endovascular, pois o vaso fica tortuoso e a dilatação pode expandir para porções mais altas (base do crânio).

O tratamento endovascular é possível com endopróteses (*stents* revestidos), e a maior limitação para esse tratamento é a tortuosidade arterial com navegabilidade de materiais desafiadora. A cirurgia aberta geralmente envolve cervicotomia, e as opções são a ressecção do aneurisma com reconstrução terminoterminal, ponte de veia safena ou ligadura do aneurisma em situações dramáticas. Para acesso a lesões altas, acima da 2ª vertebra cervical, a subluxação da mandíbula é manobra acessória que melhora a exposição distal à artéria carótida interna. Como em todas as cirurgias abertas, a exploração cervical arterial cursa com taxa de lesão de nervos periféricos que é maior quanto maior for o aneurisma e quanto mais distal ele se localiza (os nervos cranianos mais lesados são os nervos hipoglosso e glossofaríngeo e os ramos dos nervos vago, laríngeo superior e inferior).

Displasia fibromuscular

A displasia fibromuscular é uma arteriopatia rara que pode acometer vasos carotídeos, vasos vertebrais, artérias renais, ilíacas e da circulação esplâncnica.

No território extracraniano geralmente é um achado na pesquisa de outras doenças e na maioria dos pacientes cursa estável e sem sintomas. O típico aspecto arterial morfológico é representado em imagem diagnóstica (arteriografia, angiotomografia) como pequenas estenoses entremeadas por pequenos aneurismas (colar de contas).

Na presença de sintomas neurológicos isquêmicos, o mecanismo associado a fibrodisplasia é de ateroembolismo ou oclusão arterial.

Dependendo do território (carotídeo-vertebral proximal ou distal) na presença de sintomas e do tipo morfológico e anatomia da lesão o tratamento pode ser endovascular ou cirúrgico aberto. Em lesões menores o tratamento clínico é excelente opção, com seguimento por meio do mapeamento doppler. A pesquisa de outras lesões é necessária em virtude de associação com aneurismas intracranianos e estenose de artérias renais, bem como aneurismas esplâncnicos.

Outra particularidade da fibrodisplasia arterial é a possibilidade também de dar início a uma dissecção arterial (porta de entrada para uma lesão intimal que pode originar a dissecção). Portanto, desenvolvimento de estenoses, aneurismas e dissecções são comuns a algumas dessas afecções da circulação extracraniana, e o diagnóstico diferencial da causa de origem, que culmina com um episódio cerebral isquêmico, depende de histórico (faixa etária, sexo, doenças associadas, eventos prévios) e de exames de imagens que podem apresentar as três alterações discutidas anteriormente. Exemplo: um paciente com fibrodisplasia arterial pode apresentar um aneurisma, secundário a uma dissecção, com aterosclerose secundária a este processo.

Arterites

Entre as arterites que podem acometer a circulação extracraniana, a mais comum é a arterite de Takayasu. A forma tradicional mais observada, que pode originar eventos neurológicos isquêmicos, atinge os ramos supra-aórticos (artérias carótidas comuns e subclávias). Trata-se de uma doença inflamatória de longa evolução que entre vários sintomas pode, secundariamente às estenoses/oclusões arteriais, originar eventos isquêmicos cerebrais agudos e eventos ocasionados por deficiência vascular cerebral difusa (tonturas, síncopes).

O processo fisiopatológico é um espessamento difuso da parede arterial (panarterite inespecífica), evolutivo e que cursa com estenose e oclusão. Em alguns pacientes pode ocorrer aterosclerose secundária à panarterite que acomete o vaso.

O diagnóstico é clínico, confirmado com exames laboratoriais e de imagem. Como a doença é cíclica e crônica, o próprio paciente já informa a afecção. No exame clínico são comuns a ausência de pulsos nos membros superiores e sopro cervical rude. O mapeamento doppler constata estenoses/oclusões e espessamento da parede arterial que é confirmado por angiotomografia ou angiorressonância magnética.

O tratamento da arterite é clínico, e quando a forma de apresentação é um evento neurológico a terapia clínica de suporte é a mesma. É necessário saber se a doença está em atividade (VHS aumentado) e instituir o tratamento específico para a arterite, que envolve imunossupressores e corticosteroides.

Os tratamentos endovascular e cirúrgico são de exceção e raramente instituídos na urgência. Quando os sintomas neurológicos se acentuam ou tornam-se repetidos em paciente bem tratado clinicamente, as intervenções podem ser aventadas. O tratamento mais duradouro é a cirurgia aberta, mas é mais agressiva e às vezes envolve esternotomia com ponte da aorta ascendente para os ramos supra-aórticos com próteses sintéticas. Já a terapia endovascular é menos agressiva, mas com altas taxas de recorrência, com a vantagem, porém, de poder ser repetida.

Referências consultadas

Bots ML, Breslau PJ, Briet E, Bruyn AM, Huub HDM, van den Ouweland FA, de Jong PTVM, Hofman A, Grobbee DE. Cardiovascular determinants of carotid artery disease. The Rotterdam Study. Hypertension 1992; 19:717-20.

Flaherty ML, Kissela B, Khoury JC, Alwell K, Moomaw CJ. Wood D, et al. Carotid artery stenosis as a cause of stroke. Neuroepidemiology 2013; 40:30-41.

Huisa BN, Stemer AB, Zivin JA. Atorvastatin in stroke: a review of SPARCL and subgroup analysis. Vasc H Risk Manag 2010; 6:229-36.

Ling P, Hoffman GS. Advances in the medical and surgical treatment of Takayasu arteritis. Curr Opin Rheumatol 2005; 17:16-24.

Muller BT, Luther B, Hort W, Neumann-Haefelin T, Aulich A, Sandmann W. Surgical treatment of 50 carotid dissections: indications and results. J Vasc Surg 2000; 31:980-88.

Naylor AR, Ricco JB, de Borst GJ, et al. Management of atherosclerotic carotid and vertebral artery disease: 2017 clinical practice guidelines of the European Society for Vascular Surgery. Eur J Vasc Endovasc Surg 2017: in press.

Savitz SI, Caplan LR. Vertebrobasilar disease. N Engl J Med 2005; 352:2618-26.

Stewart MT, Moritz MW, Smith III RB, Fulenwider JT, Perdue GD. The natural history of carotid fibromuscular dysplasia. J Vasc Surg 1986; 3:305-10.

Timaran CH, McKinsey JF, Schneider PA, Littooy F. Reporting standards for carotid interventions from the Society for vascular Surgery. J Vasc Surg 2011; 53:1679-95.

Welleweerd JC, den Ruijter, Nellssen BGL, Bots ML, Kappelle LJ, Rinkel GJE, Moll FL, de Borst GJ. Management of extracranial carotid artery aneurysm. Eur J Vasc Endovasc Surg 2015; 50:141-47.

Parte 6

Cirurgia infantil

Coordenador
Uenis Tannuri

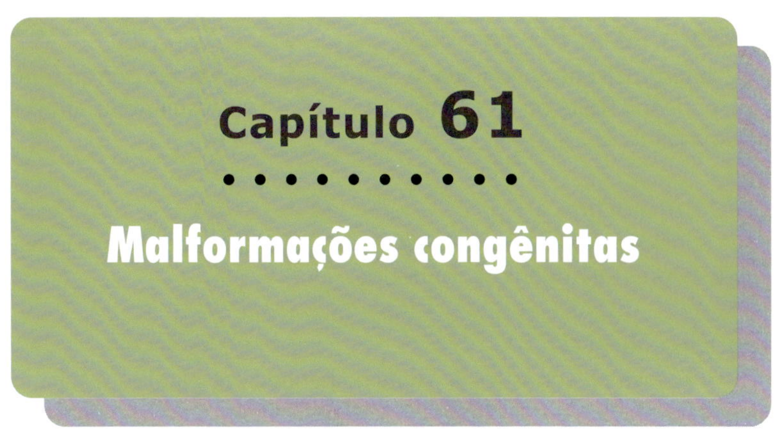

Capítulo 61

Malformações congênitas

Luiz Roberto Schlaich Ricardi

Introdução

As malformações congênitas abordadas na cirurgia pediátrica estão basicamente relacionadas ao desenvolvimento do intestino primitivo, este dividido em anterior, médio e posterior, com suas alterações específicas. Do intestino primitivo anterior (*foregut*), estão as atresias de esôfago e as obstruções duodenais. Do médio (*midgut*), estão as atresias intestinais, o vício de rotação intestinal, o divertículo de Meckel e a onfalocele. Do posterior (*hindgut*), está a anomalia anorretal como sua principal malformação. A gastrosquise, que junto com a onfalocele, trata-se de uma alteração da parede abdominal do recém-nascido, também será estudada neste capítulo, bem como outra malformação que envolve a especialidade – a hérnia diafragmática congênita.

Atresia de esôfago

Interrupção na continuidade da luz esofágica, em sua porção torácica, podendo haver ou não comunicação com a via respiratória, através de uma fístula.

Epidemiologia

A incidência varia entre 1:3.000 e 1:10.000 nascidos vivos, não havendo fatores teratogênicos conhecidos.

Quadro clínico

A suspeita diagnóstica já é feita no período pré-natal com achado de polidrâmnio e a ultrassonografia fetal pode visualizar o coto proximal dilatado. Sua confirmação é feita na sala de parto, durante o processo de reanimação do recém-nascido, em que não há progressão da sonda orogástrica, usada para aspiração do conteúdo do estômago, exceto nos casos de fístula em H.

Exames subsidiários

O recém-nascido com a suspeita clínica de atresia de esôfago será, então, submetido a uma radiografia simples de tórax e de abdome, na qual será visualizado o coto proximal distendido com a sonda enrolada no seu interior e a presença de ar na região abdominal ou não, o que definirá a presença ou ausência de fístula do coto esofágico distal com a via respiratória. Caso haja dificuldade na visualização do coto proximal esofágico, é possível a injeção de ar através da sonda que servirá de contraste para o exame e não levará ao risco de uma broncoaspiração (Figura 61.1).

A radiografia simples fará o diagnóstico e revelará a presença de fístula distal, mas deve-se investigar outras malformações associadas (listadas a seguir com o respectivo exame requerido), sendo a síndrome de Vacterl a mais comum:

- V: anomalia vertebral – radiografia de coluna;
- A: anomalia anorretal – exame físico;
- C: malformações cardíacas – ecocardiograma com doppler;
- TE: malformações de traqueia-esôfago – radiografia de tórax e abdome;
- R: malformações renais – ultrassonografia de vias urinárias;
- L: membros (*limbs*) – exame físico e radiografia de membros.

Figura 61.1 – (A) Atresia de esôfago com fístula distal. (B) Atresia de esôfago sem fístula distal.

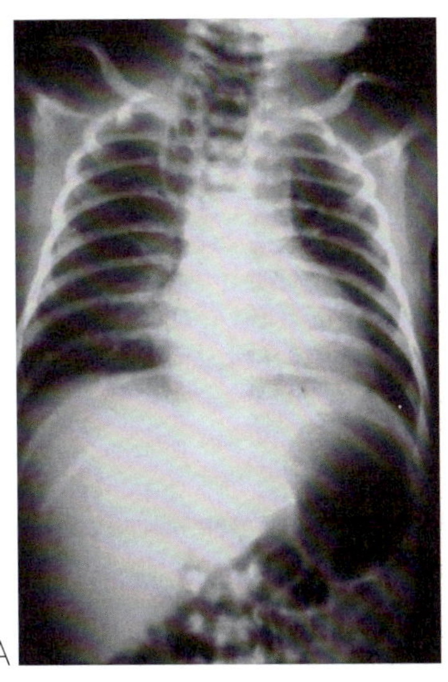

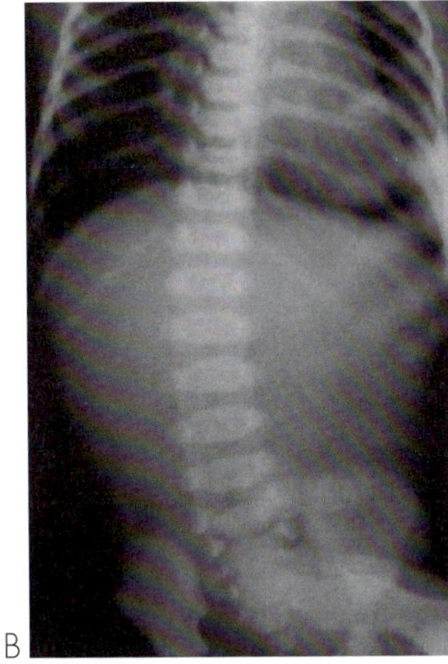

Classificação de Gross

São classificadas em cinco tipos conforme a presença, ou não, de fístula traqueoesofágica.

- A: sem fístula – 8% das atresias;
- B: fístula traqueoesofágica proximal – 1% das atresias;
- C: fístula traqueoesofágica distal – 85% das atresias;
- D: fístula traqueoesofágica proximal e distal – 1% das atresias;
- E: fístula em H – 5% das atresias.

Tratamento

Sempre cirúrgico e, atualmente, dependerá de presença ou de fístula distal; é feito quando houver condição clínica e a depender das malformações associadas. Se houver presença de fístula distal, deve ser realizada uma toracotomia posterior, normalmente à direita, com tratamento da fístula e tentativa de anastomose primária dos cotos esofágicos em plano único, com pontos simples de fio inabsorvível. Se não houver fístula distal, este serviço tem adotado a esofagostomia e a gastrostomia no primeiro tempo e, posteriormente, realiza uma esofagocoloplastia ou alguma outra forma de substituição esofágica. Não têm sido adotadas pelo grupo técnicas para tentativa de alongamento do esôfago para realização de anastomose primária, em decorrência da alta morbidade no período neonatal.

Obstrução duodenal

Definição

Ocorre a obstrução, parcial ou total, em consequência do defeito desenvolvimento/canalização/rotação do intestino médio durante a formação do duodeno. Seu principal acometimento ocorre na segunda porção.

Epidemiologia

Sua incidência varia entre 1:6.000 e 1:10.000 nascidos vivos.

Quadro clínico

A primeira suspeita, assim como ocorre na atresia de esôfago, aparece com polidrâmnio no pré-natal e a possibilidade de visualização de distensão gástrica importante na ultrassonografia fetal. No pós-parto, a progressão da sonda de aspiração ocorre sem dificuldade no exame de rotina, com aspiração de mais de 20 mL de líquido gástrico, com ou sem bile. Vômitos precoces, podendo ser biliosos, e distensão abdominal são as principais manifestações clínicas desta afecção, podendo ocorrer associadas à evacuação do mecônio.

Exames subsidiários

A radiografia simples de abdome apresenta o sinal clássico para esta afecção que é a "dupla bolha", caracterizada pela distensão do estômago e da primeira porção do duodeno (acima da obstrução), separados pela região pilórica. A presença de ar contrastando as alças intestinais abaixo diferenciará a obstrução total e a parcial. Deve-se realizar também investigação de outras malformações, sendo a síndrome de Down uma das principais ocorrências (Figura 61.2).

Figura 61.2 – (A) Obstrução duodenal total. (B) Obstrução duodenal parcial.

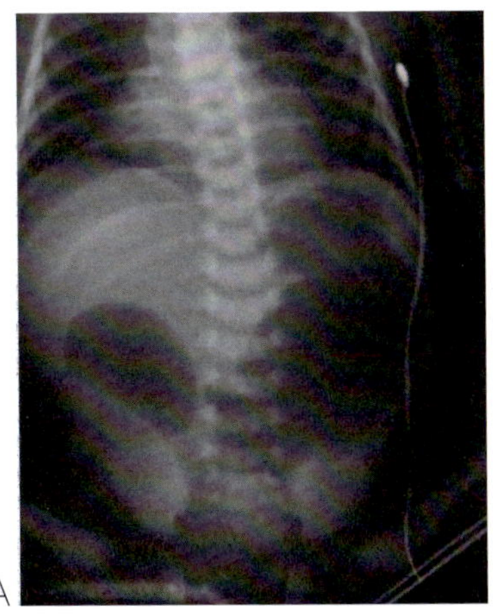

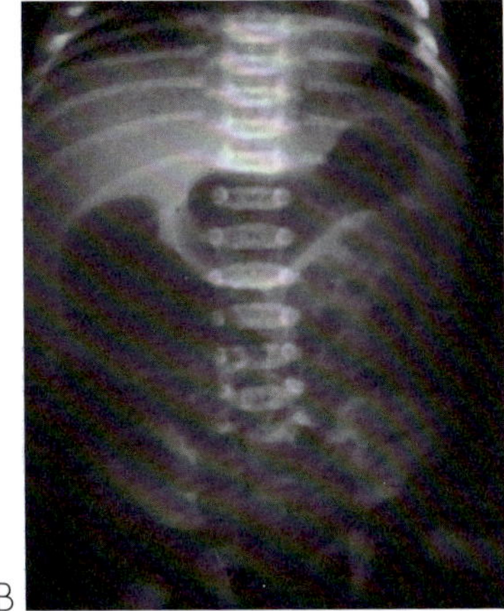

Classificação

A obstrução duodenal pode ser dividida em: extrínseca (pâncreas anular, bandas de Ladd nos casos de má rotação intestinal e veia porta anterior ao duodeno); e intrínseca (atresia de duodeno e membrana duodenal). Outra forma de classificação envolve a presença (obstrução total) ou não (obstrução parcial) de ar nas alças intestinais.

Tratamento

Com o intuito de corrigir a obstrução, o tratamento é sempre cirúrgico quando há o diagnóstico de uma "dupla bolha" na radiografia, realizando-se uma laparotomia transversa supraumbilical direita. No caso das membranas duodenais, a ressecção cirúrgica desta através da abertura do coto proximal do duodeno ocorre de forma simples, sem necessidade de anastomoses. Nos casos de pâncreas anular, veia porta anterior e atresia de duodeno, realiza-se uma duodeno-duodenoanastomose entre a 1ª e a 3ª porção, tipo *diamond shape*, transpondo o ponto de obstrução.

Vício de rotação intestinal

Definição

São múltiplas as alterações envolvendo a rotação e a fixação do intestino médio durante sua formação embrionária, podendo causar obstruções duodenais através das bandas de Ladd (fixação anômala do ceco no retroperitônio por cima do duodeno) ou aumentar o risco para ocorrência de volvo intestinal, em decorrências do encurtamento na fixação do mesentério.

Epidemiologia

Suspeita-se que aproximadamente 3% da população em geral apresentem algum tipo de má-rotação, sendo a maioria assintomática.

Quadro clínico

Os sinais e sintomas têm do vício de rotação intestinal espectro variado, podendo ser desde assintomáticos até casos graves com volvo de intestino médio, apresentado sinais de obstrução intestinal e deterioração clínica em decorrência da isquemia/necrose maciça das alças de delgado. Podem ocorrer sinais de obstrução duodenal em consequência das bandas de Ladd, os quais normalmente aparecem nos primeiros meses de vida.

Exames subsidiários

O principal exame para confirmação diagnóstica é a radiografia contrastada de estômago, duodeno e delgado alto, em que se observa a presença de distensão gástrica e duodenal, além de não ser vista a forma em "C" do duodeno normal, estando mesmo em aspecto espiralado. A tomografia computadorizada (TC) de abdome com contraste também auxilia no diagnóstico, ressaltando-se que e ambos os exames não devem ser feitos na vigência de vômitos, uma vez que o contraste pode ser aspirado. A ultrassonografia com doppler dos vasos mesentéricos é também útil ao caracterizar a artéria a direita da veia mesentérica superior.

Tratamento

Uma vez que o risco de volvo intestinal aparece mesmo em casos crônicos e/ou oligossintomáticos, o tratamento é sempre cirúrgico em todos os pacientes. Havendo volvo, a cirurgia é urgente, devendo-se desfazer a torção, colocando as alças intestinais em posição habitual e avaliar sua viabilidade. Em caso de necrose franca, opta-se pela ressecção, com tentativa de máxima preservação do intestino a fim de evitar uma síndrome do intestino curto e possível estomia para futura reconstrução do trânsito. Se não houver necrose e o sofrimento destas melhorarem, secciona-se as bandas de Ladd e libera-se o duodeno. A via de acesso, neste caso, pode ser feita por laparotomia supraumbilical transversa ou mediante videolaparoscopia.

Atresia intestinal

Definição

Trata-se de uma obstrução completa da luz intestinal em um ou mais segmentos de alça de delgado, gerando um quadro de abdome agudo obstrutivo.

Epidemiologia

Varia entre 1:1.000 e 1:5.000 nascidos vivos e apresenta uma distribuição variável conforme a região que se estuda. A principal suspeita quanto à sua causa decorre de acidentes vasculares mesenteriais ocorridos no período pré-natal.

Quadro clínico

Normalmente aparecem nos primeiros dias de vida como vômitos biliosos, associado à distensão abdominal, que melhora após sondagem gástrica de alívio.

Exames subsidiários

A radiografia simples de abdome confirma o diagnóstico de atresia intestinal, indicando distribuição heterogênea das alças pela cavidade, além da diferença de calibre entre elas, podendo haver também nível hidroaéreo a depender do tempo de obstrução e de sua localização.

Classificação

A atresia intestinal pode ser separada em:

» Tipo I: membrana mucosa;

- Tipo II: cordão fibroso sem falha no mesentério;
- Tipo IIIa: separação dos cotos proximal e distal e falha no mesentério;
- Tipo IIIb: múltiplas atresias com uma ou mais falhas do mesentério;
- Tipo IV: *apple peel*, atresia jejunal alta e íleo terminal curto, com irrigação pela artéria cólica direita ou ileocecocólica.

Tratamento

O tratamento é sempre cirúrgico, devendo-se submeter o recém-nascido a uma laparotomia exploradora com anastomose terminoterminal primária dos cotos de delgado, tentando preservá-los ao máximo, a fim de evitar uma síndrome de intestino curto. Nos casos em que houver uma diferença importante de calibre entre os cotos, deve-se realizar uma modelagem do proximal para haver uma compatibilidade entre eles.

Divertículo de Meckel

Definição

Trata-se de uma malformação pela persistência do conduto onfalomesentérico, apresentando todas as camadas da parede intestinal, com possibilidade de haver tecidos ectópicos como mucosa gástrica, pancreática, cólica, duodenal ou biliar.

Epidemiologia

Ocorre em 2% da população em geral, com predomínio nos pacientes do sexo masculino.

Quadro clínico

Podem ocorrer das complicações do divertículo de Meckel: hemorragia digestiva; obstrução intestinal; diverticulite; ou perfuração. A hemorragia digestiva surge na maioria das vezes em crianças abaixo de 2 anos de idade em virtude da presença da mucosa gástrica. A obstrução intestinal pode ser pela invaginação intestinal do mesmo ou por herniação/volvo intestinal. Já a diverticulite, apresenta sinais de abdome agudo inflamatório, que simula a apendicite aguda, o que justifica a investigação do íleo terminal em casos de apendicectomias com apêndice normal. A perfuração pode resultar de complicações de úlceras pépticas decorrentes da mucosa gástrica ou inflamação intensa, sendo evidenciada por um quadro de abdome agudo perfurativo.

Exames subsidiários

Não há exames específicos para investigação do divertículo de Meckel, sendo realizada investigação conforme sua complicação, tal como cintilografia com pesquisa de mucosa gástrica nos casos de hemorragia digestiva persistente, sem causa aparente, ou ultrassonografia de abdome com visualização de invaginação intestinal nos casos obstrutivos.

Tratamento

Deve-se realizar a ressecção do divertículo, mesmo que seja um achado cirúrgico. Pode ser feita a diverticulectomia, quando o acometimento estiver restrito ao mesmo, mas se houver presença de lesão na alça intestinal, sugere-se a ressecção desta, com anastomose primária.

Onfalocele e gastrosquise

Definição

Defeito congênito da parede abdominal, com exteriorização das alças intestinais e vísceras, tendo na onfalocele a cobertura das membranas do âmnio e peritônio parietal. Na onfalocele ainda, o defeito envolve o cordão umbilical, podendo ter tamanhos e conteúdos variados. Na gastrosquise, o defeito geralmente é para-umbilical direito, sem cobertura de membranas, com evisceração das alças intestinais, sendo o cordão umbilical normal.

Epidemiologia

A gastrosquise está relacionada a aproximadamente 1:10.000 nascidos vivos, sendo observado um aumento de casos nos últimos anos, sem evidências aparentes. A onfalocele ocorre em 1:4.000 nascidos vivos e está relacionada a outras malformações congênitas, tais como as síndromes da linha média, síndrome de Cantrell, síndrome de Beckwith-Wiedemann e trissomias genéticas, o que diminui significativamente a sobrevida dos pacientes.

Quadro clínico

O diagnóstico da gastrosquise e da onfalocele é realizado no período pré-natal, por meio da ultrassonografia morfológica. Sua confirmação é realizada na sala de parto, com as seguintes características:

» Onfalocele: presença de membrana envolvendo o conteúdo intestinal, cordão umbilical englobado no defeito, presença de fígado ou grande parte desse órgão no defeito, hipodesenvolvimento da cavidade abdominal, associação com outras malformações (Figura 61.3A).

» Gastrosquise: presença de evisceração das alças intestinais, essas podendo estar espessadas e encurtadas, ausência de membrana, defeito paraumbilical direito com cordão umbilical normal; a associação com outras malformações é menos comum (Figura 61.3B).

Figura 61.3 – (A) Onfalocele. (continua)

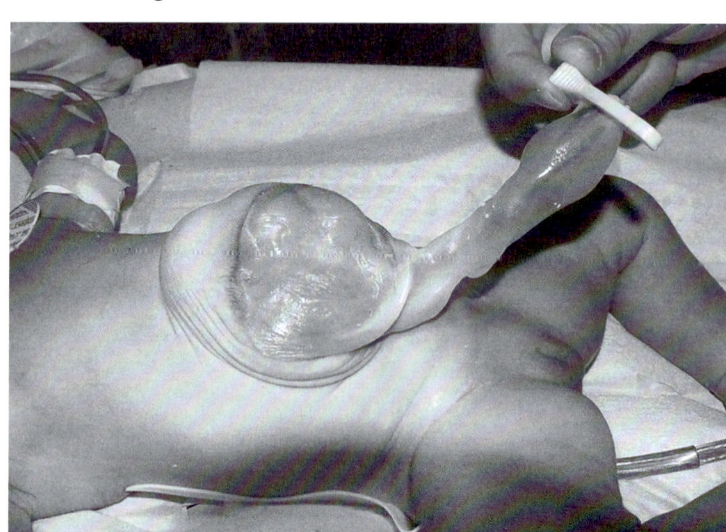

Figura 61.3 – (B) Gastrosquise. (continuação)

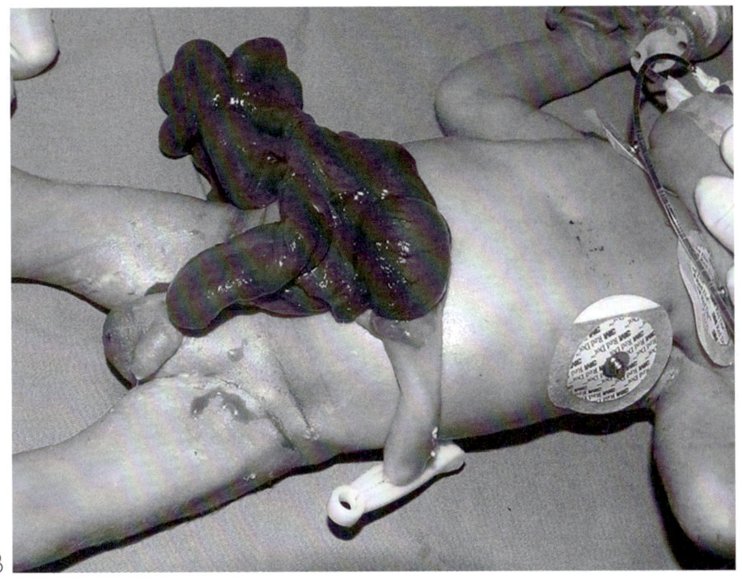

B

Exames subsidiários

Principalmente nos casos de onfalocele, deve-se proceder a uma avaliação quanto a outras malformações, podendo ser feitos ecocardiograma, ultrassonografia de vias urinarias, testes genéticos e outros exames.

Tratamento

A correção cirúrgica deve ser feita tanto na onfalocele como na gastrosquise; sendo que segunda, trata-se de uma urgência, uma vez que as alças estão evisceradas. No caso da onfalocele, havendo a membrana envolvendo o defeito, pode-se realizar curativo para protegê-la e programar a cirurgia mais adequada. Durante a correção de ambas malformações, o cirurgião deve ter atenção quanto ao risco de síndrome compartimental abdominal. Assim, na gastrosquise, incialmente coloca-se um silo de silicone, fixo à parede abdominal, aguardando a melhora da serosite da alça, facilitando-se a redução desta última numa posterior abordagem. Em casos de onfaloceles gigantes, pode ser realizada a colocação de tela sintética para a proteção da membrana, com sua epitelização posterior, formando-se uma hérnia umbilical gigante que será corrigida em um tempo futuro.

Anomalia anorretal

Definição

Malformação caracterizada pela ausência do orifício anal, podendo haver trajeto fistuloso para o períneo, as vias urinárias ou genital feminina.

Epidemiologia

Ocorrem em torno de 1:4.500 nascidos vivos, sendo o ânus imperfurado sem fístula, responsável por 5% dos casos em ambos os sexos.

Quadro clínico

Normalmente, é evidenciada a ausência do ânus no exame inicial do recém-nascido, podendo ser visualizada a presença de fístula neste momento. A depender do sexo da criança, poderá haver fistulização do reto para a via urinaria (masculino) ou genital (feminino). Ambos os sexos também podem apresentar fístula perineal.

Classificação

A depender do sexo:

- » Masculino: fístula perineal
- » Fístula retouretral (bulbar ou prostática)
- » Fístula retovesical
- » Sem fístula
- » Feminino: fístula perineal
- » Fístula vestibular
- » Persistência de cloaca

Exames subsidiários

A simples inspeção anal já é suficiente para o diagnóstico e classificação quanto à presença ou ausência de fístula. Mas é importante ressaltar que tal malformação pode ser acompanhada de outras alterações, sendo necessária a avaliação destas últimas. Nos recém-nascidos com ânus imperfurado, a distensão gasosa do abdome ocorre apenas após 24 horas de vida, período que se deve aguardar também o aparecimento de fístula perineal ou saída de mecônio pela urina (presença de fístula retouretral ou retovesical). Após esse período, pode-se realizar exame de invertograma, por meio de uma radiografia simples do abdome sendo colocado um objeto marcador na região anal e posicionado o paciente pronado. Essa distância pode ser medida também pela ultrassonografia da região perineal, entre a borda anal e a alça intestinal em fundo cego.

Tratamento

Depende do sexo e do tipo de anomalia anorretal. Nos casos de pacientes com ânus imperfurado com fístula perineal, pode-se realizar um tratamento por anorretoplastia sagital posterior (cirurgia de Peña) mínima, sem necessidade de confecção de colostomia. Nos meninos, com fístula urinária ou com distância do invertograma > 1 cm, o recém-nascido será submetido à colostomia em duas bocas separadas e, futuramente, a correção via sagital posterior. Meninas com orifício perineal único, sugerindo a persistência de cloaca, ou em que não haja visualização de trajeto fistuloso, também serão submetidas à colostomia e, posteriormente, a respectiva correção por via sagital posterior.

Hérnia diafragmática congênita

Definição

Defeito do diafragma com solução de continuidade que permite a herniação das vísceras abdominais para o tórax.

Epidemiologia

Ocorre entre 1:2.000 e 1:3.000 nascidos vivos, sendo considerada atualmente uma das malformações mais graves do recém-nascido, em razão da dificuldade de manipulação do paciente nos casos mais complexos, mantendo alta a taxa de mortalidade.

Quadro clínico

O diagnóstico é realizado no período pré-natal durante exame de ultrassonografia morfológica, sendo esta gestante encaminhada a um centro de referência para otimização do tratamento. Normalmente, os pacientes apresentam desconforto respiratório desde as primeiras horas de vida, em decorrência da hipoplasia pulmonar, sendo indicadas a intubação orotraqueal e a ventilação mecânica na sala de parto. Nota-se também o escavamento do abdome, uma vez que as vísceras intestinais se encontrarão no tórax.

Exames subsidiários

A radiografia simples de tórax e abdome confirmará o diagnóstico, sendo evidenciadas alças intestinais no hemitorax acometido. O ecocardiograma também é importante de ser realizado uma vez que estimará o grau de hipertensão pulmonar apresentado pelo paciente, direcionando o tratamento para a sua compensação.

Tratamento

A correção cirúrgica deverá ser realizada no momento de compensação do paciente após o período de hipertensão pulmonar severa. Ele será submetido a uma laparotomia subcostal do lado do defeito, com redução do conteúdo de volta à cavidade abdominal e rafia simples ou colocação de tela no local do defeito do diafragma.

Referências consultadas

Bischoff A, Levitt MA, Peña A. Update on the management of anorectal malformations. Pediatr Surg Int. 2013 Sep:29(9):899-904.

Gamba P, Midrio P. Abdominal wall defects: prenatal diagnosis, newborn management and long--term outcomes. Semin Pediatr Surg. 2014Oct:23(5):283-90.

Lally KP. Congenital diaphragmatic hérnia – the past 25 (or so) years. J Pediatr Surg. 2016 May:51(5):695-8.

Maksoud JG. Cirurgia pediátrica. 2 ed. Rio de Janeiro: Revinter, 2003.

Morris G, Kennedy A Jr, Cochran W. Small bowel congenital anomalies: a review and update. Curr Gastroenterol Rep. 2016 Apr:18(4):16.

Teague WJ, Karpelowsky J. Surgical management of oesophageal atresia. Paediatr Respir Rev. 2016 Jun:19:10-5.

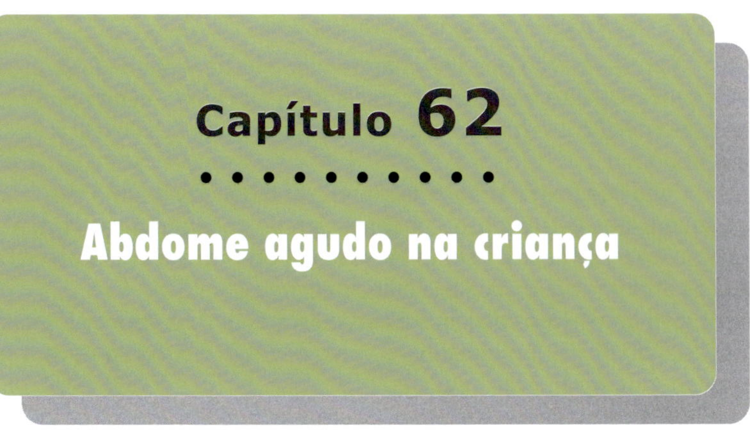

Capítulo 62

Abdome agudo na criança

Wagner de Castro Andrade

Definição

Toda situação de apresentação súbita que envolva dor abdominal, vômitos, parada da eliminação de gazes e fezes ou sangramento gastrintestinal na criança.

Epidemiologia

Cerca de 5 a 10% dos atendimentos nos departamentos de emergência pediátricos são motivados por dor abdominal. A maior parte desses quadros é decorrente de condições benignas ou autolimitadas, como cólicas, constipação, gastrenterocolites e protoparasitoses. Em aproximadamente um terço dessas crianças, não é possível estabelecer um diagnóstico definitivo na avaliação inicial do pronto-socorro. No entanto, em cerca de 5% dos casos atendidos existe uma condição cirúrgica envolvida. Portanto, o desafio é identificar precocemente os casos potencialmente cirúrgicos e graves, sem exagerar na solicitação de exames complementares para a maioria das outras situações clínicas.

Fisiopatologia

A apresentação dos sintomas depende fortemente da faixa etária da criança. Quanto mais jovem o paciente, maior a prevalência de sintomas inespecíficos e maior a dificuldade de avaliação da localização da dor abdominal.

Condições extra-abdominais (p. ex.: meningites, pneumonias, faringoamigdalites, cetoacidoses) podem acarretar dor abdominal. Portanto, anamnese e exame físico completos são importantes na avaliação de casos de abdome agudo na faixa etária pediátrica.

Vômitos biliosos devem ser particularmente valorizados e os diagnósticos de obstrução intestinal e volvo de intestino médio devem ser descartados ativamente.

As principais causas de abdome agudo cirúrgico na infância estão apresentadas na Tabela 62.1, divididas por faixa etária de maior prevalência.

Tabela 62.1 – Principais causas de abdome agudo cirúrgico na criança/prevalência por faixa etária

Neonatos	Lactentes	Pré-escolares/Escolares
Enterocolite necrosante	Vício de rotação intestinal/volvo	Apendicite
Íleo meconial	Hérnia inguinal encarcerada	Diverticulite de Meckel
Atresia/estenose intestinal	Invaginação intestinal	Torção de testículo/ovário
Megacolo congênito (Hirschsprung)		Colecistite
Perfuração biliar espontânea		Pancreatite
Estenose hipertrófica de piloro		Doença inflamatória intestinal

Exame físico

Deve ser completo e conduzido após aproximação cuidadosa e empática da criança, podendo, inclusive, ser realizado, ao menos parcialmente, com o paciente no colo do cuidador acompanhante, utilizando-se algum objeto para distrair o doente, particularmente quando se tratar de lactente ou pré-escolar. Após o exame físico geral, a atenção deve ser focalizada na região abdominal e também inguinoescrotal, pois não é infrequente que condições como hérnia encarcerada ou escroto agudo sejam acompanhadas por queixas abdominais.

Sinais de alerta (possibilidade maior de doença cirúrgica):

1. Prostração intensa, mau estado geral ou arreatividade;
2. Palidez, má-perfusão periférica;
3. Distensão abdominal acentuada e/ou rigidez de parede. Irritação peritoneal;
4. Peristaltismo visível/palpável;
5. Presença de sinais compatíveis com líquido livre na cavidade peritoneal.

Exames laboratoriais

Apresentam sensibilidade e especificidade baixas na triagem dos casos de abdome agudo cirúrgico, portanto sua interpretação deve ser cuidadosa. A avaliação clínica deve ser mais valorizada do que os exames laboratoriais complementares.

Leucograma e dosagem de proteína C-reativa podem estar elevados nos casos de abdome agudo inflamatório, em fase mais tardia.

Análise bioquímica da urina é frequentemente solicitada para descartar infecção do trato urinário como causa de dor abdominal. Atenção: leucocitúria e hematúria discretas podem ser resultantes de processo inflamatório em apêndices localizados na pelve ou em contato íntimo com o ureter direito.

Dosagem de transaminases, enzimas canaliculares hepáticas, amilase e lipase podem auxiliar nos diagnósticos diferenciais das hepatites, colecistites e pancreatites.

Demais exames de propedêutica armada

Radiografia de tórax e abdome

Úteis para descartar pneumonias lobares inferiores e identificar pneumoperitôneo e obstrução intestinal. Baixa acurácia nos quadros de abdome agudo inflamatório.

Ultrassonografia

- » Vantagens: sem exposição à radiação, boa acurácia para identificação de casos de estenose hipertrófica de piloro, intussuscepção (invaginação intestinal), torção de testículo, cisto/torção de ovário, colelitíase e litíase urinária;
- » Desvantagens: examinador dependente, sensibilidade prejudicada na análise de estruturas retroperitoneais ou posteriores a alças intestinais com distensão gasosa (p. ex.: apendicite retrocecal).

Tomografia

- » Vantagem: maior sensibilidade e especificidade para a maioria das afecções abdominais;
- » Desvantagens: necessidade de anestesia geral, risco de reação alérgica ao contraste, exposição à radiação/aumento do risco estimado de desenvolvimento de neoplasias:
    - 25,8-33,9 casos de neoplasias de órgãos sólidos por 10.000 tomografias computadorizadas (TC) de abdome/pelve em meninas.
    - 13,1-14,8 casos de neoplasias de órgãos sólidos por 10.000 TC de abdome/pelve em meninos.

Ressonância magnética

- » Vantagens: grande sensibilidade e especificidade para a maioria das afecções abdominais, sem exposição à radiação;
- » Desvantagens: necessidade de anestesia geral, maior custo e maior tempo para aquisição das imagens, baixa disponibilidade na maioria dos departamentos de emergência pediátricos.

A Figura 62.1 sistematiza o protocolo para diagnóstico e conduta do abdome agudo.

Figura 62.1 – Protocolo para diagnóstico e conduta do abdome agudo.

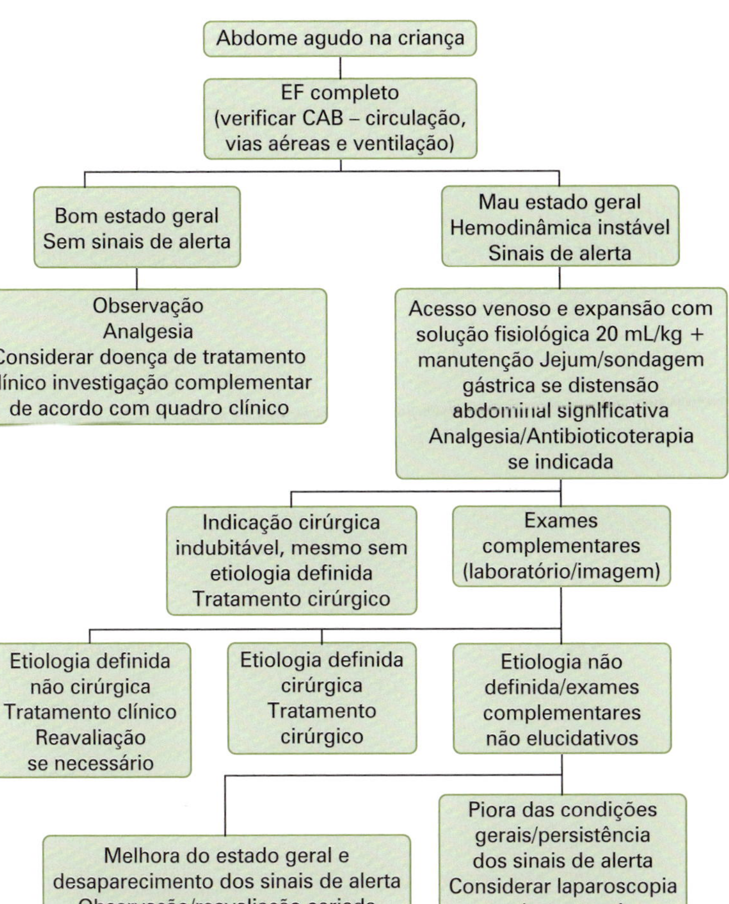

Referências consultadas

Balachandran B, Singhi S, Lal S. Emergency management of acute abdomen in children. Indian J Pediatr. 2013;80(3):226-34.

McCollough M, Sharieff GQ. Abdominal pain in children. Pediatr Clin N Am. 2006;53:107-37.

Miglioretti D, Johnson E, Williams A, et al. Pediatric computed tomography and associated radiation exposure and estimated cancer risk. JAMA Pediatr. 2013;167:700-7.

Smith J, Fox SM. Pediatric abdominal pain – an emergency medicine perspective. Emerg Med Clin N Am. 2016;34:341-61.

van Heurn LWE, Pakarinen MP, Wester T. Contemporary management of abdominal surgical emergencies in infants and children. Br J Surg. 2014;101:e24-e33.

Capítulo 63

Vias de acesso vascular

Ana Cristina Aoun Tannuri
Uenis Tannuri

Introdução

Em quase todas as afecções cirúrgicas da criança, o acesso vascular venoso, algumas vezes combinado com acesso arterial, é procedimento básico, indispensável, nas diferentes fases do tratamento.

A colocação e a possibilidade de manutenção de cateteres em veias centrais, por período prolongado, mudaram substancialmente o tratamento e o prognóstico de várias afecções clínicas e cirúrgicas da criança. Em 1968, com o relato do primeiro caso clínico de nutrição parenteral prolongada em criança, pôde-se avaliar a importância e os benefícios dos cuidados na manutenção da via de acesso endovenosa em longo prazo. Na década seguinte, registraram-se na literatura médica brasileira, os primeiros casos de nutrição parenteral em crianças e, a partir de então, a utilização dos cateteres venosos profundos tornou-se rotineira e bastante difundida, graças também à melhor qualidade dos cateteres, ao aperfeiçoamento progressivo das técnicas para o acesso vascular, bem como a prevenção e o tratamento das complicações.

Erroneamente, na maioria dos centros médicos, as dissecções venosas ou a colocação de cateter por punção percutânea são cirurgias consideradas de pequeno porte e, portanto, delegadas a cirurgiões menos experientes, em início de formação. No entanto, a prática clínica demonstra que tais procedimentos exigem necessariamente o perfeito conhecimento anatômico dos vasos da região a ser abordada, habilidade técnica, indicação criteriosa e principalmente a noção das complicações que podem advir se não forem corretamente executados.

O acesso arterial, por punção isolada para colheita de amostra única de sangue ou para colocação de cateter, tem sido cada vez mais utilizado em crianças com doença grave, internadas em unidades de terapia intensiva (UTI) ou durante cirurgias de grande porte, como ressecções de tumores, hepatectomias, transplante hepático ou qualquer outra em que existir a perspectiva de grandes sangramentos.

Acesso venoso periférico

É feito através de punção das veias superficiais visíveis do dorso das mãos, antebraço, dorso dos pés e couro cabeludo, com agulhas metálicas dentro de pequeno cateter de 2 a 3 cm feito de teflon. Após se verificar que a luz da veia foi atingida, através do refluxo de sangue, o cateter é totalmente introduzido e a agulha é retirada.

O maior inconveniente da punção dessas veias é a ocorrência de flebites, após poucas horas de utilização. Em recém-nascidos e lactentes pequenos, as veias do couro cabeludo, apesar de delgadas e exigirem agulhas muito finas, são adequadas para administração de soluções de hidratação parenteral, com as vantagens de serem superficiais e não exigirem a imobilização da criança para manutenção a longo prazo. Nos últimos anos, as punções de veias periféricas têm sido feitas com auxílio da ultrassonografia, recurso que facilita sobremaneira a visualização das veias. Dessa forma, a agulha é introduzida sob visão da imagem fornecida pelo ultrassom. Outro recurso é a visualização das veias periféricas por meio de dispositivos de raios infravermelhos. Diante da impossibilidade de novas punções, torna-se necessária cateterização de veia central por punção percutânea ou dissecção.

A principal vantagem das punções de veias periféricas é o baixo risco de complicações, inerentes às veias profundas. As complicações mais comuns são as flebites superficiais e o extravasamento da solução ou de medicamentos.

Em situações críticas em que não se consegue acesso venoso rápido, pode-se utilizar a infusão de soluções na medula óssea. A justificativa para a utilização dessa via é que os vasos intramedulares não se colabam, mesmo diante de hipotensão grave ou choque, o que permite pronta absorção de drogas, soluções cristaloides e produtos hemoderivados. A substância injetada no interior da medula atinge inicialmente os múltiplos vasos sinusoides venosos; em seguida, o seio venoso central e; finalmente, o interior da veia responsável pela drenagem sanguínea do osso. Os locais mais adequados para punção medular são a tíbia, o terço distal do fêmur e a crista ilíaca.

Acesso venoso profundo

O acesso às veias profundas para cateterização, bem como as técnicas para a manutenção dos cateteres por longo prazo, representaram um dos grandes avanços da cirurgia pediátrica nos últimos 40 anos. É procedimento indispensável no tratamento clínico ou cirúrgico de qualquer criança em estado grave.

Cateteres

Podem ter luz única, dupla ou tripla e ser utilizados segundo a indicação de cada caso. Os principais materiais utilizados são: cloreto de polivinil (PVC); teflon (politetrafluoretileno); polietileno; poliuretano; e silastic (elastômero de silicone). O cateter de silicone é o mais adequado por provocar menor reação no endotélio venoso.

A técnica da utilização de fio-guia metálico (Seldinger)[1] é a mais difundida. Após a punção da veia, introduz-se o fio-guia metálico e flexível até o átrio direito, o que é confirmado pelo aparecimento de extrassístoles no monitor cardíaco. A seguir, com a orientação do fio, introduz-se um dilatador para aumentar o orifício de entrada na veia. Esse dispositivo é retirado e, em seguida, introduzido o cateter de poliuretano orientado pelo fio-guia, o qual é finalmente retirado. Quando se deseja utilizar cateter de silicone, em virtude da maleabilidade, torna-se necessária a introdução de um dispositivo de plástico, denominado "camisa", através do fio-guia, seguida da retirada deste último. O cateter é, então, introduzido por dentro desse dispositivo. À medida que o cateter é introduzido, a camisa é aberta longitudinalmente em duas metades, sendo finalmente retirada.

Colocação de cateter central através da punção percutânea

A cateterização percutânea na criança deriva das técnicas descritas inicialmente para o adulto. As veias utilizadas são aquelas que drenam diretamente ao sistema cava superior ou inferior. Podem ser utilizadas as veias superficiais do braço (veia basílica ou cefálica) e do pescoço (jugular externa), ou veias profundas (veia jugular interna ou subclávia) (Figuras 63.1 e 63.2). A tributária do sistema cava inferior mais utilizada é a veia femoral. Qualquer que seja a via utilizada,

Figura 63.1 – Cateter de três vias introduzido em veia central através de punção da veia jugular interna no ápice do triângulo de Sedellot.

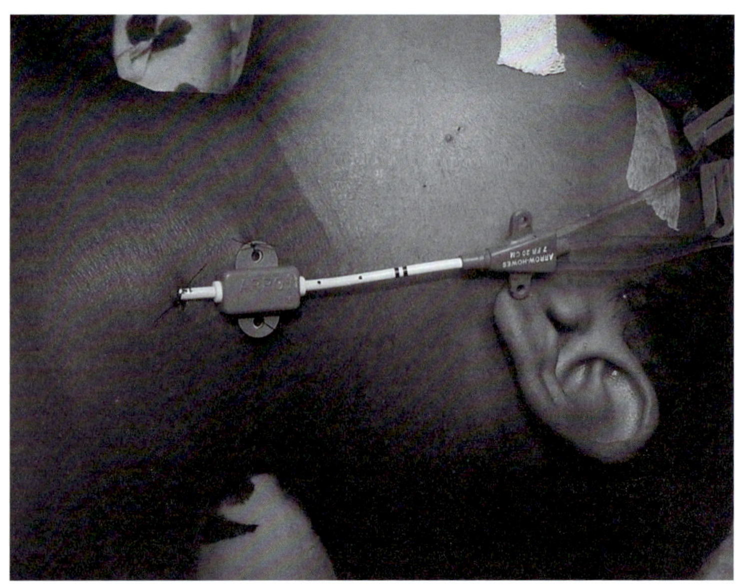

Figura 63.2 – Cateter duplo lúmen introduzido em veia subclávia direita por punção.

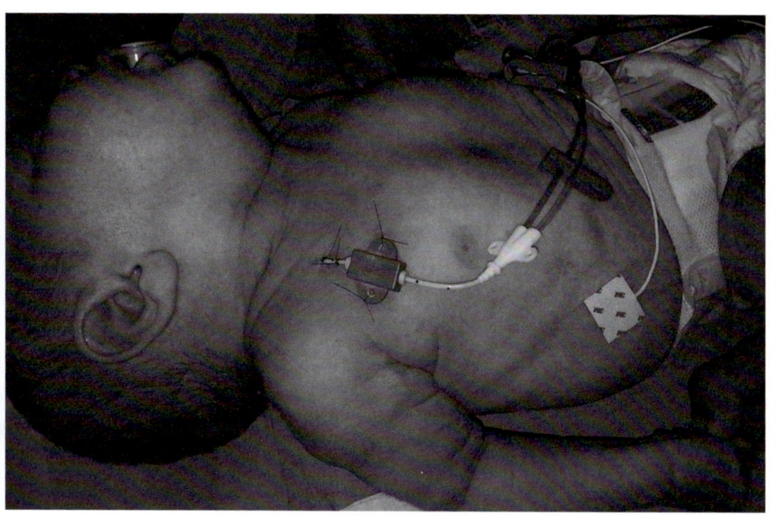

a extremidade distal do cateter deve sempre ser localizada na entrada da veia cava superior (ou inferior) no átrio direito. Na criança, o sistema venoso periférico, em geral, não tem calibre adequado para punção com agulhas calibrosas que permitam a introdução de cateteres. No entanto, a introdução no mercado de cateteres delgados de silicone tem permitido a utilização rotineira da punção de veias periféricas para o acesso às veias centrais. São os cateteres conhecidos pela sigla derivada da língua inglesa PIC (*peripheral intravenous catheter*). A progressão do cateter em direção à veia cava torna-se possível pela flexibilidade e maleabilidade do cateter de silicone, apesar da presença de válvulas ou angulações do trajeto venoso periférico. Também o auxílio de aparelhos de ultrassom ou raios infravermelhos auxiliam sobremaneira a visualização das delgadas veias periféricas.

Quanto à punção de veias profundas na criança com até 8 kg, a 1ª opção é a veia jugular interna. Outras opões são as veias subclávia e femoral.

Dissecções de veias

O acesso ao sistema venoso profundo, através das dissecções de veias periféricas, tem a vantagem de ser procedimento seguro, em virtude de a canulação venosa ser feita com visão direta. No entanto, o maior inconveniente desse tipo de acesso venoso é o de não permitir a troca repetida do cateter, além de implicar inutilização da veia, pois esta é ligada durante o procedimento. Para as dissecções venosas, utilizam-se inicialmente as veias tributárias do sistema cava superior na seguinte ordem de preferência:

1. Axila: veias basílica ou axilar;
2. Pescoço: veias jugulares externas, faciais e, finalmente, jugulares internas;
3. Membro superior: veia basílica na dobra anterior do cotovelo e face interna do braço e veia cefálica na face anterolateral;
4. Na sequência de opções, existem ainda as tributárias do sistema cava inferior, quando não houver disponibilidade do sistema cava superior, por trombose ou dissecções prévias. Entre os ramos da veia cava inferior, os mais utilizados são a croça da veia safena e a veia epigástrica profunda inferior;
5. Em adolescentes, de modo semelhante aos adultos, existe a opção da veia cefálica, no sulco deltopeitoral;
6. Excepcionalmente: veias tireoidianas inferiores, mamária interna ou veias intercostais.
7. Em emergências, no recém-nascido, pode-se utilizar a cateterização da veia umbilical, principalmente durante a reanimação na sala de parto e quando houver necessidade de exsanguineotransfusões (Figura 63.3). Até o 4º ou 5º dia, a cateterização pode ser feita diretamente pela secção do coto umbilical, rente à parede abdominal. A veia é identificada no quadrante superior do coto e tem luz bastante ampla. Após a mumificação do coto umbilical, o acesso pode ser obtido ainda no período neonatal através de pequena incisão transversa mediana, logo acima da cicatriz umbilical. O cateter não deve ser utilizado para administração de soluções hipertônicas e, após 24 a 48 horas, obrigatoriamente deve ser retirado, pelo risco de flebite e trombose da veia porta.

Figura 63.3 – Cateter introduzido em veia umbilical, logo após o nascimento, utilizado para colheita de amostras de sangue e hidratação parenteral.

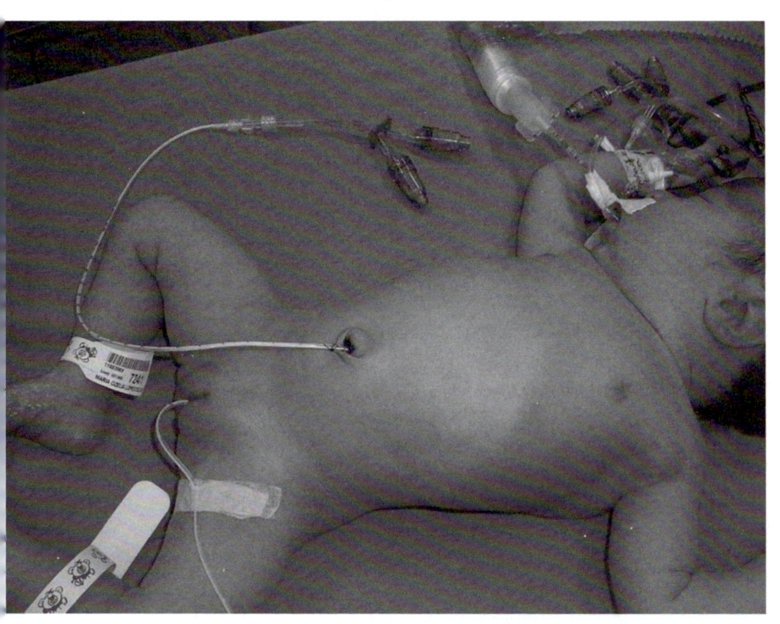

Acesso arterial

As artérias mais habitualmente utilizadas para punção simples ou colocação de cateteres são a radial, a dorsal do pé (pediosa), a tibial posterior e temporal superficial, sendo que, no período neonatal, existe também a opção das artérias umbilicais. Em outras artérias de maior calibre, como a femoral e a umeral, é permitida a abordagem com a única finalidade de punção e coleta de amostra de sangue, sendo impeditiva a colocação de cateter pelo risco de trombose e comprometimento isquêmico de todo o membro.

A cateterização da artéria tem a vantagem de permitir a medida contínua da pressão arterial e possibilitar a fácil coleta de sangue arterial para avaliação dos gases sanguíneos ou outros exames laboratoriais, eliminando, assim, o inconveniente de punções arteriais múltiplas. A artéria radial ao nível do punho é a mais utilizada, dadas a sua posição anatômica superficial e a facilidade técnica de acesso, além de representar um vaso não terminal (Figura 63.4). Na eventualidade de obstrução da artéria radial, a circulação arterial da mão em geral é totalmente suprida pelo arco palmar comunicante com a artéria ulnar e por outras colaterais. No entanto, em raros casos a artéria radial não pode ser interrompida, pois a circulação através da artéria ulnar é insuficiente para manter a irrigação da mão. Portanto, é prudente proceder-se ao teste de Allen antes da punção da artéria radial. Ocluem-se temporariamente as artérias ulnar e radial ao nível do punho, por compressão digital e, em seguida, comprime-se a mão de modo a permitir todo o retorno do sangue. A seguir, libera-se apenas o pulso da artéria ulnar e verifica-se se houve retorno da circulação arterial até a extremidade de todos os dedos. Em caso negativo, o acesso à artéria radial é contraindicado.

Figura 63.4 – Acesso à artéria radial. Observar o refluxo de sangue e a fixação adequada do cateter.

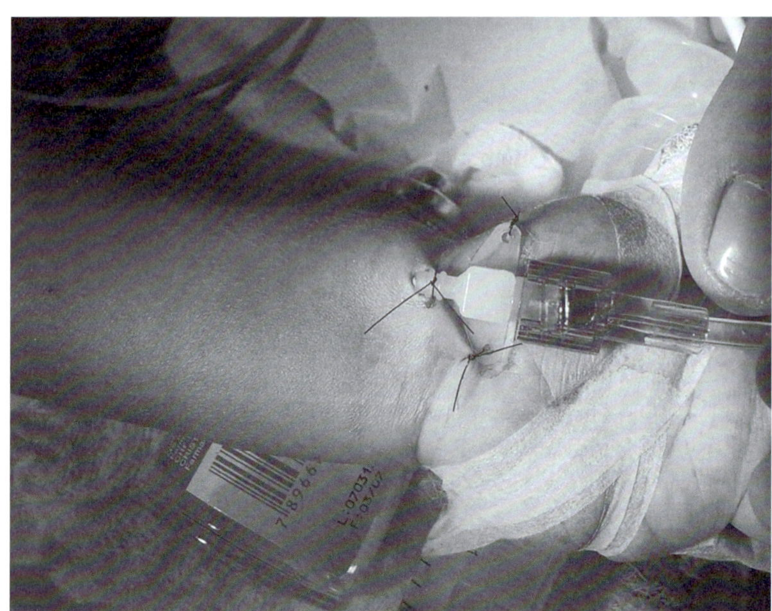

A segunda opção para acesso arterial é representada pelos vasos dos membros inferiores, a artéria dorsal do pé, continuação da tibial anterior e a tibial posterior ao nível do maléolo medial.

A artéria temporal superficial pode ser utilizada para cateterização quando não houver disponibilidade das artérias dos membros. O acesso é feito logo acima e anteriormente ao pavilhão auditivo, local em que a artéria é mais superficial.

As artérias umbilicais originam-se das artérias ilíacas, tendo inicialmente um trajeto ventral a cada lado da bexiga, e, em seguida, dirigirem-se para cima na parede abdominal, anteriormente ao peritônio parietal, em direção ao umbigo. Em geral, obliteram-se poucos minutos após o nascimento por mecanismo de vasoconstrição, o qual pode ser retardado na vigência de hipóxia ou acidose. Podem ser cateterizadas através do coto umbilical até o 4º ou o 5º dia e, em seguida, por minilaparotomia infraumbilical. Ao se seccionar o coto umbilical, as artérias são identificadas no quadrante inferior da superfície de secção. O cateter a ser introduzido deve ser longo e a extremidade distal deve se localizar na aorta, abaixo das artérias renais, posição que corresponde radiograficamente à 3ª vértebra lombar.

Fístulas arteriovenosas

O tratamento de crianças com insuficiência renal crônica sofreu significativo avanço nos últimos anos, com os recursos da diálise peritoneal e de hemodiálise, através dos cateteres venosos centrais ou das fístulas arteriovenosas.[2,3]

Técnica operatória: após o diagnóstico da falência de função renal e da necessidade de hemodiálise, de modo geral, indica-se inicialmente a colocação de cateter venoso central para a execução da hemodiálise, já que a fístula arteriovenosa não deve ser utilizada antes de 3 ou 4 semanas após sua confecção. Este intervalo de tempo (período de "maturação da fístula") é dado para que as veias se tornem adequadamente calibrosas antes de puncionadas.

Como 1ª opção, utiliza-se a veia cefálica e a artéria radial ao nível do pulso do membro superior não dominante, em geral o esquerdo (Figura 63.5). A 2ª opção é representada pela fístula entre a artéria braquial e a veia cefálica ou basílica, ao nível da dobra anterior do cotovelo. Como última opção, podem ser utilizados os vasos dos membros inferiores com anastomose da veia safena com a artéria femoral.

Figura 63.5 – Fístula da veia cefálica com a artéria braquial.

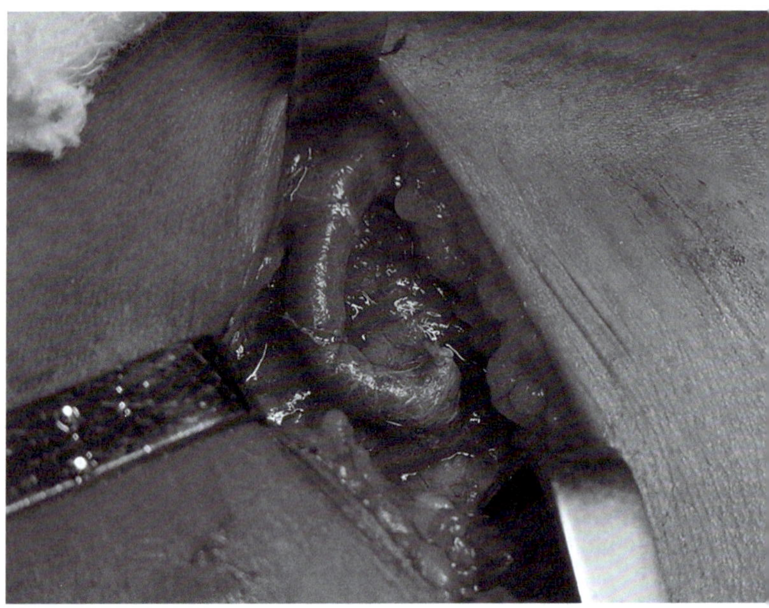

Acessos vasculares em condições de exceção

Os grandes avanços em cuidados intensivos têm permitido a sobrevida prolongada de crianças em condições graves, por períodos cada vez maiores. Dessa forma, têm sido frequentes situações em que não mais existem opções para obtenção de via de acesso vascular, por trombose de veias tributárias do sistema cava superior ou inferior. Por vezes, em lactentes, depara-se com o problema de trombose da própria veia cava superior. Nessas situações, tem-se lançado mão do recurso de colocação de cateter através da veia ázigos, veias intercostais ou mesmo, diretamente no átrio direito, acessos que são obtidos por meio de toracotomia direita[4] (Figura 63.6).

Figura 63.6 – Radiografia mostrando cateter central introduzido por meio da quarta veia intercostal (setas). O acesso foi obtido por toracotomia direita.

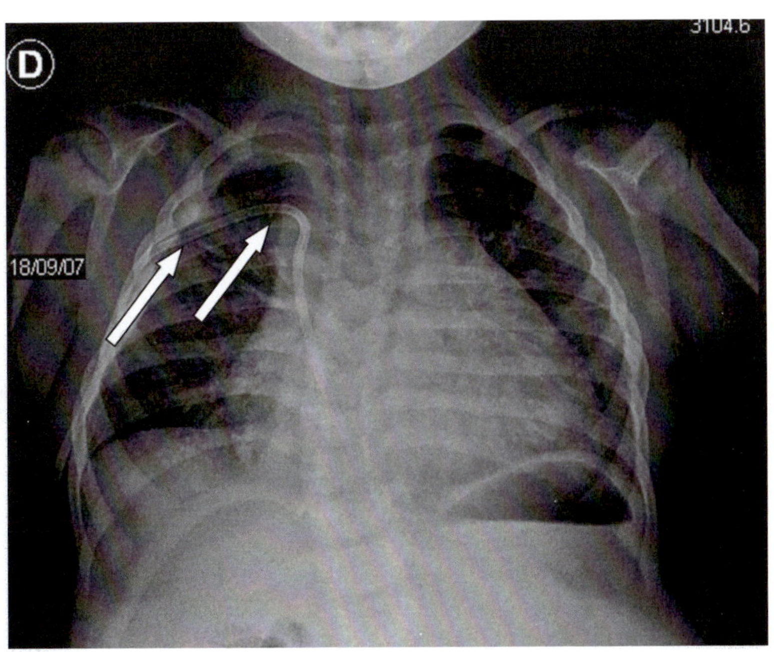

Referências consultadas

Seldinger SJ. Catheter replacement of the needle in percutaneous artheriography. Acta Radiol, 39:368, 1953.

Tannuri U, Tannuri AC. Experience with arteriovenous fistulas for chronic hemodialysis in children: technical details and refinements. Clinics (Sao Paulo). 60(1):37-40, 2005.

Tannuri U, Tannuri AC, Watanabe A. Arteriovenous fistula for chronic hemodialysis in pediatric candidates for renal transplantation: technical details and refinements. Pediatr Transplant. 13(3):360-4, 2009.

Tannuri U, Tannuri AC, Maksoud JG. The second and third right posterior intercostal veins: an alternate route for central venous access with an implantable port in children. J Pediatr Surg. 2005 40(11):e27-30

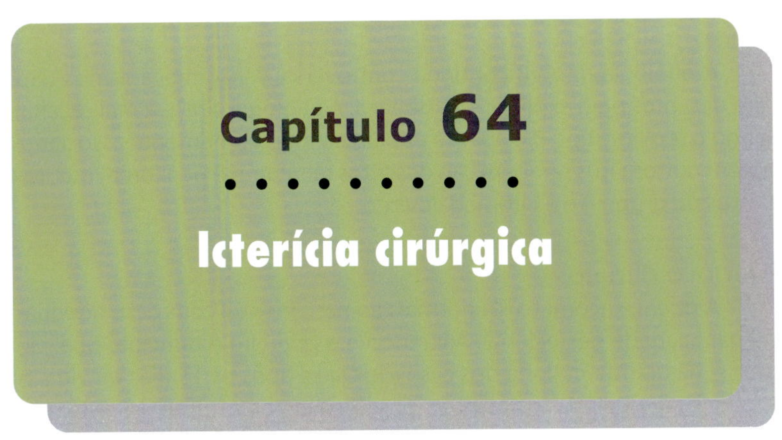

Capítulo 64

Icterícia cirúrgica

Nelson Elias Mendes Gibelli

As principais patologias cirúrgicas que levam à dificuldade de drenagem das vias biliares na faixa etária pediátrica são a atresia das vias biliares e a dilatação congênita das vias biliares.

Atresia das vias biliares

Definição

A atresia de vias biliares (AVB) é a principal e mais grave doença hepática cirúrgica que acomete o recém-nascido.[1] Recém-nascidos (RN) previamente saudáveis e de bom peso ao nascimento iniciam um progressivo e irreversível processo de fibrose inflamatória culminando com a destruição, em poucas semanas, das vias biliares extra e intra-hepáticas, levando rapidamente à cirrose colestática.

Epidemiologia

A incidência varia de 1/6.700 a 1/23.000 nascidos vivos, com média de 1:10.000 a 1:15.000 nascidos vivos.

Fisiopatologia

A etiologia da AVB continua controversa. Vários mecanismos têm sido descritos para explicar esta doença. A etiologia viral é a mais aceita, sendo o reovírus tipo 3 o agente etiológico mais comumente associado, porém outros vírus também são descritos tais como o papilomavírus, rotavírus do grupo A e o citomegalovírus.

Quadro clínico

A doença acomete RN normais ao nascimento, com peso adequado para a idade gestacional. A icterícia é o primeiro e principal sinal clínico e, na grande maioria dos casos, inicia-se após os 15 dias de vida. A acolia fecal e colúria instalam-se progressivamente e são persistentes. O sinal de alerta para a doença é sempre a acolia fecal persistente. A icterícia pode confundir-se inicialmente com icterícia fisiológica. Após 8 a 12 semanas de evolução, o fígado já está aumentado, adquirindo consistência endurecida, sinais claros de fibrose e ou cirrose hepática. Na criança não operada ou que não apresente bons resultados cirúrgicos, há o aparecimento de hipertensão portal, ascite, varizes de esôfago, desnutrição de difícil controle e prurido. Insuficiência hepática, colangites e surtos de peritonite bacteriana espontânea (PBE) são complicações que aparecem precocemente na AVB, sendo responsáveis, juntamente com sangramentos, pela mortalidade precoce.

Existem duas formas clínicas de apresentação da doença:

» A: tipo embrionário ou fetal (10 a 35%) – início mais precoce, associada a malformações variadas, principalmente à síndrome da poliesplenia. À laparotomia não são observados quaisquer remanescentes dos ductos biliares. Esta forma tem início antes do nascimento e parece ter etiologia distinta.

» B: tipo perinatal – é o mais comum. As malformações isoladas são mais raras, podendo incluir malformações do sistema digestório (estenose duodenal, atresia jejunal, divertículo de Meckel e má rotação intestinal), malformações urinárias e cardíacas. A incidência de malformações associadas é muito variável, com índices de 7,5 a 25%, sendo mais frequente a síndrome da poliesplenia, descrita inicialmente por Helwig, que consiste em:
  - Poliesplenia;
  - Ausência de veia cava inferior;

- Veia porta pré-duodenal;
- Anormalidades na artéria hepática;
- Má-rotação intestinal e *situs inversus*;
- Fígado bilobado;
- Ocasionalmente, anomalias cardíacas.

Diagnóstico

Em virtude da progressão rápida da doença, a investigação deve ser realizada de forma rápida e a indicação cirúrgica, o mais precoce possível. Toda icterícia que persista além dos 14 dias de vida deve ser investigada, e afastada a possibilidade de colestase de origem cirúrgica. Os exames laboratoriais são inespecíficos: bilirrubinas totais não muito elevadas (8-10 mg/dL) com predomínio da bilirrubina direta; enzimas canaliculares (fosfatase alcalina e gama-GT) muito aumentadas, enquanto as enzimas hepatocelulares (AST e ALT) mostram-se pouco elevadas (duas a três vezes o valor normal).

Apesar de inúmeros meios diagnósticos serem utilizados para o diagnóstico da AVB, o diagnóstico baseia-se no emprego da clínica, ultrassonografia e biópsia hepática percutânea.

- Clínica: acolia fecal persistente, icterícia, colúria e fígado aumentado e duro ao exame clínico são altamente suspeitos de AVB, com uma margem de acerto de acima de 85%. Acolia fecal persistente por mais de dez dias, o que nos obriga a rápida e objetivamente confirmar ou afastar o diagnóstico de AVB.
- Ultrassonografia: é o exame de imagem indicado. Além de afastar outras causas de icterícia (dilatações das vias biliares extra-hepáticas por cisto de colédoco, síndrome do canal comum), a ausência de vesícula biliar, ainda que não obrigatório em todos casos, é altamente sugestiva da doença. A visualização de uma área triangular ou tubular hiperecogênica localizada cranialmente, junto à bifurcação portal – "triângulo fibroso" ou *triangular cord* – tem sido descrito como meio diagnóstico eficaz, barato e fácil de ser realizado, constituindo-se atualmente no melhor meio diagnóstico não invasivo. Em crianças com mais de 12 semanas, a imagem fibrosa confunde-se com a textura do fígado já com acentuado grau de fibrose.

» Biópsia hepática percutânea: é reconhecidamente o exame mais preciso para diferenciação entre colestase intra e extra-hepática, com níveis de acurácia de 80 a 97%, como descrito por Zerbini.[23-26] As principais características histopatológicas são:
   - Espaço porta expandido por fibrose e edema;
   - Infiltrado inflamatório com predomínio de neutrófilos;
   - Neoformação ductal;
   - Cilindros ou "*plugs* biliares" nos ductos neoformados.

Diagnóstico diferencial

Nas fases iniciais da doença, quando o quadro clínico ainda não está totalmente definido, pode haver dificuldades no diagnóstico de AVB. Inúmeros são os diagnósticos diferenciais que devem ser afastados (Figura 64.1):

Figura 64.1 – Algoritmo para diagnóstico de AVB usado no Instituto da Criança do Hospital das Clínicas da Faculdade de Medicina da Universidade de São Paulo – ICr-HCFMUSP.

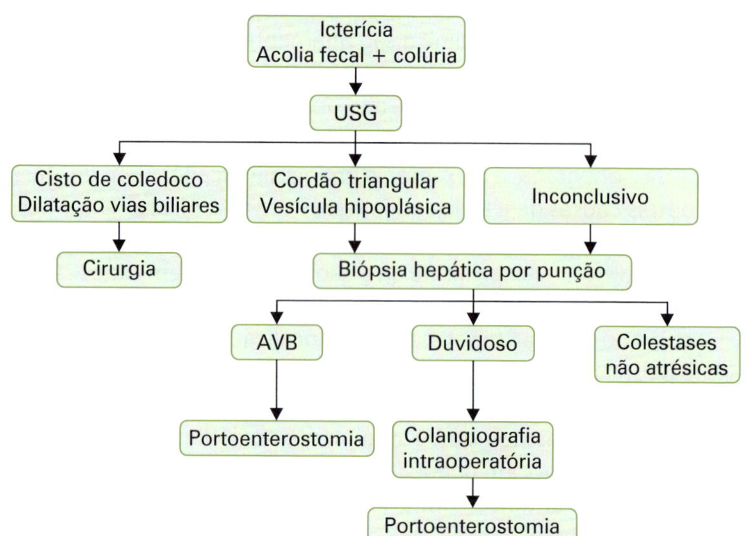

» Infecções congênitas: toxoplasmose, rubéola, citomegalovírus, herpes, sífilis (TORCHS). A presença de esplenomegalia ao nascimento sugere infecção congênita;
» Deficiência de α-1 antitripsina, nas primeiras semanas de vida, apresenta variações histológicas que dificultam seu correto diagnóstico. A eletroforese de proteína (ausência do pico de alfa-1-globulina) e a determinação da atividade sérica de antitripsina, dosagem específica de alfa-1-antitripsina e fenotipagem genética permitem o diagnóstico preciso;
» Nutrição parenteral prolongada;
» Fibrose cística;
» Alguns casos de hepatite transinfecciosa associada à sepse – "colangite lenta";
» Hipoplasia não sindromática ou sindromática dos ductos biliares intra-hepáticos (Alagille): redução do número de ductos biliares interlobulares. A biópsia por agulha pode ser adequada para o diagnóstico desde que contenha um número mínimo de 5 espaços porta.

Tratamento cirúrgico

O tratamento cirúrgico é indicado tão logo se obtenha o diagnóstico definitivo, sempre com o objetivo de operar o mais precocemente possível, classicamente antes das 12 semanas de vida. Pacientes com idade acima de 12 a 16 semanas devem ser analisados caso a caso, pois como a doença tem intensidade e evolução variável, pacientes com insuficiência hepática (ascite, alterações da coagulação, desnutrição grave, colangite) não se beneficiarão da cirurgia.

A abordagem de escolha é a cirurgia de Kasai, primeiramente descrita no final da década de 1950 e início de 1960, baseada na identificação de ductos microscópicos no remanescente da árvore biliar extra-hepática presente no hilo hepático – o porta-hepatis. A técnica cirúrgica implica a dissecção do hilo hepático, identificação do porta-hepatis, secção deste junto à superfície hepática e anastomose em Y de Roux não convencional terminolateral de alça jejunal de 45 cm com a área cruenta da superfície hepática, englobando o porta-hepatis:

» Incisão cirúrgica subcostal bilateral (a mesma usada no transplante hepático);

» Secção dos ligamentos hepáticos (triangulares) e exteriorização do fígado;
» Secção da sutura umbilical com maior e melhor exposição do hilo hepático (Figura 64.2).
» Dissecção ampliada ou extensiva do hilo hepático até as bifurcações secundárias da veia porta e artéria hepática porta-hepatis, permitindo padronização da dissecção e abranger toda a região com possíveis microductos da porta-hepatis (Figura 64.3).
» Aumento do comprimento da alça da portoenterostomia (45 cm) para diminuir o refluxo para o hilo hepático, diminuindo a ocorrência de colangites.

Figura 64.2 – Dissecção extensiva do da artéria porta-hepatis demonstrando a secção do ligamento umbilical e ligadura dos pequenos ramos da bifurcação portal.

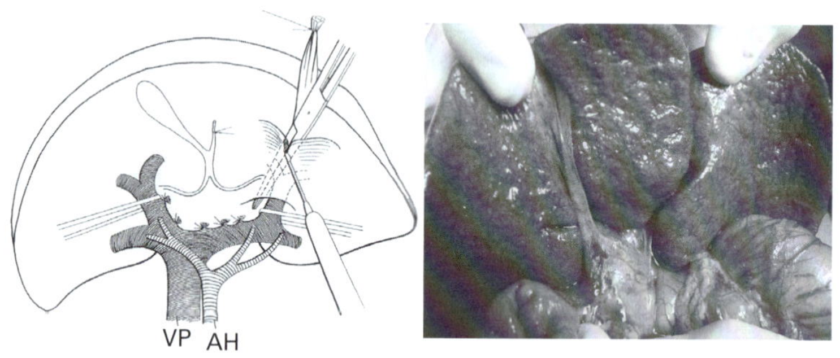

Figura 64.3 – Dissecção ampliada e portoenterostomia.

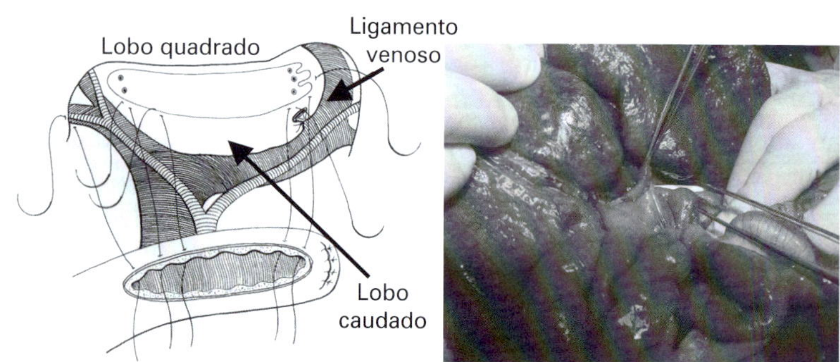

Pós-operatório imediato

No pós-operatório imediato utilizam-se:

- Antibioticoprofilaxia com cefalosporinas endovenosa;
- Coleréticos: ácido ursodesoxicólico (Ursacol®) na dosagem de 15-40 mg/kg/dia via oral a cada 12 horas são administrados via oral tão logo os pacientes apresentem trânsito intestinal;
- Existem controvérsias em relação ao uso de corticosteroides.

Resultados do tratamento cirúrgico

A cura da doença com a reversão total da icterícia e lesão hepática é a meta a ser alcançada, porém, na maioria dos doentes, isso não é possível, apesar de mais de 80% das crianças operadas apresentarem algum fluxo biliar, apenas cerca de 25 a 30% ficam anictéricas.

Os resultados cirúrgicos dependem de vários fatores:

- Idade à cirurgia menor que 12 semanas;
- Porta-hepatis tipo III: tipo de remanescente microscópico das vias biliares (tipo de porta-hepatis). De acordo com a classificação de Gauthier, o tipo III – presença de pequenos dúctulos com diâmetro entre 150 a 350 ?m – está associado com melhores resultados cirúrgicos. O tipo I – dúctulos ausentes ou menores que 50?m, estão relacionados a piores resultados;
- Área de secção da porta-hepatis contendo as regiões de drenagem;
- Grau de lesão hepática por ocasião da cirurgia. Pacientes com cirrose biliar já instalada respondem mal à cirurgia;
- Experiência do serviço.

Complicações

Colangites

É a mais grave complicação da AVB, podendo levar à destruição completa das vias biliares em poucas semanas, mesmo em crianças previamente anictéricas. Sua etiologia é controversa, porém acredita-se tratar de evolução da própria moléstia de base, com surtos de obliteração das vias biliares intra-hepáticas. Outra hipótese seria complicação infecciosa, provavelmente pela contaminação bacteriana da alça intestinal e colangite ascendente. A colangite típica caracteriza-se por febre, dor à palpação do fígado, aumento dos níveis de bilirrubinas, parada ou diminuição do fluxo biliar e elevação das enzimas hepáticas.

Devem ser precocemente instituídos antibióticos de amplo espectro, com cobertura para gram-positivos, gram-negativos e anaeróbios. Os esquemas de tratamento sempre devem incluir o metronidazol visando anaeróbios.

Lagos biliares

São áreas com acúmulo de bile no meio do parênquima hepático e que podem infectar-se perpetuando um quadro febril. Decorrem da lesão progressiva dos ductos biliares intra-hepáticos. A terapêutica mais eficaz é a drenagem externa por meio da punção transparieto hepática.

Hipertensão portal

A cada 6 meses, as crianças são submetidas à endoscopia para diagnóstico de varizes esofágicas e escleroterapia profilática.

Ascite

Ocorre nas fases mais avançadas de insuficiência hepática ou, mais precocemente, quando há trombose da veia porta. Pode ser refratária ao tratamento clínico, notadamente nos casos de insuficiência hepática avançada com desnutrição acentuada e hiponatremia. O tratamento da ascite consiste em restrição de sódio na dieta, uso de diuréticos (espironolactona-Aldactone®, na dose de 2 a 3 mg/kg/dia e furosemida-Lasix®, na dose de 1 a 2 mg/kg/dia.

Peritonite bacteriana espontânea (PBE)

Incidência de PBE varia de 0 a 30% dos casos. Os sintomas são sugestivos de infecção peritonial: dor abdominal; febre; e alterações da motilidade intestinal. Pode manifestar-se apenas por sinais sistêmicos de infecção e piora abrupta da função hepática ou renal, com aparecimento de encefalopatia hepática. O diagnóstico é feito pela clínica e confirmado pela paracentese abdominal. A contagem de polimorfonucleares superior a 250/mm³ é diagnóstica. Os agentes mais comuns na PBE são: aeróbios gram-negativos (enterobactérias) e *Streptococcus sp.* Os antibióticos usados devem também ter boa penetração no líquido ascítico. Dá-se preferência ao cefotaxima ou outras cefalosporinas como ceftriaxone, ceftazidime, por, pelo menos, 5 dias. Como 2ª escolha, usa-se os aminoglicosídeos associados a betalactâmicos.

Prurido

Pode ser incapacitante. Decorre do aumento dos níveis séricos de sais biliares. Como tratamento paliativo, pode-se utilizar a rifampicina (Rifaldin®) na dose inicial de 2,5 mL, duas vezes ao dia.

Shunts *pulmonares*

Microfístulas pulmonares secundárias à hepatopatia ocasionando *shunt* pulmonar.

Atualmente, a melhor abordagem da AVB é o tratamento sequencial com a realização da portoenterostomia seguida do transplante hepático, nos casos de evolução para a cirrose biliar secundária.

Dilatação congênita das vias biliares

Definição

O termo "dilatação congênita" das vias biliares se refere a uma série de afecções da árvore biliar intra e/ou extra-hepáticas, entre elas o cisto de colédoco, cuja embriologia, fisiopatologia e tratamento são semelhantes. O primeiro relato de dilatação ou cisto de colédoco foi feito por Douglas, em 1853. Em 1959, Alonso-Lej et al. relataram a primeira série de 94 casos de cisto de colédoco e propuseram uma classificação inicial para as dilatações congênitas do colédoco.

Classificação

Todani et al. classificaram a doença em cinco tipos e alguns subtipos, baseada em aspectos puramente morfológicos de acordo com os achados colangiográficos (Figura 64.4). Esta última classificação persiste até os dias de hoje. As cinco formas mais comuns são:

- Tipo I: dilatação sacular ou fusiforme isolada do hepatocolédoco, classicamente denominada de cisto de colédoco;
- Tipo II: ocorre formação de divertículo do ducto biliar extra-hepático, praticamente sem dilatação da via biliar principal;
- Tipo III: coledococele, dilatação do colédoco terminal com saliência para dentro da luz do duodeno;
- Tipo IV: múltiplos cistos de dilatação dos ductos biliares extra e intra-hepáticos;
- Tipo V: dilatação cística única ou múltipla da via biliar intra-hepática (corresponde a um dos tipos de doença de Caroli).

Figura 64.4 – Classificação dos tipos de dilatação congênita das vias biliares.

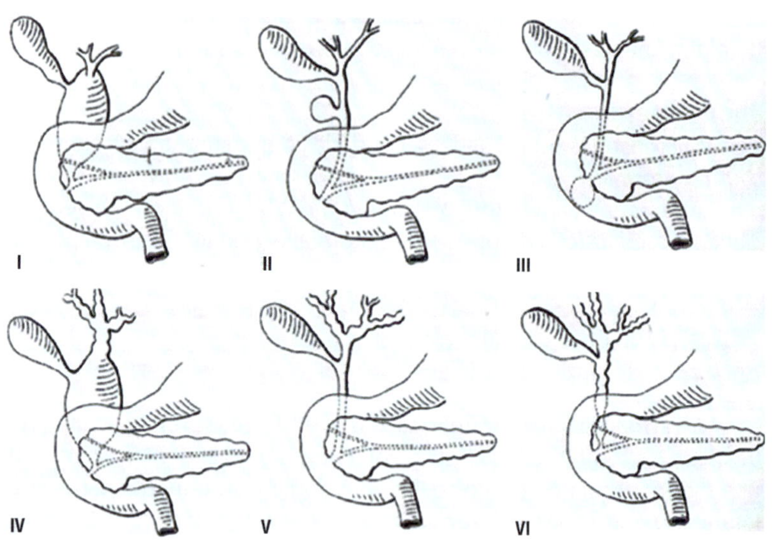

O tipo I corresponde a 90 a 95% dos casos de dilatações congênitas das vias biliares, em geral com dilatação fusiforme do hepatocolédoco. Neste tipo de anomalia, a vesícula biliar desemboca no cisto, e os ductos hepático direito e esquerdo estão preservados e com calibre normal. O segundo tipo mais frequente é o tipo IV.

Embriologia

Os ductos biliares formam-se do divertículo hepático a partir da 4ª semana de vida intrauterina. Durante o desenvolvimento fetal, normalmente ocorre junção dos ductos pancreático e biliar formando um canal comum longo. Após o processo de rotação e fusão dos segmentos pancreático dorsal e ventral, esse canal tende a diminuir e a se localizar no interior da parede duodenal, envolto pelo complexo muscular esfincteriano da papila duodenal maior (esfíncter de Oddi). A função do esfíncter de Oddi é impedir o refluxo de suco pancreático para a via biliar, como também prevenir a passagem de bile para o interior dos ductos pancreáticos. Na criança normal, o comprimento do canal comum é de até 4 mm e no adulto, 10 mm.

Patogenia

A teoria mais aceita para explicar a formação da dilatação das vias biliares é a proposta por Babbitt em 1969. Nesta teoria, a formação de canal comum longo pela junção anômala do ducto biliar e pancreático principal levaria a um refluxo contínuo de suco pancreático rico em enzimas proteolíticas para dentro das vias biliares, com consequente lesão de sua parede, destruição da camada muscular com substituição por tecido fibroso, resultando em dilatação (Figura 64.5). Todani et al. demonstraram que a grande maioria de pacientes com dilatação congênita das vias biliares apresentam anomalia da junção pancreatobiliar, por meio da análise de estudos de colangiopancreatografia endoscópica retrógrada.

Figura 64.5 – Desenho esquemático do canal comum longo.

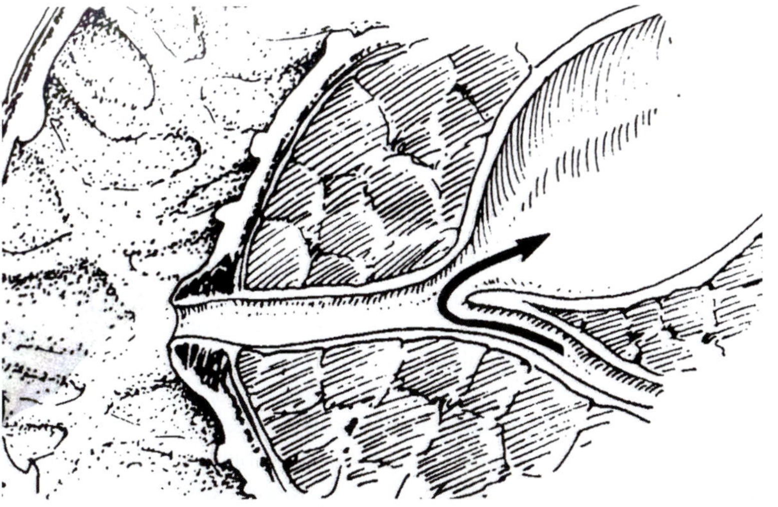

Quadro clínico

Mais frequentes na raça amarela e no sexo feminino, na proporção de até 4 meninas:1 menino. Embora seja descrita em todas as faixas etárias, em mais da metade dos casos o diagnóstico é feito na 1ª década de vida. A doença pode ser suspeitada no período pré-natal, por meio da ultrassonografia (USG) materna no último trimestre da gravidez. A manifestação clínica varia desde casos assintomáticos com diagnóstico pela USG pré ou pós-natal, até casos extremamente graves com colangite intensa e evolução para a fibrose/cirrose hepática com indicação de transplante hepático. Duas formas distintas de apresentação clínica do cisto de colédoco são descritas, classificadas como formas infantil e adulta. Na forma infantil, lactentes ao redor de 1 a 3 meses de vida manifestam quadro de icterícia obstrutiva, acolia fecal e hepatomegalia de forma praticamente indistinguível das crianças portadoras de atresia das vias biliares. Eventualmente, podem ocorrer sinais clínicos característicos de cirrose hepática nestes lactentes. Em geral, não apresentam dor abdominal, muito embora o primeiro sinal clínico pode ser apenas massa palpável no hipocôndrio direito, particularmente em recém-nascidos e lactentes jovens.

Na chamada forma adulta de apresentação do cisto de colédoco, a manifestação clínica em geral aparece ao redor dos 2 anos de idade. Neste grupo de pacientes, a tríade clássica de dor abdominal, massa palpável e icterícia descrita originalmente por Alonzo-Lej, Revor e Pessagno pode estar presente, mas tem sido relativamente pouco observada nas crianças com dilatação da via biliar. Na prática, a manifestação clínica mais frequente é surto de dor abdominal não característica, acompanhada ou não de icterícia intermitente.

Diagnóstico

O principal exame de imagem é a USG. O diagnóstico pode ser suspeitado pelo exame USG no período pré-natal, no último trimestre da gestação. Nas crianças com quadros de icterícia obstrutiva e dor abdominal de origem desconhecida com ou sem massa palpável, o diagnóstico pela USG é precoce e facilmente realizado, com a presença de dilatação das vias biliares extra-hepáticas (Figura 64.6). O exame permite revelar ainda a presença de cálculos ou barro biliar, a análise da árvore biliar intra-hepática, bem como o aspecto da textura do parênquima hepático. Alterações em outros órgãos, notadamente pâncreas e rins, podem e devem ser pesquisadas.

Na grande maioria dos casos, o exame USG é absolutamente suficiente para o diagnóstico e para a indicação do tratamento cirúrgico. A investigação complementar para confirmar o diagnóstico de síndrome do canal comum com colangiopancreatografia endoscópica retrógrada (Figura 64.7) ou transparieto-hepática, em geral é desnecessária e não muda a abordagem terapêutica. A colangiorressonância também pode ser utilizada. Tem a desvantagem adicional, assim como a colangiografia endoscópica, de necessitar de anestesia geral para sua realização. A tomografia computadorizada (TC) pode ser útil para avaliação, eventualmente, nos casos de acometimento da árvore biliar intra-hepática.

Figura 64.6 – Aspecto ultrassonográfico da dilatação do ducto hepatocolédoco.

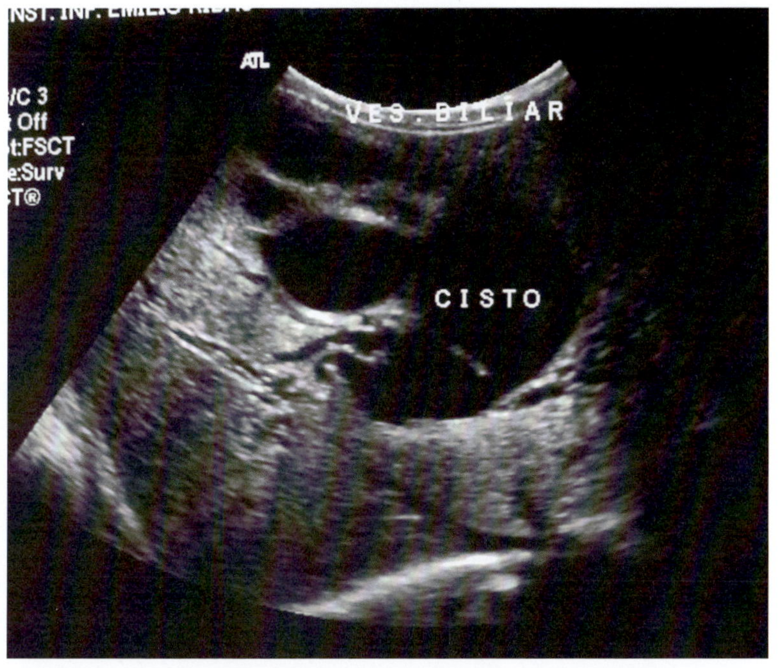

Figura 64.7 – Colangiopancreatografia endoscópica retrógrada demonstrando dilatação da árvore biliar e canal comum longo.

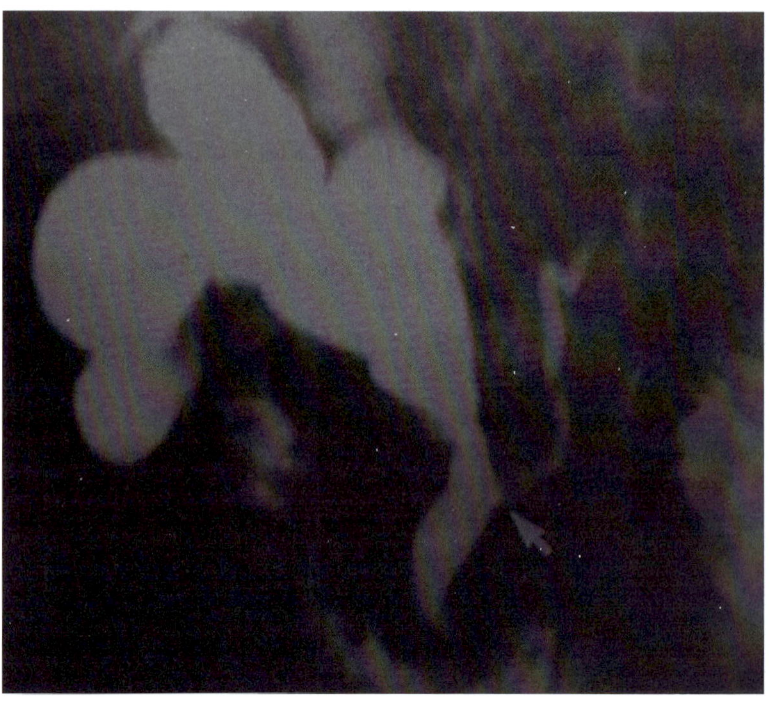

Tratamento

Na fase aguda, com crises de dor abdominal e episódios de colangite, o tratamento é feito com hidratação parenteral, analgésicos, jejum quando houver pancreatite associada, e antibióticos para tratamento da colangite. O tratamento do cisto de colédoco e das dilatações congênitas das vias biliares é eminentemente cirúrgico e baseia-se na ressecção da porção acometida da árvore biliar e drenagem interna da via biliar. A ressecção completa de cisto é mandatória. Várias publicações demonstraram a ocorrência de colangiocarcinoma de vias biliares em portadores de cisto de colédoco operados sem a ressecção do cisto. Entre as técnicas utilizadas para a drenagem interna da via biliar, a mais utilizada na atualidade é a anastomose do ducto hepático com alça jejunal em Y de Roux, evitando o refluxo do conteúdo duodenal para a árvore biliar e a ocorrência de colangite ascendente. A incisão utilizada é a subcostal direita. As estruturas do hilo hepático são identificadas, procedendo-se à dissecção e ao isolamento do cisto em toda sua volta, e também do ducto hepatocolédoco (Figura 64.8). Nas crianças maiores e nos casos de cistos gigantes, com episódios de colangite prévia, com grande inflamação local e com dificuldade em se identificar e isolar as estruturas do hilo, deve-se proceder à punção e ao esvaziamento do cisto, com abertura na face anterolateral, realizando-se a dissecção internamente. O revestimento interno é dissecado e totalmente retirado para evitar o risco de colangiocarcinoma, deixando-se intacta a parede fibrosa posteroinferior do cisto, em geral firmemente aderida à veia porta e outras estruturas do hilo. Esse detalhe técnico, descrito originalmente por Lilly e Todani,

Figura 64.8 – Dilatação cística do hepatocolédoco. O ducto hepático foi contornado com dreno de Penrose acima da dilatação, onde será realizada a secção do ducto para anastomose com a alça jejunal em Y de Roux.

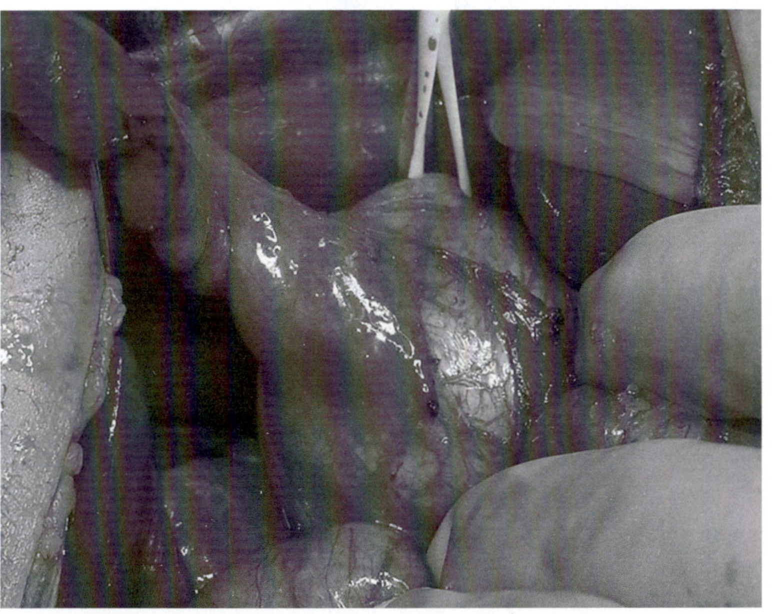

facilita o ato operatório, diminuindo o risco de sangramento na dissecção com o pâncreas, e o risco de lesão da veia porta e da artéria hepática.

A secção proximal é realizada na transição entre o cisto e o ducto hepático comum, se este não estiver acometido. Se o ducto hepático estiver dilatado, deve-se fazer a secção mais alta, ao nível da bifurcação dos hepáticos. A vesícula biliar e o ducto cístico são englobados na ressecção do cisto. A porção distal do colédoco deve ser ressecada o mais baixo possível em sua porção intrapancreática, evitando-se o desenvolvimento de colangiocarcinoma, formação de cisto local, cálculos e pancreatite recidivante. A anastomose bileodigestiva hepaticojejunal em Y de Roux é realizada de forma terminolateral, plano único, utilizando-se fio de sutura monofilamentar 5 ou 6-0, de forma pré ou transmesocólica.

Os outros tipos raros de dilatação das vias biliares devem ser tratados de acordo com as características anatômicas, com ressecção do divertículo (tipo II), marsupialização da *coledococele* (tipo III). Nos casos de dilatações acentuadas, com estase e formação de lagos e cálculos intra-hepáticos, pode ser necessária ressecção de segmento ou de lobo hepático acometido. O transplante hepático está indicado nos pacientes com evolução para cirrose biliar com falência hepática irreversível.

Complicações pós-operatórias

As complicações pós-operatórias mais frequentes são: fístulas e deiscência da anastomose; estenose tardia da anastomose bileodigestiva; cirrose biliar secundária.

Doença de Caroli

Trata-se de malformação congênita das vias biliares, de herança autossômica recessiva ligada ao sexo, predominante no sexo feminino. Descrita pela primeira vez por Caroli, em 1968, nesta afecção ocorrem dilatações saculares da árvore biliar intra-hepática entremeadas por zonas de estenose, formando verdadeiros "lagos biliares". A via biliar extra-hepática pode ou não ser acometida, com dilatação dos ductos extra-hepáticos. A apresentação clínica principal decorre de surtos repetidos de colangites, com formação de abscessos e cálculos intra-hepáticos, que eventualmente se mantêm mesmo após a cirurgia de derivação biliar. O termo "doença de Caroli" é, na verdade, pouco preciso e engloba quatro tipos diferentes de afecções:

1. Qualquer dilatação isolada da via biliar intra-hepática, mesmo sem significado clínico;
2. Malformação da placa ductal, com dilatação da via biliar associada à doença renal policística;
3. Qualquer dilatação difusa da árvore biliar, predominantemente das vias intra-hepáticas, sem acometimento do parênquima;
4. Formas graves, com dilatações intra-hepáticas localizadas ou difusas, com ou sem acometimento da via biliar extra-hepática, com formação de lagos biliares, colangite, abscesso hepático e lesão parenquimatosa.

Referências consultadas

Alonzo-Lej F, Revor WB, Pessano DJ. Congenital choledochal cyst, with report of 2, and an analysis of 94 cases. Surg Gynecol Obstet Internat Abst Surg. 1959;108:1.

Babbit DP. Congenital choledochal cysts. New etiological concept based on anomalous relationships of common bile and pancreatic bulb. Ann Radiol. 1969;12:231.

Balistreri WF, Grand R, Hoofnagle JH, et al. Biliary atresia: current concepts and research directions. Summary of a symposium. Hepatology. 23:1682,1996.

Carceller A, Blanchard H, Alvarez F, et al. Past and future of biliary atresia. J Pediatr Surg. 35:717, 2000.

Desment VJ. Congenital diseases of intrahepatic bile ducts: variation on the theme "ductal plate malformation". Hepatol. 16:1069, 1992.

Heubi JE, Daugherty. Neonatal cholestasis: as approach for the practicing pediatrician. Curr Probl Pediatr. May: 239, 1990.

Kasai M, Kimura S, Asakura Y, et al. Surgical treatment of biliary atresia. J Pediatr Surg. 3:665, 1968.

Kasai M, Suzuki M. A new operation for "non-correctable" biliary atresia: hepatic portoenterostomy. Syujyutsu. 13:733, 1959 (em Japonês).

Otte JB, De Ville De GJ, Reding R, et al. Sequential treatment of biliary atresia with Kasai portoenterostomy and liver transplantation: a review. Hepatology. 20:41S-48S, 1994.

Park WH, Choi SÓ, Lee HJ, et al. A new approach to biliary atresia with emphasis on the ultrasonographic triangular cord sign: comparison of ultrasonography, hepatobiliary scintilography, and liver needle biopsy in the evaluation of infantile cholestasis. J Pediatr Surg. 32:1555, 1997.

Todani T, et al. Congenital bile duct cysts. Classification, operative procedures, and review of 37 cases including cancer arising from cholecocal cyst. Am J Surg. 1977;134:263.

Todani T, Watanabe Y, Nurusue M, et al. Congenital bile duct cysts – classification, operative procedures and review of thirty-seven cases including cancer arising from choledochal cyst. Am J Surg. 1977;134:601.

Toyosaka A, Okamoto E, Okasana T, et al. Extensive dissection at the porta hepatis for biliary atresia. J Pediatr Surg. 29:896, 1994.

Zerbini MC, Gallucci SD, Maezono R, et al. Liver biopsy in neonatal cholestasis: a review on statistical grounds. Mod Pathol. 10:793, 1997.

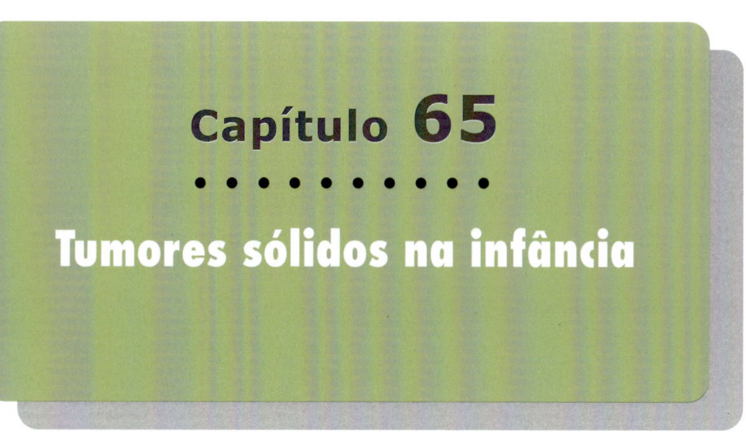

Capítulo 65

Tumores sólidos na infância

Fábio de Barros

Introdução

O diagnóstico de um tumor sólido, principalmente massas abdominais, em uma criança previamente hígida sempre é motivo de apreensão para o médico e será causa de considerável estresse para os familiares. Considerando que as neoplasias malignas são doenças relativamente raras na infância, existe um vasto conjunto de doenças não neoplásicas como diagnóstico diferencial (Tabela 65.1).

Dentre as neoplasias malignas destacam-se, por ordem de incidência: as doenças hematogênicas (leucemias e linfomas), os tumores do sistema nervoso central (representando aproximadamente metade dos tumores sólidos), seguidos dos tumores sólidos abdominais típicos da infância, destacando-se o neuroblastoma e o nefroblastoma, que serão o foco principal deste capítulo.

Tabela 65.1 – Diagnóstico diferencial de massas abdominais

Hidronefrose (válvula de uretra posterior. Estenose de JUP/JUV)	Hepatomegalia (ICC, infecções congênitas, doenças metabólicas)
Rim multicístico displásico	Lesões benignas de ovário
Rim policístico	Hidrocolpo (hímen imperfurado, atresia/estenose de vagina, cloaca)
Ectopia renal/rim em ferradura	Bolo de áscaris
Cisto de úraco	Útero gravídico (adolescentes)
Pielonefrite	Gravidez ectópica (adolescentes)
Trombose de veia renal	Cistos de duplicação intestinal
Distensão de bexiga	Cistos de mesentério
Hemorragia de adrenal	Íleo meconeal
Lesões hepáticas benignas	Fecaloma
Cisto de colédoco	Bezoares
Doenças metabólicas	Doenças inflamatórias (apendicite)

JUP: junção ureteropiélica; JUV: junção ureterovesical; ICC: insuficiência cardíaca congestiva.

Aspectos gerais

Na grande maioria dos casos, a presença de massa palpável ao exame físico é uma descoberta acidental. A idade é o fator mais importante a ser considerado tanto na elaboração dos diagnósticos diferenciais como para orientar a investigação dos tumores malignos.[1]

Em crianças abaixo de 1 ano de vida, a maioria das lesões é benigna, sendo mais comuns as malformações congênitas. O pico de incidência das neoplasias malignas ocorre entre 1 e 5 anos de vida.

Cada tumor sólido maligno frequente em pediatria apresenta características específicas de epidemiologia, fisiopatologia, faixa etária, anamnese, exame físico, investigação laboratorial e de exames de propedêutica armada.

É muito importante ressaltar que a mortalidade por câncer da infância diminuiu drasticamente nos últimos anos, com índices de cura que chegam a 80% dos casos, principalmente em decorrência da padronização e do tratamento em centros especializados com equipes multidisciplinares.

Crianças e adolescentes com câncer necessitarão de acompanhamento a longo prazo, pois os efeitos e sequelas das terapias podem persistir por meses ou até anos após o término do tratamento.

Graças aos bons índices de cura, o objetivo do tratamento não está focado somente na cura do câncer, mas em como fazer isso da maneira mais eficiente e menos agressiva possível. Para tal, conhecer o tipo de tumor, seu comportamento biológico e sua evolução é de fundamental importância, a fim de estratificar adequadamente o risco de cada paciente e oferecer o tratamento mais adequado para cada situação.

Neuroblastoma

Neuroblastoma é o tumor solido extracraniano mais comum da infância, representando entre 8-10% de todas as neoplasias malignas, com uma prevalência de 1:7000 nascidos vivos e uma incidência de 10:1.000.000 de crianças abaixo dos 15 anos. Aproximadamente 37% dos pacientes são diagnosticados com menos de 1 ano de vida e 90% dos pacientes diagnosticados têm idade de até 5 anos.[2]

A incidência em crianças negras é um pouco menor quando comparada à de crianças brancas, embora crianças negras apresentem maior chance de tumores com comportamento biológico mais agressivo.[2]

Não existem fatores ambientais ou de exposição que estejam associados com o neuroblastoma.

O neuroblastoma pode se originar a partir da porção medular da glândula suprarrenal ou do sistema nervoso simpático localizado nas regiões paraespinal e para-aórtica. O local primário mais frequente de acometimento é o abdome (65% de todas as lesões), sendo que 40% acometem a glândula suprarrenal. Outros locais de origem do tumor incluem: mediastino (15%), pescoço (5%) e pelve (5%).

Biologicamente esse tumor apresenta diversas anomalias cromossômicas associadas e alterações citogenéticas que irão definir o comportamento e a evolução em cada paciente. Dentre essas inúmeras alterações, destaca-se a amplificação do gene NMYC, que isoladamente é um fator de mau prognóstico. Ela está presente em 16-25% dos neuroblastomas. Em pacientes de alto risco, pode-se observar até 40-50% de amplificação do gene.

O neuroblastoma corresponde a 97% dos tumores neuroblásticos. Outras variações histológicas incluem: ganglioneuroblastoma e ganglioneuroma.[3]

A principal apresentação clínica do neuroblastoma é a presença de massa abdominal palpável, porém outros sintomas estão relacionados ao local de origem da lesão e à presença de metástases associadas (Tabela 65.2).

Tabela 65.2 – Sintomas relacionados à presença do neuroblastoma

• Sangramento e proptose do globo ocular (metástases retrobulbares)	• Síndrome opsoclono/mioclono (síndrome de Kinsbourne)
• Distensão abdominal (massa abdominal/presença maciça de metástases hepáticas)	• Síndrome de Horner (por compressão do gânglio estrelado)
• Dor óssea (metástases)	• Nódulos de subcutâneo (metástase em pele)
• Pancitopenia (invasão de medula óssea)	• Sudorese (decorrente de liberação de catecolaminas)
• Caquexia	• Taquicardia (decorrente de liberação de catecolaminas)
• Anemia	• Irritabilidade (decorrente de liberação de catecolaminas)
• Hipertensão (decorrente de liberação de catecolaminas)	• Rubor facial (decorrente de liberação de catecolaminas)
• Paralisias (compressão do canal medular)	• Diarreia aquosa (secreção de VIP)
• Dificuldade respiratória (decorrente de metástases hepáticas maciças)	• Febre

Exames laboratoriais

A dosagem urinária dos metabólitos de catecolaminas – ácido vanilmandélico (VMA) e ácido homovalínico (HVA) – está elevada em 95% dos casos e deve ser realizada de rotina antes do tratamento para posterior seguimento.

Exames de imagem

A avaliação por imagem pode ser realizada por meio de tomografia computadorizada (TC) ou ressonância magnética (RMN). Lesões de canal medular são mais bem avaliadas por RMN.

Cintilografia com metaiodobenzilguanidina (MIBG) é utilizada para detecção de metástases e monitorização de resposta ao tratamento.

Biópsia

Mielograma bilateral e biópsia de medula óssea também fazem parte da avaliação inicial e para estadiamento.

A biópsia da massa tumoral ou de locais de metástase permite confirmar o diagnóstico e tem papel prognóstico direto por meio da classificação histológica do tumor e pesquisa de alterações genéticas, como a amplificação do NMYC.

Estadiamento e estratificação de risco

O estadiamento do neuroblastoma é cirúrgico. Por meio do estadiamento e das outras características analisadas é possível definir os grupos de estratificação de risco e direcionar o tratamento.

Tratamento

O tratamento é definido conforme a estratificação de risco.

Os tumores de baixo risco podem ser submetidos a ressecção cirúrgica seguida de observação. Nos tumores de risco intermediário, ressecção cirúrgica e quimioterapia são as alternativas mais utilizadas para tratamento. Para tumores de alto risco, o tratamento é dividido em três fases: indução com quimioterapia e cirurgia, seguida de consolidação com radioterapia e mieloablação seguida de autotransplante de medula óssea e, por fim, a pós-consolidação com imunoterapia e ácido retinoico.

Prognóstico

- Baixo risco: sobrevida > 90%;
- Risco intermediário: sobrevida entre 70-80%;
- Alto risco: sobrevida entre 20-50%.

Nefroblastoma (tumor de Wilms)

O tumor de Wilms é a neoplasia primária do rim mais comum da infância. Apresenta uma incidência de 7:100.000 de crianças abaixo dos 15 anos de idade, cerca de 80% dos casos ocorrem abaixo dos 5 anos com pico de incidência entre crianças de 2 e 3 anos, sendo raro antes do primeiro ano de vida e em adultos Entre crianças asiáticas sua incidência é substancialmente menor.[5]

A distribuição entre os sexos é praticamente igual, com uma razão entre meninos e meninas de 0,92:1,00. Porém, quando consideramos os casos de tumor bilateral, este é mais comum em meninas, com uma razão de 0,6:1,00.[5]

A maioria dos casos apresenta acometimento unilateral, porém em 5-10% dos casos podem acometer ambos os rins.

Aproximadamente 10% dos casos estão associados a anomalias congênitas e síndromes.[5]

A principal apresentação clínica do tumor de Wilms é a presença de massa abdominal assintomática, que ocorre em 70% dos pacientes. Outros sintomas associados: dor (40%), hematúria macroscópica (18%) ou microscópica (24%), hipertensão (25%).

Sintomas gerais como perda de peso, febre e anorexia são incomuns e estão presentes em 10% dos pacientes.

Diagnóstico

O ultrassom (USG) de abdome pode ser realizado como triagem, porém para avaliação do tamanho do tumor, presença de lesões no rim contralateral e avaliação da extensão vascular do tumor deve-se realizar tomografia computadorizada (TC) ou ressonância magnética (RMN), ambas com a utilização de contraste endovenoso. A avaliação de trombo tumoral pode ser realizada também com USG doppler de abdome. Nos casos em que ocorre extensão do trombo até o átrio é realizada uma ecocardiografia.

O local mais comum de metástases do tumor de Wilms é o pulmão (presente em 15% dos pacientes), que deve ser avaliado com TC de tórax. Apesar de raras, as metástases ósseas podem ocorrer e são avaliadas por cintilografia óssea.

Estadiamento e estratificação de risco

O estadiamento do tumor de Wilms é cirúrgico, e a estratificação de risco depende da histologia.

Tratamento

Realiza-se quimioterapia pré-operatória, conforme protocolo da Society of Pediatric Oncology (SIOP).

Nos casos de tumor unilateral, a cirurgia de escolha é a nefrectomia total. A nefrectomia parcial ou mesmo a tumorectomia está reservada para os casos de lesão bilateral ou pacientes com rim único. À exceção, pacientes com síndromes que levam a um alto risco de desenvolvimento de tumor de Wilms são candidatos a nefrectomia parcial, mesmo com tumor unilateral.

Tratamento pós-operatório

Realiza-se quimioterapia complementar na maioria dos casos, e nos estádios mais avançados de alto risco utiliza-se também radioterapia.

Prognóstico

Os estádios menos avançados apresentam sobrevida maior que 90% e os mais avançados, aproximadamente 70%. A presença de anaplasia difusa é fator histológico isolado de mau prognóstico, com expressiva queda de sobrevida.

Hepatoblastoma

O hepatoblastoma é o principal tumor hepático maligno primário na infância. Embora raro, a incidência de hepatoblastoma dobrou nos últimos anos de 0,8 (1975-1983) para 1,6 (2002-2009) casos por milhão de crianças abaixo dos 19 anos. A causa desse aumento é desconhecida, porém a melhora da sobrevida de recém-nascidos (RN) prematuros de muito baixo peso nos últimos anos parece ter contribuído para esse fato. Alguns trabalhos demonstram que o risco de hepatoblastoma em RN abaixo de 1000 g é 15 vezes maior comparado ao de RN de peso normal.[9]

Normalmente, ocorrem em crianças abaixo dos 3 anos de idade. Cerca de 90% dos tumores hepáticos malignos em crianças abaixo dos 4 anos são hepatoblastomas.

A grande maioria dos pacientes (80%) apresenta massa abdominal assintomática do abdome superior em linha média ou hipocôndrio direito. Outros sintomas, como distensão, anorexia, dor e febre, são menos comuns.

Diagnóstico

Laboratorial: aproximadamente 80% dos casos apresentam elevação dos níveis séricos de alfafetoproteína (AFP). Porém níveis normais ou baixos de AFP não afastam o diagnóstico, sendo inclusive um marcador de mau prognóstico na presença de hepatoblastoma.

Imagem: tanto a tomografia computadorizada (TC) como a ressonância magnética (RMN) são fundamentais para a avaliação e a estratificação do paciente com hepatoblastoma. São importantes para definir localização, extensão, relação do tumor com a anatomia do fígado e critérios para ressecabilidade.

Tratamento

É um tumor de tratamento essencialmente cirúrgico. Uma criteriosa avaliação da ressecabilidade do tumor deve ser feita a fim de direcionar o tratamento da melhor maneira possível.

Nos últimos anos, graças ao advento de protocolos mais eficientes de quimioterapia (QT), lesões inicialmente irressecáveis passaram a ser ressecáveis após tratamento. O desenvolvimento do transplante hepático pediátrico também permitiu o tratamento de crianças com lesões mais extensas e irressecáveis.

Prognóstico

A sobrevida dos pacientes com risco padrão fica em torno em 90% em cinco anos e para pacientes de alto risco, entre 60-80%, conforme a presença ou não de metástases.[9]

Outros tumores

Tumores de células germinativas (teratomas)

Tumores raros correspondem a 1% das neoplasias diagnosticadas em crianças menores de 15 anos. Devido a sua origem embrionária (seio endodérmico), podem se localizar desde o sistema nervoso central até o cóccix, localizando-se comumente na linha média e em topografia para-axial.

São tumores heterogêneos com grande variabilidade histológica e várias formas de apresentação clínica. Do ponto de vista macroscópico, podem ser sólidos, císticos ou mistos. Na sua grande maioria são lesões benignas (80%), porém dentro de um mesmo tumor podem existir diferentes graus de maturação tecidual.[1,10]

As variantes malignas geralmente liberam marcadores tumorais na corrente sanguínea. São eles: a alfafetoproteína (AFP) para os tumores do seio endodérmico e carcinomas embrionários e a gonadotrofina coriônica humana (beta-HCG) nos tumores com elementos trofoblásticos (germinoma e coriocarcinoma). A monitorização dos marcadores é importante para avaliação da resposta terapêutica e seguimento.[1]

A localização extragonadal mais comum dessas lesões é a região sacrococcígea, na maioria das vezes com componente sacral mais importante, podendo apresentar extensão parcial ou total para a cavidade abdominal. O tratamento consiste na remoção cirúrgica do tumor, sendo mandatória a ressecção do cóccix. Os tumores malignos necessitarão de QT adjuvante.

Os tumores de localização gonadal (ovário e testículo) não serão discutidos neste capítulo.

Tumores do córtex da adrenal

Tumor raro (incidência de 0,3-4:1.000.000 de crianças abaixo de 15 anos), porém com prevalência 10 vezes maior em algumas regiões do Brasil (Sul e Sudeste).[1,11]

Pico de incidência entre os 2 e 5 anos de vida (80% dos casos abaixo dos 5 anos). Podem ser bilaterais em 2-5% dos casos. Com relação à secreção de hormônios, podem ser ativos ou inativos, levando a virilização precoce ou síndrome de Cushing.

São tumores de tratamento essencialmente cirúrgico. Por serem extremamente bem diferenciados, respondem muito mal ao tratamento com QT.

São fatores de mau prognóstico: a idade ao diagnóstico (maiores de 3,5 anos), o tamanho do tumor (maiores de 200 cm^3), presença de ruptura tumoral durante o procedimento cirúrgico, ressecção incompleta, presença de trombo tumoral intravenoso e presença de metástases ao diagnóstico (90% das metástases são pulmonares).[11]

A sobrevida geral de 5 anos de crianças com tumores adrenocorticais fica em torno de 54-74%.[11]

Rabdomiossarcoma

O rabdomiossarcoma é um tumor de origem mesenquimal e corresponde a aproximadamente 3,5% de todos os casos de câncer em crianças até os 14 anos e 2% entre adolescentes de 15-19 anos. Com uma incidência de 4,5:1.000.000 de crianças, metade dos casos ocorre na primeira década de vida.[12]

Existem dois principais tipos histológicos: embrionário e alveolar. Outras formas como o pleomórfico, anaplásico, tipo misto e de células fusiformes são mais raras e correspondem a aproximadamente 2% dos casos de rabdomiossarcoma.

A maioria dos casos é esporádica, porém algumas síndromes podem estar associadas ao rabdomiossarcoma.

Sua localização é extremamente variada: cabeça e pescoço (25%), trato genitourinário (22%), extremidades (18%); outras localizações menos comuns incluem tronco, parede torácica, períneo e região perianal, retroperitônio e via biliar.[12]

O quadro clínico dependerá da localização. Nas lesões do trato genitourinário, pode ocorrer obstrução do mesmo, com presença de massa abdominal palpável em hipogástrio, dificuldade miccional, bexigoma (lesões com infiltração do trígono vesical), hematúria ou sangramento vaginal em meninas. Em lesões do retroperitônio observa-se a presença de massa palpável, geralmente indolor.[1,12]

O tratamento é multimodal (cirurgia, QT e RTX), e o principal objetivo é a ressecção cirúrgica da lesão com margens microscópicas livres. Porém deve-se evitar, em um primeiro momento, cirurgias que possam acarretar perdas funcionais, disfunção de órgãos ou desfiguração, limitando a atuação do cirurgião à realização de biópsia para diagnóstico.

A sobrevida de cinco anos das crianças com rabdomiossarcoma apresentou importante melhora nos últimos anos, de 53 para 67% em crianças abaixo dos 15 anos e de 30 para 51% em adolescentes entre 15 e 19 anos.[12]

Conclusões

As neoplasias malignas em crianças e adolescentes são raras e dependem de um adequado diagnóstico e tratamento, sendo que na quase totalidade dos casos esses pacientes serão inicialmente avaliados por um médico geral.

Estar atualizado com relação aos principais tumores malignos da infância e conhecer as particularidades de cada tumor é importante para que esses pacientes sejam acompanhados em centros especializados, garantindo o melhor tratamento, suporte e reabilitação de possíveis sequelas para alcançar a melhor sobrevida e qualidade de vida possíveis.

Referências bibliográficas

Ayoub AAR. Tumores abdominais. In: Tannuri U. Doenças cirúrgicas da criança e do adolescente. Barueri, SP: Manole 2010. pp. 383 – 403 (Coleção Pediatria. Instituto da Criança HC-FMUSP;13/ editores Schvartsman BGS, Maluf Jr PT)

PDQ Pediatric Treatment Editorial Board. Neuroblastoma Treatment (PDQ®): Health Professional Version. PDQ Cancer Information Summaries. Bethesda (MD): National Cancer Institute (US); 2002- 2017 Aug 9.

PDQ Screening and Prevention Editorial Board. Neuroblastoma Screening (PDQ®): Health Professional Version. PDQ Cancer Information Summaries. Bethesda (MD): National Cancer Institute (US); 2002- 2017 Jun 16.

Newman EA, Nuchtern JG. Recent biologic and genetic advances in neuroblastoma: Implications for diagnostic, risk stratification, and treatment strategies. Semin Pediatr Surg. 2016 Oct;25(5):257-64.

PDQ Pediatric Treatment Editorial Board. Wilms Tumor and Other Childhood Kidney Tumors Treatment (PDQ®): Health Professional Version. PDQ Cancer Information Summaries. Bethesda (MD): National Cancer Institute (US); 2002- 2017 Aug 10.

Godzinski J, Graf N, Audry G. Current concepts in surgery for Wilms tumor -- the risk and function--adapted strategy. Eur J Pediatr Surg. 2014 Dec; 24 (6): 457-60.

Godzinski J.The current status of treatment of Wilms' tumor as per the SIOP trials. J Indian Assoc Pediatr Surg. 2015 Jan; 20(1): 16-20.

Irtan S, Ehrlich PF, Pritchard-Jones K. Wilms tumor: "State-of-the-art" update, 2016. Semin Pediatr Surg. 2016 Oct; 25(5): 250-6.

PDQ Pediatric Treatment Editorial Board. Childhood Liver Cancer Treatment (PDQ®): Health Professional Version. PDQ Cancer Information Summaries. Bethesda (MD): National Cancer Institute (US); 2002- 2017 Aug 10.

PDQ Pediatric Treatment Editorial Board. Childhood Extracranial Germ Cell Tumors Treatment (PDQ®): Health Professional Version. PDQ Cancer Information Summaries. Bethesda (MD): National Cancer Institute (US); 2002 - 2017 Jun 21.

PDQ® Pediatric Treatment Editorial Board. Unusual Cancers of Childhood Treatment (PDQ®): Health Professional Version. PDQ Cancer Information Summaries Bethesda (MD): National Cancer Institute (US); 2002- 2017 Aug 7.

PDQ Pediatric Treatment Editorial Board. Childhood Rhabdomyosarcoma Treatment (PDQ®): Health Professional Version. PDQ Cancer Information Summaries. Bethesda (MD): National Cancer Institute (US); 2002- 2017 Jun 16.

Capítulo 66

Patologias ambulatoriais mais frequentes

Ana Cristina Aoun Tannuri

As doenças cirúrgicas que ocorrem no consultório médico são, em geral, diagnosticáveis pela história e pelo exame clínico. Serão abordadas aqui, de modo sumário, as situações mais comuns.

Lesões cervicais

Os resquícios congênitos da porção ventral da faringe do embrião podem dar origem aos cistos e às fístulas cervicais na criança. Lembrar que no embrião existem cinco arcos branquiais e, entre estes, quatro fendas, responsáveis pela formação de várias estruturas da face e do pescoço. Também, outra embriogênese importante é a da glândula tireoide, a qual se origina de um espessamento e evaginação do epitélio do assoalho da faringe primitiva (conduto tireoglosso). Este ponto corresponde ao forame cego na base da língua.

Cistos e fístulas do conduto tireoglosso

Localizam-se, caracteristicamente, na linha mediana do pescoço, geralmente entre o osso hioide e a borda superior da cartilagem tireoide. Originam-se do conduto tireoglosso, que se estende desde a base da língua, ao nível do forame cego, até o istmo da glândula tireoide, passando pelo osso hioide, com o qual estabelecem íntima relação.

O cisto localiza-se na linha mediana e acompanha os movimentos da deglutição. Com frequência, é sede de processos infecciosos com ruptura, saída de secreção mucoide-purulenta e formação de fístula. No diagnóstico diferencial do cisto tireoglosso lembrar a tireoide ectópica que decorre de uma parada no processo de desenvolvimento do conduto tireoglosso, com formação de tecido tireoidiano em local ectópico. Neste caso, existe um nódulo de consistência fibroelástica, na linha mediana, acima da região da glândula tireoide.

O diagnóstico é feito pela cintilografia para a localização de tecido tireoidiano ou pela ultrassonografia cervical. Se esta detectar glândula tireoide em posição normal, exclui-se o diagnóstico de tireoide ectópica.

A fístula é representada por um orifício na linha média, pelo qual drena secreção mucoide-purulenta. A fístula nunca é congênita, e se forma após quadro de supuração do cisto.

O tratamento consiste na remoção cirúrgica, incluindo todo o conduto tireoglosso até a base da língua. Detalhe muito importante do ato cirúrgico refere-se à ressecção da porção mediana do osso hioide, devido à íntima relação deste com o conduto tireoglosso.

Cistos e fístulas laterais do pescoço

Originam-se, habitualmente, da segunda fenda branquial e localizam-se na borda anterior do músculo esternocleidomastóideo. Os cistos apresentam-se como tumores de consistência elástica bem delimitada, móveis. As fístulas podem ser congênitas e exteriorizam-se como pequenos orifícios pelos quais drena secreção mucoide ou purulenta. O tratamento consiste em remoção cirúrgica do cisto e de todo o trajeto fistuloso até a base da hipofaringe.

Sinus pré-auricular

É lesão bastante frequente, cuja ocorrência não se relaciona com as fendas branquiais e sim com anomalias de desenvolvimento dos tubérculos auditivos. Caracteriza-se por pequeno orifício, anterior ao trago do pavilhão auditivo. Existe profundamente um trajeto revestido por epitélio escamoso que pode conter pelos ou outros anexos cutâneos. O trajeto é longo, está em íntima correlação com a artéria temporal superficial e estende-se até a cartilagem do conduto auditivo externo. Pode ser assintomático, mas habitualmente é sede de infecção e drenagem de material purulento fétido. O tratamento baseia-se na ressecção de todo o trajeto fistuloso.

Apêndices pré-auriculares

Constituem pequenas pregas cutâneas situadas anteriormente ao pavilhão auditivo. Possuem pequena haste cartilaginosa que se une à própria cartilagem do pavilhão auditivo. O tratamento tem finalidade unicamente estética e consiste na remoção cirúrgica, tendo-se o cuidado de ressecar o esqueleto cartilaginoso.

Linfangioma cístico (higroma) do pescoço

Tumor benigno de origem linfática, congênito, de características histológicas benignas, porém com alta capacidade de infiltrar estruturas vizinhas. O tumor é multicístico, o que lhe confere uma consistência amolecida. A maioria dos tumores incide ao nascimento ou no primeiro ano de vida, com localização cervicofacial (Figura 66.1). O tumor pode sofrer aumento brusco em seu tamanho, devido a processo infeccioso ou hemorragia.

Nos casos em que a remoção cirúrgica é pouco mórbida, deve-se realizar a ressecção completa dos cistos, pois, caso contrário, a tendência à recidiva é muito grande. As lesões que acometem a face, em que a possibilidade de lesão de nervo facial e seus ramos é expressiva, podem ser tratadas por meio de injeção de substâncias esclerosantes, como a bleomicina.

Adenomegalia cervical

Na imensa maioria dos casos decorre de processos infecciosos de vias aéreas superiores, bacterianos ou virais, ou mesmo de outras viroses sistêmicas. Raramente, faz parte de neoplasia sistêmica maligna, leucemia ou linfomas.

O diagnóstico é feito por meio do quadro clínico ou mesmo de reações sorológicas específicas. Nas adenites provocadas por bactérias,

Figura 66.1 – Lactente com linfangioma cervicofacial. Notar a natureza amolecida e mal delimitada da lesão.

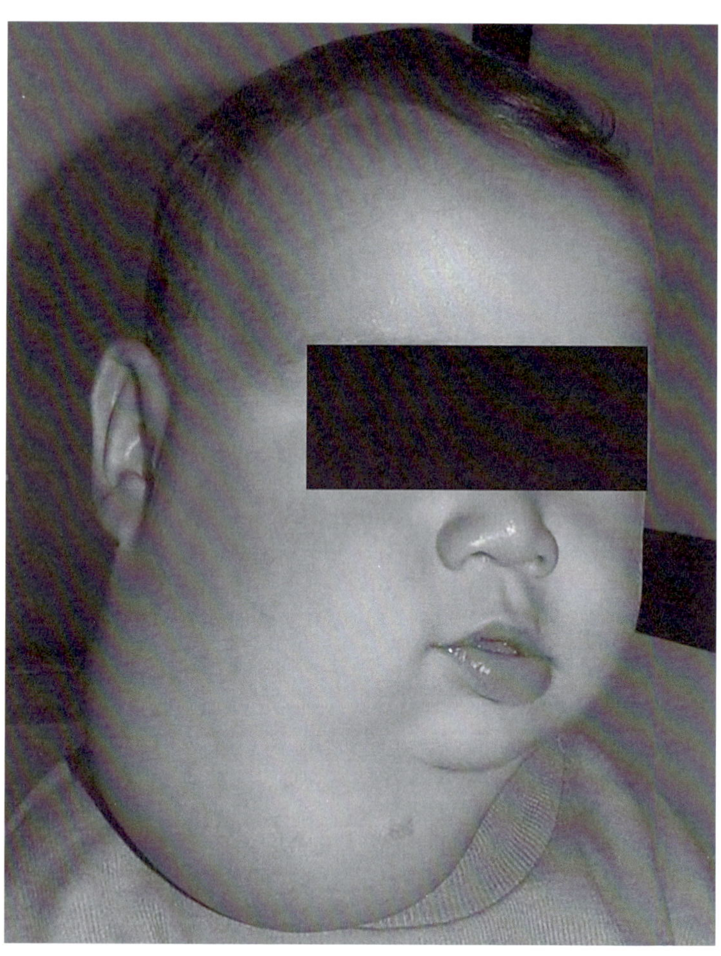

pode haver evolução para a formação de pus, o qual deverá ser drenado no momento oportuno. Se após três ou quatro semanas de evolução clínica a causa da adenomegalia cervical não for identificada, deve-se indicar a biópsia cirúrgica. É importante que o cirurgião efetue a remoção de todo o gânglio para a análise histológica adequada.

Hérnia umbilical

É o resultado do fechamento incompleto da aponeurose dos músculos retos do abdome, na altura da cicatriz umbilical, possibilitando a protrusão de alças intestinais ou apenas de gordura pré-peritoneal, que ficam cobertas apenas por peritônio parietal e pele. Decorre de um defeito no fechamento do anel umbilical, o qual normalmente se oblitera pela involução dos componentes do cordão umbilical.

A hérnia umbilical tem alta incidência em recém-nascidos prematuros e em crianças negras, particularmente do sexo feminino. À simples inspeção, observa-se abaulamento umbilical durante o choro ou qualquer outro esforço. À palpação, percebe-se que o conteúdo da hérnia é constituído por alças intestinais. O anel herniário apresenta-se de tamanhos variados, entre uma polpa digital até alguns centímetros.

No lactente, pode haver cura espontânea, principalmente nas pequenas hérnias. A regressão espontânea de hérnias umbilicais, porém, torna-se menos provável nas seguintes condições:

- anel herniário maior do que 1 cm;
- presença de fibrose na borda do anel, fato que passa, geralmente, a ocorrer após o primeiro ano de vida.

É importante salientar que a regressão espontânea geralmente ocorre durante os primeiros dois anos de vida, tornando-se menos frequente após essa época. Além disso, a cura espontânea é menos provável na presença de um ou mais dos sinais apontados aqui anteriormente, quando o tratamento cirúrgico poderá ser feito a qualquer tempo. No entanto, não há urgência na indicação cirúrgica, pois via de regra a hérnia umbilical da criança não tem complicações.

A cirurgia consiste em incisão infraumbilical semicircular, com isolamento e ressecção do saco herniário, seguida de sutura do plano aponeurótico.

Anomalias da região inguinoescrotal

Hérnia inguinal

Doença cirúrgica bastante frequente, a hérnia inguinal na criança é quase sempre do tipo indireta e decorre do fechamento incompleto do conduto peritôniovaginal. Tal conduto corresponde ao prolongamento do peritônio que acompanha o testículo em seu processo de migração até a bolsa escrotal. A porção superior, em condições normais, sofre processo de obliteração ao final da vida intrauterina ou logo após o nascimento. A persistência do conduto em graus variáveis pode dar origem à hérnia inguinal, à hidrocele comunicante ou ao cisto de cordão. Na menina, forma-se um conduto correspondente ao peritônio-vaginal, junto do ligamento redondo, chamado conduto de Nück, que persistindo na vida pós-natal dará origem à hérnia inguinal. A hérnia inguinal é mais comum em prematuros, no sexo masculino e à direita.

O quadro clínico é de abaulamento na região inguinal durante o choro ou qualquer outro esforço. Quando a hérnia não é visível no momento do exame, o diagnóstico pode ser feito pela palpação do cordão espermático (ou do ligamento redondo), o qual se mostra espessado. Na menina, a hérnia inguinal pode também ser diagnosticada pela presença de pequeno nódulo na virilha, móvel, que corresponde ao ovário encarcerado no saco herniário, e que muitas vezes é confundido com adenomegalia local.

A conduta é sempre cirúrgica, devido ao risco de encarceramento ou estrangulamento, complicações estas mais frequentes e graves em prematuros. Nestes, portanto, a indicação não deve ser adiada. A cirurgia consta de descolamento do saco herniário das estruturas do cordão espermático, ligadura e ressecção. Nas meninas, o conteúdo do saco herniário é geralmente a trompa de Falópio e ovário, e nos meninos, as alças intestinais.

As indicações de exploração inguinal contralateral (mesmo sem manifestação clínica de hérnia) divergem entre os centros, sendo que no Serviço de Cirurgia Pediátrica do Instituto da Criança do HCFMUSP a realizamos nos meninos com menos de 1 ano, menos de 2 anos se a hérnia clínica for à esquerda, e nas meninas.

Hidrocele e cisto de cordão

Hidrocele corresponde ao acúmulo de líquido em torno do testículo, na cavidade vaginal, e decorre da persistência completa do conduto peritoniovaginal em que o pequeno calibre deste conduto permite apenas a passagem do líquido peritoneal que normalmente banha as alças intestinais. Portanto, dos pontos de vista anatômico e fisiopatológico, a hidrocele é similar à hérnia inguinal e também conhecida pelo nome de hidrocele comunicante. Pode haver, por outro lado, obliteração parcial desse conduto afilado, dando origem a acúmulo de líquido peritoneal no conduto espermático, também conhecido por cisto de cordão (na menina, cisto do conduto de Nück) (Figura 66.2).

Figura 66.2 – (A) Esquema da região inguinoescrotal normal com obliteração do conduto peritoniovaginal; (B) Hérnia inguinal; (C) Hérnia inguinoescrotal; (D) Cisto de cordão; (E) Hidrocele comunicante.

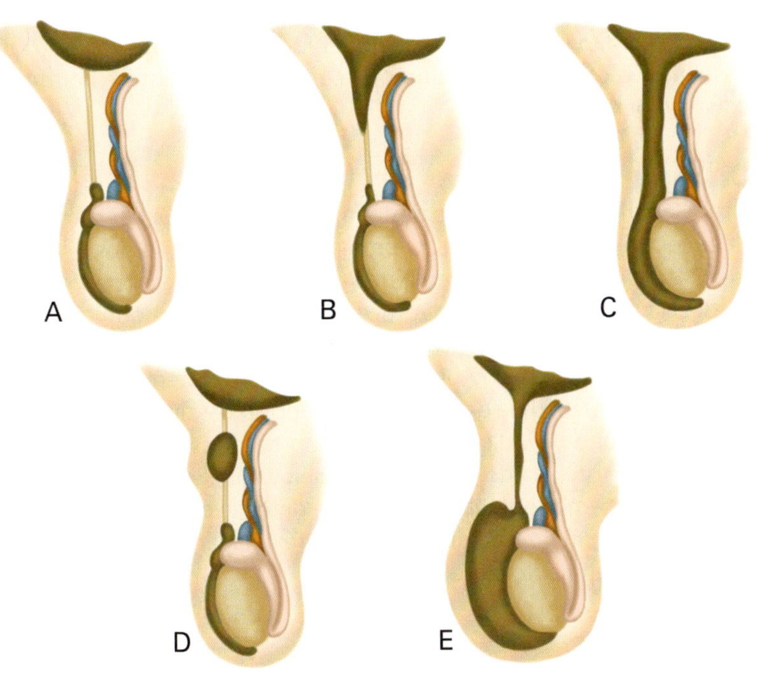

O quadro clínico é de aumento do volume escrotal. À palpação, percebe-se presença de líquido em quantidade variável em torno do testículo. O cisto de cordão e o cisto de conduto de Nück são tumores de consistência cística, em geral móveis e pouco dolorosos. Às vezes, podem ser confundidos com hérnia inguinal estrangulada. Com certa frequência, a hidrocele e o cisto de cordão associam-se a hérnia inguinal clinicamente visível.

Frequentemente ocorre cura espontânea das hidroceles nos primeiros meses, representada pela reabsorção do líquido em torno do testículo e fechamento do conduto peritoniovaginal. Portanto, recomenda-se conduta expectante até o 10º mês de vida, quando então a cirurgia poderá ser indicada caso a doença ainda esteja presente. A cirurgia deve constar de exploração inguinal e o conduto peritoniovaginal é tratado de modo semelhante ao saco herniário na hérnia inguinal. Nas crianças com idade inferior a 2 anos, recomenda-se também exploração contralateral. Para o tratamento do cisto de cordão indica-se, em qualquer idade, o tratamento cirúrgico, o qual deve constar de inguinotomia, ressecção do cisto e de todo o conduto peritoniovaginal.

Distopias testiculares

Genericamente, o termo designa situações em que o testículo não se encontra na bolsa escrotal. O problema acomete 21% dos prematuros, 2% dos recém-nascidos de termo e 0,2% das crianças com 1 ano de idade. Na vida intrauterina, o testículo sofre um processo migratório a partir das proximidades do polo inferior do rim, passando pela região inguinal e terminando no escroto. O testículo tem tendência a sofrer seu processo natural de descida, mesmo após o nascimento e até o fim do primeiro ano de vida. Praticamente em todo testículo criptorquídico existe persistência do conduto peritoniovaginal e muitos pacientes apresentam hérnia inguinal clinicamente detectável. A distopia testicular é mais comum do lado direito, e em aproximadamente 10 a 15% dos casos o acometimento é bilateral.

Classificação

» Testículo retido – o testículo encontra-se fora da bolsa escrotal, em algum ponto do seu trajeto inguinal.

» Ectopia testicular – o testículo sofreu processo de descida anômalo, encontra-se fora do anel inguinal externo, porém em algum ponto diverso do trajeto inguinal: região inguinal superficial, nádega, canal femoral, face interna da coxa, períneo ou base do pênis.

» Testículo retrátil – trata-se de situação normal em que, devido ao reflexo cremastérico exacerbado, ocorre retração dos testículos para a região inguinal quando a criança é despida. Nestes casos, com manobras de palpação consegue-se levar os testículos até a bolsa escrotal. Os testículos retráteis não têm significado patológico, porém trazem muita confusão diagnóstica com as criptorquidias verdadeiras ou ectopias testiculares.

Quando o testículo não é palpável são possíveis duas hipóteses diagnósticas: testículo intra-abdominal (ou seja, em situação retroperitoneal) e anorquia (ausência do testículo).

O principal dado semiológico da distopia testicular é a observação de que o testículo está fora da bolsa escrotal. À palpação, verifica-se a posição deste e cuidadosamente se tenta seu deslocamento até a bolsa escrotal. Se o testículo atingir o escroto, e aí permanecer, impõe-se o diagnóstico de testículo retrátil e não estará indicada nenhuma conduta terapêutica. Se o testículo estiver em algum ponto do trajeto inguinal, ou outro local fora desse trajeto, conforme já citado, o diagnóstico será de criptorquidia ou ectopia testicular, respectivamente.

O exame clínico é soberano para o diagnóstico e a conduta. Nos casos de testículos não palpáveis, exames subsidiários não estão indicados, pois não trarão nenhuma mudança de conduta terapêutica.

O tratamento cirúrgico dos testículos criptorquídicos deve ser realizado a partir do sexto mês de vida e antes dos 2 anos de idade, e consiste em fixação do testículo à bolsa, após ressecção e ligadura do conduto peritoniovaginal.

Fimose

Conceitua-se fimose quando o prepúcio apresenta um orifício estreito que impede a exposição da glande. Na tentativa de se retrair a pele de maneira forçada, forma-se um anel na base da glande, determinando constrição que, se assim permanecer, levará ao edema e ao estrangulamento de toda a extremidade do pênis. Esta última situação é denominada parafimose. A grande maioria dos meninos apresenta prepúcio longo, mas com calibre adequado, em que a glande não se exterioriza apenas em decorrência de aderências balanoprepuciais. Praticamente todos os recém-nascidos apresentam prepúcio com essas características, que os pediatras denominam "fimose fisiológica".

É prática comum em consultórios proceder-se ao descolamento abrupto do prepúcio, sem anestesia, com o objetivo de permitir a higiene da glande e a remoção do esmegma. Essa manobra desaconselhável, pois é extremamente dolorosa, acarreta traumatismo local e produz grande trauma emocional à criança. Formam-se, em geral, fissuras no prepúcio que causam dor à passagem de urina e que após cicatrizar levam a estenose prepucial ainda mais acentuada. Além disso, o prepúcio vai aderir novamente à glande, em virtude do processo irritativo local.

A postectomia está formalmente indicada nas seguintes situações: prepúcio de calibre estreito, que impede a exposição da glande, surtos de postite e parafimose. Além das razões de ordem médica, outros fatores motivam a postectomia: religiosos, culturais e tradições familiares.

Nos últimos anos tem sido utilizado tratamento clínico de fimose com cremes constituídos de corticosteroides e hialuronidase. A aplicação tópica do produto por período de 2 a 3 meses promove abertura do anel prepucial e possibilita a exteriorização da glande. Porém, o que se verifica na prática é que após a suspensão do medicamento ocorre recidiva da estenose prepucial, motivo pelo qual se deve indicar a postectomia.

Referências consultadas

Grosfeld JL, O'Neil, Jr JA, Coran AG, Fonkalsrud EW. Pediatric Surgery. 6th ed., Philadelphia: Mosby Elsevier, 2006.

Maksoud JG. Cirurgia pediátrica. 2ª edição. Rio de Janeiro: Revinter, 2003.

Tannuri U. Cirurgia pediátrica. In: Soares Schvartsman BG e Maluf Jr P, eds.Coleção Pediatria Instituto da Criança. São Paulo: Manole, 2011.

Parte 7

Urologia

Coordenadores
Miguel Srougi
José Cury

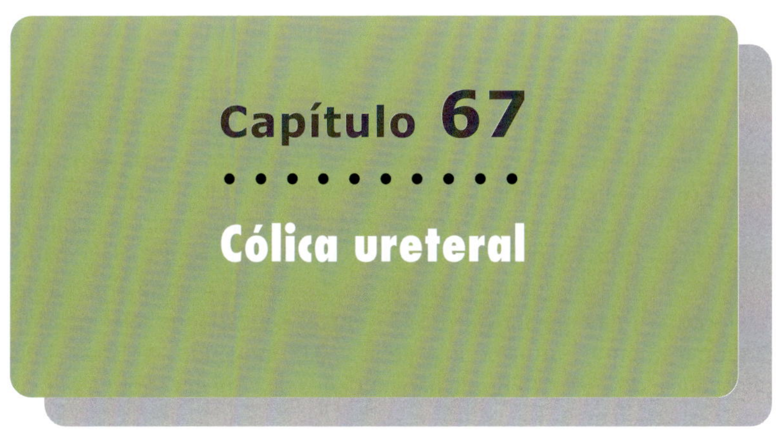

Capítulo 67

Cólica ureteral

Fábio C. M. Torricelli
Giovanni S. Marchini
Eduardo Mazzucchi

Definição

A cólica ureteral ou cólica nefrética se caracteriza por dor lombar súbita e de forte intensidade ipsilateral ao cálculo, geralmente causada pela migração de um cálculo do cálice ou pelve renal para o ureter. Pode ser causada, com menor frequência, pela migração intrarrenal do cálculo. Frequentemente está associada a náuseas, vômitos e sudorese e irradia para a parte anterior do abdome.

Cálculos no terço distal do ureter podem causar disúria e polaciúria, além de dor irradiada para o escroto/ testículo no homem ou grandes lábios na mulher.

Epidemiologia

A prevalência da litíase urinária está aumentando. Dados de 2012 do *National Health and Nutrition Examination Survey* (NHANES) estimaram uma prevalência de 8,8% na população, ou seja, um em cada 11 indivíduos. Homens apresentam uma prevalência maior (10,6% dos homens *vs.* 7,1% das mulheres), assim como indivíduos obesos e com sobrepeso quando comparados a pessoas com índice de massa corpórea normal (11,2% *versus* 9,2% *versus* 6,1%, respectivamente; $p < 0,001$). Com relação à etnia, indivíduos brancos não hispânicos apresentam a maior prevalência (10,3%), seguidos por hispânicos (6,4%) e negros (4,3%). Notoriamente, indivíduos com síndrome metabólica apresentam uma associação positiva com antecedente de cálculo renal, e diabéticos apresentam uma chance 59% maior de referir um evento relacionado a litíase urinária do que não diabéticos. Na Europa, o panorama não é diferente, e uma amostra com 1543 homens caucasianos selecionados randomicamente de uma população de 25.000 indivíduos registrou uma prevalência de 7,5%. No Brasil, não há dados disponíveis sobre a prevalência da litíase urinária.

Fisiopatologia

A fisiopatologia da cólica ureteral tem origem na obstrução da via urinária pelo cálculo, seja ela completa ou parcial, gerando aumento da pressão intraluminal, estiramento e espasmo da musculatura lisa da parede ureteral, além de distensão da cápsula renal com ativação de receptores de pressão. Com isso, ocorrem estímulo das terminações nervosas responsáveis pela percepção dolorosa e ativação de uma cascata sistêmica de liberação de prostaglandinas e hormônios responsáveis pelos sintomas típicos da cólica nefrética.

Exame físico

O paciente refere dor lombar de forte intensidade. Apresenta-se agitado e sudoreico. A dor geralmente não melhora com decúbito ou posições específicas.

Ao exame físico, o abdome é flácido. O sinal de Giordano, caracterizado por dor à punhopercussão da região lombar, é positivo. É importante lembrar que este sinal não é patognomônico de cálculo ureteral, podendo também ser encontrado em pacientes com obstrução de outras etiologias (exemplo: compressão tumoral extrínseca) ou processos infecciosos como pielonefrite aguda.

Podem estar associadas hipertensão e taquicardia. Febre não é comum e sua presença pode indicar a ocorrência de infecção urinária associada ou outra doença.

Exames laboratoriais

A primeira medida a ser tomada no paciente com cólica nefrética é a analgesia, antes de qualquer investigação, dada a intensidade da dor.

Pacientes com suspeita de cálculo ureteral devem colher exames séricos e de urina no pronto-socorro. Exame de urina tipo 1 pode revelar leucocitúria e hematúria de leve a moderada intensidade. Outro achado é a presença de cristais de cálculos no sedimento urinário. Cultura de urina deve ser colhida sempre que houver suspeita de infecção urinária e/ou nos casos em programação de tratamento invasivo, seja litotripsia extracorpórea ou ureterolitotripsia transureteroscópica. Hemograma, exames de função renal (ureia e creatinina) e eletrólitos são especialmente importantes em pacientes com sinais de infecção ou insuficiência renal aguda.

Demais exames de propedêutica armada

A avaliação diagnóstica dos pacientes com suspeita de cálculo ureteral inclui uma boa anamnese, exame físico direcionado e exames de imagem. O diagnóstico definitivo é sempre realizado por exames de imagem, que, além de evidenciarem o cálculo, fornecem informações importantes como seu tamanho e localização, elementos fundamentais para o planejamento terapêutico.

A tomografia computadorizada (TC) helicoidal sem contraste é, atualmente, o exame padrão-ouro na avaliação de pacientes com suspeita de litíase urinária. Apresenta vantagens em relação aos demais exames, pois não requer a administração de contraste endovenoso, detecta cálculos radiolucentes (exemplo: cálculos de ácido úrico), visualiza cálculos pequenos de até 1 a 2 mm, diagnostica uretero-hidronefrose, além de outras anormalidades renais e intra-abdominais que podem fazer parte do diagnóstico diferencial da litíase ureteral. A TC realizada em serviço de emergência para avaliar pacientes com dor abdominal apresenta sensibilidade e especificidade superiores a 98% no diagnóstico de litíase. Adicionalmente, a TC permite a aferição da densidade do cálculo em Unidades Hounsfield, que é uma medida indireta da dureza do cálculo, a qual pode influenciar na escolha do tratamento.

A ultrassonografia do trato urinário é indicada em pacientes grávidas ou com outras contraindicações à tomografia computadorizada. Apresenta acurácia inferior à tomografia, mas permite a identificação do cálculo em aproximadamente metade dos casos ou revela sinais indiretos de obstrução do sistema coletor renal como a presença de hidronefrose. A radiografia simples de abdome isoladamente apresenta acurácia muito baixa no diagnóstico de cálculos ureterais e deve ser realizada apenas quando não houver outros exames disponíveis. A ultrassonografia associada a radiografia simples de abdome pode ser utilizada em serviços que não disponham de TC.

Por fim, a urografia excretora, que já foi o exame de escolha na avaliação do paciente com suspeita de cálculo ureteral, é hoje um exame de exceção no pronto-socorro. Necessita de injeção de contraste endovenoso, apresenta radiação similar à TC e tem limitações nos diagnósticos diferenciais.

A Figura 67.1 ilustra cada um dos exames de imagem disponíveis para o diagnóstico do cálculo ureteral. A Tabela 67.1 faz uma comparação entre eles.

Figura 67.1 – (A) Tomografia computadorizada (corte coronal); (B) Radiografia simples de abdome; (C) Ultrassonografia; (D) Urografia excretora.

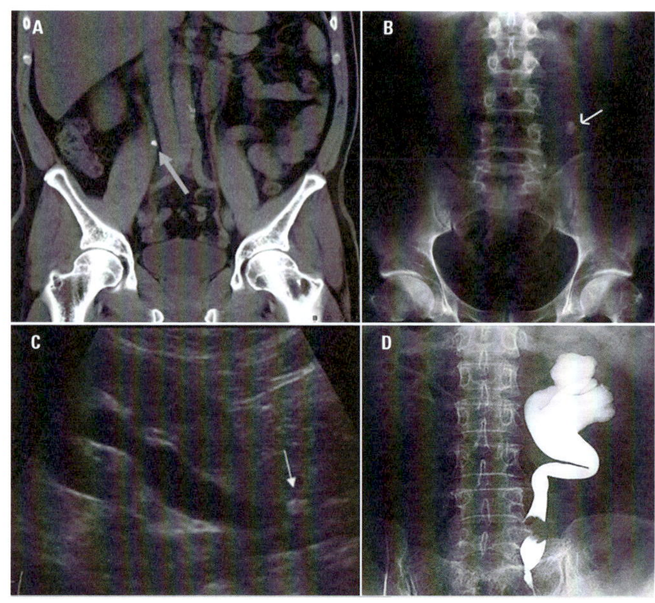

Tabela 67.1 – Comparação entre os exames de imagem				
Exame	**Sensibilidade**	**Especificidade**	**Radiação**	**Dados adicionais**
RX simples	59-75%	50-60%	x	x
Urografia excretora	80-87%	90-94%	80-100x	xx
USG	19-91%	80-97%	-	x
TC sem contraste	91-98%	95-100%	100x	xxxx

Protocolo para diagnóstico (Figura 67.2)

Figura 67.2 – Protocolo para diagnóstico.

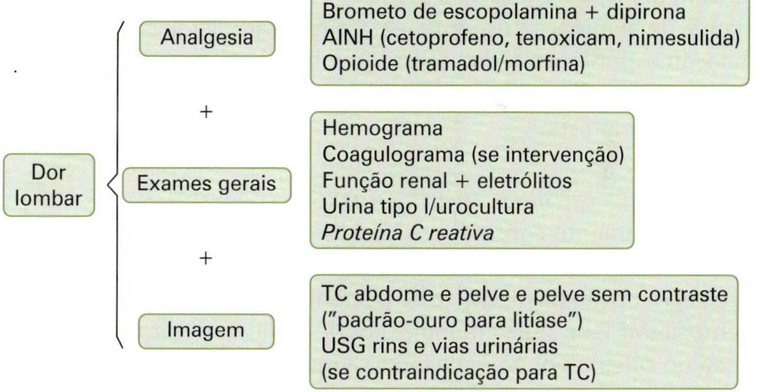

Protocolo para conduta

Controle da dor

As medicações mais amplamente utilizadas são os antiespasmódicos (N-butilescopolamina 20 mg), analgésicos não opioides (Dipirona 1 g), anti-inflamatórios não esteroidais (AINE) e os narcóticos. Classicamente, a medicação de primeira escolha e a mais utilizada em nosso meio é a associação do brometo de N-butilescopolamina com dipirona sódica (Buscopan composto®) por via endovenosa, devido a seus efeitos anticolinérgicos sobre a musculatura lisa, além da analgesia. A desvantagem de utilizar o medicamento composto é a baixa dose de dipirona (250 mg), o que muitas vezes é insuficiente. Associa-se um AINE endovenoso (cetoprofeno – 100 mg, tenoxicam - 20-40 mg) quando não houver contraindicação. Analgésicos de ação central (tramadol 50-100 mg, morfina 2-5 mg) devem ser utilizados quando não houver resposta à medicação de 1ª linha.

Depois do tratamento da crise aguda, deve-se estabelecer um plano terapêutico, baseado principalmente no contexto clínico e na escolha do paciente após orientação adequada. Caso o paciente seja encaminhado para casa ou ambulatório, recomenda-se manter medicação analgésica de 1ª linha por três dias, preferencialmente AINE.

Nomogramas ou algoritmos podem auxiliar na previsão da passagem espontânea do cálculo e no tempo para que ocorra. O tamanho do cálculo, sua posição, grau de hidronefrose, borramento da gordura perirrenal e infecção associada relacionam-se inversamente à chance de eliminação espontânea. Como regra geral, a chance de eliminação espontânea reduz-se progressivamente em cálculos maiores do que 5 mm. O tratamento da litíase ureteral pode ser conservador ou intervencionista.

Tratamento clínico: *medical expulsive therapy* (MET)

O tratamento conservador pode ser indicado em cálculos menores de 10 mm e apresenta resultados melhores em cálculos < 5-6 mm, caso seja a opção do médico e do paciente. A terapia expulsiva medicamentosa (MET, na sigla em inglês) pode auxiliar na eliminação espontânea do cálculo por agir relaxando a musculatura ureteral, sobretudo no seu terço distal, onde se concentram receptores alfa-adrenérgicos. Esse tratamento aplica-se aos pacientes cujos episódios de dor possam ser controlados ambulatorialmente, com cálculos ureterais pequenos, em geral ≤ 5-6 mm, e que não tenham sinais radiológicos de obstrução ureteral importante e/ou infecção urinária associada. Esses pacientes devem ser seguidos semanalmente, e o tempo limite de tratamento é de três semanas.

As medicações disponíveis no mercado são os bloqueadores alfa-adrenérgicos (tamsulosina, terazosina e doxazosina) e os bloqueadores de canais de cálcio como o nifedipino, que teriam impacto em reduzir o tempo e aumentar a chance de eliminação de cálculos ureterais. Tais medicações devem ser prescritas com cautela, podendo gerar hipotensão e tontura. Devem ser prescritas em conjunto com analgésicos e antiespasmódicos sempre que possível. Uma alternativa são os corticosteroides, que auxiliam na eliminação de cálculos ureterais por reduzirem o edema da mucosa do ureter; entretanto, não são utilizados de rotina devido aos seus efeitos adversos.

Tratamento intervencionista

Intervenções urgentes são indicadas em pacientes com:

- Infecção do trato urinário superior associada à obstrução.
- Deterioração da função renal/ estriação perirrenal na TC.
- Dor ou vômitos intratáveis, recorrentes, com ou sem múltiplas visitas à emergência.
- Anúria ou obstrução em rim único, rim transplantado ou litíase ureteral bilateral concomitante.

O tratamento intervencionista pode ser realizado por meio de litotripsia extracorpórea, por ondas de choque, endourológico ou excepcionalmente por cirurgia aberta ou laparoscópica. O tratamento endourológico, por sua vez, pode ser realizado com o emprego de ureteroscópios semirrígidos ou flexíveis, ou mesmo através da via percutânea para cálculos ureterais proximais (Figura 67.3).

Figura 67.3 – Conduta conforme tamanho do cálculo ureteral.

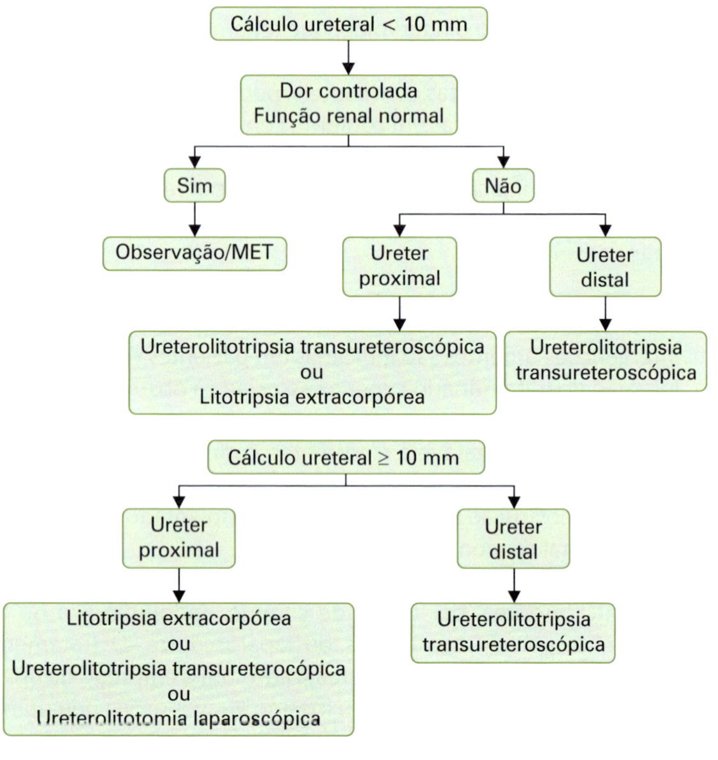

Referências consultadas

Assimos D, Krambeck A, Miller NL et al. Surgical management of stones: AUA/Endourology Society Guideline. http://www.auanet.org/guidelines/surgical-management-of-stones- (aua/endourological-society-guideline-2016).

Dhar M, Denstedt JD. Imaging in diagnosis, treatment, and follow-up of stone patients. Adv Chronic Kidney Dis 2009;16(1):39-47.

Hall PM. Nephrolithiasis: treatment, causes, and prevention. Cleve Clin J Med 2009;76(10):583-91.

Scales Jr CD, Smith AC, Hanley JM, et al. Prevalence of kidney stones in the United States. Eur Urol. 2012;62(1):160-5.

Tiselius HG, Ackermann D, Alken P, et al. Guidelines on urolithiasis. Eur Urol 2001;40(4):362-71.

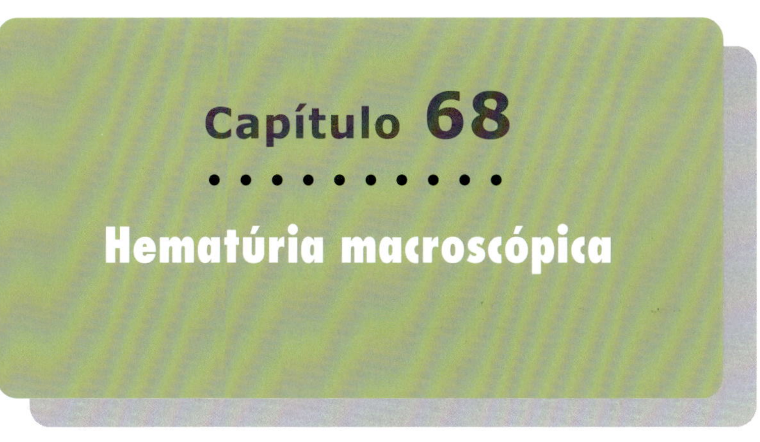

Capítulo 68

Hematúria macroscópica

Victor Srougi
Ricardo Jordão Duarte

Definição

Presença de sangue na urina perceptível a olho nu.

Epidemiologia e etiopatogenia

Existem diversas causas de hematúria macroscópica (HM) (Tabela 68.1), as mais comuns das quais são hiperplasia benigna da próstata (HPB), litíase, infecções e neoplasias do trato urinário. Elegemos discutir brevemente as causas mais comuns.

A litíase urinária atinge 8% das mulheres e 10% dos homens em algum momento da vida.[1] Cálculos renais geralmente causam hematúria intermitente, autolimitada e microscópica. HM é mais comum em pacientes com cálculo vesical ou ureteral. Nestes casos, a manifestação clínica geralmente é dolorosa e por isso o diagnóstico é evidente.

A incidência de HPB entre os homens é de 90%.[2] Durante o crescimento benigno da próstata, vasos neoformados podem sofrer microtraumas com o fluxo turbilhonado da urina e produzir sangramento,

Tabela 68.1 – Causas de hematúria	
Topografia	**Causas de hematúria**
Rim	Litíase Tumor Infecções Nefropatia parenquimatosa Hematúria crônica unilateral Síndrome de *Nutcracker (Síndrome de Quebra-nozes)* Síndrome de "loin-pain hematuria"
Ureter	Litíase Tumor
Bexiga	Litíase Tumor Infecções Cistite actínica Uso crônico de ciclosporina
Próstata	Tumor HPB Prostatite
Uretra	Litíase Tumor Uretrite infecciosa

principalmente junto ao colo vesical. Além disso, muitos pacientes com HPB desenvolvem um processo de inflamação na próstata (prostatite aguda ou crônica), que torna o tecido mais friável e consequentemente suscetível a sangramento. Cinco por cento dos homens com HPB apresentam HM entre o conjunto de sinais e sintomas.[2]

Infecções do trato urinário (ITU) são infrequentes em homens jovens, contudo 60% das mulheres apresentarão ao menos um episódio na vida.[3] Crianças do sexo feminino, assim como idosas, podem apresentar ITU associada ao uso de fralda. Mulheres após a menopausa também têm um risco aumentado de ITU, devido à diminuição do trofismo vaginal após a queda da produção de estrógeno. Geralmente a HM associada a ITU ocorre na presença de sintomas irritativos intensos (disúria, polaciúria e urgência), habitualmente solucionados após a instituição de tratamento com antibiótico. Especialmente no Brasil, infecções por *Mycobacterium tuberculosis* também fazem parte do diagnóstico diferencial de hematúria.

O uso frequente de exames de imagem de rotina aumentou o diagnóstico de casos de neoplasias em estádio inicial. Consequentemente, tumores do parênquima renal e da próstata que podem produzir hematúria são hoje descobertos antes de aparecerem sintomas. Sabe-se que 10-40% dos pacientes com hematúria macroscópica possuem alguma patologia neoplásica.[4] Por isso, pacientes com HM devem ser avaliados considerando uma provável etiologia neoplásica, até que se prove o contrário. Tumores malignos que se originam na camada de células que reveste o sistema coletor do trato urinário (urotélio) frequentemente apresentam sangramento indolor como primeira manifestação. A neoplasia urotelial é diagnosticada em cerca de 10 mil brasileiros por ano, tem quatro vezes maior risco de se desenvolver em tabagistas e tipicamente acomete homens na sétima década de vida.[5,6] Aproximadamente 90% dos pacientes com esse tipo de tumor apresentam hematúria macroscópica como única manifestação da doença.[4]

Exame físico e anamnese

A hematúria é classificada em inicial, final e total. Associando esses achados à história clínica, pode-se presumir a procedência do sangramento e prosseguir com a investigação adequada. As patologias frequentemente associadas (1) à hematúria inicial são de origem uretral ou prostática, (2) à hematúria final são de origem vesical e (3) à hematúria total são de origem renal, ureteral ou vesical.

Atendo-se às causas de hematúria, o exame físico compreende a propedêutica abdominal completa com o intuito de investigar lesões traumáticas, lesões tumorais, quadros de pielonefrite e de ureterolitíase. Além disso, deve-se examinar o estado geral e sinais hemodinâmicos do paciente. A inspeção do meato uretral, pênis e vagina pode evidenciar secreção local causada por uretrites, tumores e corpos estranhos. O toque retal e vaginal pode mostrar espículas ósseas em pacientes que sofreram trauma de pelve e também deve ser realizado para investigar neoplasias urológicas e de outros aparelhos.

Diagnóstico

Todo paciente com hematúria macroscópica deve colher urina para análise e ser submetido a um exame de imagem (Figura 68.1). A presença de dismorfismo eritrocitário e proteinúria na análise da urina (tipo 1) sugere nefropatias parenquimatosas. A cultura da urina, além do papel diagnóstico, orienta o tratamento por meio do antibiograma.

Figura 68.1 – Investigação da hematúria macroscópica.

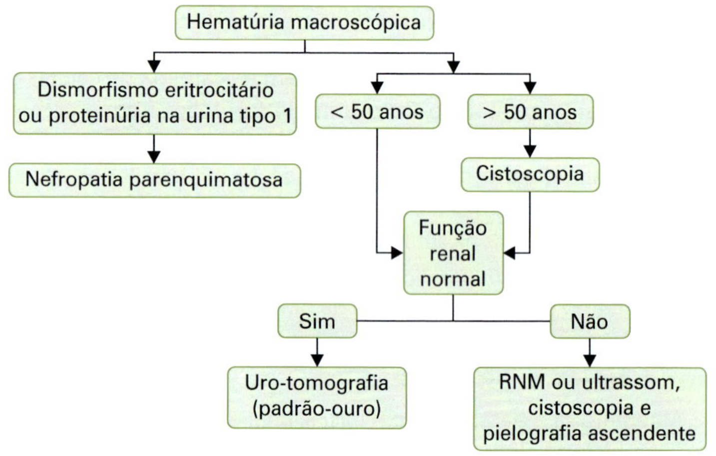

O exame padrão-ouro para investigar HM é a tomografia computadorizada com contraste e cortes finos (urotomografia), que deve incluir três fases:

1. Pré-contraste para avaliar litíase;
2. Fase nefrográfica para avaliar lesões renais; e
3. Fase excretora para avaliar lesões de pelve renal, ureter e bexiga.

A sensibilidade e especificidade da urotomografia para avaliar hematúria são de aproximadamente 90% e 95%, respectivamente.[8] Em casos de trauma, a fase arterial deve ser incluída. Pacientes com insuficiência renal, alergia ao contraste iodado e gestantes podem realizar a ressonância nuclear magnética ou uma combinação de ultrassom, cistoscopia e pielografia retrógrada. Todos os pacientes com mais de 50 anos de idade devem ser submetidos a cistoscopia e citologia oncótica, com o fim de excluir neoplasia vesical.

Tratamento

A Figura 68.2 e a Tabela 68.2 resumem o manejo da hematúria macroscópica. Algumas situações especiais devem ser mencionadas.

1. Deve-se ressaltar que casos de hematúria relacionados a neoplasia geralmente são controlados com medidas minimamente invasivas. De outra maneira, casos de cistite actínica são desafiadores e eventualmente necessitam de tratamento radical. Noventa por cento dos pacientes submetidos a cistectomia por hematúria incoercível apresentam cistite actínica, decorrente de radioterapia para diferentes tipos de tumor pélvico.[9]
2. A hematúria macroscópica decorrente da hiperplasia benigna da próstata pode ser tratada com inibidor de 5-alfa-redutase (finasterida), com resolução de até 85% dos casos em 1 ano.[10]
3. Hematúria crônica unilateral é o nome atribuído ao sangramento de origem renal devido à ruptura pontual de pequenos vasos (62%) ou hemangiomas (21%) da papila. Dezessete por cento dos casos são idiopáticos. Atualmente o diagnóstico é realizado endoscopicamente e os pacientes são tratados com a fulguração da lesão com *laser* por meio de um ureteroscópio flexível, com sucesso de 93%.[11]

Mensagens finais

1. Todos os pacientes com hematúria macroscópica devem ser investigados.
2. O uso de anticoagulantes ou antiagregantes plaquetários não excluí o paciente da investigação.
3. A urotomografia é o exame padrão-ouro.
4. Todo paciente com mais de 50 anos deve ser submetido a cistoscopia.
5. Formolização vesical nunca deve ser realizada após a embolização vesical, com perigo de necrose extensa do detrusor.

Figura 68.2 – Manejo da hematúria incoercível.

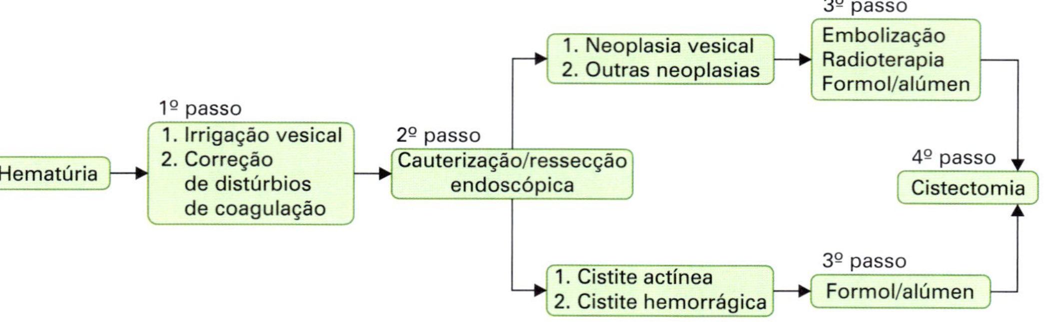

Tabela 68.2 – Tratamentos para hematúria incoercível

Método	Sucesso imediato	Sucesso de longo prazo	Complicações	Vantagens	Desvantagens
Instilação com Alum 1%	60%	30%	38%	Não invasivo	Pouco eficiente
Instilação com Formol 1-4%	92-100%	92-100%	4-40%	Eficiente	Risco de complicações Necessita de anestesia
Câmara hiperbárica	52%	73%	22%	Não invasivo	Alta complexidade Custo elevado
Embolização vesical	82%	43%	30%	Opção para pacientes combalidos	Não efetiva em cistite actínica
Radioterapia hemostática	69%	31%	-	Opção para pacientes combalidos	Proibida em cistite actínica
Cistectomia	-	-	Significativas = 42% Mortalidade em 90 dias = 16%	-	Complicações frequentes Tratamento radical

Referências consultadas

1. Scales Jr CD, Smith AC, Hanley JM, Saigal CS; Urologic diseases in America Project. Prevalence of kidney stones in the United States. Eur Urol. 2012;62:160-5.
2. Srougi M, Antunes AA, Dall'Oglio M. Em Hiperplasia benigna da próstata. São Paulo: Ed Atheneu, 2010.
3. Wang A, Nizran P, Malone MA, Riley T. Urinary tract infections. Prim Care,2013;40:687-706.
4. Avellino GJ, Bose S, Wang DS. Diagnosis and management of hematuria. Surg Clin North Am. 2016;96:503-15.
5. Incidência do câncer no Brasil 2016. Instituto Nacional do Câncer-Inca. www.inca.gov.br/ estimativa/2016 (data de acesso: setembro 2017).
6. Malats N, Real FX. Epidemiology of bladder cancer. Hematol Oncol Clin N Am 2015; 29:177-89.
7. Wang LJ, Wong YC, Chuang CK, Huang CC, Pang ST. Diagnostic accuracy of transitional cell carcinoma on multidetector computerized tomography urography in patients with gross hematuria. J Urol. 2009;181:524-31.
8. Linder BJ, Tarrell RF, Boorjian SA. Cystectomy for refractory hemorrhagic cystitis: contemporary etiology, presentation and outcomes. J Urol, 2014;192:1687-92.
9. Foley SJ, Soloman LZ, Wedderburn AW, Kashif KM, Summerton D, Basketter V, Holmes SA. A prospective study of the natural history of hematuria associated with benign prostatic hyperplasia and the effect of finasteride. J Urol, 2000;163:496-8.
10. Tanimoto R, Kumon H, Bagley DH. Development of endoscopic diagnosis and treatment for chronic unilateral hematuria: 35 years experience. J Endourol, 2017,31;s76-80.

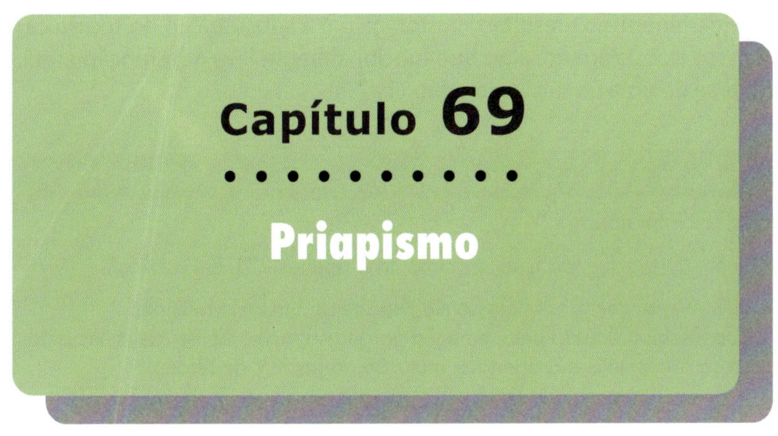

Capítulo 69

Priapismo

Renato Fidelis Ivanovic
José Cury
Bruno Gouveia Nascimento

Definição

Entende-se por priapismo a ereção peniana plena ou parcial > 4 horas, iniciada involuntariamente ou que persiste após estímulo sexual/orgasmo.

Epidemiologia

Os relatos de incidência de priapismo na população geral variam de 1,5/100.000 pessoas-ano a 5,34 por 100.000 pessoas-ano. Cerca de metade dos pacientes com anemia falciforme terá priapismo recorrente.

Fisiopatologia

Isquêmico (baixo fluxo ou veno-oclusivo)

Comporta-se como síndrome compartimental: ocorre a redução do fluxo arterial peniano em decorrência da veno-oclusão inicial e do aumento da pressão intracavernosa, levando a hipóxia, acidose e hipercarbinemia. O resultado histológico é a substituição do tecido cavernoso por colágeno, algo que funcionalmente leva à disfunção erétil. Trata-se de uma emergência urológica (Tabela 69.1).

Tabela 69.1 – Causas de priapismo de baixo fluxo
Idiopático (maioria)
Anemia falciforme (63% em crianças, mas apenas 23% em adultos)
Doenças hematológicas (talassemia, leucemias, mieloma múltiplo, hemoglobina Olmsted beta, embolia gordurosa, hemodiálise, deficiência de glicose-6-fosfato desidrogenase, mutação do favor V de Leiden).
Síndrome neoplásicas (metástase ou infiltração neoplásica regional de neoplasias do pênis, próstata, bexiga, uretra)
Medicamentos: pós-terapia intracavernosa para disfunção erétil (papaverina, fentolamina, prostaglandina E1 (Trimix), antagonistas alfa-adrenérgicos (doxazosina, tansulosina), antidepressivos, antipsicóticos, anti-hipertensivos (hidralazina, propranolol), hormônios (GnRH, testosterona), drogas ilícitas (maconha, cocaína, *crack*).
Infecções: malária, raiva, picadas de aranhas e outros animais peçonhentos.
Doenças neurogênicas: centrais (AVC, tumores de SNC, lesão medular, síndrome da cauda equina, estenose de canal medular), periféricas (compressão radicular, hérnia de disco)
Doenças metabólicas: amiloidose, doença de Fabry.

Arterial (alto fluxo)

O aumento do fluxo arterial nos corpos cavernosos decorre de fístula arteriossinusoidal. Não ocorre hipóxia tecidual e tampouco trata-se de emergência urológica.

Causas: trauma contuso na região genital/perineal ou pós-punção intracavernosa.

Intermitente (*Stuttering*)

Tem a mesma fisiopatologia do priapismo isquêmico, porém com ereção autolimitada por não mais que três horas.

Exame físico

- Priapismo isquêmico: pênis rígido, doloroso, glande murcha. Paciente nitidamente desconfortável.
- Priapismo arterial: Em geral nota-se pênis tumescente, porém sem rigidez. Indolor. Paciente calmo.
- Priapismo intermitente: história pregressa de ereções dolorosas, durante o período de sono, com duração de 3-4 horas e autolimitadas.

Exames laboratoriais

Gasometria dos corpos cavernosos (Tabela 69.2).

Tabela 69.2 – Análise da gasometria de corpo cavernoso

	pO_2	pCO_2	pH
Priapismo isquêmico	< 30 mmHg	> 60 mmHg	< 7,25
Priapismo arterial	> 90 mmHg	< 40 mmHg	> 7,40

Exames complementares

USG doppler peniano

No priapismo isquêmico pode ser observada ausência de fluxo nas artérias cavernosas. Já no priapismo arterial busca-se identificação de fístula arteriovenosa.

Na suspeita de priapismo isquêmico o doppler deve ser feito obrigatoriamente antes da drenagem dos corpos cavernosos, pois se realizado após pode mostrar hiperfluxo arterial reativo, sugerindo equivocadamente que se trata de priapismo arterial.

Tratamento

- Objetivo: controle de dor e prevenção de fibrose irreversível do corpo cavernoso.

Priapismo isquêmico

- 1°: anestesia local (bloqueio do nervo dorsal do pênis, anestesia circunferencial, anestesia subcutânea, sedação para crianças).

» 2°: Drenagem dos corpos cavernosos com ou sem irrigação com solução fisiológica.

- Técnica: punção distal transglandar ou lateral no 1/3 proximal da haste peniana com gelco/*butterfly* 16 ou 18.

» 3°: Irrigação dos corpos cavernosos com agentes simpatomiméticos. Taxa de resolução: 80%.

A) Fenilefrina: Injeção intracavernosa de 200 mcg a cada 5minutos. Máximo 1 g em 1 hora.

Cada ampola contém10 mg/mL.
Para solução de 100 mcg/mL: Diluir 1 ampola (10 mg/mL) em 100 mL de soro fisiológico.
Para solução de 200 mcg/mL: Diluir 1 ampola (10 mg/mL) em 50 mL de soro fisiológico.
*Precauções: controlar a pressão arterial e a frequência cardíaca dos pacientes, especialmente se existirem antecedentes de cardiopatias.

B) Adrenalina: ampola para uso injetável encontrada na apresentação 1 mg/mL (1:1000)

Diluir em 100 mL de soro fisiológico para obter solução de 1:100.000.
Injetar 2 mL da solução no corpo cavernoso até cinco vezes em 20 minutos.

» 4° Tratamento cirúrgico (Tabela 69.3):

- Indicação: Falha das terapias de aspiração/irrigação evidenciada por: persistência da dor e rigidez bem como acidose e hipóxia do corpo cavernoso e ausência de fluxo nas artérias cavernosas ao exame doppler de controle.
- Tipos:

A) *Shunts*: todos têm como objetivo criar a comunicação do corpo cavernoso com o corpo esponjoso, permitindo uma nova via de drenagem sanguínea.

B) Implante de prótese semirrígida

Considerar o implante de prótese semirrígida em casos de priapismo isquêmico com mais de 72 horas de duração, dado que a disfunção erétil por necrose de tecido cavernoso resultará em perda total das ereções.

Tabela 69.3 – Procedimentos cirúrgicos utilizados para tratamento do priapismo de baixo fluxo

Tipos	Nome	Descrição
Distais	Winter	Introdução de agulha de biópsia (*true-cut*) no corpo cavernoso via transglandar
	Ebbehoj:	Múltiplas incisões no corpo cavernoso por via transglandar com lâmina de bisturi n° 11
	Al-Ghorab	Excisão da extremidade dos corpos cavernosos
	T-shunt	Introdução de lâmina n° 10 no corpo cavernoso via transglandar, seguida de rotação 90°
	Burnett	Extensão do procedimento de Al-Ghorab, no qual, além da excisão das extremidades distais dos corpos cavernosos, é feita dilatação com vela de Hegar n° 8
Proximais	Quackles	Anastomose esponjocavernosa
	Grayhack	Anastomose da veia safena com corpo cavernoso

Priapismo arterial

- 1°: Tratamento conservador: dado que não há risco de necrose do tecido cavernoso, pode-se aguardar fechamento espontâneo da fístula.
- 2°: Arteriografia com embolização em caso de persistência.

Intermitente

Na fase aguda deve ser tratado como priapismo de baixo fluxo. O objetivo fora deste momento deve ser prevenção da recorrência, apesar de que a maior parte das evidências científicas é oriunda de estudos com baixo número de pacientes e sem controle. Alguns medicamentos estudados estão na Tabela 69.4.

Tabela 69.4 – Medicações para tratamento de priapismo intermitente

Agonistas alfa-adrenérgicos: pseudoefedrina e etilefrina (presentes em descongestionantes nasais). Efeitos colaterais são taquicardica e alteração da pressão arterial

Medicamentos que reduzem testosterona sanguínea: Agonistas do GhRH (Zoladex) ou antiandrogênicos (bicalutamida ou ciproterona). Efeitos adversos: fogachos, queda da libido e da potência sexual e ginecomastia

Digoxina: Pode regular negativamente o tônus do musculo liso cavernoso. Efeitos adversos incluem queda da libido, anorexia, náusea, vômito, turvação visual, cefaleia, ginecomastia e arritmias.

Agentes beta-agonistas: Terbutalina. Promove relaxamento da musculatura lisa vascular.

Anticonvulsivantes: Gabapentina. Inibição dos canais de cálcio voltagem-dependentes com redução da transmissão sináptica, além de reduzir níveis de testosterona e FSH. Podem resultar em anorgasmia e disfunção erétil.

Relaxantes musculares: Baclofeno. Inibe ereção e ejaculação por meio de atividade GABAérgica.

Inibidores da 5-fosfodiesterase: Podem promover melhora da oxigenação do tecido cavernoso ao aumentar a concentração de cGMP. Devem ser usados em baixas doses e iniciados fora da fase aguda do priapismo.

Referências consultadas

Broderick, Gregory A. Priapism. In Campbell's Urology. 10ª ed. Philadelphia, EUA: Elsevier, 2012. pp. 749-69.

Burnett AL1, Sharlip ID. Standard operating procedures for priapism. J Sex Med. 2013 Jan;10(1):180-94.

Eland IA1, Van der Lei J, Stricker BH, Sturkenboom MJ. Incidence of priapism in the general population. Urology. 2001 May;57(5):970-2.

Roghmann F, Becker A, Sammon JD, Ouerghi M, Sun M, et al. Incidence of priapism in emergency departments in the United States. J Urol. 2013 Oct;190(4):1275-80.

Salonia A, Eardley I, Giuliano F, Hatzichristou D, Moncada I, Vardi Y, Wespes E, Hatzimouratidis K; European Association of Urology.European Association of Urology Guidelines on Priapism.Eur Urol. 2014 Feb;65(2):480-9.

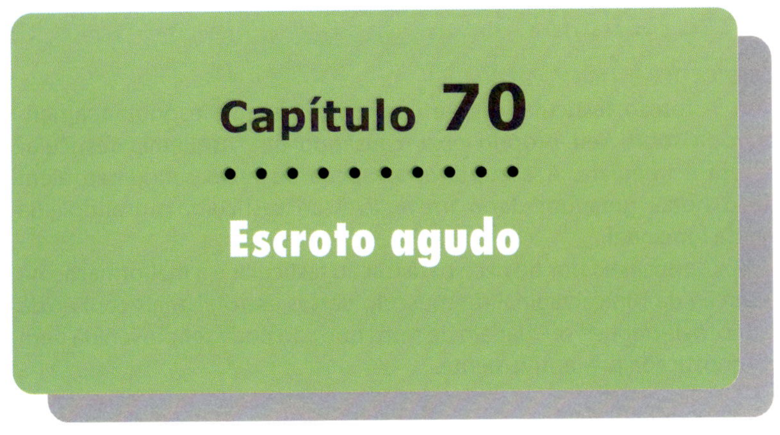

Capítulo 70

Escroto agudo

Bruno Nicolino Cezarino
Lorena Marçalo Oliveira
José Luis Borges Mesquita (*in memoriam*)

Definição

Escroto agudo é uma definição sindrômica que engloba qualquer patologia que acometa escroto, testículos e apêndices testiculares causando dor intensa acompanhada ou não de febre, com ou sem sinais flogísticos, comumente levando o paciente ao pronto atendimento. As patologias mais frequentes que causam o escroto agudo são: torção testicular, orquiepididimites virais e bacterianas, e menos frequentemente as torções de hidátides (ou apêndices) testiculares.

Epidemiologia

O quadro de escroto agudo representa 20 a 30% dos casos atendidos em caráter de urgência, referenciados ao pronto-socorro de Urologia. Isso corresponde a cerca de 500 casos por ano no PS de Urologia do Hospital das Clínicas da Faculdade de Medicina da Universidade de São Paulo.

O escroto agudo pode ocorrer desde o nascimento até a idade adulta. O pico de incidência é bimodal, com uma incidência inicial no primeiro ano de vida e um outro pico entre 12 e 18 anos.

Torção testicular

Etiologia e fisiopatologia

A torção testicular ocorre quando o testículo espontaneamente roda sobre seu próprio eixo, causando uma isquemia testicular severa e imediata. A abrupta interrupção de fluxo sanguíneo além de 6 horas gera um dano irreversível ao testículo, causando sua perda funcional.

O principal fator de risco para torção testicular é a malformação na inserção da túnica vaginal no músculo dartos escrotal, mais conhecida como "*bell-clapper*" ou "badalo de sino", que não pode ser prevenida nem diagnosticada preventivamente.

Quadro clínico e exame físico

O quadro clínico clássico da torção testicular consiste em dor testicular de início súbito, comumente durante o sono, sem febre. O testículo apresenta-se doloroso, elevado e horizontalizado (sinal de Angel). A dor não melhora quando o testículo é elevado e apoiado manualmente, já que a dor da isquemia não é aliviada pelo apoio da mão (sinal de Prehn negativo). Geralmente náuseas e vômitos acompanham o quadro, notadamente pela intensa dor local (Quadro 70.1).

Quadro 70.1 – Quadro comparativo: torção de testículo *versus* orquiepididimite

Quadro clínico	Torção de testículo	Orquiepididimite
Idade	Criança; adolescente; adulto jovem	Adulto jovem; idoso
Início	Abrupto	Insidioso
Sintomas	Locais	Sistêmicos e locais
Sinal de Prehn	Negativo	Positivo
Sinal de Angel	Positivo	Negativo
Reflexo cremastérico	Negativo	Positivo

Exames complementares

O exame complementar mais sensível e específico é o ultrassom escrotal com doppler colorido. Recomenda-se a sua realização em todos os casos suspeitos de torção testicular (Figura 70.1).

Figura 70.1 – Ausência de vascularização do testículo em comparação com o contralateral não torcido.

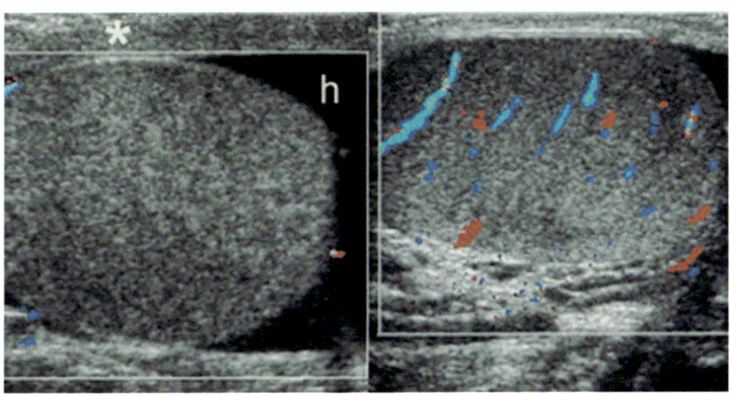

Tratamento

Os casos de torção testicular são de tratamento cirúrgico e configuram urgência urológica. Faz-se a exploração testicular imediata e a avaliação do testículo quanto a sua viabilidade. São realizadas manobras de aquecimento do testículo com soro fisiológico. Nos casos de sucesso, com sinais de recuperação da vitalidade (testículo de coloração mais rósea), prossegue-se com a fixação testicular usando três pontos de fio inabsorvível. Um passo fundamental e obrigatório da exploração testicular para torção é a fixação do testículo contralateral, pelo risco de torção futura. Em linhas gerais os testículos são viáveis por até 6 horas após o início da dor súbita.

Existem casos em que o exame complementar ultrassonográfico não está disponível. Caso este exame não consiga ser realizado e exista dúvida diagnóstica, é obrigatória a indicação de exploração testicular imediata (Figuras 70.2 e 70.3).

Figura 70.2 – Testículo explorado mostrando torção do cordão testicular – testículo ainda viável.

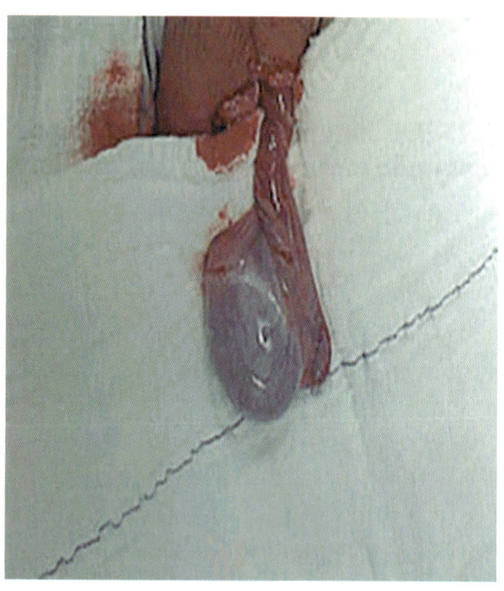

Figura 70.3 – Testículo inviável já mostrando sinais de necrose.

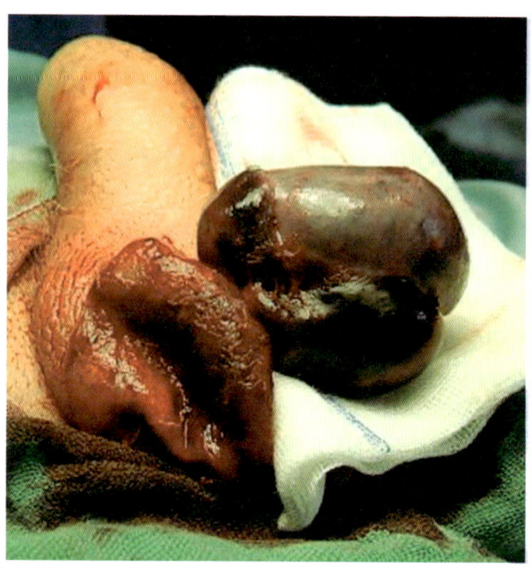

Orquites e orquidoepididimites

Etiologia e fisiopatologia

Orquites e orquidoepididimites são doenças infecciosas que acometem agudamente o testículo. Enquanto as orquites da faixa etária pediátrica em sua grande maioria têm etiologia viral (entre eles a caxumba), as orquidoepididimites dos pacientes que já têm contato sexual são primariamente bacterianas, com frequência doenças sexualmente transmissíveis como clamídia, cuja via de contaminação é direta do trato reprodutivo masculino.

Quadro clínico e exame físico

O quadro clínico do paciente com dor testicular de causa infecciosa é mais insidioso, com dor crescente e sintomas frequentemente associados, como disúria, febre e queda do estado geral. O tempo entre o início do quadro e o atendimento no PS frequentemente supera 24 horas. No exame físico do paciente encontramos o sinal de Prehn POSITIVO (apoiar o testículo com a mão alivia a dor de distensão do cordão testicular inflamado), reflexo cremastérico POSITIVO (músculo cremaster intacto ao estímulo) e testículo visualmente em sua posição habitual (sinal de Angel negativo) (Quadro 70.1).

Exames complementares

Mesmo em casos em que a hipótese de orquidoepididimite é muito forte é fundamental a realização do doppler testicular confirmatório. Exames complementares de perfil infeccioso como hemograma e PCR, além de exames de análise de urina, podem ajudar a estabelecer o diagnóstico.

Tratamento

O tratamento das orquites virais é apenas com manejo sintomático analgésico e anti-inflamatório. Compressas geladas podem reduzir o edema local e gerar conforto importante. Resolução espontânea ocorre cerca de 5 a 7 dias após o início dos sintomas.

A orquidoepididimite bacteriana tem seu tratamento baseado na principal etiologia e na grande maioria das vezes se dá de maneira empírica, associando antibióticos voltados para tratamento de infecção urinária, como fluoroquinolonas (ciprofloxacino ou levofloxacino) e antibióticos com cobertura para doenças sexualmente transmissíveis (doxiciclina); ambos por 15 dias. (Figura 70.4)

Torção de apêndices testiculares

Uma causa infinitamente menos frequente de dor testicular aguda no pronto-socorro são as torções de apêndices testiculares. Os apêndices testiculares são estruturas remanescentes da involução embrionária, sem função definida. Raramente podem torcer em seu próprio eixo, causando dor testicular leve e focal.

O exame físico mostra um testículo indolor com ponto focal de dor e edema, em que o apêndice testicular se mostra como um ponto azul por transparência (sinal do ponto azul ou *blue dot sign*). (Figura 70.5)

Figura 70.4 – Diagnóstico e conduta em escroto agudo.

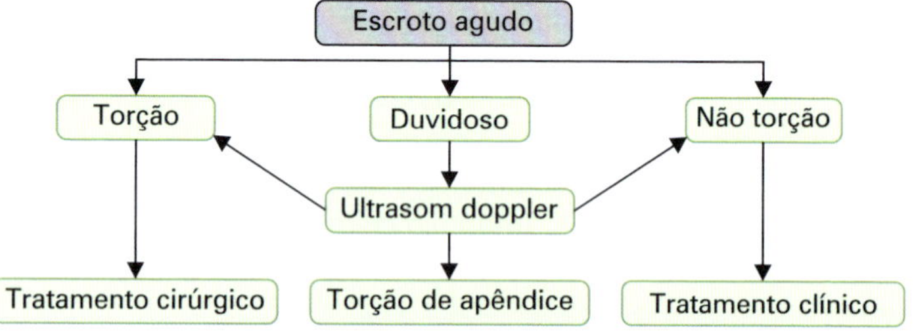

Figura 70.5 – Sinal do ponto azul ou *blue dot sign*.

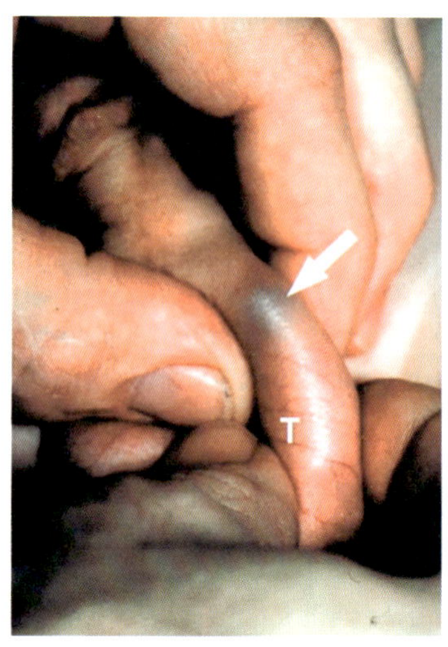

Referências consultadas

Cury J, Coelho RF, Saito F. Trauma geniturinário. In: Martins HS, Damasceno MCT, Awada SB. Pronto-Socorro: condutas do Hospital das Clínicas da Faculdade de Medicina da Universidade de São Paulo. 2ª ed. São Paulo: Manole, 2008.

Lynch TH1, Martínez-Piñeiro L, Plas E, Serafetinides E, Türkeri L, et al. European Association of Urology. EAU Guidelines on Urological Trauma. Eur Urol. 2005 Jan;47(1):1-15.

Martínez-Piñeiro L, Djakovic N, Plas E, Mor Y, Santucci RA, et al. European Association of Urology. EAU Guidelines on Urethral Trauma. Eur Urol. 2010 May;57(5):791-803. doi: 10.1016/j.euru-ro.2010.01.013. Epub 2010 Jan 20.

Santucci RA, Bartley JM. Urologic trauma guidelines: a 21st century update. Nat Rev Urol. 2010 Sep;7(9):510-9. doi: 10.1038/nrurol.2010.119.

Santucci RA, Wessells H, Bartsch G, Descotes J, Heyns CF, McAninch JW, et al. Evaluation and management of renal injuries: consensus statement of the renal trauma subcommittee. BJU Int. 2004;93(7):937-54.

Srougi M, Dall`Oglio M, Cury J. Urgências urológicas. São Paulo: Editora Atheneu, 2005.

Summerton DJ, Kitrey ND, Lumen N, Serafetinidis E, Djakovic N; EAU Guidelines on Iatrogenic Trauma. Eur Urol. 2012 Oct;62(4):628-39. doi: 10.1016/j.eururo.2012.05.058. Epub 2012 Jun 5.

Wein AJ, Kavoussi AC, Partin AW, Peters CA. Campbell-Walsh Urology.11th ed. Philadelphia: WB Saunders, 2015.

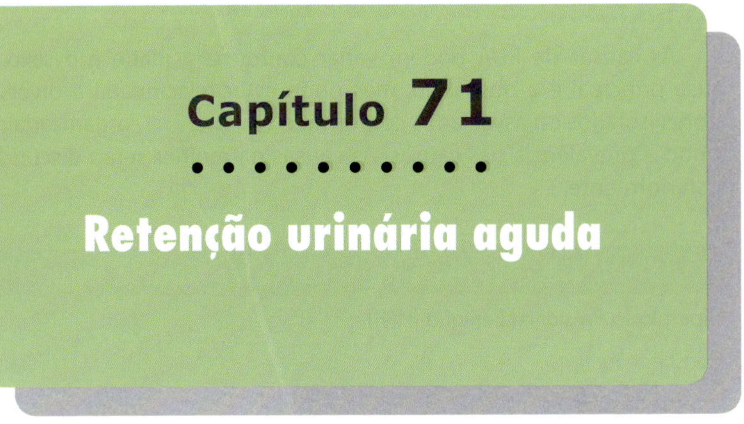

Capítulo 71

Retenção urinária aguda

Alexandre Iscaife
Alberto Azoubel Antunes

Definição

Incapacidade súbita para urinar de forma voluntária, geralmente associada à dor agonizante em região suprapúbica ou genital. O quadro pode variar de obstrução completa, esvaziamento incompleto ou perdas por transbordamento.

Inicialmente não há elevação da creatinina; mas, caso a obstrução não seja resolvida logo, pode ocorrer deterioração da função renal principalmente naqueles pacientes que já apresentam episódios crônicos de retenção.

Epidemiologia

A retenção urinária aguda (RUA) é a urgência urológica mais frequente. Ocorre mais frequentemente em homens após os 60 anos em razão da hiperplasia prostática benigna (HPB). Após os 70 anos, 10% dos homens apresentarão RUA em um período de cinco anos; depois dos 80 anos, essa taxa sobe para 30%.[1]

Etiologia

As causas de RUA podem variar conforme a idade e o sexo. A causa principal é a obstrução, mas pode estar relacionada a diversos fatores isolados ou associados conforme o Quadro 71.1, organizada segundo a prevalência das causas. As causas na mulher serão discutidas posteriormente.

Quadro 71.1 – Causas de retenção urinária aguda[1,2]
Hiperplasia Prostática Benigna (HPB)
Constipação
Câncer de próstata
Estenose de uretra
Pós-operatório
Neurológicas (inclui trauma)
Medicamentosa
Infeção urinária
Litíase ureteral
Outros tumores (bexiga, uretra, parauretrais, massas pélvicas)
Fimose ou parafimose
Hematúria com coágulos
Prostatites e uretrites
Inserção de corpos estranhos na uretra
Crise de anemia falciforme

Fisiopatologia

Existem quatro principais fatores que podem se sobrepor:

1. Obstrutivo: decorre de fatores mecânicos ou dinâmicos. O fator mecânico pode ocorrer por estenoses uretrais, tumores na uretra e na próstata, HPB secundária à hiperplasia epitelial (glandular) ou trauma. O clássico exemplo de fator dinâmico é a HPB resultante de hiperplasia fibromuscular na zona anterior da cápsula,

o que aumenta a pressão intrauretral. Este quadro responde consideravelmente bem às medicações alfabloqueadoras.

2. Neurológico: ocorre na interrupção da condução nervosa motora ou sensitiva ao músculo detrusor. As causas mais comuns são traumas raquimedulares, doenças neurológicas degenerativas, neuropatia diabética e acidentes vasculares encefálicos (AVE). A dissinergia vesicoesfincteriana pode levar à RUA em razão de altas pressões intrauretrais durante a micção associadas à contração do esfíncter.
3. Hiperdistensão vesical: alguns eventos podem desencadear uma retenção urinária em uma bexiga que já apresenta certo grau de disfunção. O principal é uma sobrecarga de líquidos por via oral ou endovenosa, mas outras situações também podem ocorrer, tais como: ingestão de grande quantidade de álcool; anestesia geral ou epidural.
4. Medicações: as principais medicações envolvidas com a RUA são as de ação anticolinérgica ou simpatomimética e os opioides. O Quadro 71.2 traz medicações associadas com a RUA.

Quadro 71.2 – Medicamentos que podem desencadear ou agravar a retenção urinária aguda[1,2]

Classe	Medicação
Anticolinérgicos	Atropin, escopolamina, oxibutinina, *belladonna*, diciclomina
Antidepressivos	Imipramina, nortriptilina, amitriptilina
Antiarritmicos	Quinidina, procainamida, disopiramida
Antipsicóticos	Haloperidol, clorpromazina, flufenazina, risperidona
Anti-histaminicos	Difenidramina, hidroxizine, clorfeniramina
Antiparkinsonianos	Levodopa, bromocriptina, amantadina, triexifenidil
Antihipertensivos	Hidralazina, nifedipina
Hormônios	Progesterona, estrógeno, testosterona

Continua

Continuação

Classe	Medicação
Simpatomiméticos	Anfetaminas, efedrina, fenilefrina, pseudoefedrina, isoproterenol, terbutalina, metaproterenol
Relaxantes musculares	Diazepam, baclofeno, ciclobenzaprina
Diversos	Morfina e derivados, carbamazepina, indometacina, dopamina, agentes anestésicos

Fatores de risco: Idade (RR de 7,8 acima dos 70 anos), sintomas urinários obstrutivos prévios, volume da próstata > 30 mL, PSA > 2,5 ng/dL e divertículo vesical > 5, 15cm.[2,3]

Quadro clínico e exame físico

Incapacidade subida de desencadear a micção associada a dor e desconforto suprapúbico. A intensidade do quadro pode variar e ser mais branda caso o paciente já tenha retenção urinária crônica. Ao exame abdominal, a bexiga pode ser palpada, configurando-se o bexigoma. O toque retal deve ser realizado, entretanto uma próstata de tamanho normal não exclui HPB como a causa da retenção. Em virtude da urgência do caso, exames laboratoriais e os demais devem ser realizados após a desobstrução urinária. Em pacientes obesos com quadro clínico, frustra a ultrassonografia, podem auxiliar no diagnóstico.

Tratamento

A descompressão vesical imediata pode ser obtida por via uretral ou suprapúbica (cistostomia). A maioria dos urologistas prefere a cateterização uretral.

O procedimento padrão implica a colocação de uma sonda de Foley 14-18 French de duas vias como 1ª escolha. Caso existam evidências de hematúria macroscópica e coágulos, a sondagem deve ser realizada com sonda mais calibrosa, geralmente 22 ou 24 French de três vias para irrigação vesical contínua. Na vigência de resistência à sondagem, deve-se considerar a causa da obstrução. Em casos pós-RTU de próstata ou estenose parcial da uretra, pode-se tentar utilizar uma sonda mais fina (12F) ou dilatação guiada por fio-guia; mas, se o paciente não foi submetido à manipulação prévia, a principal causa é a hiperplasia prostática. Nesses pacientes, deve ser solicitada a avaliação do urologista e considerar a realização de cistostomia.

Em casos pós-reconstrução uretral ou prostatectomia radical, não deve ser tentada a sondagem sem a avaliação de um urologista, esses casos geralmente requerem cistostomia ou sondagem guiada por cistoscopia.

A colocação de uma cistostomia por punção é feita no pronto-socorro com antissepsia e anestesia local, o ultrassom pode ser útil para guiar a punção quando houver cirurgia no abdome inferior. Tomando como referência a linha mediana 2 cm acima da sínfise púbica, utiliza-se uma agulha 22 g para localizar o ponto de punção, geralmente a mesma agulha da anestesia para aspiração de urina como confirmação do local para a punção. Um *kit* de cistostomia descartável ou um *cistocath* permanente pode ser utilizado para passagem da sonda no seu interior após incisão de 1 cm na pele, subcutâneo e aponeurose.

Em situações em que não há urologista ou outro médico treinado para cistostomia e a sondagem via uretral não é possível, deve-se aliviar o desconforto e a dor do paciente com a aspiração suprapúbica com agulha, gelco ou *intracath*; trata-se de procedimento temporário até a chegada do especialista.

Um estudo prospectivo com vias de cateterização em pacientes com RUA mostrou uma menor incidência de ITU (18 *versus* 40%) e estenose de uretra (0 *versus* 16,7%) em pacientes submetidos à cistostomia comparados com sonda uretral.

A avaliação da micção espontânea também é mais fácil com cistostomia e outro aspecto notado no estudo foi que os pacientes com cistostomia apresentavam maior conforto e facilidade no manejo da sonda.[3] Apesar desses achados, a grande maioria dos pacientes é tratada com sondagem uretral em virtude de maior facilidade de realização e da percepção de que a cistostomia é um procedimento com maior potencial de lesões.

Cateterismo intermitente

Pode ser uma abordagem adequada para reduzir a taxa de infecção e facilitar a micção espontânea, entretanto a maioria dos casos de retenção tem grande chance de recorrer e, no fim, necessitarão de sondagem de demora até resolução definitiva. Em nosso meio, os pacientes consideram o procedimento desconfortável, procedimento este que necessita de treinamento de enfermagem especializada.

Esvaziamento vesical

Um aspecto importante a se considerar imediatamente após a sondagem de um paciente com RUA é a velocidade do esvaziamento vesical. Preconiza-se inicialmente a drenagem lenta de 500 a 100 mL com o intuito de evitar a hematúria *ex-vacuo*, hipotensão e diurese pós-obstrutiva. Entretanto, alguns estudos recentes demostraram que essa conduta não é necessária e aumentaria a chance de infecção.[1] A pressão vesical cai 50% após a eliminação de 100 mL e 75% após 250 mL, o que mostra que o esvaziamento lento não previne a rápida queda de pressão. A hematúria ocorre em 2 a 16%, mas raramente é significante do ponto de vista clínico. Porém, como não há estudos randomizados avaliando esvaziamento rápido *versus* o lento, consideramos necessário o suporte adequado principalmente em pacientes muito idosos.

Tentativa da retirada da sonda

Os fatores preditores de sucesso são idade menor que 65 anos, pressão detrusora maior que 35 cm H_2O e volume drenado na sondagem menor que 1 L. As maiores taxas de sucesso ocorrem com mais de 3 dias após a sondagem, variando de 20 a 81% em alguns trabalhos.[4] No nosso serviço, utilizamos o alfabloqueador de 3 a 7 dias e, após isso, fazemos a tentativa de retirada da sonda.

As chances de recorrência da RUA são altas, com 50% em 1 semana e 75% em 1 ano sem medicação.[1] A maioria dos urologistas prefere encaminhar o paciente para cirurgia após falha na primeira tentativa de retirada.

Medicações na RUA

O uso dos alfabloquedores tem efeito benéfico no sucesso da retirada da sonda. Uma metanálise da Cochrane utilizando tamsulosina 0,4 mg/dia ou doxazosina 4 mg/dia mostrou a eficácia desses alfabloqueadores. Tanto na metanálise quanto em outros ensaios clínicos randomizados, as taxas de sucesso são cerca de duas vezes maiores que as taxas sem a medicação.[5] Os inibidores da 5-alpharredutase (finasterida, dutasterida) não auxiliam na retirada da sonda e não fazem parte do arsenal medicamentoso na fase aguda.

Antibioticoterapia profilática não é recomendada, salvo se a causa da RUA for prostatite aguda ou infecção urinária.

Indicações para hospitalização

Apenas na vigência de urosepse ou retenção secundária a neoplasias ou compressão medular.

Cirurgia

É o tratamento definitivo da RUA. Considerando que a maioria dos casos decorre de HPB, o tratamento de escolha é a RTU de próstata (monopolar, bipolar ou laser) ou adenomectomia (aberta, laparoscópica ou robótica), dependendo do tamanho da próstata. A recomendação geral é aguardar ao menos 30 dias após o episódio de RUA, a cirurgia imediata aumenta os riscos de complicações como sangramentos, sepse e mortalidade geral.[2,3]

Retenção urinária na mulher

As principais causas estão no Quadro 71.3.

Quadro 71.3 – Causas de RUA na mulher[1]
Infecções urinárias agudas
Herpes genital
Pós-operatório de cirurgia pélvica/vaginal (*slings*, colporrafia)
Analgesia peridural
Tumores pélvicos malignos (vaginais, uterinos, parauretrais)
Tumores benignos (leiomioma)
Cisto/divertículo de uretra
Edema vulvar pós-parto ou trauma
Neurológicas (esclerose múltipla)
Gravidez em útero retrovertido
Medicações
Psicogênico

No manejo das mulheres com RUA, o cateterismo intermitente limpo é mais razoável do que a sondagem de demora ou cistostomia, desde que os profissionais sejam devidamente treinados e tenham o suporte necessário para a realização do cateterismo.

Referências consultadas

1. Barrisford GW. Acute urinary retention. Post TW, ed. UpToDate. Waltham, MA: UpToDate Inc. Disponível em: http://www.uptodate.com. Acessado em 25 Out 2017.
2. Thomas K, Chow K, Kirby RS. Acute urinary retention: a review of the aetiology and management. Prostate Cancer and Prostatic Diseases (2004) 7, 32-37.
3. Yoon PD, Chalasani V, Woo HH. Systematic review and meta-analysis on management of acute urinary retention. Prostate Cancer Prostatic Dis. 2015 Dec;18(4):297-302.
4. Park K, Kim SH, Ahn SG, Lee SJ, Ha US, Koh JS et al. Analysis of the treatment of two types of acute urinary retention. Korean J Urol. 2012; 53: 843–847
5. Zeif HJ, Subramonian K. Alpha blockers prior to removal of a catheter for acute urinary retention in adult men. Cochrane Database Syst Rev. 2009, CD006744.

Capítulo 72

Infecções sexualmente transmissíveis

Luccas Soares Laferreira
Renato Hajime Oyama
Chen Shan

Introdução

Infecção sexualmente transmissível (IST) refere-se às doenças causadas por germes transmitidos através do contato sexual. Outras formas de transmissão destes patógenos são incomuns. A Organização Mundial da Saúde (OMS) estima que a incidência das IST curáveis é de aproximadamente 1 milhão de casos por dia. As IST aumentam a suscetibilidade de infecção por HIV. Elas têm manifestação local (p. ex.: uretrites, úlceras genitais, verrugas genitais); e sistêmica (p. ex.: aids e hepatites). Neste capítulo, serão abordadas as infecções com manifestação urológica.

Uretrite

Processo inflamatório da uretra, que pode ser resultado de condições infecciosas ou não infecciosas. As uretrites infecciosas de transmissão sexual podem ser classificadas como uretrite gonocócica (UG), quando o agente etiológico é a *Neisseria gonorrhoeae*, e uretrite não gonocócica (UNG), quando a *N. gonorrhoeae* não está presente.

Uretrite gonocócica

- Agente etiológico: *Neisseria gonorrhoeae*;
- Período de incubação: 1 a 2 semanas (12 horas a 3 meses);
- Quadro clínico: secreção amarelada espessa em quantidade abundante, prurido uretral, disúria e dor uretral (Figura 72.1).

Figura 72.1 – Uretrite gonocócica.

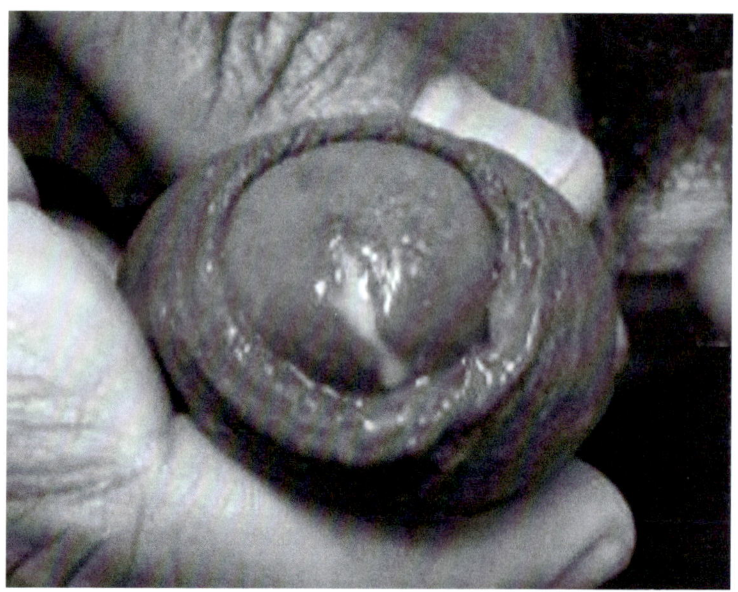

Diagnóstico

1. Bacterioscopia do raspado uretral pela coloração de Gram com > 5 polimorfonucleares (PMN) e diplococos gram-negativos (BGN) intracelulares.
2. Urina de primeiro jato com > 10 PMN.

Tratamento

1. Ceftriaxone 250 mg, dose intravenosa (IV) (dose única), e azitromicina 1 g (dose única);

2. Ceftriaxone 500 mg, IV (dose única), e azitromicina 2 g (dose única)*;
3. Gentamicina 240 mg, IV (dose única), e azitromicina 2g (dose única)*.

*Caso ocorra falha do tratamento inicial

Uretrite não gonocócica

» Agente etiológico: *Chlamydia trachomatis, Trichomonas vaginalis, Ureaplasma urealyticum, Mycoplasma hominis, Mycoplasma genitalium, Herpes simplex virus;*
» Período de incubação: 2 a 3 semanas (1 a 5 semanas);
» Quadro clínico: secreção mucopurulenta, em mínima quantidade e assintomática (até 75% em mulheres), leve prurido uretral, disúria e dor pélvica e uretral (Figura 72.2).

Figura 72.2 – Uretrite não gonocócica.

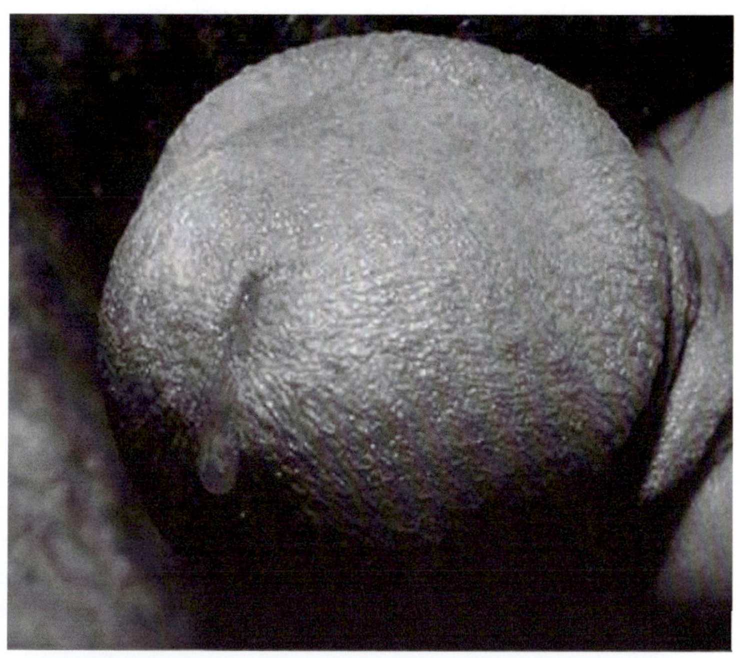

Diagnóstico

1. Bacterioscopia do raspado uretral pela coloração de Gram com > 5 polimorfonucleares (PMN);
2. Urina de primeiro jato com > 10 PMN;
3. Pesquisa de *Chlamydia trachomatis* por reação em cadeia da polimerase (PCR) no jato inicial matinal;
4. Cultura para *Ureaplasma urealyticum* e *Mycoplasma hominis*;
5. Pesquisa de *Trichomonas vaginalis* pela gota fresca em soro fisiológico ou pesquisa de Gram;
6. Pesquisa de HSV por PCR na urina do jato inicial matinal.

Tratamento

1. Azitromicina 1 g, via oral (VO) (dose única)*;
2. Coxiciclina 100 mg, VO, a cada 12 horas, por 7 dias;
3. Tetraciclina 500 mg, VO, a cada 6 horas, por 7 dias;
4. Eritromicina 500 mg, VO, a cada 12 horas, por 7 dias*;
5. Ofloxacino 200-400 mg, VO, a cada 12 horas, por 7 dias.
6. Amoxicilina 500 mg, VO, a cada 8 horas, por 7 dias*;
7. Moxifloxacina 400 mg, VO, por 7 dias**.

*Tratamento de gestantes em caso de cervicite.

**Infecção por *Mycoplasma hominis* (resistentes às quinolonas de 1ª e 2ª gerações, eritromicina e azitromicina).

Úlceras genitais

Lesões ulceradas, localizadas na região genital, causadas por agentes adquiridos por contatos sexuais. Herpes simples, cancroide, sífilis, linfogranuloma venéreo e granuloma inguinal são os principais diagnósticos associados às úlceras genitais causadas por contato sexual. Importante lembrar que existem úlceras não venéreas tais como as causadas por fungos, carcinomas, drogas, traumas e doença de Crohn. Pode-se isolar mais de um agente na mesma úlcera. As úlceras genitais são fatores de risco para transmissão de outras IST; portanto, sorologias devem ser solicitadas.

Sífilis/cancro duro

» Agente etiológico: *Treponema pallidum*;
» Período de incubação: 21 dias.

Quadro clínico

Ao redor de 21 dias após o contato, no local da entrada surge uma pápula que evolui para ferida, chamado de cancro duro, caracterizado por lesão ulcerada em geral única, bordas duras e bem delimitadas, fundo da úlcera é limpo, onde pode ter pequena secreção serosa e indolor (exceto se houver infecção secundária ou mista). Esta úlcera, mesmo não tratada, cicatriza em algumas semanas. Pode apresentar adenomegalia inguinal em 70 a 90%, unilateral ou bilateral, móvel, pouco doloroso, que não fistuliza.

Quando não tratada, apresenta evolução lenta com fases de latência e agudização, causando a destruição de órgão profundos. Após 4 a 8 semanas do aparecimento da úlcera (lesão primária), surgem as lesões secundárias, a fase sistêmica incluindo as manifestações cutâneas que, na sua maioria, apresentam linfadenopatia e latente, quando não há nenhuma manifestação clínica. Manifestação terciária manifesta-se com comprometimento do sistema vascular central, sistema osteoarticular e sistema neurológico central.

Diagnóstico laboratorial

1. Microscopia em campo escuro para identificar o *Treponema pallidum*, que é uma bactéria gram-negativa com forma espiral do grupo das espiroquetas. É o único exame de que dispomos no nosso meio para diagnóstico na fase primária;
2. Teste treponêmico: FTA-Abs (*fluorescente treponemal antibody absorbed*);
3. Imunofluorescência indireta: TP-PA (*T. pallidum passive particleagglutination*);
4. Teste não treponêmico: VDRL (*venereal disease research laboratory*);
5. Floculação microscópica; RPR (*rapid plasma reagin*).

Interpretação da sorologia

» FTA-Abs: indica contato prévio, pode não ter relação com a úlcera atual (cicatriz sorológica);

» VDRL: relacionado com atividade da doença. Considerado positivo quando o título é > 1/8, principalmente quando apresenta aumento de quatro vezes em exames consecutivos. Altera-se após 1 a 6 semanas de surgir a lesão inicial. Normaliza-se 1 a 2 anos depois do tratamento. Falso-positivos: leptospirose, hanseníase, endocardite subaguda, malária, hepatites, mononucleose, tuberculose, tripanossomíase, pneumonia por pneumococo e por Mycoplasma sp., uso de drogas ilícitas intravenosas, doença autoimune, gravidez, febre reumática, transfusão sanguínea, vacinação, doença hepática crônica.

Tratamento

1. Sífilis primária: penicilina G benzatina 2.400.000 UI, via intramuscular (IM), dose única;
2. Sífilis secundária e latente recente: penicilina G benzatina 2.400.000 UI, IM/semana, por 2 semanas;
3. Latente tardia e sífilis terciária (exceto neurossífilis): penicilina G benzatina 2.400.000 UI, IM/semana, por 3 semanas;
4. Neurossífilis: penicilina cristalina 3 a 4 milhões UI, IV a cada 4 horas, por 14 dias;
5. Se alérgico à penicilina: doxiciclina 100 mg, VO, a cada 12 horas, por 14 dias.

Cancroide/cancro mole

» Agente etiológico: *Haemophilus ducreyi*;

» Período de incubação: 1 a 15 dias (média de 3 a 5 dias).

Quadro clínico

Inicia-se como uma lesão eritematopapular, que evolui para pústula, e, finalmente, forma úlcera dolorosa, em geral múltiplas em virtude de autoinoculação formam úlceras em "imagem em espelho". Borda irregular, contornos eritematoedematosos e fundo recoberto por exsudato necrótico, amarelado, com odor fétido que, quando removido, revela tecido de granulação com sangramento fácil. Em 50%, as lesões formam adenopatia inguinal dolorosa, habitualmente unilateral; com frequência drena-se espontaneamente, formando fístula (Figura 72.3).

Figura 72.3 – Cancroide peniano.

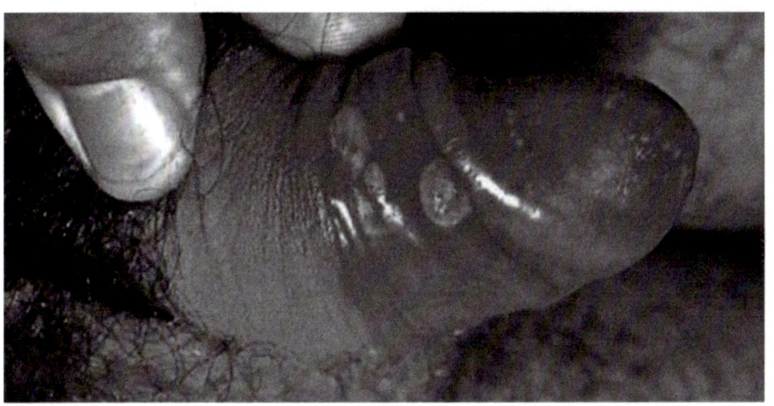

Diagnóstico

1. Identificação do *Haemophilus ducreyi* com coloração de Gram realizada no material coletado da base da úlcera ou do aspirado do bubão inguinal;
2. Teste de PCR para *Haemophilus ducreyi* realizado no material coletado da base da úlcera ou do aspirado do bubão inguinal;
3. Cultura do *Haemophilus ducreyi* do material coletado da base da úlcera ou do aspirado do bubão inguinal.

Tratamento

1. Azitromicina 1 g, VO (dose única).
2. Ceftriaxona 250 mg, IM (dose única).
3. Ciprofloxacina 500 mg, VO, a cada 12 horas/dia, por 3 dias.

Linfogranuloma venéreo

- Agente etiológico: *Chlamydia trachomatis*;
- Período de incubação: 2 a 3 semanas (3 a 40 dias).

Quadro clínico

Inicia-se com uma vesícula ou bolha no pênis, que evolui para pequena úlcera, indolor, que cicatriza espontaneamente em poucos dias. Após 2 a 4 semanas, surge linfonodomegalia inguinal dolorosa que drena espontaneamente, associada à febre, cefaleia, artralgia, leucocitose e hipergamaglobulinemia. Pode causar elefantíase genital como complicação tardia.

Diagnóstico

A cultura específica, imunofluorescência direta e PCR são métodos de identificação do agente, porém não estão disponíveis no nosso meio.

Tratamento

1. Doxiciclina 100 mg, VO, a cada 12 horas, por 21 dias;
2. Eritromicina 500 mg, VO, a cada 12 horas, por 21 dias;
3. Azitromicina 1 g, VO, semanal, por 3 semanas;
4. A linfadenopatia deve ser aspirada e, se necessário, drenada para evitar necrose extensa dos tecidos ao redor.

Granuloma inguinal (donovanose)

- Agente etiológico: *Klebsiella granulomatis/*Calymmatobacterium *garanulomatis*;
- Período de incubação: 45 dias (7 a 180 dias).

Quadro clínico

Inicia-se com um nódulo subcutâneo que escarifica e transforma-se em úlcera, podendo ser superficial sem muita reação até úlcera profunda purulenta e destrutiva. Crescimento lento, indolor, com fundo rico em tecido de granulação, friável. Acomete pele e tecido subcutâneo da região genital, inguinal e perineal. Pode ter recorrência da doença 6 a 18 meses após tratamento efetivo.

Diagnóstico

Identificação do corpúsculo de Donovan no interior dos monócitos em biópsia da úlcera pela coloração de Giemsa.

Tratamento

1. Azitromicina 1 g, VO/semana, por 3 semanas, ou até cicatrização total da úlcera;
2. Azitromicina 500 mg, VO/dia, por 3 semanas, ou até cicatrização total da úlcera;

3. Doxiciclina 100 mg, VO, a cada 12 horas, por 3 semanas ou até cicatrização da úlcera;
4. Ciprofloxacina 750 mg, VO, a cada 12 horas, por 3 semanas ou até cicatrização da úlcera.
5. Eritromicina 500 mg, VO, a cada 6 horas, por 3 semanas ou até cicatrização da úlcera.

Herpes genital

- Agente etiológico: vírus do herpes simples (HSV), HSV-1 e HSV-2;
- Período de incubação: desconhecido, pode variar de alguns dias até anos.

Quadro clínico

Inicia-se com pápulas que podem ser pruriginosas ou dolorosas, que se transformam em pústulas e rompem facilmente, formando a úlcera (Figura 72.4). Formam grupamentos de pequenas úlceras dolorosas com hiperemia ao redor que duram 1 a 2 semanas e curam-se espontaneamente.

Figura 72.4 – Herpes fase inicial.

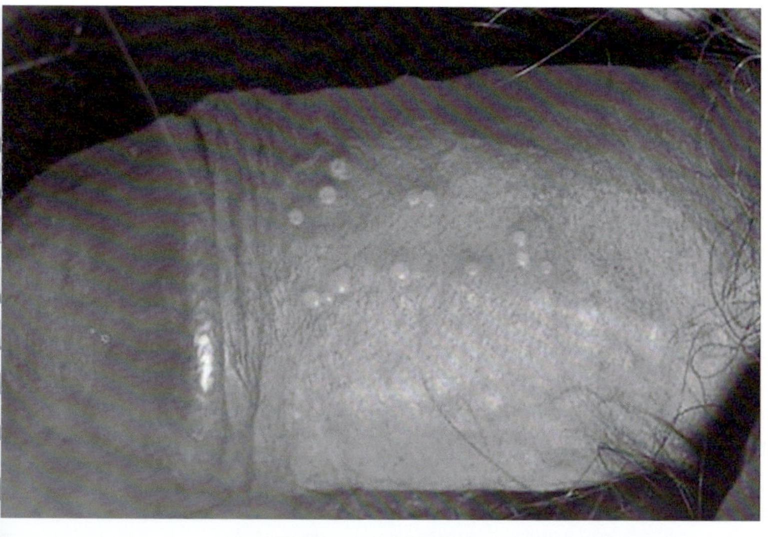

É a úlcera mais prevalente das IST. Uma vez adquirido o vírus, ele permanece pelo resto da vida no hospedeiro. Recorrências ocorrem principalmente com o HSV-2.

Diagnóstico

Pesquisa de DNA viral por PCR no raspado da úlcera ou no conteúdo da vesícula.

Tratamento

1. Aciclovir 400 mg, VO, a cada 8 horas, por 10 dias*;
2. Aciclovir 200 mg, VO, a cada 4 horas, por 10 dias*;
3. Famciclovir 250 mg, VO, a cada 8 horas, por 10 dias*;
4. Valaciclovir 1 g, VO, a cada 12 horas, por 10 dias*;
5. Uso tópico de creme antiviral não é recomendado.

*Reduzem o período clínico, na recorrência, tratar por 5 dias.

Verrugas genitais/HPV

- Agente etiológico: papilomavírus humano;
- Período de incubação: semanas a décadas.

Quadro clínico

Manifesta-se como pápulas lisas ou rugosas, verrugas sésseis, espiculadas e pediculados de tamanho puntiforme até mais de 5 cm. Coloração hipocrômica, normocrômica, avermelhada, hipercrômica ou melânica. Alguns são tão minúsculos que só podem ser vistos com magnificação (forma subclínica). Em sua maioria, evoluem sem sinal clínico ou na forma subclínica (forma latente); nesta, o vírus permanece latente junto ao DNA da célula hospedeira, manifestando-se clinicamente décadas após. Localizam-se preferencialmente no prepúcio, porém pode acometer toda a região peniana, escrotal, suprapúbica, região crural, perineal, anal e na uretra. São classificadas de alto risco pela capacidade de provocar o desenvolvimento de câncer no colo uterino (tipo 16,18) e de baixo risco quando não ensejam a formação de câncer, mas formam a verruga (tipo 6, 11), estes são responsáveis por 90% das verrugas genitais (Figura 72.5).

Figura 72.5 – (A) HPV meato uretral. (B) HPV na haste peniana. (C) HPV extenso.

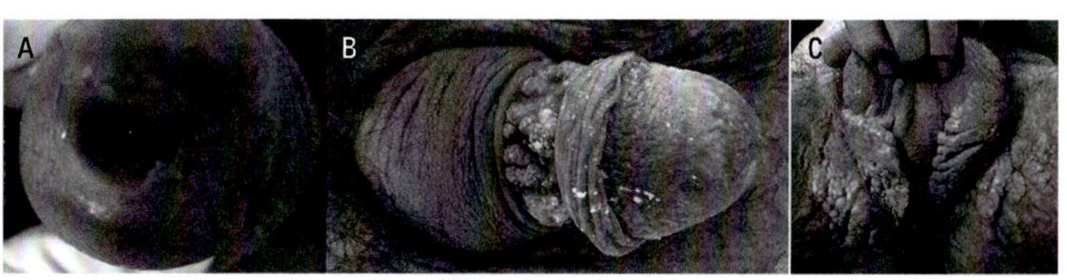

Diagnóstico

1. Biópsia nos casos de dúvida diagnóstica, verruga ulcerada ou não responsiva ao tratamento;
2. Não é recomendado uso de teste de detecção de DNA viral em homem, nem uso de ácido acético para identificar área aceto-branca (peniscopia), porque não alteram a conduta.

Tratamento

1. Crioterapia (nitrogênio)*;
2. Ácido bi ou tricloroacético 80-90%*;
3. Podofilina alcoólica a 20 %*;
4. Eletrocauterização**;
5. Imiquimod creme 5%, dias alternados, por 3 meses***;
6. postectomia****.

*Verrugas pequenas em pequeno número, tratamento semanal até desaparecimento da verruga.

**Verrugas maiores e numerosas.

***Condiloma gigante após cicatrização da área cauterizada, reduz recidiva.

****Condilomas de prepúcio múltiplos e volumosos.

Condiloma uretral

As verrugas próximas ao meato devem ser tratadas como as da pele, tomando-se o cuidado de não cauterizar toda a circunferência no mesmo ato para evitar estenose. Na fossa navicular, quando preciso, pode-se fazer a meatotomia para cauterização. Em 15 a 20%, as verrugas são identificadas somente com uretroscopia, para estas a cauterização endoscópica com *laser* ou eletrocoagulação são opções de tratamento, mas há risco de estenose uretral.

Prevenção

O controle das IST não se faz somente com o tratamento de quem busca ajuda nos serviços de saúde. Para interromper a transmissão dessas infecções e evitar a reinfecção, é fundamental que as parcerias sejam testadas e tratadas com orientação de um profissional de saúde.

As parcerias sexuais devem ser alertadas sempre que uma IST for diagnosticada. É importante a informação sobre as formas de contágio, o risco de infecção, a necessidade de atendimento em uma unidade de saúde, as medidas de prevenção e tratamento (p. ex.: relação sexual com uso de camisinha masculina ou feminina até que a parceria seja tratada e orientada).

Existem vacinas para HPV liberadas pela agência americana Food and Drugs Administration (FDA). A vacina bivalente (cervarix), é específica para sorotipos de alto risco (16 e 18). A vacina quadrivalente (gardasil) tem efeito protetor sobre sorotipos causadores de verrugas genitais (6, 11, 16 e 18). A vacina 9-valente (gardasil-9) aumenta em 15 a 20% de proteção contra câncer de colo uterino (6, 11, 16, 18, 31, 33, 45, 52 e 58).

As vacinas devem ser aplicadas antes do início da atividade sexual e antes dos 14 anos de idade. As idades de 9 a 11 anos conseguem títulos maiores de anticorpo. Recomendam-se três doses (0, 2 e 6 meses).

O uso da camisinha (masculina ou feminina) em todas as relações sexuais (oral, anal e vaginal) é o método mais eficaz para evitar a transmissão das IST, HIV/aids e hepatites virais B e C. Serve também para evitar a gravidez.

Referências consultadas

Walsh PC, Retik AB, Vaughan ED, Wein AJ. Campbell's Urology. 10 ed, Philadelphia: Saunders, 2011.

Ministério da Saúde. Secretaria de Vigilância em Saúde Departamento de DST, Aids e Hepatites Virais. Protocolo Clínico e Diretrizes Terapêuticas para Atenção Integral às Pessoas com Infecções Sexualmente Transmissíveis. 2015.

Pogany L, Romanowski B, Robinson J, Gale-Rowe M, Latham-Carmanico C, Weir C, Wong T. Management of gonococcal infection among adults and youth: new key recommendations. Can Fam Physician. 2015 Oct;61(10):869-73, e451-6. Review. English, French.

Workowski KA, Bolan GA; Centers for Disease Control and Prevention. Sexually transmitted diseases treatment guidelines, 2015. MMWR Recomm Rep 2015 Jun 5;64(RR-03):1-137. M. Unemo et al. Sexually transmitted infections: challenges ahead. Lancet. Infect. Dis., Jul. 2017.

WHO guideline gonorreia. Disponível em: <https://www.who.int/reproductivehealth/publications/rtis/gonorrhoea-treatment-guidelines/en/>. Acesso em 04/09/2019.

WHO guideline clamídia. Disponível em: <https://www.who.int/reproductivehealth/publications/rtis/chlamydia-treatment-guidelines/en/>. Acesso em 04/09/2019.

WHO guideline sífilis. Disponível em: <https://www.who.int/reproductivehealth/publications/rtis/syphilis-treatment-guidelines/en/>. Acesso em 04/09/2019.

Capítulo 73

Infecções do trato urinário

Marcelo Hisano
Homero Bruschini

Definição e epidemiologia

Infecção urinária é a resposta inflamatória do urotélio à invasão bacteriana, geralmente acompanhada de bacteriúria e piúria. Nos Estados Unidos, a infecção do trato urinário (ITU) é responsável por ao menos 7 milhões de consultas/ano e por aproximadamente 100 mil admissões hospitalares/ano. Ao redor de 15% dos antibióticos prescritos em regime ambulatorial são destinados ao tratamento de ITU.

As infecções urinárias também apresentam diferenças epidemiológicas de acordo com o sexo. A incidência de ITU nas mulheres ocorre em picos: na idade pré-escolar, outro ao redor dos 20 anos de idade e, depois, volta a aumentar no climatério; já no homem, há um pico logo após o nascimento e, depois, volta a ocorrer um aumento após a 5ª década de vida, geralmente relacionado a sintomas de obstrução infravesical (Figura 73.1).

Figura 73.1 – Incidência da infecção urinária de acordo com o sexo e faixa etária.

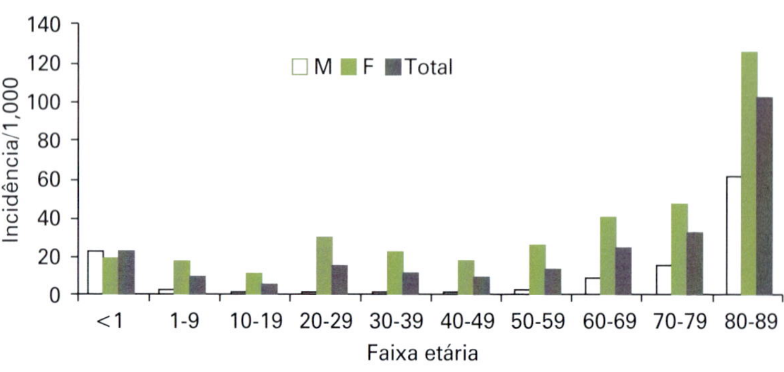

M: masculino; F: feminino.

Etiologia e fisiopatologia

As bactérias podem atingir o trato urinário através da via uretral ascendente, hematogênica ou linfática. A via mais comum é a ascendente: inicialmente ocorre colonização bacteriana da vagina e região periuretral, seguida de ascensão bacteriana pela uretra, provocando colonização da bexiga e, eventualmente, ascensão renal. Já as vias hematogênica e linfática são mais raras e, em geral, restritas a microrganismos incomuns.

As principais bactérias que ocasionam ITU são aquelas que normalmente colonizam o trato intestinal. A bactéria responsável pela maioria dos casos de ITU, em 70 a 85% das vezes, é a *Escherichia coli*, seguida por outras bactérias (*Klebsiella pneumoniae*, *Proteus mirabilis*, *Enterococcus faecalis*, *Pseudomonas aeruginosa*) de acordo com o tipo de infecção. *Staphylococcus saprophyticus*, em geral, é a segunda mais prevalente nos casos de cistite simples em mulheres.

Classificação

As ITU podem ser classificadas de diversas maneiras. As mais utilizadas são de acordo com o nível anatômico (uretrite, prostatite, orquiepididimite, cistite e pielonefrite) ou pelo grau de severidade (não complicada ou simples, complicada e sepse). Consideraremos também a distinção entre infecções urinárias em homens e mulheres para fins didáticos.

ITU não complicada é aquela que ocorre em pacientes com trato geniturinário normal, tanto anatômica quanto funcionalmente, e na ausência de doenças renais relevantes, de comorbidades que favoreçam pior evolução, de gestação e de manipulação prévia do trato urinário. Em geral, esta definição engloba pacientes do sexo feminino com cistite ou pielonefrite simples. Já ITU complicada é aquela que ocorre em paciente com trato geniturinário anormal ou na presença de doenças clínicas relevantes. Os fatores de risco associados à ITU complicada são: idade; *diabetes melito* mal controlado; insuficiência renal; situações de imunossupressão; doenças de tecido conectivo; litíase; obstrução urinária (hiperplasia prostática benigna, cálculo, estenose etc.); disfunções miccionais (bexiga neurogênica, derivação urinária); refluxo vesicoureteral; gravidez; uso de cateteres ou sonda; cirurgia de trato urinário. A ITU no sexo masculino é considerada infecção complicada, pois em situações normais não deve ocorrer ascensão bacteriana em homens.

Apresentações clínicas, diagnóstico e tratamento

Uretrite

Inflamação da uretra, geralmente associada a sintomas do trato urinário inferior tais como disúria, polaciúria, urgência e corrimento uretral. De maneira geral, a etiologia se deve a bactérias adquiridas pelo contato sexual e são dividias em gonocócicas (causada pela *Neisseria gonorrhoeae*) e não gonocócicas (*Chlamydia trachomatis*, *Mycoplasma genitallium*, *Ureaplasma urealyticum* e *Trichomonas vaginalis*). Enterobactérias podem ser responsáveis por uretrite em situações de sexo anal, portanto sempre é necessário pesquisar os hábitos sexuais dos pacientes.

O diagnóstico é feito mediante coleta de secreção uretral e pesquisa de Gram e cultura; a reação em cadeia da polimerase (PCR) pode ser um método mais efetivo para diagnóstico, porém nem sempre é disponível em nosso meio. Em geral, a gonorreia pode ser tratada com cetriaxone 1 g injetável ou intramuscular (IM), dose única; e azitromicina 1 g, via oral (VO), dose única. As não gonocóccicas podem ser tratadas com azitromicina 1 g, dose única, ou doxiciclina oral 100 mg, duas vezes/dia, por 7 dias; *T. vaginalis* pode ser tratada com metronidazol 2 g, dose única.

Cistite simples em mulheres

A apresentação clínica da ITU baixa ou cistite aguda não complicada (simples) ocorre por sintomas como disúria, polaciúria, urgência e frequência; dor suprapúbica, urina com odor forte e aspecto turvo, hematúria e lombalgia podem estar presentes. A confirmação diagnóstica se dá pelo isolamento do patógeno em cultura de urina. O consenso atual é de que a presença de sintomas clínicos associada ao achado de ao menos 1.000 UFC/mL, na urocultura, é suficiente para confirmação diagnóstica de ITU baixa. Não é necessária a realização de exames de imagem em cistites simples. Nos casos de cistite simples, a coleta rotineira de cultura de urina não é obrigatória, desde que se conheça o padrão local de sensibilidade aos antimicrobianos.

As medicações de escolha no tratamento das cistites em mulheres, de acordo com guias de tratamento europeu e americano, são:

- Nitrofurantoína 100 mg, a cada 6 horas, por 05 dias
- Fosfomicina dose única de 3 g, diluída em 50 mL de água.

Estudo realizado no Hospital das Clínicas da Faculdade de Medicina da Universidade de São Paulo (HCFMUSP) identificou a nitrofurantoína como o antibiótico de maior sensibilidade nos casos de cistite simples (87% de sensibilidade), principalmente para *E. coli* (94,5% de sensibilidade). As fluoroquinolonas, em geral, apresentaram sensibilidade entre 80 e 81%, mesmo nos casos de *E. coli*.

Cistite e prostatite em homens

A cistite em homens se apresenta com sintomas clínicos semelhantes aos encontrados em mulheres, com disúria, polaciúria, hematúria, frequência miccional, dor hipogástrica. Em algumas situações, os sintomas de cistite aguda são muito semelhantes aos de prostatite aguda. Além dos sintomas já descritos, nas prostatites também podemos identificar: dor perineal/genital; febre; calafrios; náuseas e vômitos associados à prostração e queda do estado geral. A confirmação diagnóstica se dá pelo crescimento de ao menos 10.000 UFC/mL na cistite; na prostatite aguda, além da coleta de cultura de urina, recomenda-se hemocultura. Em torno de 10% dos pacientes com prostatite podem apresentar retenção urinária, que, preferencialmente, é tratada com cistostomia; no entanto, a sondagem vesical de alívio ou de demora também pode ser feita com cautela.

O exame físico pode revelar uma bexiga palpável e, por meio de toque retal, pode-se identificar uma próstata amolecida e edemaciada, sugerindo prostatite. Além disso, é possível verificar se há abscesso prostático. Não se recomenda toque retal vigoroso ou massagem prostática pelo risco de bacteremia. A hospitalização na prostatite aguda não é necessária na maioria dos casos; ela se faz mandatória nas seguintes situações: falha de tratamento ambulatorial; impossibilidade de receber medicação por via oral; fatores de risco para resistência bacteriana (uso recente de fluoroquinolonas; manipulação cirúrgica recente ou biópsia prostática); septicemia; retenção urinária.

As infecções urinárias em homens devem ser tratadas por, no mínimo, 7 dias; no caso de prostatite aguda, o tratamento é por 10 a 14 dias; caso o paciente ainda esteja sintomático ao final do tratamento, pode-se expandir por mais 2 semanas. Os antibióticos de escolha pelos guias de tratamento são as fluoroquinolonas, de boa excreção urinária e penetração prostática; no entanto, em virtude de progressivo aumento de resistência, é necessário iniciar o tratamento com outras classes de antibióticos como cefalosporinas de 3ª e 4ª gerações, aminoglicosídeos, penicilinas de amplo espectro associadas à betalactamase. Nos casos de febre persistente ou ausência de melhora clínica após 36 horas de tratamento, recomenda-se a realização de ultrassonografia (USG) transretal ou tomografia computadorizada (TC) para avaliar possíveis abscessos.

Orquiepididimite

Epididimite e orquite podem ser causadas por vírus ou bactérias. De acordo com a faixa etária, existem diferenças no agente etiológico. As orquiepididimites na adolescência, em geral, são causadas por vírus; em adultos sexualmente ativos, os agentes etiológicos são semelhantes aos que causam uretrites, pois as bactérias que atingem o epidídimo e o testículo o fazem de maneira retrógrada. Em idosos, as bactérias associadas às ITU são as mais comuns, em geral relacionadas à obstrução infravesical. O diagnóstico geralmente é clínico, sendo difícil o isolamento do agente etiológico; em algumas situações, é possível identificar o patógeno por meio de urocultura ou do corrimento uretral.

O exame físico pode mostrar dor e aumento de volume tanto do epidídimo como do testículo. O diagnóstico diferencial principal é a torção testicular. A ultrassonografia com doppler pode auxiliar neste diferencial; em casos de grande aumento ou presença de massa, realiza-se ultrassonografia tanto para avaliar presença de abscesso como para afastar neoplasias.

Nos casos de orquiepididimite viral, não há tratamento específico; em geral, recomenda-se repouso, suspensório escrotal, analgésicos e anti-inflamatórios. Nos casos relacionados ao contato sexual, recomenda-se ciprofloxacina 500 mg, duas vezes/dia, por 7 a 10 dias; ou doxiciclina 100 mg, duas vezes/dia, por 14 dias. Nos casos relacionados aos patógenos habituais na ITU, recomenda-se também ciprofloxacina 500 mg, duas vezes/dia, por 7 a 10 dias.

Pielonefrite simples não complicada

Consiste na infecção da pelve ou parênquima renal, em geral decorrente de ascensão bacteriana pelo ureter, da bexiga ao rim. A incidência de pielonefrite aguda é maior em mulheres jovens, seguida de idosas e crianças abaixo de 4 anos; ela é quatro a cinco vezes mais frequente em mulheres que homens.

A apresentação clínica habitual da pielonefrite não complicada se dá por febre, dor lombar, calafrios, náuseas e vômitos, associados ou não a sintomas de cistite já citados, e na ausência de anormalidades urológicas ou doenças sistêmicas relevantes. A confirmação diagnóstica é realizada por meio da coleta de cultura de urina, que é mandatória, e crescimento de ao menos 10.000 UFC/mL do patógeno. Em casos de pielonefrite simples, recomenda-se a coleta de exames séricos como hemograma completo, ureia, creatinina, proteína C-reativa; em casos mais graves ou septicemia, hemocultura sempre é recomendada. Com relação aos exames de imagem, a ultrassonografia (USG) pode ser realizada, no entanto a TC com contraste (se possível) é o melhor exame. Em casos cuja apresentação clínica é leve ou moderada, com boa resposta clínica ao tratamento inicial, não é obrigatório realizar exames de imagem. O tratamento deve se iniciar o mais breve possível mediante reposição volêmica e antibioticoterapia intravenosa. Os antibióticos empíricos de escolha são: cefalosporinas de 3ª geração (ceftriaxone); aminoglicosídeos (gentamicina ou amicacina); ou, em situações especiais, cefalosporinas de 4ª geração (cefepime) e carbapenêmicos (imipenem, meropenem, ertapenem). Os guias de tratamento europeu e americano recomendam fluoroquinolonas; no entanto, estudo realizado no HCFMUSP identificou sensibilidade próxima de 80%, o que inviabiliza sua indicação em nosso meio como tratamento empírico, que nesta situação requer sensibilidade > 90%. A ceftriaxone apresentou sensibilidade superior a 90%, sendo uma das indicadas nesta situação, novamente até o resultado final da cultura para ajuste terapêutico. O tempo de tratamento é de 7 a 14 dias, dependendo do caso. As indicações de hospitalização são: pielonefrite complicada; impossibilidade de receber medicações orais; gravidez; sepse ou quadro clínico grave.

Infecções urinárias complicadas

As ITU complicadas apresentam-se não só pelos sintomas clínicos de cistite e pielonefrite já expostos, mas também associados a febre ou sinais de sepse, ou na presença de anormalidades do trato urinário. Recente estudo epidemiológico sobre pielonefrite complicada identificou que 70,9% dos casos apresentavam anormalidade estrutural ou funcional do trato urinário, 23,3% apresentavam ITU de repetição e 28,8% eram diabéticos. Os pacientes, em geral, são hospitalizados em unidades de terapia intensiva (UTI) e os exames obrigatórios são os mesmos já citados. Com relação aos exames de imagem, a USG identifica 43,7% de achados relevantes (como hidronefrose, litíase, cistos complexos e abscesso), ao passo que a CT encontra 79,9% de achados relevantes, sendo de escolha. A mortalidade nesta situação varia de 3,2 a 9,8% e vários fatores de risco estão associados, principalmente a idade > 75 anos (razão de probabilidade {OR} de 2,77), imunossupressão (OR = 3,14) e choque séptico (OR = 58,5).

Nas infecções complicadas, o tempo de tratamento muitas vezes é de 14 dias. Dependendo do fator de complicação envolvido, além do tratamento clínico, é necessária a intervenção cirúrgica como desobstruções do trato urinário com catéteres duplo J, nefrostomia ou drenagem de abscesso. Importante ressaltar que estes pacientes apresentam gravidade clínica maior, com risco de resposta inflamatória sistêmica e choque séptico e, muitas vezes, necessitam de suporte em UTI.

Referências consultadas

Barber AE, Norton JP, Spivak AM, Mulvey MA. Urinary tract infections: current and emerging management strategies. Clin Infect Dis. 2013;57(5):719-24.

Coker TJ, Dierfeldt DM. Acute bacterial prostatitis: diagnosis and management. Am Fam Physician. 2016;93(2):114-20.

Grabe M, Bartoletti R, Bjerklund-Johansen TE, Cai T, Çec HM, et al. EAU Guidelines on Urological Infections [online]. 2015. Disponível em: https://uroweb.org/wp-content/uploads/EAU-Guidelines-Urological-Infections-v2.pdf.

Gupta K, Hooton TM, Naber KG, Wullt B, Colgan R, et al. International clinical practice guidelines for the treatment of acute uncomplicated cystitis and pyelonephritis in women: A 2010 update by the Infectious Diseases Society of America and the European Society for Microbiology and Infectious Diseases. Clin Infect Dis. 2011;52(5):e103-20.

Hisano M, Bruschini H, Nicodemo AC, Srougi M. Uncomplicated urinary tract infections in women in a Sao Paulo quaternary care hospital: bacterial spectrum and susceptibility patterns. Antibiotics (Basel). 2014;3(1):98-108.

Parte 8

Cirurgia plástica

Coordenadores
Rolf Gemperli
Fabio Busnardo

Capítulo 74

Atendimento inicial ao paciente com queimaduras

David de Souza Gomez
Rolf Gemperli

Definição

Lesão da pele causada por agentes térmicos, químicos ou físicos, como radiação ou abrasão, destruindo a epiderme, podendo ainda acometer também a derme, em profundidade parcial ou total e, eventualmente, também os tecidos subjacentes.

Tipos de queimaduras

» 1° grau: destrói só a epiderme e causa inflamação na derme, apresentando-se como pele avermelhada e dolorida, como na "queimadura" solar;

» 2° grau: destrói a epiderme e parte da derme – superficial (mostrando flictenas íntegras ou rotas, com leito dérmico avermelhado muito dolorido e exsudativo) ou profunda (sem flictenas, aspecto nacarado e com hipossensibilidade);

» 3° grau: destrói a epiderme e toda a derme, podendo atingir tecidos abaixo dela: apresenta escara enegrecida ou amarronzada, podendo-se ver em sua espessura vasos trombosados, ou então escara esbranquiçada, como na de 2º grau profundo, mas aqui com insensibilidade à dor.

Fisiopatologia

Temperaturas entre 40 e 44 ºC começam a causar prejuízo aos sistemas enzimáticos, com desnaturação proteica ao final, mas a pele consegue suportar longos períodos sem morte celular.[1] Entre 44 e 51 ºC, a cada grau de elevação de temperatura, dobra-se a taxa de destruição celular. Alterações na membrana citoplasmática causam necrose da célula exposta a 45 ºC durante 1 hora.

Se a temperatura exceder 51 ºC, a epiderme será rapidamente destruída, progredindo a lesão para a profundidade da derme como coagulação celular.[2]

A condição fisiopatológica mais importante, principalmente nos grandes queimados, é a perda hidroeletrolítica proporcional à superfície corpórea queimada, possibilitando a ocorrência de choque hipovolêmico e disfunções renais variadas.

Nas áreas queimadas, ocorre grande aumento da permeabilidade vascular; se a reposição volêmica for exagerada, maior será o edema tecidual, prejudicando a oxigenação e a nutrição tecidual periférica, além de aumentar as chances de instalação das síndromes compartimentais, tanto periféricas quanto abdominal.

Anamnese e exame físico

É crucial saber: agente etiológico da queimadura; tempo decorrido entre o incidente que provocou a queimadura e o atendimento inicial; quais as circunstâncias envolvidas no incidente; se já houve atendimento médico anterior; se o paciente já recebeu medicações e/ou hidratação.

O agente etiológico dará indícios de prognóstico; em ordem crescente de gravidade das queimaduras, estão, por exemplo: escaldadura; fogo; e trauma elétrico.

O tempo decorrido orientará a reposição hídrica quanto à sua duração, principalmente nas primeiras 8 horas pós-queimadura. Se o grande queimado for iniciar a reposição líquida algumas horas após o acidente, sem ter recebido algum volume prévio, em tese dever-se-ia administrar o volume calculado para infusão – das primeiras 8 horas – no prazo restante para o término desse primeiro período, o que nem sempre é possível em função de algumas variáveis.

As circunstâncias da queimadura podem suscitar algumas condutas: se ocorreu num ambiente fechado, suspeita-se fortemente de lesão inalatória. Ao exame físico específico, devem-se pesquisar escarro carbonáceo, fuligem em oro/nasofaringe, rouquidão pós-queimadura e queimaduras de vibrissas. Se positivos, proceder-se-á à intubação orotraqueal.

Quanto ao atendimento prévio, deve-se conhecer as medicações e, principalmente, a quantidade do líquido de reposição já administrado, já que se deverá descontá-lo do total necessário.

O exame físico geral seguirá as normas do *Suporte* Avançado de Vida ao Trauma (ATLS, do inglês *Advanced Trauma Life Support*), ou mais especificamente, do Suporte Avançado de Vida ao Queimado (ABLS, do inglês *Advanced Burn Life Support*). É crucial pesquisarem-se, nesta etapa, possíveis outros traumas associados, como cranianos, torácicos, abdominais ou de extremidades, que poderiam ameaçar a vida do paciente antes da própria queimadura. Os traumas elétricos ensejam também cuidados sistêmicos específicos, como maior reposição volêmica para prevenir lesão renal.

Exames laboratoriais

Normalmente não são prioritários nesta fase, devendo-se iniciar de pronto a reposição volêmica no grande queimado.

Protocolo de conduta

O paciente queimado geralmente chega com muita ansiedade e dor, decorrentes desse episódio traumático. Assim, a equipe assistencial deve prover medicação analgésica e ansiolítica.

Para a analgesia, a morfina é a droga de escolha, usada sempre por via intravenosa, para ação e efeito rápidos. Nessa fase, não é necessária a cateterização de uma veia de grosso calibre, bastando uma veia periférica para se infundir a solução analgésica. A dose de morfina a se administrar será a necessária e suficiente, ou seja, para um adulto médio, inicia-se com 5 mg de morfina e verifica-se sua resposta. Persistindo a dor, pode-se repetir a dose a cada 5 minutos. Assim, injetando-se 15 mg de morfina em 15 minutos num adulto de massa corpórea média, evita-se a depressão respiratória, com analgesia adequada em grande parte dos casos.

Se houver angústia ou ansiedade exagerada, pode-se eventualmente administrar benzodiazepínicos, também intravenosos.

A primeira ameaça à vida do paciente grave, nesse início, são os distúrbios hidroeletrolíticos, representados pela excessiva perda líquida, sendo prioritária a adequada reposição volêmica. Calcula-se o volume a ser infundido considerando-se o peso e a extensão corpórea queimada do paciente.

A porcentagem de superfície corpórea deverá ser quantificada preferencialmente pelo esquema de Lund e Browder (1944),[6] que ilustra as metades ventral e dorsal do corpo representadas por letras e números (Figura 74.1). Estes representam valores percentuais fixos em qualquer idade. Além de mais preciso, este esquema demonstra, em tabela agregada, as mudanças de representatividade de superfície corpórea na cabeça e nos membros inferiores (identificadas por letras) ao longo do crescimento da criança.

Figura 74.1 – Esquema de Lund Browder (1944) para cálculo da superfície corpórea. Observe as áreas A, B e C que variam conforme o tamanho do indivíduo.

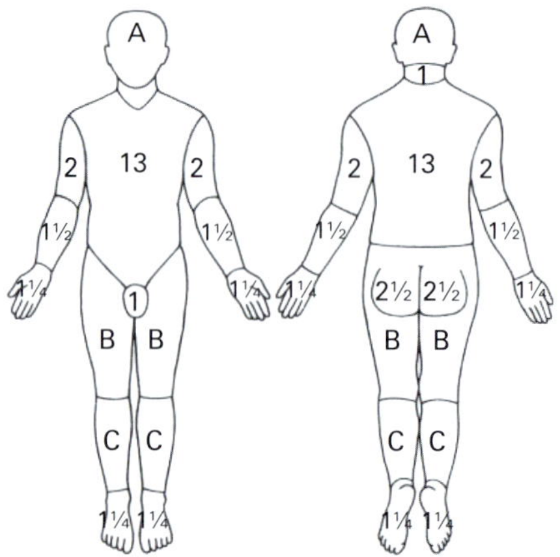

Fonte: Lund CC, Browder NC. The estimation of areas of burns. Surg Gynecol Obstet. 1944;79:352-8.[6]

Quando não se tem esse esquema, é então aconselhável estimar a superfície queimada total pela área da mão inteira do paciente (palma e dedos), que representa aproximadamente 1% da superfície corpórea, independentemente da idade (Figura 74.2).

Uma vez estimada a área queimada, e conhecendo-se o peso do paciente, procede-se ao cálculo do volume para a reposição volêmica.

Nesta, é importante saber que a fórmula utilizada servirá apenas como diretriz inicial para o tratamento, já que fundamental será a resposta apresentada pelo paciente. Nem todos com queimaduras semelhantes apresentarão respostas parecidas e adequadas, o que exigirá possíveis correções do volume administrado.

Figura 74.2 – Cálculo da superfície corpórea pela área da mão inteira espalmada do paciente = 1% de superfície corpórea (SC), independentemente da idade.

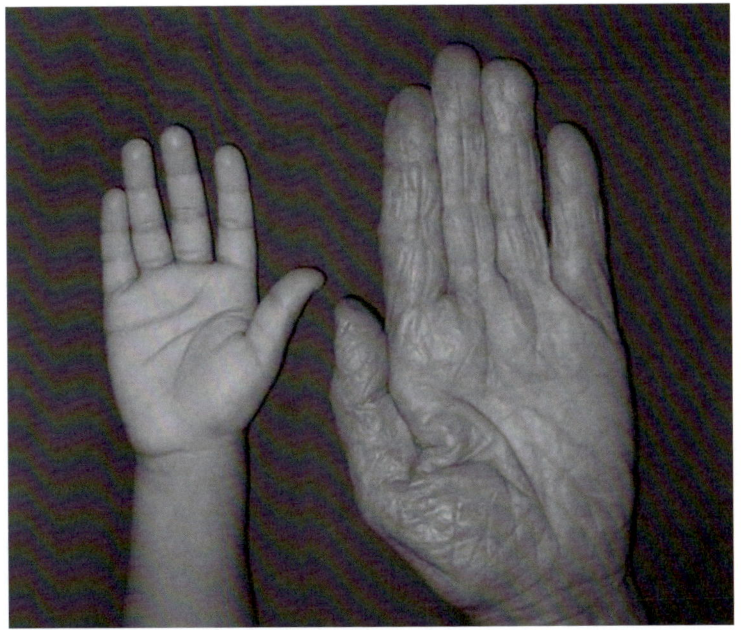

Fonte: Lund CC, Browder NC. The estimation of areas of burns. Surg Gynecol Obstet. 1944;79:352-8.

Em casos de queimadura extensa, é necessária a cateterização de veia de grosso calibre para a rápida infusão de volumes, o que é atualmente feito pelo uso de Jelcos ou cateteres periféricos.

Nesta fase, indica-se também a sondagem vesical de demora para quantificar a diurese, que será o principal parâmetro de controle do tratamento. Esvazia-se a bexiga e avalia-se a diurese em períodos curtos de tempo (5 minutos), para checar a eficácia da reposição volêmica e as eventuais adaptações infusionais necessárias.

Em geral, faz-se a reposição volêmica[3] em pacientes que tenham a partir de mais ou menos 20% de superfície corpórea queimada.

Cálculo da reposição volêmica:

» • Administrar o volume total calculado para as primeiras 24 horas apenas em cristaloide (Ringer-lactato, Ringer simples ou soro fisiológico (SF)) na quantidade de 1 a 2 mL (1,5 a 2 mL em crianças) × peso corpóreo × % de área queimada em cada um dos dois períodos das primeiras 24 horas, ou seja, as primeiras 8 e as seguintes 16 horas, totalizando 2 a 4 mL × peso corpóreo × % de área queimada ao fim das 24 horas;

» • Administrar no terceiro período (24 horas subsequentes) soluções coloides (preferencialmente albumina) na dose de 0,3 a 0,5 mL × peso corpóreo × % de área queimada, associando-se, se necessário em função de baixa diurese, solução glicosada a 5% em adultos, ou SF diluído ao meio (0,45%) em crianças, até atingir a diurese adequada. As crianças devem receber ainda soro de manutenção pediátrico neste terceiro período. A diurese ideal esperada está entre 30 e 50 mL/hora para adultos e 1 mL × kg/hora para crianças com peso abaixo de 30 kg.

Quando houver a presença de mioglobinúria, em casos de trauma elétrico, será mandatória a reposição volêmica em volume maior. Nestes casos, administram-se mais líquidos de forma a se obter diurese entre 75 e 100 mL/h para o adulto, ou seja, promover uma "lavagem renal", clareando a urina e impedindo a insuficiência do órgão.

Na impossibilidade de se administrarem grandes volumes em pouco tempo, como nos pacientes com insuficiência cardíaca, a maneira de se obter adequada diurese será pela associação de manitol ao soro de reposição na proporção de 12,5 g/L de solução. Pode-se ainda alcalinizar a urina, como medida complementar.

Com a reposição volêmica em curso, deve-se proceder à terapia medicamentosa associada:

» Proteção gastrintestinal: é comum o paciente apresentar a doença erosiva gastroduodenal do grande queimado, também denominada "úlcera de Curling", já nas primeiras horas pós-queimadura. A profilaxia deve ser realizada precocemente, de preferência com inibidores da bomba de prótons;[4]
» Profilaxia da infecção: não devem ser utilizados antibióticos sistêmicos profiláticos, por absoluta ineficácia. Utilizam-se antimicrobianos tópicos profiláticos em queimaduras extensas (em geral, em áreas maiores que 10% de SC). Cabe ressaltar a importância do uso do nitrato de cério (uso em associação à sulfadiazina de prata), que deverá ser utilizado precocemente, isto é, desde o dia da queimadura até, pelo menos, o 2º dia pós-queimadura, trocado uma ou duas vezes por dia. Com isto, evita-se a formação e absorção dos complexos lipoproteicos (LPC) na superfície da queimadura, minimizando-se a imunossupressão do grande queimado;
» Tétano: muito importante é sua prevenção, que pode ocorrer em qualquer situação de trauma. Se o paciente já foi adequadamente vacinado, far-se-á apenas um reforço do toxoide tetânico; caso contrário, inicia-se o esquema de vacinação, além da profilaxia passiva, preferencialmente com gamaglobulina hiperimune, na dose de 250 a 500 UI por via intramuscular (IM), ou 5.000 a 20.000 UI de soro antitetânico IM, na falta daquela.

Quando houver, em extremidades, escara necrótica por queimaduras de 3º grau circulares, conduta importante ainda no atendimento de urgência, mormente depois de iniciada a reposição volêmica, consiste na prevenção da síndrome compartimental mediante realização da escarotomia[5] (Figura 74.3).

Por isso é melhor que se a faça antes do início da manifestação dos sintomas compressivos, uma vez que pode haver comprometimento tecidual importante se houver retardo na feitura do procedimento descompressivo. Este é procedimento imediato e rápido, feito com o paciente já na maca, ou no leito, sem a necessidade de levá-lo ao centro cirúrgico ou de anestesiá-lo, uma vez que a escara, sendo tecido desvitalizado, é indolor. Assim, procede-se à escarotomia com a lâmina fria do bisturi tendo apenas sua extremidade exteriorizada entre os dedos

Figura 74.3 – Escarotomias em tronco e membro superior esquerdo.

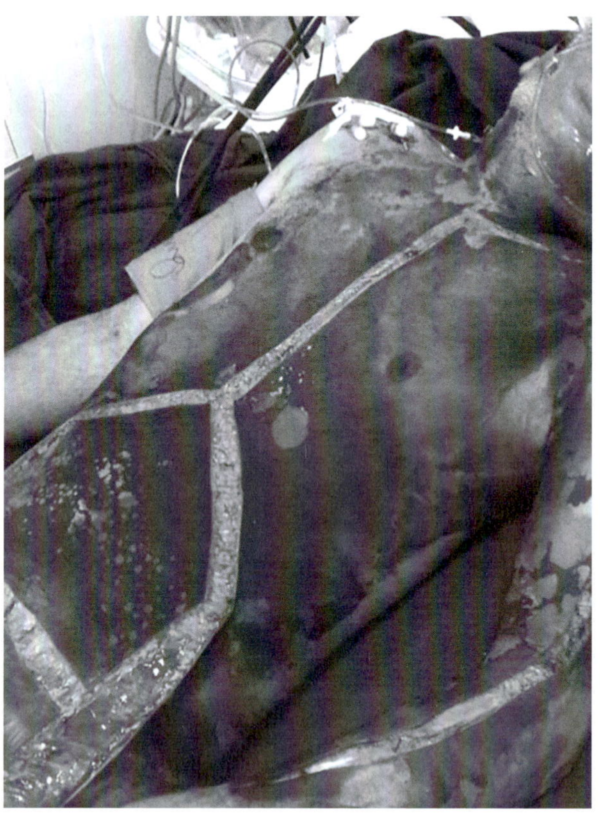

polegar e indicador. Incisando-se a escara apenas com a ponta da lâmina, protegida entre os dedos, não há aprofundamento além do desejável e não são incisados os tecidos viáveis abaixo, portanto com sensibilidade. Não existe, também, sangramento quando só a escara é incisada (Figura 74.3).

Realiza-se a escarotomia sempre longitudinalmente, ao longo do maior eixo do segmento afetado, seja lateral ou medialmente, anterior ou posteriormente, mas sempre fugindo dos trajetos neurovasculares sob a escara, de forma a não se correr o risco de lesar qualquer feixe vásculo nervoso pela lâmina do bisturi.

Após esses cuidados iniciais, solicitam-se os exames laboratoriais de praxe, como hemograma, ureia e creatinina, sódio e potássio, glicemia, proteínas totais e frações e outros que se façam necessários. O paciente deverá ser mantido em ambiente aquecido.

Referências consultadas

1. Moritz AR, Henríquez FC. Studies of thermal injury II. The relative importance of time and surface temperature in the causation of cutaneous burns. Am J Pathol. 1947; 23:695-720, apud Williams WG and Phillips LG. Pathophysiology of the burn wound. In: Herndon DN. Total Burn Care (ed), pg. 64. W B Saunders Company Ltd. London, 1997.
2. Moncrief JA. The body's response to heat. In: Artz CP, Moncrief JA, Pruitt BA (eds.) Burns: A team approach. Philadelphia: Saunders, 1979. pg. 23-44.
3. Gomez DS, Gemperli R. Tratamento de urgência – reposição volêmica. pg. 31-34. In: Ferreira MC, Gomez DS (eds.). Tratado de cirurgia plástica – vol. 2: queimaduras. São Paulo, Rio de Janeiro, Belo Horizonte: Atheneu, 2014.
4. Bolzan R, Amâncio CMI, Novaes FN. Úlcera de Curling em criança queimada. Rev Soc Bras Que 7(1):56-8, 2007.
5. ISBI Practice Guidelines for Burn Care. ISBI Practice Guidelines Committee, Steering Subcommittee, Advisory Subcommittee. Burns 42(5):953–1021, 2016.
6. Lund CC, Browder NC. The estimation of areas of burns. Surg Gynecol Obstet. 1944;79:352-8.

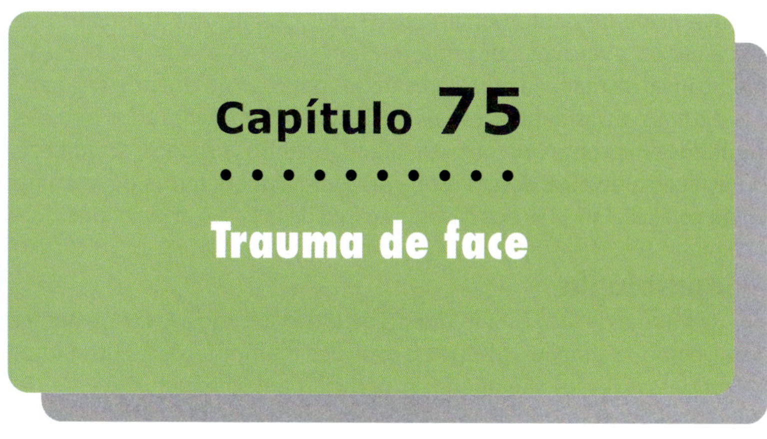

Capítulo 75

Trauma de face

Dov Goldenberg
Rolf Gemperli

Definição

O trauma de face é considerado um sério problema de saúde pública, tanto em países desenvolvidos como em países em desenvolvimento, e sua alta morbidade acarreta custo elevado para os sistemas de saúde. A face contém estruturas especializadas responsáveis pela expressão de emoções e de funções específicas e é uma região exposta e desprotegida. O trauma de face pode acometer somente partes moles com ou sem lesão nervosa e ocasionar fraturas de diferentes segmentos ósseos ou ainda ambos.

Epidemiologia

Ferimentos da face persistem como causas frequentes de traumatismos decorrentes da violência social. Em trabalho publicado por Vandegriend e colaboradores, foi evidenciado que o maior número de causas de fraturas faciais relacionados a atendimentos em prontos-socorros foram agressão física e acidente com arma de fogo (37%), quedas

(25%) e acidentes automobilísticos (12%). Quanto aos traumatismos relacionados a veículos automotores, tem sido observada sua redução significativa, de maneira geral, prevenidos pelo uso do cinto de segurança e *air-bags*. Considerando-se os pacientes politraumatizados que são admitidos em prontos-socorros de grandes centros urbanos, acredita-se que em cerca de 60% desses esteja presente alguma forma de lesão na região cefálica. Em 11% dos casos, os ossos da face são acometidos.

Fisiopatologia

O trauma de face está frequentemente associado à lesão de partes moles como lacerações, abrasões, avulsões e amputações. Entretanto, muitas dessas lesões são apenas superficiais e necessitam somente de simples cuidados.

As principais fraturas relacionadas ao trauma de face são: de nariz (30,1%); de mandíbula (22,7%); de maxila (15,4%); de assoalho da órbita (15,7%); e de outros (19,6%). A localização proeminente do nariz o deixa mais sujeito ao trauma.

Exame físico

O exame físico especializado no traumatismo de face segue as normas gerais do exame físico em propedêutica médica e é constituído pela anamnese e exame físico intra e extraoral.

A sistematização no exame físico da face é sugerida a fim de evitar a falta de avaliação de alguma estrutura em especial. Desta forma, é realizada avaliação craniocaudal da região craniofacial, realizando-se à inspeção e palpação extra e intraoral da face, seguida da avaliação dinâmica da motricidade e sensibilidade facial e avaliação pormenorizada da oclusão dentária.

À inspeção extraoral, devem ser pesquisados sinais sugestivos de traumatismos faciais, como edema, equimoses, assimetrias faciais, escoriações e ferimentos cortocontusos.

À palpação, observam-se sinais de irregularidades dos contornos ósseos da face, crepitação, dor, mobilidade dos elementos faciais. O exame inicia-se pela palpação da região frontal, observando-se a integridade de regularidade do crânio e do couro cabeludo, seguida da inspeção e do exame das órbitas, buscando-se avaliar os contornos ósseos e a presença de irregularidades, desvios ou degraus. A seguir, a região maxilar é inspecionada e avaliada. Deformidades de contorno e a mobilidade da maxila em relação à face são verificadas. O contorno mandibular é avaliado, bem como a presença de crepitação ou estalidos articulares à abertura da boca. No exame intraoral, é avaliado o estado de dentes e a mucosa.

A verificação da oclusão dos dentes deve ser realizada em posição neutra e fraturas maxilares e mandibulares podem causar distúrbios da oclusão.

As avaliações da sensibilidade e da motricidade facial são importantes no diagnóstico de lesões nervosas. Em termos de inervação sensitiva, as regiões malar e labial superior devem ser investigadas, de modo a comprovar eventual comprometimento do nervo infraorbitário, frequentemente lesado nas fraturas faciais da região orbitária e maxilar. Alterações na sensibilidade do lábio inferior podem estar relacionadas ao comprometimento traumático do nervo alveolar inferior ou nervo mentual, sugerindo a presença de fraturas mandibulares.

A função da musculatura da mímica facial é diretamente relacionada à função do nervo facial, que deve ser pesquisada rotineira e sistematicamente nos traumatismos da face. Contusões, traumatismos abertos ou fechados podem ensejar comprometimento parcial ou total de ramos do nervo facial. A função dos ramos frontais é avaliada solicitando-se ao paciente franzir a região frontal e elevar os supercílios. Os ramos orbitários são avaliados por meio da oclusão palpebral forçada. Ramos bucais íntegros permitem a contração da musculatura orbicular e zigomática, nos movimentos de sorrir e beijar. O ramo mandibular inferior é avaliado pela eversão do lábio inferior, enquanto os ramos cervicais, pela contração da musculatura platismal.

Exames laboratoriais

São coletados durante o atendimento inicial ao traumatizado (hemograma completo, coagulograma, função renal, eletrólitos e tipagem sanguínea). Uma vez que se tenha suspeitado de trauma de face, é necessário o uso de propedêutica armada para diagnóstico e tratamento.

Propedêutica armada

A avaliação radiológica das fraturas de face é fundamental na complementação diagnóstica. Muitas vezes, identifica focos de fraturas não perceptíveis ao exame físico. Portanto, atualmente, não se considera o diagnóstico completo sem a realização de exames de imagem.

As radiografias simples da face apresentam a vantagem da simplicidade de sua realização. As incidências mais utilizadas são as radiografias de frente, perfil, Towne, Caldwell, Waters, Hirtz e as radiografias panorâmicas de mandíbula.

As tomografias de face, nas incidências axial e coronal são a rotina para o adequado diagnóstico das fraturas de face. As imagens tomográficas obtidas em cortes axiais finos de até 1 mm permitem reconstruções por computador nos sentidos coronal e em perfil, sem a necessidade de manipulação da região cervical do paciente. Ademais, a reconstrução tridimensional da face acrescentou uma configuração tridimensional às imagens obtidas, permitindo noção mais apuradas das relações entre os diferentes ossos da face, auxiliando no planejamento cirúrgico.

Fraturas específicas

Nariz

O nariz, seus ossos e cartilagens, o processo frontal da maxila, o osso lacrimal, as paredes mediais das órbitas, as células etmoidais, o osso frontal e a maxila constituem, na intimidade do espaço interorbital, a região nasorbitoetmoidal. Traumatismos causados por impactos laterais, em geral, causam fraturas que acometem exclusivamente os ossos próprios nasais e o processo frontal da maxila, sendo mais comuns em jovens e adultos. Os traumatismos por impactos anteroposteriores podem acarretar fraturas nasais em "livro aberto" – frequente em crianças (Figura 75.1 e 75.2).

Figura 75.1 – Fratura nasorbitoetmoidal (NOE).

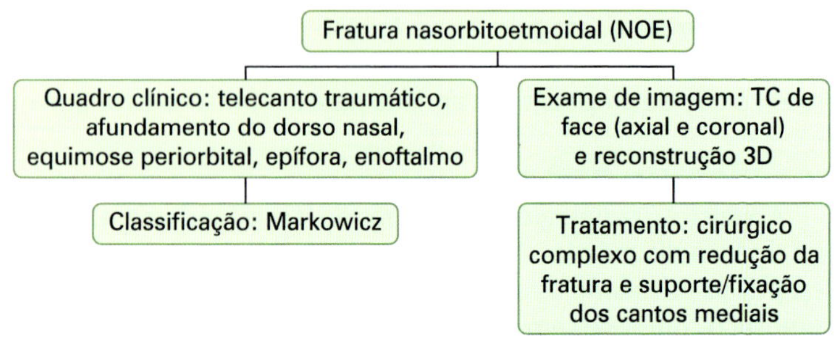

Figura 75.2 – Fratura nasal.

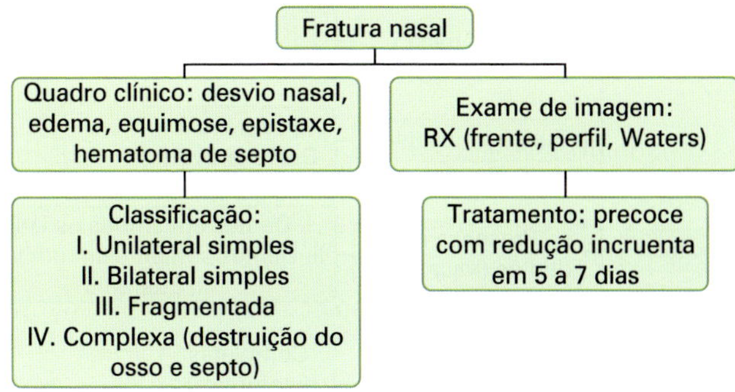

Mandíbula

A apresentação clínica inclui uma série de sinais e sintomas: edema; crepitação; trismo; alteração neurossensorial e dor; equimose no local da fratura; sialorreia; halitose (Figuras 75.3 a 75.5).

Figura 75.3 – Classificação das fraturas de mandíbula.

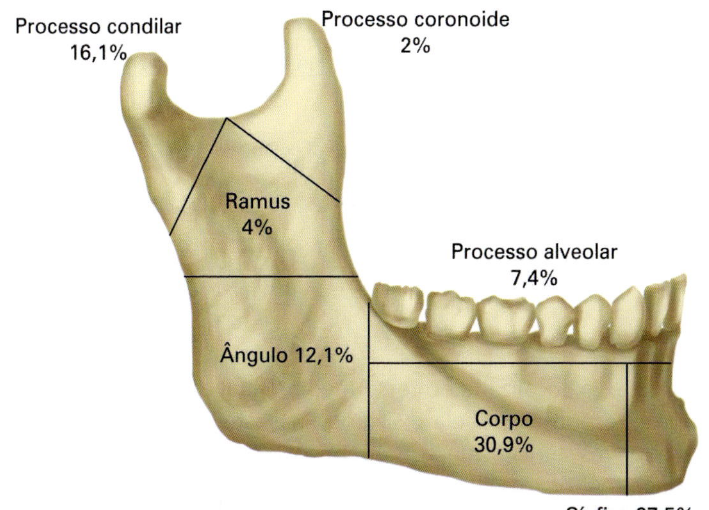

Figura 75.4 – Tratamento das fraturas de mandíbula.

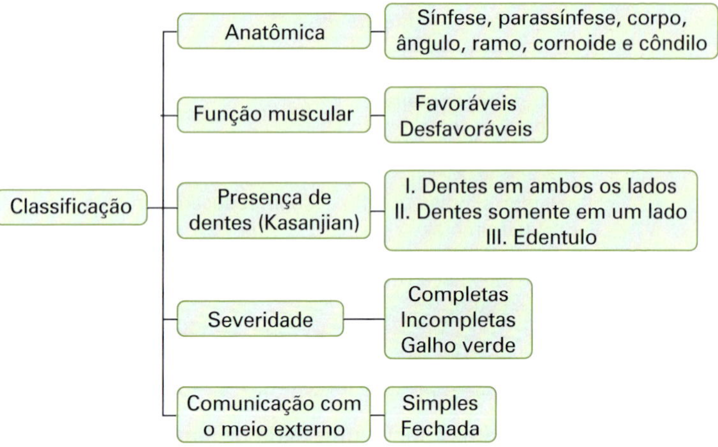

Figura 75.5 – Exames de imagem nas fraturas de mandíbula.

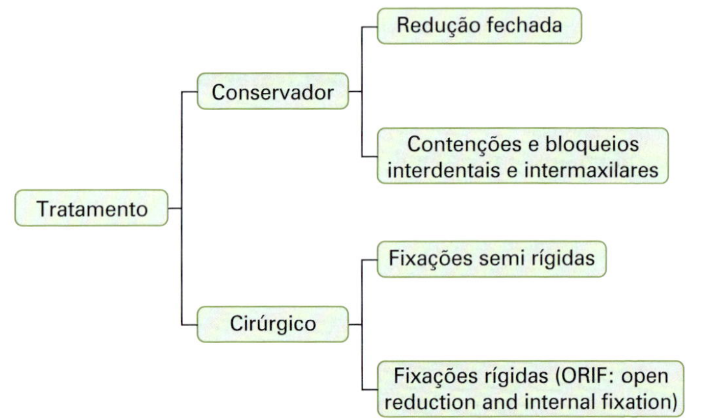

Maxila

A maxila, localizada no terço médio da face, apresenta pilares estruturais, responsáveis pela resistência e sustentação da face e zonas de menor resistência que compõem as paredes dos seios maxilares. Identificam-se na maxila os processos frontal da maxila, o zigomático, o palatino e o alveolar (Figura 75.6).

Figura 75.6 – Fraturas de maxila.

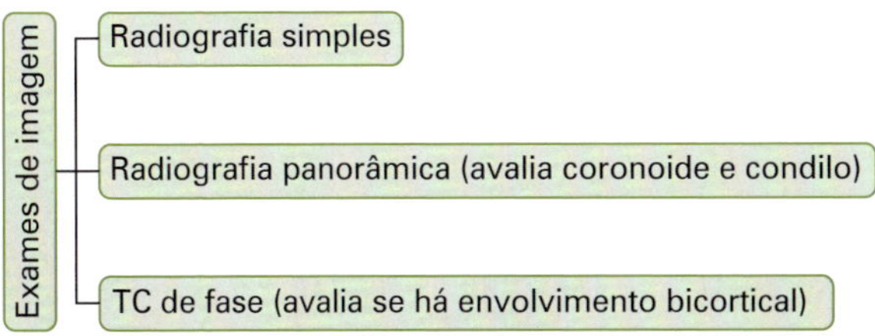

Fonte: Classificação de LeFort (1905).

As fraturas da maxila são classificadas segundo LeFort (1905), que definiu padrões típicos dos traços de fratura que ocorriam na maxila, conforme a intensidade do impacto. Desta forma, classificam-se as fraturas da maxila em fraturas tipos Lefort I, II e III.

O quadro clínico nas fraturas maxilares varia conforma a intensidade do trauma. Frequentemente, estão presentes edema nas regiões de bochecha e infraorbitária, parestesia na região do nervo infraorbitário, dor à movimentação da boca e disoclusão.

O diagnóstico radiológico das fraturas maxilares pode ser feito nas radiografias simples em incidências de frente, Waters e Caldwell, porém a sobreposição de imagens e artefatos técnicos são frequentes.

O tratamento das fraturas maxilares implica estabilidade no foco de fratura. A via de acesso para a osteossíntese é preferencialmente intraoral do tipo Caldwell-Luc e as osteossínteses são realizadas por meio de miniplacas de titânio, com parafusos correspondentes.

Órbita

Estrutura cônica, constituída por sete ossos: maxilar; zigomático; frontal; palatino; lacrimal; etmoide; e esfenoide. Definindo quatro regiões topográficas: teto orbitário; assoalho orbitário; parede medial; e parede lateral. Nela estão contidos, além do globo ocular, toda a musculatura extrínseca, tecido adiposo, vasos e nervos (Figura 75.7).

O quadro clínico típico é caracterizado por edema e equimose peripalpebral, podendo estar associado a sangramentos conjuntivais, enfisemas de subcutâneo e ferimentos cortocontusos da região. Nas fraturas que acometem o assoalho orbitário, a presença de falhas ósseas e

Figura 75.7 – Padrões de fraturas do terço médio da face – Fraturas tipo LeFort.

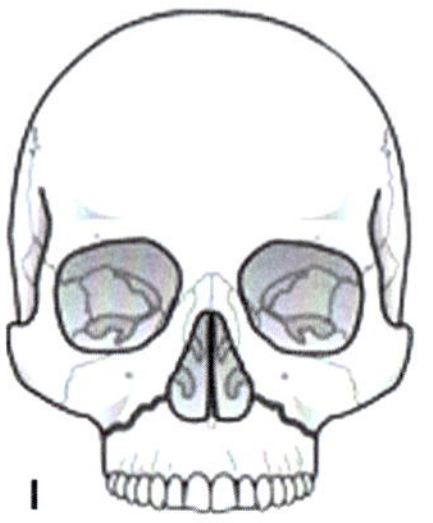

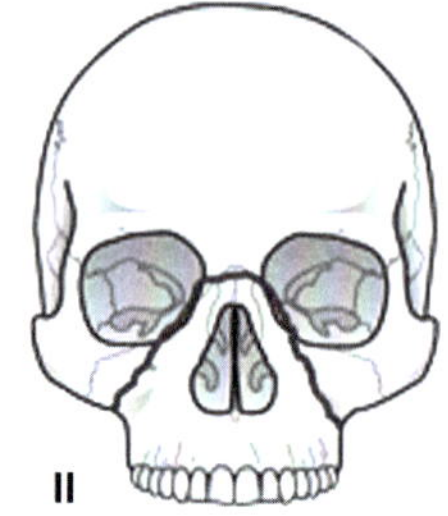

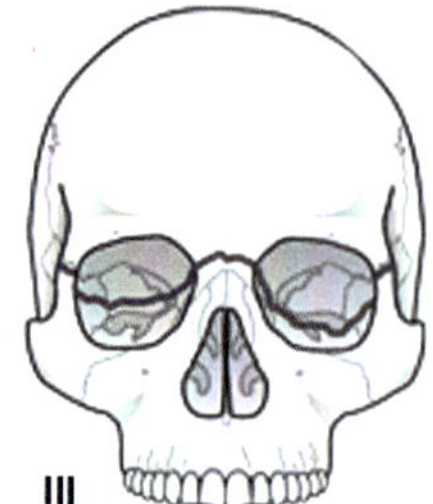

represamento muscular nos traços de fratura podem acarretar a presença de enoftalmo, diplopia e encurtamento da pálpebra inferior.

Ainda com relação aos mecanismos de trauma nas fraturas de órbita, dois tipos principais podem ser caracterizados. O primeiro, denominado tipo "*blow-out* puro" caracteriza-se pelas fraturas do assoalho e parede medial na ausência de fraturas dos rebordos orbitários. É comum nas agressões físicas e atividades esportivas como o tênis e beisebol. A transmissão da energia impetrada ao globo é transferida às paredes ósseas de maior fragilidade, causando sua fratura com risco eventual de herniação do conteúdo e enoftalmo. Excepcionalmente, o impacto na órbita pode provocar compressão óssea que causa uma redução volumétrica da órbita, num mecanismo denominado *blow-in*, quando clinicamente proptose orbitária é observada.

O tratamento das fraturas orbitárias é cirúrgico, realizado por métodos de fixação semirrígida ou rígida. Conforme o acometimento, diversas vias de acesso podem ser propostas: coronal; através do supercílio; transconjuntival; infraciliar; e infrapalpebral. O principal objetivo da via de acesso é a adequada exposição do foco de fratura, permitindo adequada redução e fixação dos fragmentos. O posicionamento das incisões deve ser o mais discreto possível.

Referências consultadas

Goldenberg DC, Alonso N, Ferreira MC. Facial trauma. In: Plastic surgery: indications and practice. Chung K, Disa J, Gosain A, Kinney B, Rubin P. Philadelphia: Elsevier, 2009; 619-44.

Gray H. Anatomy of the human body. 1918. Philadelphia: Lea & Febiger, 1918.

Lanzarotti S, CookCS, Porter JM, et al. The cost of trauma. Am Surg. 2003;69:766-70.

Stacey DH, Doyle JF, Gutowski KA. Safety device use affects the incidence patterns of facial trauma in motor vehicle collisions: na analysis of the National Trauma Database from 2000 to 2004. Plast Reconstr Surg. 2008; 121:2057-64

VandeGriend ZP, Hashemi A, Shkoukani M. Changing trends in adult facial trauma epidemiology. J Craniofac Surg. 2015;26:108-12.

Capítulo 76

Abordagem de ferimentos descolantes

Dimas Milcheski
Rogério Mendes
Fernando Ramos de Freitas
Rolf Gemperli

Definição

Os ferimentos descolantes, também chamados de avulsões parciais ou desenluvamentos, são lesões complexas em que há avulsão parcial de partes moles, geralmente ao nível do subcutâneo, decorrentes de traumas de alta energia. Caracterizam-se frequentemente como lesões graves e associadas a outros traumas sistêmicos, apresentando dificuldades na decisão sobre qual o tratamento mais adequado a ser instituído.

Epidemiologia

São lesões que acometem indivíduos de qualquer gênero e faixa etária, porém de maior incidência na população jovem masculina, com média de 30 anos. Quanto à etiologia, são predominantemente associados a atropelamentos e acidentes motociclísticos. A ocorrência de traumas associados (e, por vezes, mais graves) é comum, ocorrendo em até 95% dos casos.

Fisiopatologia

As lesões são secundárias à preensão da extremidade lesada entre uma superfície móvel e uma superfície fixa como ocorre nos casos de atropelamentos. A pele e o subcutâneo "descolados" ficam presos apenas ou uma das extremidades do membro (proximal, distal, medial ou lateral). Se não houver avaliação adequada e conduta correta, podem ocorrer insuficiência circulatória venosa ou arterial e evolução com necrose do tecido descolado.

Há ainda outra variante descrita como descolante oculto, ou síndrome de Morel-Lavalle, em que ocorrem forças de cisalhamento contra o tecido acometido, sem perda de substância e contato com o meio externo. Por vezes de difícil diagnóstico inicial, pode apresentar maior gravidade que os ferimentos descolantes puros abertos.

Exame físico

O exame físico dos ferimentos descolantes no cenário de urgência deve contemplar:

- Avaliação da extensão do descolante;
- Qualidade do retalho (esmagado, perfurado ou de boa qualidade);
- Posição do pedículo (anterógrado, retrógrado, lateral ou medial);
- Espessura da base do retalho;
- Padrão de sangramento de bordas (arterial/venoso ou isquêmico/congesto);
- Presença de trombose do plexo subdérmico;
- Verificar a presença de outras lesões presentes na extremidade, como fraturas, observar a presença de pulsos, sensibilidade e motricidade.

A avaliação do cirurgião plástico, habituado com feridas complexas, deve ser solicitada no momento do atendimento inicial de ferimentos descolantes sempre que disponível.

Exames laboratoriais

Habitualmente não são necessários para avaliação e diagnóstico isolado dos ferimentos descolantes, porém são úteis para avaliação de traumas associados.

Demais exames de propedêutica armada

Embora o diagnóstico seja essencialmente clínico, estudos em sua maior parte experimentais tentaram validar a utilização de corantes ou similares que favoreçam análise da viabilidade dos retalhos avulsionados. A fluoresceína foi bastante estudada, principalmente em modelos experimentais, uma vez que cora a porção perfundida do retalho. Entretanto, ela possui limitações de facilidade para uso no cenário de urgência e não avalia o retorno venoso adequadamente, sabidamente o maior responsável por necrose dos retalhos avulsionados.

Mais recentemente, o verde de indocianina tem demonstrado boa acurácia na avaliação da circulação de retalhos em plástica geral, porém ainda carece de estudos apurados voltados para ferimentos descolantes traumáticos.

Protocolo para avaliação inicial

Para diagnóstico apurado, devem ser realizados:

- Atendimento inicial nos moldes do ATLS;
- Descartar lesões associadas de maior gravidade e urgência;
- Analgesia adequada ao paciente traumatizado;
- Limpeza do ferimento em sala de emergência com retirada de detritos maiores para melhor visualização da ferida (entretanto, o desbridamento mais adequado só deverá ser realizado em centro cirúrgico);
- Exame físico apurado;
- Curativo simples estéril com compressão leve a moderada (raiom, gaze, compressa e faixa);
- Avaliação especializada do cirurgião plástico.

Protocolo para conduta

O algoritmo da Figura 76.1, padronizado no HCFMUSP, orienta o manejo dos ferimentos descolantes no cenário de urgência.

Critérios de instabilidade

- Traumas graves e múltiplos;
- Hipotermia;
- Transfusão maciça;
- Instabilidade hemodinâmica.

Figura 76.1 – Conduta em ferimentos descolantes.

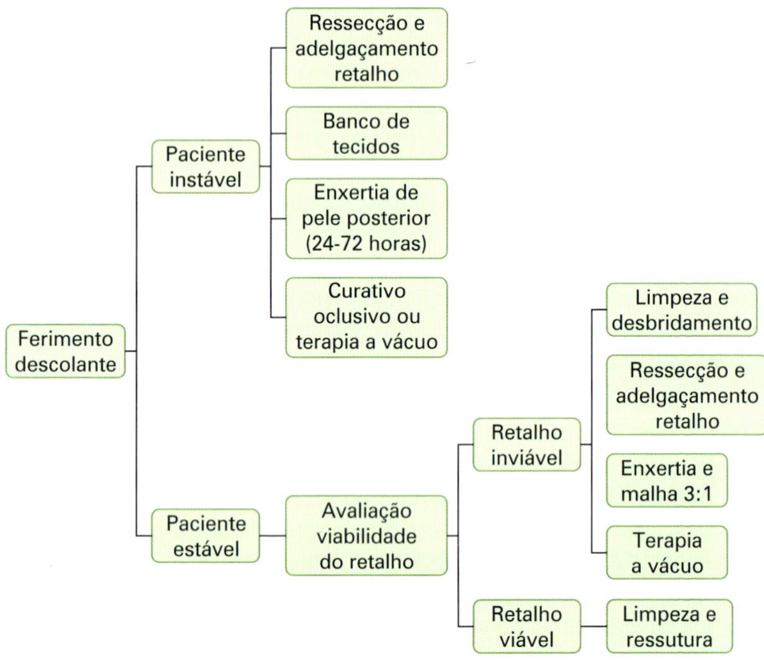

Fonte: Hospital das Clínicas da Faculdade de Medicina da Universidade de São Paulo (HCFMUSP).

Faz-se importante frisar que no cenário de pacientes estáveis raramente a conduta de reposicionamento do retalho é bem-sucedida, uma vez que somente 10% dos retalhos têm viabilidade assegurada nesse tipo de conduta.

A Figura 76.2 ilustra um caso tratado com o reposicionamento do retalho que evoluiu de maneira desfavorável com a conduta de limpeza e ressutura. Assim, houve necessidade de internação mais prolongada, desbridamento do tecido necrótico e utilização de área doadora adicional para enxertia de pele. Se a conduta de ressecção e adelgaçamento do retalho descolado com a realização de enxerto de pele na fase inicial tivesse sido realizada, a ferida estaria coberta com a própria pele avulsionada já na primeira abordagem cirúrgica. Isso significaria menor tempo

Figura 76.2 – Paciente do sexo feminino, 37 anos, sofreu queda de motocicleta com ferimento descolante em dorso pé direito e fratura do 5° metatarso. (A) Aspecto da ferida no atendimento inicial; (B) Realizada limpeza e sutura em pronto-socorro. (C) Evolução de 48 horas com retalho inviável. (D) Desbridamento de tecido no 7° dia pós-trauma; (E) Enxertia de pele parcial (POI); (F) Aspecto com 5 meses de evolução.

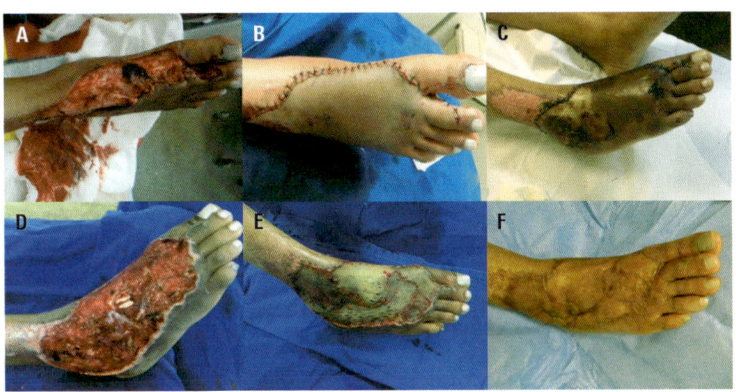

Fonte: Arquivo dos autores.

de internação, menor número de intervenções cirúrgicas, menor morbidade (pelo menor risco de infecção, por exemplo), ausência de área doadora (ou menor área doadora) e, em última instância, menor custo de internação.

A terapia por pressão negativa ou terapia a vácuo é uma ferramenta bastante utilizada nesses ferimentos, tanto na fase inicial sobre a ferida, quanto sob o retalho para diminuir a congestão, ou ainda sobre o enxerto de pele. Sua utilização apresenta as seguintes vantagens:

» Abordagem rápida (damage control) em pacientes instáveis;
» Terapia intermediária até melhora clínica dos pacientes;
» Potencial melhora na drenagem venosa de retalhos congestos, contração de bordas, aporte sanguíneo e remoção de secreções;
» Adjuvante para maior integração quando utilizada sobre enxerto de pele.
» Bem-sucedida.

Referências consultadas

Milcheski DA, Nakamoto HA, Tuma Jr P, Gemperli R, Ferreira MC. Tratamento cirúrgico de ferimentos descolantes nos membros inferiores – proposta de protocolo de atendimento. Rev Col Bras Cir. 2010;37: 199-203.

Ferreira MC, Tuma Jr P, Carvalho VF, Kamamoto F. Complex wounds. Clinics. 2006; 61(6): 571-8.

Widgerow AD, Chait LA. Degloving injuries and flap viability assessment. S Afr Med J. 1993; 83(2): 97-9.

DeFranzo AJ, Marks MW, Argenta LC, Genecov DG. Vacuum-assisted closure for the treatment of degloving injuries. Plast Reconstr Surg. 1999; 104(7): 2145-8.

Scherer LA, Stephen S, Chang M, Meredith JW, Owings JT. the vacuum assisted closure device: a method of securing skin grafts and improving graft survival. Arch Surg. 2002; 137: 930-4.

Capítulo 77

Abordagem de tumores de pele não melanoma: CBC e CEC

Fábio Busnardo
Sumaya Abdul Ghaffar
Maíra Benito Scapolan
Rolf Gemperli

Carcinoma basocelular (CBC)

Introdução e epidemiologia

O carcinoma basocelular (CBC) é o câncer mais comum na população, respondendo por 75% dos tumores malignos de pele. É também o tumor de pele que possui menor potencial de malignidade. Em sua incidência é três a quatro vezes mais comum que o carcinoma espinocelular (CEC) na maioria das populações e ocorre mais em homens do que em mulheres, com idade acima dos 40 anos.

A incidência nos EUA é de 500 -1000 a cada 100.000 indivíduos e o tumor acomete mais as pessoas de fototipos mais baixos na Classificação de Fitzpatrick (1 e 2) (Tabela 77.1) e albinos e está intimamente relacionada a exposição solar prolongada na vida e/ou intensa na juventude.

Tabela 77.1 – Classificação de Fitzpatrick	
Fototipo	**Cor da pele/Exposição solar**
I	Altamente sensível, nunca bronzeia, sempre se queima, pele clara.
II	Em geral, se queima, bronzeia minimamente, bastante sensível.
III	Queima moderadamente, bronzeia moderadamente, pele sensível.
IV	Bronzeia moderadamente e facilmente, queima-se minimamente.
V	Raramente se queima, pele marrom escura, insensível.
VI	Nunca se queima, pele marrom escura ou preta, insensível.

Fisiopatologia breve

Tem como fator de risco maior a exposição a raios UV, especialmente aos raios UVB, que impedem a capacidade de diferenciação e queratinização de células epiteliais imaturas pluripotentes. Tem-se então uma proliferação de células semelhantes às células basais da epiderme, não sendo um carcinoma propriamente dito, pois não surge da proliferação anaplásica de células. Há mutação do gene p53 em cerca de 50% dos casos.

Está associado a exposição solar intermitente na infância e cumulativa ao longo da vida. Outros fatores relacionados ao seu surgimento são RT prévia no local, contato com compostos de arsênico e imunossupressão. Existem síndromes relacionadas ao aparecimento de múltiplos CBCs, como a síndrome de Gorlin-Goltz (também denominada síndrome do carcinoma basocelular nevoide, ou, ainda, síndrome do nevo basocelular). Ela consiste em uma rara patologia multissistêmica hereditária (autossômica dominante) que se caracteriza por uma predisposição às neoplasias e a outras anomalias do desenvolvimento.

Quadro clínico

A lesão inicial é uma pápula rósea de borda perlácea que cresce a nódulo, evoluindo em lesão típica sólida nodular de bordas perláceas e com presença de teleangectasias. As localizações mais comuns são as áreas fotoexpostas – face (especialmente 1/3 superior), pescoço e mãos (Quadro 77.1).

O tumor é de crescimento lento e apresenta malignidade local, com baixíssimo potencial de metastatização.

Quadro 77.1 – Classificação
Lesões de baixo risco: primárias com bordas bem definidas
Menores que 20 mm na área L
Menores que 10 mm na área M
Menores que 6 mm na área H
Subtipo nodular ou superficial
Lesões de alto risco: recorrentes, com margens mal definidas
Maiores ou iguais a 20 mm na área L
Maiores ou iguais a 10 mm na área M
Maiores ou iguais a 6mm na área H
Subtipos agressivos como morfeia, basoescamoso, esclerosante, infiltrativo ou micronodular.
Paciente com histórico de imunossupressão ou exposição à radiação

Diagnóstico

O padrão-ouro é a biópsia da pele, que deve conter a espessura de pele total e pode ser feita por *punch* ou de maneira excisional.

Conduta

É variável conforme a diretriz utilizada, mas, de modo geral, para as lesões de baixo risco é preconizada a excisão com margens periféricas de no mínimo 2 mm até 5 mm; para lesões de alto risco coloca-se a excisão com margens periféricas maiores que 4 mm, podendo chegar até 15 mm. O manejo de margens profundas pode incluir ou não o tecido celular subcutâneo, ou até mesmo o periósteo.

A melhor opção para CBC de alto risco ou recidivado é a cirurgia micrográfica de Mohs, se disponível.

Carcinoma espinocelular

Introdução e epidemiologia

O carcinoma espinocelular responde por 20% dos tumores malignos de pele. Nos Estados Unidos, a incidência é de 12 em 100.000 homens brancos.

Acomete mais homens do que mulheres, em geral após os 50 anos, com preferência por fototipos mais baixos (1 e 2). Tem relação com exposição solar prolongada e tabagismo; também acomete imunodeprimidos de longa data.

Fisiopatologia breve

Ocorre por proliferação atípica de células espinhosas, relacionada também à exposição a raios UV, principalmente UVB e ao vírus HPV e à exposição solar crônica de maneira geral. Há mutação do gene p53 em cerca de 90% dos casos.

Também pode ter como origem lesões cutâneas prévias de longa data e inflamação crônica, recebendo o nome de úlcera de Marjolin (CEC relacionado a feridas crônicas e úlceras pós-queimaduras) (Quadro 77.2).

Quadro 77.2 – Lesões precursoras do CEC
Queratose actínica (mais comum)
Dermatites
Ulcerações crônicas
Queimaduras com cicatrização por 2ª intenção
Xeroderma pigmentoso

Quadro clínico

A lesão inicial do CEC é uma área hiperqueratótica, infiltrada e dura, que pode ser nodular e aumenta gradativamente de volume. A lesão típica é uma lesão sólida, querotótica, descamativa, que pode ou não apresentar ulceração. Menos comumente, pode ser vegetante ou córnea.

As localizações mais comuns são região malar, nariz, lábio inferior, orelhas, dorso das mãos, mucosa bucal e genitália externa. Diferentemente do CBC, o CEC tem caráter invasor não só local como a distância, com capacidade de metastatização, especialmente linfonodal.

Uma das apresentações possíveis é a doença de Bowen, o CEC *in situ*, confinado à camada espinhosa da pele. Apresenta-se como pápulas ou placas escamosas, hiperqueratócicas, de coloração vermelha ou rósea, bem demarcadas.

Diagnóstico

O padrão-ouro é a biópsia de pele, por *punch* ou excisional.

Classificação de Broders

Classifica histopatologicamente os CEC conforme o grau de diferenciação (Tabela 77.2)

Tabela 77.2 – Classificação de Broders	
Grau I – Bem diferenciado	< 25% de células indiferenciadas
Grau II – Moderadamente diferenciado	< 50% de células indiferenciadas
Grau III – Pouco diferenciado	< 75% de células indiferenciadas
Grau IV – Anaplásico/Pleomórfico	> 75% de células indiferenciadas
Classificação conforme risco	
Lesões de Baixo Risco	
Bem definidas	
Menores que 2 cm em diâmetro	
Menores que 6 mm em profundidade	
Lesões bem diferenciadas	
Lesões de Alto Risco	
Mal definidas	
Regiões de genitália, mucosas, face ou pescoço	

Continua

Continuação

Classificação conforme risco
Lesões de Alto Risco
Maiores que 2 cm em diâmetro
Maiores que 6 mm em profundidade
História crônica de ulceração
Lesões pouco diferenciadas
Presença de invasão perineural

Conduta

Pode ser orientada conforme o grau de Broders. O CEC *in situ* pode ser tratado com quimioterapia tópica (5-fluoracil + cisplatina + bleomicina, mebutato de ingenol, terapia fotodinâmica com ácido 5-aminolevulínico (5-ALA) etc.) ou criocirurgia, sendo que a QT tópica demora a demonstrar efeito.

Nas biópsias em que há dúvida se o tumor é invasor, opta-se pela excisão como CEC invasor.

A definição de margens varia conforme a diretriz, porém lesões de baixo risco têm indicação de excisão com margens periféricas de no mínimo 4 mm e no máximo 6 mm e lesões de alto risco têm indicação de excisão com margens periféricas de no mínimo 6 mm e no máximo 10 mm, ou cirurgia micrográfica de Mohs se indicado.

Nos casos mais extensos e invasivos, quando existe linfonodo palpável ou suspeito pelo exame de imagem, faz-se uma PAAF (punção aspirativa com agulha fina) ou *core biopsy* do linfonodo. Se a PAAF for negativa, recomenda-se repetir o exame de punção, optar por uma biópsia a céu aberto ou realizar exame de imagem (tomografia com contraste). Quando a PAAF é positiva para o tumor, indica-se o esvaziamento do local acometido (linfadenectomia). Para pacientes com evidência patológica de doença linfonodal, deve-se realizar tomografia contrastada para determinar o tamanho, o número e a localização dos linfonodos acometidos. PET/CT pode ser útil no planejamento da radioterapia. Durante esse estadiamento, uma tomografia contrastada de tórax, abdome e pelve ou PET/CT é recomendada para descartar metástases a distância.

Os pacientes com CEC e linfonodo positivo têm maior risco de recidiva e mortalidade mais elevada. Em linhas gerais, pode-se indicar observação ou radioterapia após linfadenectomia com linfonodo acometido menor que 3 cm. Quando maior que 3 cm e sem acometimento capsular, indica-se a radioterapia local após o esvaziamento. Quando na patologia nota-se acometimento extracapsular dos linfonodos, estão indicadas a radioterapia e a quimioterapia sistêmica.

Existe também atualmente a pesquisa de linfonodo sentinela para CEC. As indicações e diretrizes para realização de LND sentinela nesse tipo de câncer permanecem ainda sem consenso. Sabe-se que quando a pesquisa de LND sentinela for positiva indicam-se linfadenectomia e radioterapia. Em tumores extensos ou não ressecáveis, faz-se RT ou QT conforme indicação e discussão do caso em nível multidisciplinar.

Cirurgia micrográfica de Mohs

É uma técnica cirúrgica aplicada a tumores de pele com índices de cura próximos de 100% e mínima remoção tecidual, com excisão e avaliação histopatológica em tempo real. Hoje é considerada padrão-ouro para a remoção de tumores de pele não melanoma de alto risco.

A área tumoral é mapeada e então removida com técnicas específicas. As margens periféricas e profundas ficam em um mesmo plano, permitindo uma visão diferenciada do tumor em relação ao anatomopatológico tradicional (Quadro 77.3).

Quadro 77.3 – Indicações gerais para cirurgia micrográfica de Mohs
Tumores localmente agressivos
Tumores em localizações que precisem de ressecção econômica de tecido
Pacientes com tumores de alto risco

Referências consultadas

American Cancer Society. Cancer Facts & Figures 2010. Atlanta. GA: American Cancer Society; 2010.

Fitzpatrick T. The validity and practicality of sun-reactive skin types I through VI. Arch Dermatol 1988; 124: 669-871.

Losquadro, WD. Anatomy of the skin and the pathogenesis of nonmelanoma skin cancer. Facial Plast Surg Clin N Am 25 (2017) 283-89.

Mansouri B, Bicknell LM, Hill D, et al. Mohs micrographic surgery for the management of cutaneous malignancies. Facial Plast Surg Clin N Am 2017; 25: 291-301.

Mosterd K, Krekels GA. Nieman FH. et al. Surgical excision versus Mohs micrographic surgery for primary and recurrent basal-cell carcinoma of the face: a prospective randomised controlled trial with 5-years follow-up. Lancet Oncol. 2008;9:1149-56.

Nahhas AF, Scarbrough CA, Trotter S. A review of the global guidelines on surgical margins for nonmelanoma skin cancers. J Clin Aesthet Dermatol 2017; 10 (4): 37-46.

National Comprehensive Cancer Network. Squamous Cell Skin Cancer (Version 2 - October 5, 2017). https://www.nccn.org/professionals/physician_gls/pdf/squamous.pdf. 31/01/2018.

Parte 9

• • • • • • • • • •

Cirurgia do tórax

Coordenador
Paulo Manuel Pêgo-Fernandes

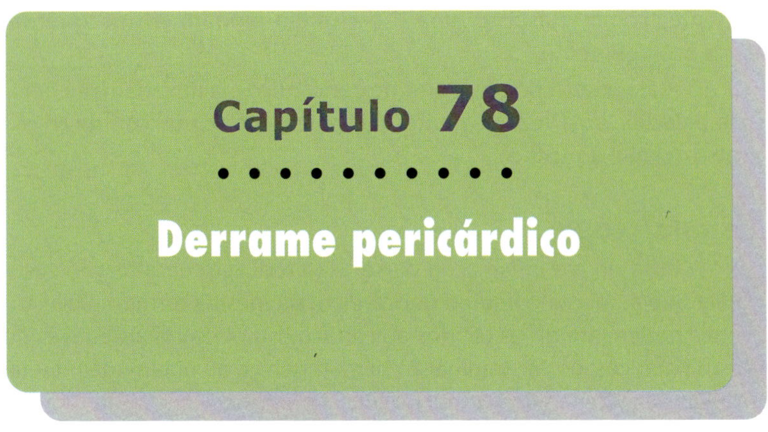

Capítulo 78

Derrame pericárdico

Pedro Henrique Xavier Nabuco de Araújo
Paulo Manuel Pêgo-Fernandes

Definição

Acúmulo de líquido no saco pericárdico. Ocorre quando há um desequilíbrio e a produção de líquido pericárdico é maior que a sua absorção.

Epidemiologia

Etiologias benignas são responsáveis por menos de 25% dos derrames pericárdicos. Entre as causas, estão a pericardite aguda (especialmente de etiologias viral, idiopática e pós-operatório de cirurgia cardíaca), trauma, dissecção ou ruptura de aneurisma de aorta ascendente, radioterapia e infarto agudo do miocárdio.

Mais de 75% dos derrames pericárdicos são secundários a uma neoplasia, sendo as mais comuns de pulmão e de mama. Podem acometer 2 a 20% dos pacientes com neoplasia metastática. O prognóstico é ruim, a sobrevida global é de poucos meses. Além disso, metade dos pacientes evolui para o tamponamento cardíaco. Estima-se que 36% dos pacientes com metástases para o pericárdio morram em decorrência deste acometimento.

A exata prevalência do derrame pericárdico maligno não está bem-estabelecida, uma vez que muitos pacientes com acúmulos subclínicos acabam sem diagnóstico.

Fisiopatologia

A irritação e a inflamação da serosa produzem uma reação exsudativa que aumenta o líquido pericárdico. Da mesma forma, células tumorais podem atingir os tecidos epicárdicos ou pericárdicos através de canais linfáticos, por disseminação hematogênica ou por invasão direta, impedindo a drenagem natural do fluido produzido. A invasão tumoral nos linfonodos mediastinais com bloqueio da drenagem linfática normal constitui outro mecanismo fisiopatológico.

O aumento da pressão do líquido no saco pericárdico pode comprometer o enchimento diastólico das câmaras cardíacas, interferindo no funcionamento normal do coração e de toda circulação. Tanto o volume do derrame como o ritmo do seu acúmulo são importantes para determinar o comprometimento da função cardiocirculatória.

Exame físico

A apresentação clínica tem grande variação, desde um acúmulo assintomático de líquido ao quadro de tamponamento cardíaco. Entre esses extremos, há apresentações não específicas e que podem ser facilmente confundidas com outros sintomas relacionados à progressão da doença de base. Por esse motivo, muitas vezes o diagnóstico de derrame pericárdico só se faz tardiamente quando o paciente se encontra com instabilidade hemodinâmica grave.

O sintoma mais comum relacionado ao derrame pericárdico é dispneia, seguida por desconforto torácico, tosse, fadiga, fraqueza e edema periférico. Embora alguns pacientes possam ter grandes acúmulos de líquido e permanecerem assintomáticos, muitos se apresentam com taquicardia, hipotensão e insuficiência respiratória por tamponamento cardíaco. Até 50% dos pacientes se encontram nesse estado clínico ao diagnóstico.

Alguns sinais associados ao derrame pericárdico são o pulso paradoxal, abafamento das bulhas cardíacas, estase venosa jugular, taquicardia, atrito pericárdico, edema periférico e estertores pulmonares. Contudo, nenhum desses sinais é específico. Além disso, pacientes podem se apresentar sem nenhuma alteração ao exame físico.

Nos casos oncológicos, o diagnóstico é ainda mais difícil. Esses pacientes costumam apresentar outros problemas relacionados à neoplasia em estágio avançado, dificultando a avaliação da real importância clínica do derrame pericárdico. Mais especificamente, o derrame pleural pode produzir os mesmos sintomas. Pacientes com derrame pericárdico maligno apresentam derrame pleural em 88% das vezes e, em 76% dos casos, já há outros sítios de metástases.

Exames laboratoriais e demais exames de propedêutica armada

Uma vez que o quadro clínico é muito variável e bastante inespecífico, exames diagnósticos são fundamentais para o estabelecimento da doença pericárdica. A radiografia de tórax normalmente demonstra alargamento da área cardíaca de morfologia globosa, derrames pleurais também são comumente observados. O eletrocardiograma (ECG) pode evidenciar diminuição da amplitude dos complexos QRS em derrames volumosos. Contudo, nenhum desses dois métodos é definitivo.

O ecocardiograma é o exame de escolha para o diagnóstico definitivo de derrame pericárdico. É rápido, encontra-se bem disponível e por um relativo baixo custo. Pode determinar o volume e algumas características do líquido (homogêneo, heterogêneo, loculado), se há massas tumorais intrapericárdicas e também analisar a função cardíaca (Figura 78.1). Sinais de restrição visíveis ao ecocardiograma incluem compressão do átrio direito e colapso do ventrículo direito durante a diástole.

Tomografia de tórax pode demonstrar o acúmulo de fluido no saco pericárdico, mas não avalia a função cardíaca (Figura 78.2). Porém, é útil em avaliar a extensão da neoplasia no tórax, visualizando se há invasão direta do pericárdio, se há acometimento pulmonar, mediastinal ou pleural, fornecendo dados que ajudam no melhor planejamento diagnóstico e terapêutico.

Figura 78.1 – Derrame pericárdico ao ecocardiograma.

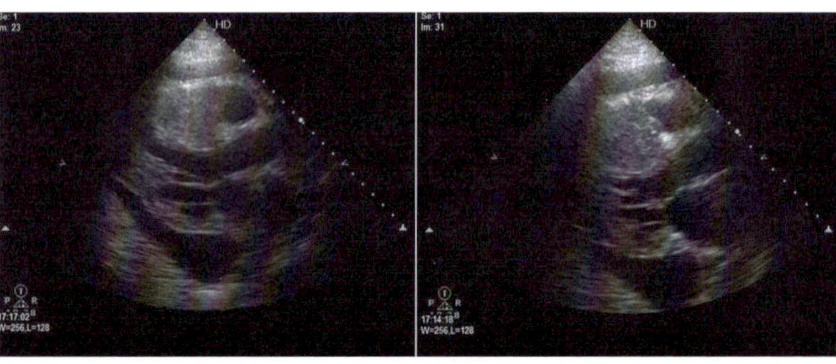

Fonte: Cortesia do autor.

Figura 78.2 – Derrame pericárdico à tomografia de tórax.

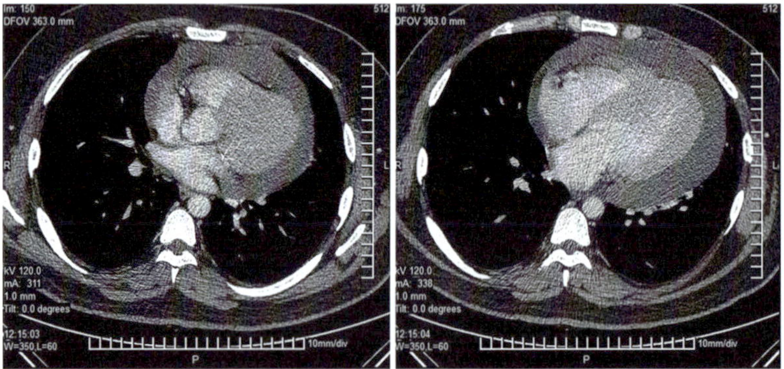

Fonte: Cortesia do autor.

Protocolo para diagnóstico

Ecocardiograma é o exame mandatório para definição da conduta. Contudo, sempre que possível (paciente estável), uma tomografia computadorizada (TC) de tórax deve ser realizada, ajudando a avaliar o melhor método de abordagem terapêutica/cirúrgica.

Protocolo para conduta

Os objetivos de qualquer tratamento para o derrame pericárdico são aliviar rapidamente os sintomas relacionados à restrição cardíaca, especialmente no tamponamento, coletar líquido e amostras teciduais suficientes para estabelecer a etiologia e promover uma resolução duradoura do quadro, prevenindo recidivas futuras. Várias técnicas são aceitas para tal tratamento (Figuras 78.3 a 78.5).

Figura 78.3 – Algoritmo sobre o momento de abordar o derrame pericárdico.

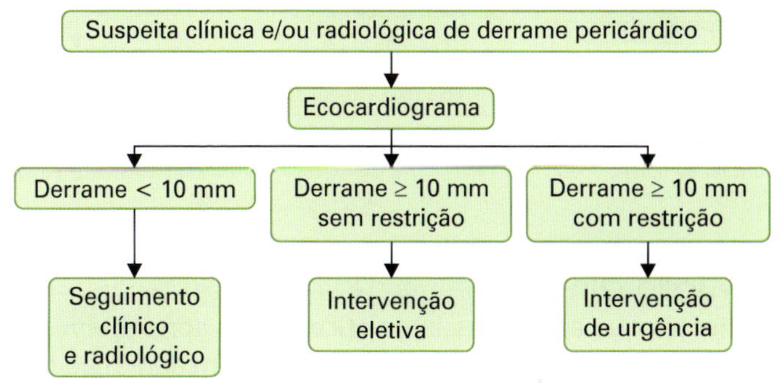

Fonte: Cortesia do autor.

Figura 78.4 – Algoritmo sobre a técnica utilizada na abordagem eletiva.

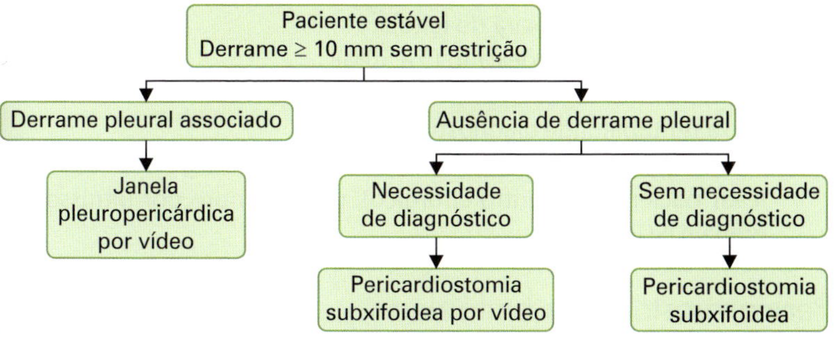

Fonte: Cortesia do autor.

Figura 78.5 – Algoritmo sobre a técnica utilizada na abordagem de urgência.

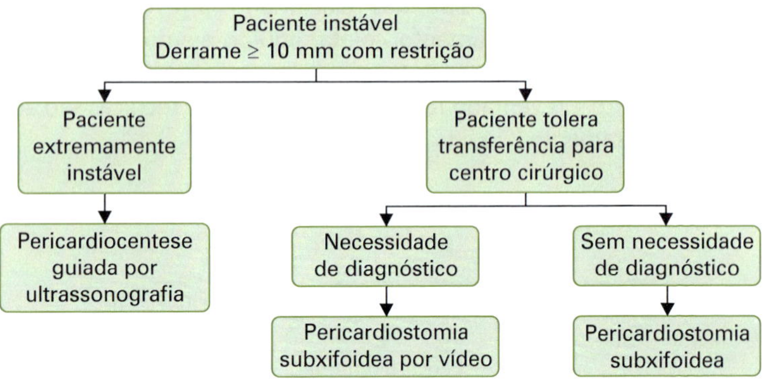

Fonte: Cortesia do autor.

Observação clínica

Pacientes que estejam assintomáticos e que apresentem, ao ecocardiograma, um derrame inferior a 10 mm, podem abrir mão de qualquer intervenção. Mas devem ser acompanhados de perto com retornos em consulta e ecocardiogramas seriados.

Abordagens cirúrgicas

Pericardiocentese

- Anestesia local e à beira do leito;
- Índice de complicações alto (5 a 50%);
- Controle em 3 meses: 10%;
- Baixa rentabilidade diagnóstica;
- Somente em situações de exceção (não houver possibilidade de levar paciente ao centro cirúrgico), guiar sempre por ultrassonografia (USG).

Pericardiostomia subxifóidea

- Procedimento mais usado;
- Comunica pericárdio com espaço pré-peritoneal;

- Anestesia geral (risco de bradicardia e parada cardiorrespiratória na indução anestésica);
- Incisão 5 cm, podendo associar o videotoracoscópio (para visualizar e biopsiar áreas mais internas do saco pericárdico);
- Permite biopsiar o pericárdio, aumentando a rentabilidade diagnóstica;
- Baixo índice de complicações;
- Controle em 3 meses: 88 a 98%.

Janela pleuropericárdica

- Comunica pericárdio e pleura;
- Videotoracoscopia ou toracotomia;
- Anestesia geral;
- Permite biopsiar o pericárdio, pleura e realizar pleurodese quando indicada;
- Paciente deve encontrar-se em estabilidade hemodinâmica e em condição clínica para ventilação monopulmonar (somente pacientes eletivos, não servindo para casos de tamponamento), além de ausência de massa mediastinal sobre o diafragma;
- Baixo índice de complicações;
- Controle em 3 meses: 90 a 95%.

Referências consultadas

Maisch B, Ristic A, Pankuweit S. Evaluation and management of pericardial effusion in patients with neoplastic disease. Prog Cardiovasc Dis. 2010 Sep-Oct;53(2):157-63.

Pêgo-Fernandes PM FF, Ianni B, et al. Videopericardioscopia: como melhorar a eficácia em derrames pericárdicos. Arq Bras Cardiol. 2001;773:399-402.

Press OW, Livingston R. Management of malignant pericardial effusion and tamponade. JAMA. 1987 Feb 27;257(8):1088-92.

Vaitkus PT, Herrmann HC, LeWinter MM. Treatment of malignant pericardial effusion. JAMA. 1994 Jul 6;272(1):59-64.

Wilkes JD, Fidias P, Vaickus L, Perez RP. Malignancy-related pericardial effusion. 127 cases from the Roswell Park Cancer Institute. Cancer. 1995 Oct 15;76(8):1377-87.

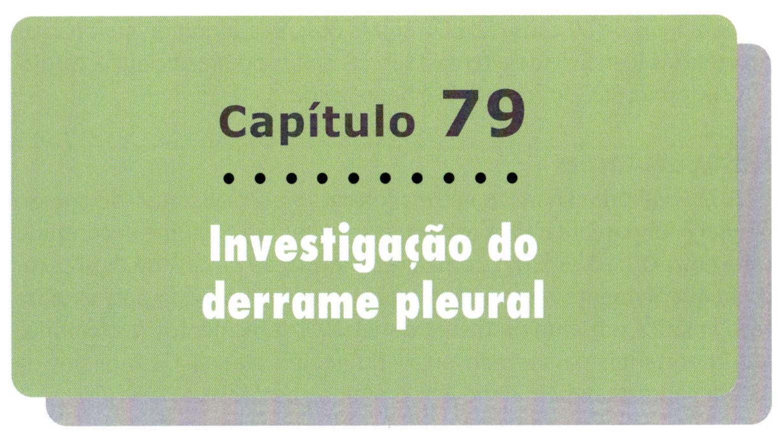

Capítulo 79

Investigação do derrame pleural

Filippe Moura de Gouvêa
Ricardo Terra

Introdução/definição

A pleura é uma membrana serosa dupla que recobre a face interna da parede torácica (pleura parietal) e o pulmão (pleura visceral), sendo que a transição entre estas ocorre no hilo pulmonar. O espaço entre esses dois folhetos é chamado de "espaço pleural" e, em condições fisiológicas, é preenchido por uma fina camada de fluído pleural, constituindo, portanto, um espaço virtual.

Em situações anormais, pode haver acúmulo de líquido no espaço pleural, ensejando o que chamamos de derrame pleural (DP). O objetivo na condução desses pacientes é estabelecer um diagnóstico de forma objetiva a fim de evitar procedimentos invasivos diagnósticos desnecessários e minimizar a quantidade de procedimentos terapêuticos.

Epidemiologia

O DP é uma condição muito frequente, com incidência estimada em mais de 1,3 milhão de casos por ano apenas nos Estados Unidos.

Embora mais de 60 causas de DP sejam descritas, a grande maioria das ocorrências (cerca de dois terços) são causados por insuficiência cardíaca congestiva (ICC), pneumonia e neoplasias.

Fisiopatologia

O equilíbrio dinâmico entre a formação e a reabsorção do líquido pleural é fundamental para evitar o seu acúmulo. O volume encontrado varia entre 0,1 e 0,2 mL/kg, com taxa de formação de 0,01 mL/kg/h, sendo frequentemente renovado. A reabsorção é promovida pela extensa rede linfática presente na pleura parietal. Os movimentos respiratórios são importantes para a reabsorção do líquido pleural. Os capilares da pleura parietal também removem proteínas, hemácias e partículas.

Aumento na permeabilidade capilar (processos inflamatórios ou implantes tumorais), aumento na pressão hidrostática capilar (insuficiência cardíaca congestiva), diminuição da pressão oncótica (hipoalbuminemia), aumento na pressão negativa intrapleural (atelectasia) e diminuição da drenagem linfática (obstrução linfática por neoplasias) são mecanismos fisiopatológicos para a formação do DP.

Exame físico

Os sinais semiológicos do DP dependem do volume de líquido acumulado no espaço pleural. Derrames de pequena monta (até 300 mL) costumam não trazer repercussões clínicas nem causam alterações no exame físico.

A partir do acúmulo de aproximadamente 500 mL de líquido no espaço pleural, tornam-se presentes os sinais clássicos de derrame pleural com macicez à percussão torácica, diminuição do frêmito toracovocal e diminuição do murmúrio vesicular no terço inferior do hemitórax acometido.

Com volumes maiores (> 1.000 mL), pode-se notar alargamento dos espaços intercostais, diminuição da expansibilidade torácica ipsilateral, macicez à percussão até o nível da escápula e egofonia.

Quando o DP ocupa todo o hemitórax, o exame físico evidencia alargamento importante dos espaços intercostais, expansibilidade mínima ou ausente do hemitórax ipsilateral, macicez à percussão e ausência de murmúrio vesicular em todo o hemitórax, com possibilidade de presença de som broncovesicular ou bronquial no terço superior, egofonia e baço ou fígado palpáveis, ao exame abdominal, em razão do rebaixamento da cúpula diafragmática.

Propedêutica armada

Diagnóstico por imagem

Radiografia

O exame inicial solicitado na suspeita de DP é a radiografia de tórax em duas incidências. Os achados na incidência posteroanterior costumam surgir com acúmulos superiores a 200 mL e são bem característicos. Podemos observar, inicialmente, velamento do seio costofrênico e com volumes maiores opacidade com sinal do menisco (Figura 79.1).

Figura 79.1 – Radiografia de tórax em incidência posteroanterior evidenciando volumoso derrame pleural à esquerda com sinal do menisco.

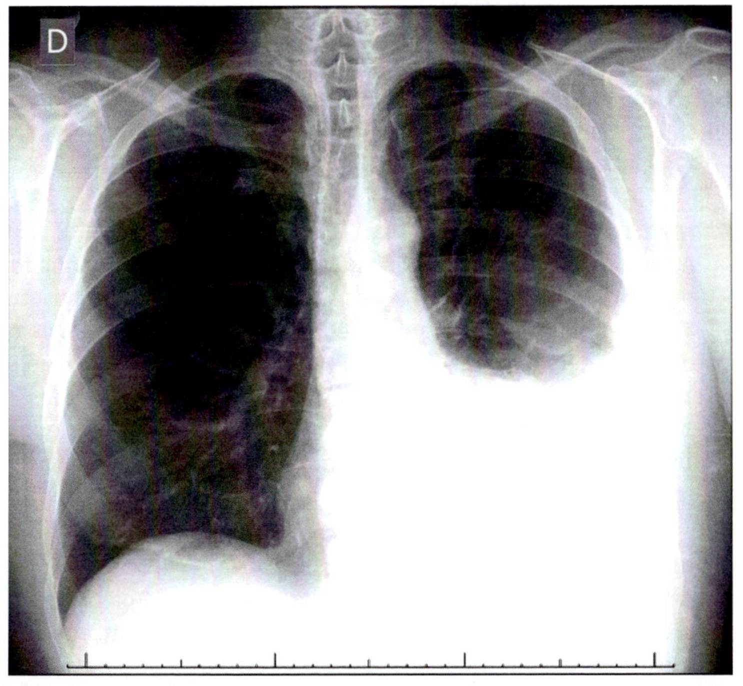

Na radiografia em perfil, observa-se borramento do ângulo costofrênico posterior com volumes tão pequenos quanto 50 mL. A incidência de Hjelm-Laurell (decúbito lateral com raios horizontais) pode ajudar aumentando a sensibilidade do método e indicando a presença de DP livre.

Ultrassonografia

A ultrassonografia (USG) é superior à radiografia para diagnosticar e quantificar o DP. A USG à beira do leito é particularmente útil para diagnosticar derrames pequenos em pacientes acamados, como em unidades de terapia intensiva (UTI), dada a baixa sensibilidade da radiografia nessas situações.

A USG tem ótima sensibilidade para detectar septações e diferenciar derrame de espessamento pleural. Septações estão presentes no DP maligno e nas infecções pleurais. Além disso, características do espaço pleural à USG, como espessamento pleural e diafragmático, permitem diferenciar derrames malignos de benignos.

Outro importante papel da USG é o de guiar procedimentos pleurais. Sabemos que a utilização da USG em procedimentos como toracocentese e drenagem pleural diminui a ocorrência de punção inadvertida de vísceras além de aumentar o rendimento dos procedimentos, principalmente em DP de pequeno volume. Dessa forma, recomenda-se o uso da USG sempre que possível para guiar procedimentos pleurais.

Tomografia computadorizada

A tomografia computadorizada (TC) de tórax é o exame que fornece o maior número de informações sobre a cavidade pleural (Figura 79.2). Permite saber se há derrame e seu volume estimado, se é livre ou septado, homogêneo ou heterogêneo, se há pneumotórax associado, se existem atelectasias, espessamento pleural, entre outras. Além das informações sobre a pleura, a TC permite avaliar com fidelidade as outras estruturas torácicas fornecendo o diagnóstico de lesões pulmonares e de parede torácica associadas.

Análise do líquido pleural

A toracocentese, também conhecida como punção pleural, pode ser realizada nos casos de DP, tendo dois objetivos principais: coleta de líquido para exames laboratoriais (toracocentese diagnóstica); e retirada

Figura 79.2 – TC de tórax em janela de mediastino evidenciando volumoso derrame pleural livre à direita.

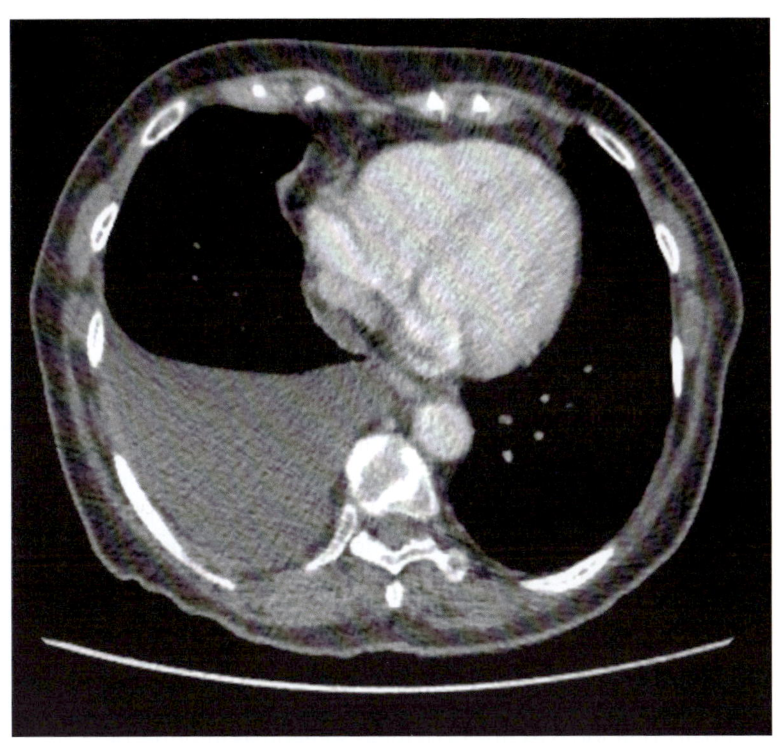

de volume, permitindo o alívio dos sintomas em casos de DP com grandes proporções (toracocentese terapêutica).

A aspiração de líquido pleural, com sua análise laboratorial por meio de uma toracocentese, é a forma inicial de avaliação invasiva de um DP. Os exames considerados básicos na investigação de um DP de origem indeterminada são proteína total, desidrogenase lática (DHL), pH, glicose, citologia diferencial, citologia oncótica, bacterioscopia, cultura com antibiograma, pesquisa de *bacilos álcool*-acidorresistentes (BAAR) e fungos. Dependendo da suspeita diagnóstica, outros exames devem ser incluídos como dosagem de triglicerídeos na suspeita de quilotórax, adenosina deaminase (ADA) na suspeita de tuberculose pleural, amilase na suspeita de rotura esofágica e pesquisa de células LE na suspeita de artrite reumatoide.

Aspecto

O aspecto macroscópico do líquido pleural auxilia no processo diagnóstico. São características importantes a quantidade, a cor, o odor e a transparência.

Embora alguns DP tenham aspecto macroscópico característico como o aspecto leitoso do quilotórax ou purulento do empiema pleural, a sensibilidade do método é baixa de modo que essa característica não deve ser utilizada de forma isolada para definir o diagnóstico.

Diferenciação entre transudato e exsudato

Na investigação do DP, a primeira consideração a ser estabelecida é a classificação entre transudato e exsudato. Essa diferenciação é feita com base na relação dos valores dos níveis de proteína e DHL do líquido pleural e do plasma conhecidos como critérios de Light (Tabela 79.1).

Os transudatos decorrem de aumento na pressão hidrostática ou da diminuição da pressão coloidosmótica, enquanto os exsudatos resultam de um aumento da permeabilidade vascular (Tabela 79.2). Esta classificação sugere que, em caso de exsudato, a causa do DP esteja na própria pleura e que, nos transudatos, haja reflexo de doença sistêmica. Logo, quando o exame do líquido indicar um transudato, não se deve prosseguir com investigação invasiva da pleura. Já nos casos de exsudato, quando o exame do líquido somado às informações clínicas do paciente não estabelecer um diagnóstico, a biópsia pleural deve ser considerada o próximo passo na investigação.

Tabela 79.1 – Critérios para diferenciação de transudato e exsudato (Critérios de Light)

Para ser considerado exsudato, basta que um desses critérios seja positivo	Proteína pleural/proteína plasmática	Acima de 0,5
	DHL pleural/DHL plasmático	Acima de 0,6
	Valor de DHL no líquido pleural	> 2/3 acima do valor normal do plasma

Tabela 79.2 – Causas comuns de transudato e exsudato	
Transudato	**Exsudato**
• Insuficiência cardíaca congestiva • Cirrose hepática • Síndrome nefrótica • Diálise peritoneal • Glomerulonefrites • Mixedema	• Neoplasias • Parapneumônico • Tuberculose pleural • Embolia pulmonar • Afecções gastrintestinais (pancreatite, abscesso subfrênico, perfuração esofágica etc.) • Colagenoses e vasculites • Doença pleural induzida por drogas • Hemotórax • Quilotórax

pH e glicose

Diminuição de pH e de glicose geralmente acontece em infecções pleurais complicadas, doenças do tecido conjuntivo (particularmente artrite reumatoide), tuberculose pleural e ruptura esofágica. Isoladamente esses marcadores não definem a etiologia do DP.

Acidose do líquido pleural (pH < 7,3) reflete maior produção de ácido lático e de dióxido de carbono em virtude do aumento na atividade metabólica, bem como queda do fluxo de íons hidrogênio através de uma membrana pleural anormal. Um aumento no consumo de glicose sem devida reposição nas mesmas condições enseja uma comum associação nesses derrames entre diminuição do pH e baixa concentração de glicose.

O principal valor clínico da medida do pH e da glicose na avaliação do DP é o de auxiliar na decisão de drenagem tubular nos casos de infecção pleural. Quadros infecciosos com pH < 7,2 e glicose < 40 mg/dL devem ser avaliados com cautela e, via de regra, a drenagem pleural é indicada.

Citologia diferencial

A proporção de células no líquido pleural pode ser de grande ajuda para definir o correto diagnóstico frente a um DP.

Se a citologia do líquido demonstrar um predomínio linfocítico, as condições mais frequentemente associadas a esse tipo de derrame são neoplasias e tuberculose pleural. Entretanto, qualquer DP de evolução longa pode ser populado por linfócitos.

Já líquidos predominantemente neutrofílicos estão associados a quadros agudos, sendo as principais causas o derrame parapneumônico, embolia pulmonar e tuberculose pleural na fase aguda.

Citologia oncótica

Nos casos suspeitos para neoplasia, a citologia oncótica do líquido pleural pode confirmar o diagnóstico de malignidade com sensibilidade em torno de 60%.

Análises mais específicas como imunocitoquímica e citometria de fluxo nos casos suspeitos para linfoma podem aumentar a sensibilidade e a especificidade do método, porém esses métodos ainda não estão amplamente difundidos, sendo realizados em poucos centros no país.

Adenosina deaminase (ADA)

A ADA no líquido pleural tem uma alta sensibilidade e especificidade para o diagnóstico de tuberculose pleural. Valores de ADA acima de 40 U/L associados a uma história clínica compatível são considerados suficientes para iniciar tratamento antituberculínico. Sabemos que o valor de ADA do líquido pleural também pode estar aumentado no empiema e em alguns casos de neoplasias (principalmente linfoma) e colagenoses. Em regiões não endêmicas valores baixos de ADA têm um alto valor preditivo negativo.

Biópsia pleural

Punção biópsia pleural

Exame pouco invasivo, realizado com anestesia local, utilizando técnica similar à toracocentese com auxílio de agulhas especialmente desenhadas para este fim (agulha de COPE, ABRAMS ou VIM-SILVERMAN). Atualmente, tem sido menos utilizada em razão de sua baixa sensibilidade, principalmente para doenças em que o acometimento pleural não é difuso. Tem papel importante para casos em que procedimentos de maior porte precisam ser evitados pela condição clínica do paciente. Como apresenta boa sensibilidade para casos de tuberculose pleural, quando a suspeita maior reside nesta doença, a biópsia por agulha é uma ótima opção.

Videotoracoscopia

Apresenta boa sensibilidade e especificidade no diagnóstico do derrame pleural. Este procedimento possibilita que as duas superfícies pleurais sejam examinadas e que a biópsia seja feita sob visão direta, com fragmentos maiores, mais numerosos e em diferentes localizações. Apesar de ser um método seguro, pode ser pouco tolerado em pacientes graves em decorrência da necessidade de anestesia geral. Além do diagnóstico, a toracoscopia pode permitir a intervenção terapêutica no mesmo ato, como a realização de pleurodese em pacientes com DP neoplásico

Toracotomia

Após o advento da videotoracoscopia, a toracotomia é indicada somente em situações especiais como na existência de extensas aderências pleuropulmonares, ou quando há necessidade de se fazer no mesmo ato procedimentos terapêuticos maiores, como decorticação ou pleuropneumonectomia.

A Figura 79.3 sintetiza o protocolo para o diagnóstico do derrame pleural.

Figura 79.3 – Protocolo para definição etiológica do derrame pleural.

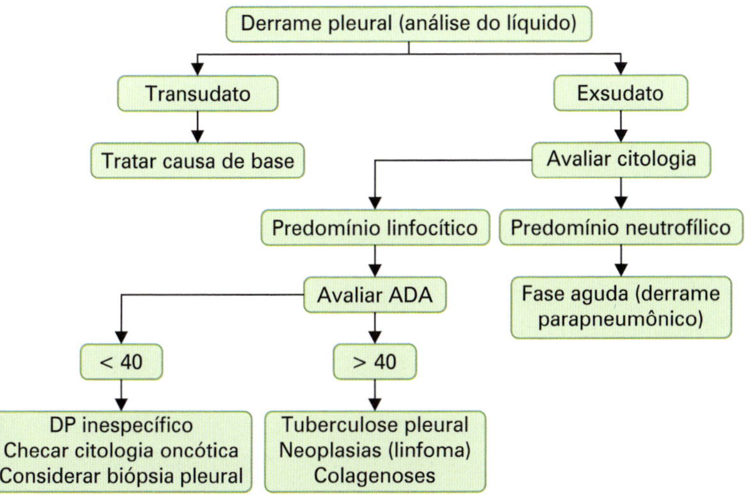

Referências consultadas

Armstrong P, Wilson AG, Dee P, et al. Imaging of diseases of the chest. 3. ed., New York: Mosby, 2001.

Hooper C, Lee YC, Maskell N; BTS Pleural Guideline Group. Investigation of a unilateral pleural effusion in adults: British Thoracic Society Pleural DiseaseGuideline 2010. Thorax. 2010 Aug;65 Suppl 2:ii4-17.

Porcel JM. Pearls and myths in pleural fluid analysis. Respirology. 2011 Jan;16(1):44-52.

Roth BJ. Searching for tuberculosis in the pleural space. Chest. 1999;116(1):3-5.

Sahn SA, Heffner JE. Pleural fluid analysis. In: Light RW, Lee YCG (eds.). Textbook of pleural diseases. 2. ed. London: Arnold Press, 2008:209e26.

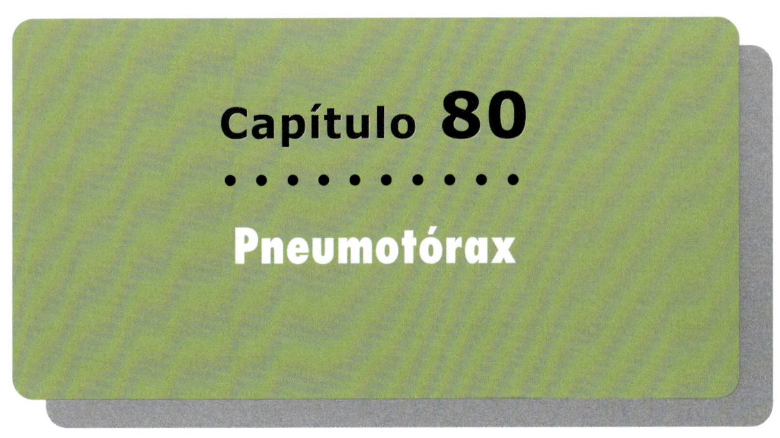

Capítulo 80

Pneumotórax

Alberto Jorge Monteiro Dela Vega
Alessandro Wasum Mariani

Definição

Pneumotórax é o acúmulo de ar na cavidade pleural.

Epidemiologia

A incidência de pneumotórax varia de acordo com a sua etiologia. A literatura mostra relatos de 24/100.000 para homes e 9,8/100.000 em mulheres.

O pneumotórax espontâneo tem incidência anual relatada de 18-24 casos/100.000 para homens e 1,2-6 casos/100.000 para mulheres.

Fisiopatologia

O ar que entra na cavidade pleural pode ter origem:

» Nos alvéolos pulmonares e vias aéreas;

» Na comunicação do meio esterno diretamente com a cavidade pleural (trauma com abertura da cavidade);

» Na produção de gases por microrganismos na cavidade pleural (em geral de menor volume, associado à empiema pleural).

Clinicamente, o mais usual é dividir os casos de pneumotórax em espontâneo e adquirido.

O pneumotórax espontâneo é assim denominado quando não tem origem em traumas ou em qualquer manipulação que provoque violação da cavidade pleural.

Por sua vez, o pneumotórax espontâneo é subclassificado em pneumotórax espontâneo primário quando não há doença pulmonar preexistente, ou pneumotórax espontâneo secundário quando tem origem em alguma doença pulmonar, mais comumente doença pulmonar obstrutiva crônica (DPOC), fibrose cística, câncer de pulmão, tuberculose e pneumonia.

A gravidade do pneumotórax dependerá, *grosso modo*, do volume de ar na cavidade pleural e do grau de colapso do pulmão promovido por essa presença de ar.

Denominamos de "pneumotórax hipertensivo" quando há um mecanismo de válvula unidirecional que faz com que o ar entre na cavidade pleural na inspiração, mas impede que ele saia na expiração. Como resultado, há um aumento da pressão importante da pressão intrapleural que provoca diminuição do retorno venoso e diminuição do débito cardíaco. Tal condição é muito grave e potencialmente fatal.

As principais queixas clínicas são dor torácica e dispneia que podem estar ausentes ou demorar para aparecer, sobretudo em pacientes com pneumotórax espontâneo primário. Pacientes com pneumotórax espontâneo secundário tendem a ter mais sintomas com volumes menores de pneumotórax. Pacientes com pneumotórax espontâneo primário podem procurar atendimento médico vários dias pós o início do quadro.

Exame físico

Durante o exame físico do paciente com pneumotórax, deve-se observar o estado geral, avaliando presença de insuficiência respiratória ou alteração hemodinâmica como dispneia, cianose e sudorese.

Inspeção

» Padrão respiratório, avaliando frequência respiratória, esforço respiratório e uso de musculatura acessória;

- Presença de equimoses, escoriações, deformidades, soluções de continuidade que possam ter aparecido em decorrência de trauma, manipulação cirúrgica ou outros procedimentos invasivos.
- Expansibilidade torácica: pode estar diminuída do lado acometido. Avaliar amplitude do movimento respiratório.

Palpação

- Avaliar presença de enfisema de subcutâneo, crepitações.

Ausculta pulmonar:

- Avaliar presença de murmúrios ventilatórios que pode estar diminuída.

Percussão

- Avaliar presença de som timpânico à percussão.

Exames laboratoriais

Gasometria arterial pode ser usada em casos graves de insuficiência respiratória resultante de pneumotórax, mas não é comumente usada para diagnóstico.

Propedêutica armada

- Radiografia de tórax: principal exame para avaliação do pneumotórax. Recomenda-se radiografia simples com paciente em posição sentada ou em pé, em inspiração e com incidência posteroanterior e perfil (AP) sempre que possível. A radiografia em expiração já foi recomendada no passado, mas agora está em desuso por não trazer benefício adicional. Há perda de sensibilidade quando se executam radiografias na incidência AP em pacientes em decúbito dorsal horizontal (DDH), quando comparado com posição sentada. Há alguns métodos para se medir o tamanho do pneumotórax, mas nenhum é usado de forma padronizada. Uma distância de 2 cm da parede lateral comumente é usada como uma medida para pneumotórax volumoso.
- Tomografia computadorizada (TC) de tórax: Indicada em paciente que mantém suspeita de pneumotórax com radiografia normal. Padrão-ouro para detecção de pequenos pneumotórax e

para diferenciação entre pneumotórax e área de bolha pulmonar. Indicada em pacientes com história de trauma torácico em insuficiência e ventilação mecânica com radiografia normal.

A Figura 80.1 descreve o protocolo para diagnóstico e tratamento do pneumotórax.

Figura 80.1 – Protocolo para diagnóstico e tratamento.

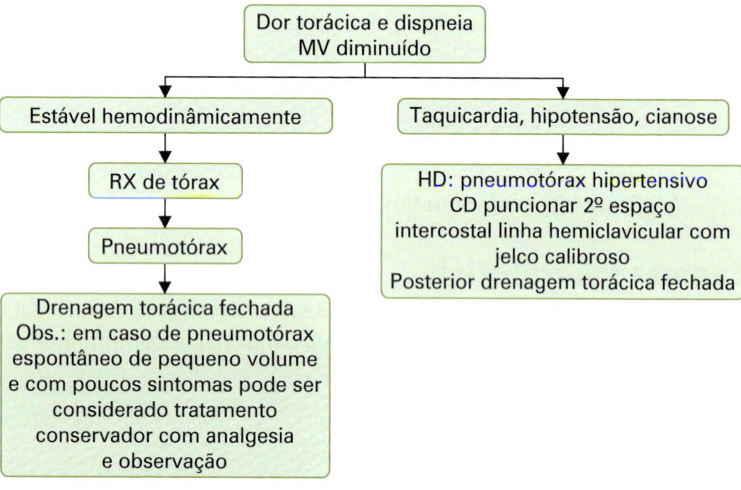

Fonte: Instituto do Coração do Hospital das Clínicas da Faculdade de Medicina da Universidade de São Paulo (InCor-HCFMUSP) – Protocolo utilizado pela Cirurgia Torácica para diagnóstico e tratamento de pneumotórax.
MV: murmúrio vesicular; HD: hipótese diagnóstica; CD: conduta.

Tratamento

A condição clínica do paciente é mais importante para a definição do tratamento do que o volume do pneumotórax.

Pacientes com pneumotórax espontâneo pequeno sem doenças pulmonares de base, que se mantêm eupneicos, podem ser tratados conservadoramente, inclusive em caráter ambulatorial desde que haja controle evolutivo.

Pacientes dispneicos com pneumotórax, independentemente do volume, devem ser tratados com drenagem. Drenos com diâmetro pequeno (14 FR) são suficientes para o tratamento da maioria dos casos. Também se deve considerar drenagem em pacientes com pneumotórax pequenos em pacientes sob ventilação com pressão positiva.

O tratamento do paciente que se apresenta com alterações hemodinâmicas e quadro respiratório compatível com pneumotórax hipertensivo devem ser submetidos à punção com jelco mesmo sem a comprovação radiológica do pneumotórax em virtude do risco de morte que a condição confere, sendo a comprovação radiológica e a drenagem torácica fechada realizadas posteriormente (Tabela 80.1).

Tabela 80.1 – Classificações pertinentes de pneumotórax
Pneumotórax espontâneo
Pneumotórax adquirido
Pneumotórax associado ao politrauma e trauma torácico
Pneumotórax aberto
Pneumotórax hipertensivo

A ferida torácica aspirativa ou pneumotórax aberto também é condição de elevada gravidade que deve ser tratado com curativo de três pontas e/ou ventilação com pressão positiva seguida da avaliação do especialista para correção cirúrgica.

Referências consultadas

Gupta D, Hansell A, Nichols T, Duong T, Ayres JG, Strachan D. Epidemiology of pneumothorax in England. Thorax [Internet]. 2000;55(8):666-71. Disponível em: http://www.pubmedcentral.nih.gov/articlerender.fcgi?artid=1745823&tool=pmcentrez&rendertype=abstract.

Hallifax RJ, Rahman NM. Epidemiology of pneumothorax – finally something solid out of thin air. Thorax [Internet]. 2015;70(10):921-2. Disponível em: http://thorax.bmj.com/content/70/10/921.long.

MacDuff A, Arnold A, Harvey J. Management of spontaneous pneumothorax: British Thoracic Society Pleural Disease Guideline 2010. Thorax [Internet]. 2010;65(Suppl 2):ii18-ii31. Disponível em: http://thorax.bmj.com/cgi/doi/10.1136/thx.2010.136986.

Noppen M, De Keukeleire T. Pneumothorax. Respiration. 2008;76(2):121-7.

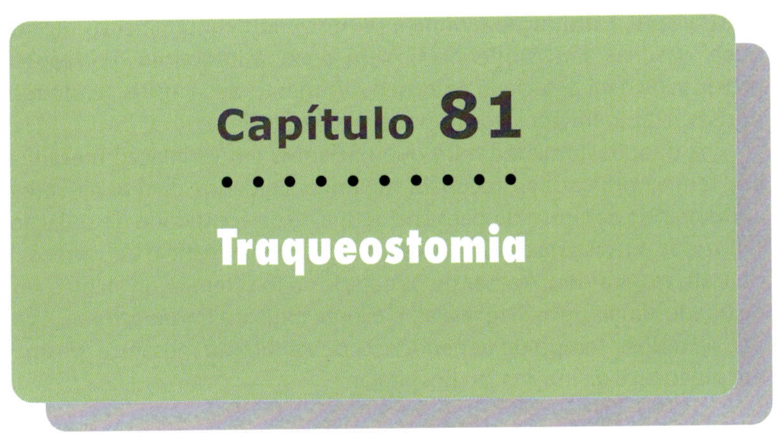

Capítulo 81

Traqueostomia

Juliana Mol Trindade
Helio Minamoto

Introdução

A traqueostomia consiste em procedimento cirúrgico para abertura da traqueia e sua exteriorização através da pele em região cervical.

Historicamente, os primeiros procedimentos de traqueostomia foram realizados afim de garantir a via aérea após obstrução das vias aéreas superiores. Entretanto, atualmente, as principais indicações estão relacionadas ao paciente crítico internado em ambiente de terapia intensiva, com necessidade de suporte ventilatório artificial por períodos prolongados.

A insuficiência respiratória com necessidade de ventilação mecânica é comum em pacientes com patologias clínicas e cirúrgicas graves, sendo que o desenvolvimento progressivo de abordagens e cuidados para esses pacientes tem aumentado no número de pacientes dependentes de ventilação mecânica prolongada, já que a sobrevida tem aumentado nessa população.

A intubação orotraqueal prolongada aumenta o risco de pneumonia associada à ventilação mecânica consequentemente a mecanismos que causam a disfunção laríngea, promovendo contaminação orotraqueal das vias aéreas inferiores. Além disso, a intubação orotraqueal prolongada está associada ao desenvolvimento de sinusite, sendo responsável também por lesões laríngeas e traqueais.

A traqueostomia permite que pacientes em ventilação mecânica por tempo prolongado recebam melhores cuidados com a via aérea, aumentando conforto do paciente, reduzindo necessidade de sedação, reduzindo a resistência da via aérea e facilitando o manejo de secreções do trato respiratório. Apesar de os estudos não serem equivalentes, em resultados finais de assistência ao paciente crítico, a traqueostomia é capaz de reduzir tempo de dependência de ventilação mecânica (desmame precoce) e de internação hospitalar.

Definição

Traqueostomia é um procedimento cirúrgico que consiste na abertura da parede anterior da traqueia e permanente comunicação entre a parede da traqueia e a pele na região cervical, por onde é inserida uma cânula traqueal para ventilação.

Indicações de traqueostomia

As principais indicações de traqueostomia estão listadas na Tabela 81.1 e são destaque, em ordem decrescente de prevalência:

1. Insuficiência respiratória aguda e necessidade de ventilação mecânica prolongada (dois terços dos casos);
2. Lesão neurológica grave, traumática ou não, necessitando ventilação mecânica.

Apesar das vantagens conhecidas da traqueostomia em pacientes críticos com necessidade de ventilação mecânica prolongada, ainda não existe consenso sobre o melhor momento a se realizar o procedimento. Deve-se considerar a expectativa de tempo em ventilação mecânica e probabilidade de extubação, tendo em vista a doença de base do paciente que o levou a depender da ventilação mecânica.

A definição de traqueostomia precoce é bem controversa, consideramos até 4 a 10 dias da intubação orotraqueal. A traqueostomia precoce é defendida por evitar a exposição do paciente a lesões laringotraqueais provocadas pela presença do tubo orotraqueal por período prolongado.

Tabela 81.1 – Indicações de traqueostomia
Intubação prolongada
Falha de extubação, permitindo melhor desmame de ventilação mecânica
Facilidade em higienizar vias aéreas (aspirar secreções)
Obstrução das vias aéreas superiores com os seguintes achados: • estridor, dispneia e esforço respiratório • apneia obstrutiva do sono com hipoxemia • paralisia de prega vocal bilateral
Impossibilidade de intubação
Via aérea difícil com necessidade de ventilação mecânica
Manutenção de via aérea em cirurgia de cabeça e pescoço
Via aérea cirúrgica no trauma de face e pescoço
Proteção de via aérea (doença neurológica ou TCE)

TCE: trauma cranioencefálico.

A população que se beneficiaria da traqueostomia precoce seria aquela em que não se tem expectativa de extubação a curto prazo, como vítimas de trauma cranioencefálico (TCE), politrauma, trauma raquimedular, pacientes submetidos a neurocirurgia e pacientes portadores de doença pulmonar obstrutiva crônica (DPOC) em ventilação mecânica.

Técnica cirúrgica

O procedimento para realização da traqueostomia compreende a técnica aberta (cirúrgica) ou a percutânea, e a escolha de uma ou outra dependerá da anatomia, condições clínicas associadas e contexto em que a traqueostomia é realizada, eletivo ou emergencial.

Existem diversas técnicas cirúrgicas para a traqueostomia aberta, e a técnica preconizada pela cirurgia torácica do Hospital das Clínicas da Faculdade de Medicina da Universidade de São Paulo (HCFMUSP) consiste em:

1. Cervicotomia vertical iniciada abaixo da cartilagem cricoide, aproximadamente 3 cm de extensão;
2. Dissecção e afastamento lateral da musculatura cervical da linha mediana;

3. Ligadura e secção do istmo da glândula tireoide;
4. Traqueotomia (incisão traqueal) vertical a partir de segundo anel traqueal – dois a quatro anéis traqueais;
5. Reparo da pele na parede traqueal através de quatro pontos cardinais (dois pontos de cada lado) e um ponto extra na extremidade inferior da abertura traqueal e na pele. Tais pontos facilitam a colocação da cânula de traqueostomia, principalmente em casos de perda inadvertida da cânula, além de evitar falso trajeto na sua colocação.

Da mesma forma que na traqueostomia cirúrgica, são descritas várias técnicas para traqueostomia percutânea, com resultados equivalentes. Em linhas gerais, a técnica percutânea consiste em cervicotomia vertical (extensão: 1,5 cm) e punção traqueal guiada por imagem, a mais usada é a broncoscopia, seguida de dilatação da parede traqueal e inserção de cânula de traqueostomia. A broncoscopia, através de sua visão endoscópica, visualiza o ponto de punção traqueal, a fim de guiar a introdução da agulha na parede anterior da traqueia e evita lesão inadvertida da parede posterior, servindo também como guia na dilatação e inserção da cânula na traqueia. Em pacientes dependentes de ventilação mecânica em unidade de terapia intensiva (UTI), essa técnica é a escolhida caso o paciente satisfaça os critérios para a sua realização com segurança.

Os critérios para a traqueostomia percutânea são:

- Habilidade de hiperextensão do pescoço;
- Presença de pelo menos 1 cm entre a extremidade inferior da cricoide e o ângulo supraesternal;
- Paciente tolera hipercapnia e hipoxemia transitórios.

São contraindicações à traqueostomia percutânea:

- Acesso à via aérea de emergência;
- Anatomia desfavorável:
    - Obesidade mórbida com pescoço curto;
    - Movimento limitado do pescoço;
    - Lesão de coluna cervical, presumida ou confirmada;
    - Vasos sanguíneos anômalos ou aumentados;
    - Doença traqueal ou tireoidea.
- Coagulopatia ou distúrbio de coagulação:
    - Plaquetas < 50.000;

— INR ou TTPa > 1,5.

» Distúrbio de troca gasosa necessitando FiO_2 > 0,6 ou pressão positiva expiratória *final* (PEEP) > 10 cm H_2O;
» Infecção de tecidos moles do pescoço;
» Necessidade de cânulas de traqueostomia de tamanhos especiais.

A decisão entre traqueostomia percutânea ou aberta depende primeiramente da indicação do procedimento e da ausência de contraindicações a alguma técnica específica. Em condições permissivas a ambas, a traqueostomia percutânea tem sido considerada procedimento seguro e associado a menor custo e de menor duração, por isso preferida em relação à técnica aberta.

Cânulas de traqueostomia

As cânulas estão disponíveis em uma variedade de tamanhos, tipos e desenhos, com diferentes fabricantes e projetos. É importante para os médicos que cuidam de pacientes com traqueostomia entender essas diferenças e selecionar um tubo que se encaixe adequadamente para cada paciente.

Cânula de traqueostomia e componentes padrão conforme Figura 81.1:

Figura 81.1 – Cânula de traqueostomia e seus componentes.

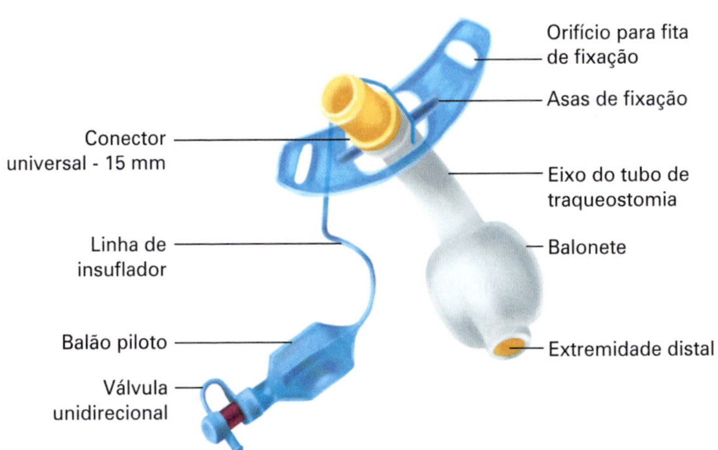

1. Conector universal – 15 mm;
2. Linha de insuflador;
3. Balão piloto;
4. Válvula unidirecional;
5. Orifício para fita de fixação;
6. Asas de fixação;
7. Eixo do tubo de traqueostomia;
8. Balonete;
9. Extremidade distal.

As características mais importantes para a decisão da escolha clínica das cânulas de traqueostomias são:

1. Com cânula única ou cânula dupla (com cânula interna);
2. Com balonete ou sem balonete;
3. Com fenestra ou sem fenestra.

Os tubos de traqueostomia de cânula dupla e sem balonete são considerados padrão para o uso ambulatorial, após a alta hospitalar. Os tubos com balonete são necessários para proporcionar a ventilação com pressão positiva eficaz e são considerados padrão para o uso hospitalar, e não devem ser utilizados após a alta hospitalar.

Ao selecionar um tubo de traqueostomia para o paciente, os diâmetro interno e externo devem ser verificados. Se o diâmetro interno for muito pequeno, aumentará a resistência através do tubo, tornará a higienização das vias aéreas mais difícil e aumentará a pressão do balonete necessária para criar um selo na traqueia. Se o diâmetro externo for muito grande, o vazamento com o balonete desinsuflado será diminuído, e isso afetará a capacidade de usar a via aérea superior com desinsuflação do balonete (p. ex.: na fala), além de ter inserção mais difícil através do estoma.

Complicações da traqueostomia

As principais complicações relacionadas à traqueostomia são pneumotórax, sangramento, estenose subglótica, disfunção de cordas vocais, fístula traqueoesofágica, granulação em estoma, orifício persistente da traqueostomia e cicatrização.

As complicações da traqueostomia podem ser divididas em três fases: imediata; precoce; e tardia, de acordo com Tabela 81.2.

Tabela 81.2 – Complicações da traqueostomia		
Imediatas	**Precoce**	**Tardia**
Hemorragia	Hemorragia	Estenose traqueal
Destruição da parede traqueal	Perda da cânula de traqueostomia	Perda acidental da cânula de traqueostomia
Incapacidade de concluir procedimento	Pneumotórax	Aspiração Pneumonia
Aspiração pulmonar	Pneumomediastino	Tecido de granulação
Perda da via aérea	Enfisema subcutâneo	Traqueomalácia
Falso trajeto de cânula	Infecção do estoma	Fístula traqueoesofágica
Hipoxemia, hipercapnia	Ulceração do estoma	Fístula traqueoinominada
Morte	Disfagia	Disfagia

A complicação mais comum da traqueostomia é o sangramento, porém, na maioria das vezes, não ameaça a vida do paciente. O médico que se dispõe a fazer traqueostomia deve ser capaz de realizar o procedimento e também de lidar com as complicações relacionadas à traqueostomia, uma vez que qualquer procedimento cirúrgico carrega em si o risco de complicações.

Complicações extremamente raras da traqueostomia são, por exemplo, quando a cânula se encontra mal posicionada na parede traqueal anterior, com possibilidade de fístula arterial traqueoinominada; ou quando a cânula se encontra mal posicionada na parede traqueal posterior, em virtude de uma massa cervical, com possibilidade de fístula traqueoesofágica.

Conclusão

A traqueostomia é um procedimento seguro, que deve ser considerado em caso de necessidade de via aérea permanente, em pacientes após obstrução das vias aéreas ou trauma, ou pacientes que necessitam de ventilação mecânica prolongada. Diferentes técnicas já foram descritas e devem ser conhecidas, uma vez que a indicação do procedimento deve ser individualizada para cada paciente.

Referências consultadas

Cheung NH, Napolitano LM. Tracheostomy: epidemiology, indications, timing, technique, and outcomes. Respir Care. 2014 Jun;59(6):895-915.

Freeman BD. Tracheostomy Update When and How. Crit Care Clin 33 (2017);311-22.

Hess DR, Altobelli NP. Tracheostomy tubes. Respir Care. 2014;59(6):956-73.

Pediatric Airway Surgery. Management of laryngotracheal stenosis in infants and children. Philippe Monier. Springer-Verlag Berlin Heidelberg. 2011.

Capítulo 82

Intervenções de urgência em broncoscopia

Benoit Jacques Bibas
Paulo Francisco Guerreiro Cardoso

Definição

Intervenções de urgência em broncoscopia são necessárias em casos de obstrução de via aérea, ou hemoptise maciça. A obstrução de via aérea pode ocorrer em qualquer ponto do trato respiratório; porém, habitualmente se dá no local mais estreito da via aérea. Em adultos, na glote, e em crianças, na região subglótica. As obstruções podem ser de origem benigna ou maligna.

Hemoptise maciça pode ser definida como sangramento que necessite hospitalização, transfusão, intubação orotraqueal, ou que cause hipoxemia ou hipotensão.

Epidemiologia

Uma das causas mais comuns de obstrução de vias aéreas é a aspiração de corpo estranho, especialmente em crianças menores de 3 anos e em idosos. A incidência estimada em ambos os grupos não é precisa, porém de acordo com a literatura, varia entre 0,2 e 0,33% de todas as broncoscopias realizadas.

Outra causa comum de obstrução de via aérea é estenose benigna de traqueia. Estima-se que ocorra entre 1,8 e 12% de todos os indivíduos em ventilação mecânica. Caracteriza-se por diminuição progressiva da luz traqueal ou laríngea em razão de processo cicatricial circunferencial decorrente de isquemia da mucosa respiratória.

Insuficiência respiratória por neoplasia ocorre usualmente em indivíduos acima dos 60 anos. Estima-se que até 30% das neoplasias pulmonares tenham invasão de traqueia ou brônquios. Outros tumores que frequentemente acometem a via aérea são esôfago, tireoide, linfomas, sarcomas e tumores renais.

Hemoptise ocorre em cerca de 10% dos pacientes com doença pulmonar crônica e é encontrada em 1% de todos os pacientes ambulatoriais e quase 2% de todos os pacientes internados a cada ano. A hemoptise é uma emergência, potencialmente fatal, e requer diagnóstico e tratamento rápidos.

Exame físico

- Obstruções traqueobrônquicas: podem ser assintomáticas, até que a via aérea se torne criticamente comprometida, o que provoca dispneia aos esforços e risco imediato de insuficiência respiratória. Sintomas habitualmente aparecem quando o diâmetro da via aérea se resume a 25% ou menos do diâmetro traqueal normal. As estenoses menores com diâmetro inferior a 5 mm apresentam alto risco de insuficiência respiratória aguda e devem ser tratadas imediatamente. A magnitude dos sintomas depende da localização e da gravidade da obstrução. Lesões traqueais ou carinais podem evoluir praticamente assintomáticas até que o grau de obstrução da via aérea se torne crítico. Pacientes com obstrução dos brônquios principais apresentam perda progressiva de função pulmonar, atelectasia e pneumonia pós-obstrutiva. Todavia, o risco de obstrução aguda da ventilação é menor;
- Dispneia: principal sintoma apresentado pelos pacientes portadores de obstrução da via aérea central. Entretanto, é preciso atenção, pois quando apresentar sintomas, o paciente pode já estar severamente comprometido em risco iminente de insuficiência respiratória;
- Estridor: resulta do turbilhonamento do fluxo na passagem do ar através da árvore traqueobrônquica parcialmente obstruída, produzindo um som agudo característico da obstrução respiratória

alta. É mais bem percebido na inspiração e é o indicador do quadro obstrutivo respiratório severo que pode evoluir para oclusão total das vias aéreas;

- Outros sintomas: os que indicam a presença de um quadro com maior gravidade são a hemoptise, a rouquidão recente, a pneumonia obstrutiva, ou uma combinação destes;
- Aspiração de corpo estranho: os sintomas mais comuns são a tosse (66%), engasgos (27%), dispneia (27%), febre (22%) e hemoptise (17%).

Avaliação pré-procedimento

Após a estabilização do quadro clínico inicial, deve-se proceder à avaliação pré-procedimento, com o objetivo de planejar o tipo de desobstrução indicado para cada paciente. A tomografia computadorizada (TC) de pescoço e tórax é o exame inicial mais indicado para avaliação da obstrução traqueobrônquica, pois avalia a localização do tumor primário, o grau de compressão extrínseca e intrínseca das vias aéreas, e a extensão da lesão (Figura 82.1). A tomografia permite análise anatômica detalhada e o planejamento do tratamento que pode ser realizado com o broncoscópio rígido ou flexível.

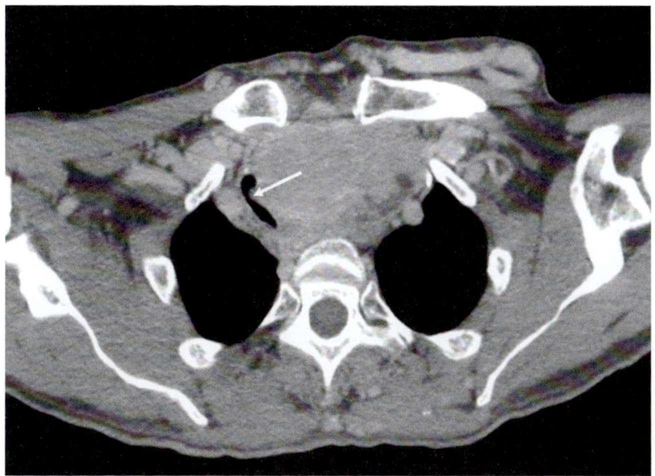

Figura 82.1 – Neoplasia maligna de tireoide com compressão extrínseca e invasão de traqueia (seta).

Propedêutica armada

- » Broncoscopia flexível: procedimento diagnóstico mais importante na avaliação/diagnóstico de lesões obstrutivas da árvore traqueobrônquica, pois avalia a extensão da lesão, sua relação com as estruturas adjacentes, tais como a cartilagem cricoide, carina e brônquios fonte e permite medir o diâmetro da obstrução. Na presença de sinais radiológicos e sintomas de obstrução traqueobrônquica crítica, a broncoscopia flexível deve ser indicada com cautela. Deve ser realizada em centro cirúrgico, com equipe de anestesiologia e equipamento de broncoscopia rígida disponível e preparado para uso imediato. Isto é fundamental nos casos de lesões acima da carina traqueal, nos quais qualquer trauma com sangramento local pode desencadear obstrução total aguda da ventilação;
- » Broncoscopia rígida: é a ferramenta mais segura para o tratamento das obstruções neoplásicas das vias aéreas (Figura 82.2), pois oferece vantagens quando comparada à broncoscopia flexível (Tabela 82.1), entre as quais destacam-se a possibilidade de ventilação concomitante, a excelente visualização, facilidade de instrumentação para a aspiração e controle de sangramentos por tamponamento. O broncoscópio rígido permite a passagem de outros instrumentos pela sua luz calibrosa, tais como pinças

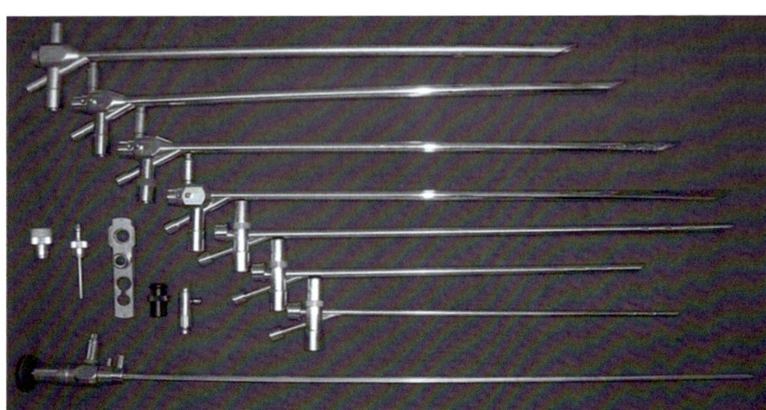

Figura 82.2 – Conjunto de broncoscopia rígida com ótica de 5 mm/30° e tubos de diversos tamanhos.

Tabela 82.1
Comparação dos broncoscópios rígido e flexível

	Visualização	Ventilação pelo aparelho	Instrumentação	Aspiração de secreções
Broncoscopia rígida	Brônquios lobares	Permite	Instrumentos rígidos e flexíveis	Bastante efetiva
Broncoscopia flexível	Brônquios segmentares	Não permite	Instrumentos flexíveis até 2-2,8 mm	Limitada (se secreção espessa)

de biópsia, pinças de corpo estranho e o próprio broncoscópio flexível. O próprio broncoscópio rígido também pode ser utilizado como instrumento de desobstrução (Figura 82.3). A ponta em bisel permite ressecar-se a lesão obstrutiva endoluminal da via aérea ao mesmo tempo em que se faz a hemostasia local. O procedimento deve ser realizado em centro cirúrgico, sob anestesia geral.

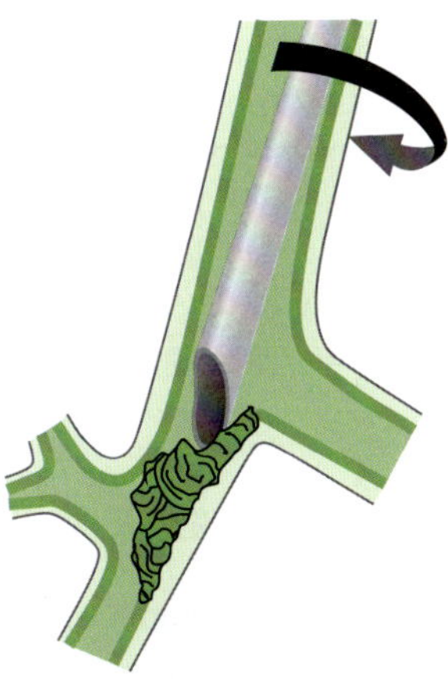

Figura 82.3 – Ilustração de um broncoscópio rígido na via aérea.

Situações específicas

Aspiração de corpo estranho

Corpos estranhos podem ser classificados em orgânicos e inorgânicos. Orgânicos incluem fragmentos ósseos (p. ex.: frango), espinhas de peixes, frutas, vegetais, grãos e sementes. São mais comuns em pacientes idosos e após libação alcoólica. Fragmentos inorgânicos incluem objetos metálicos e plásticos. São mais comuns em indivíduos jovens (Figura 82.4).

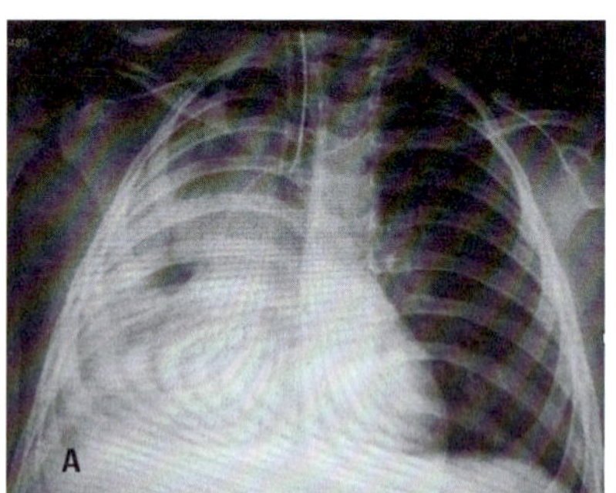

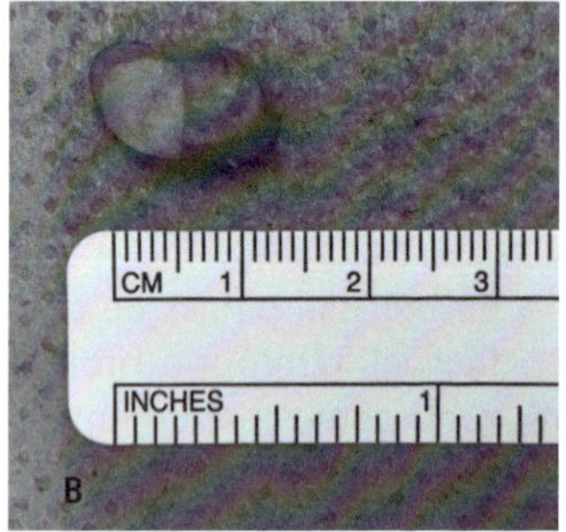

Figura 82.4 – (A) Atelectasia total do pulmão direito por aspiração de corpo estranho. Criança de 2 anos de idade. (B) Corpo estranho tipo orgânico.

Apesar de o broncoscópio rígido ainda ser considerado o método padrão-ouro para retirada de corpos estranhos, a maioria dos serviços considera o broncoscópio flexível como método inicial de tratamento. Provavelmente isso se dá pela maior facilidade e acesso ao aparelho. A taxa de sucesso com o broncoscópio flexível é em torno de 70%. Nos casos de falha, o broncoscópio rígido deve ser utilizado. Retirada cirúrgica do corpo estranho é rara, sendo necessária em menos de 5% dos casos.

Hemoptise maciça

A mortalidade associada com hemoptise maciça varia de 5 a 15% e está relacionada à asfixia, pela obstrução da via aérea com sangue e coágulos. Assim, o papel da broncoscopia é: aspirar sangue e coágulos; e promover a coagulação de lesão visível sangrante. A via aérea deve ser assegurada com tubo orotraqueal de grande calibre (> 8.0Fr).

A aspiração de sangue e coágulos pode ser feita com o broncoscópio rígido ou flexível. Todavia, o broncoscópio rígido é preferível, pois permite uma aspiração mais efetiva e ventilação durante o procedimento. A hemostasia pode ser realizada com solução salina gelada e adrenalina diluída (1:20.000), em pequenos sangramentos. Em sangramentos maiores, e lesões visíveis, o controle definitivo do sangramento pode ser feito por via endobrônquica com dispositivos como eletrocautério, crioterapia, laser e argon plasma.

Referências consultadas

Bibas BJ, Minamoto H. Obstrução traqueobrônquica. In: Altair da Silva Costa Júnior; Ilka Lopes Santoro; José Rodrigues Pereira; Paulo Pêgo-Fernandes; Teresa Tae Takagaki (org.). Oncologia torácica. Rio de Janeiro: Atheneu, 2011, v. 4, p. 249-66.

Blanco Ramos M, Botana-Rial M, García-Fontán E, Fernández-Villar A, Gallas Torreira M. Update in the extraction of airway foreign bodies in adults. J Thorac Dis. 2016; 8(11): 3452-56.

DeMeester SR, Worrell SG. Thoracic emergencies. Surg Clin N Am. 2014; 94(1):183-91.

Minamoto H, Terra RM, Cardoso PFG. Estenoses benignas da via aérea: tratamento endoscópico. Pulmão RJ. 2011;20(2):48-53.

Yendamuri S. Massive airway hemorrhage. Thorac Surg Clin. 2015; 25(3):255-60.

Parte 10

• • • • • • • • • • •

Cirurgia de cabeça e pescoço

Coordenadores
Vergilius José Furtado de Araújo Filho
Claudio Roberto Cernea

Capítulo 83

Infecções e abscessos cervicais

Thalita Mara Uehara
Claudio Roberto Cernea
Vergilius José Furtado de Araújo Filho

Definição

As infecções cervicais têm origem bacteriana e que podem ser superficiais, manifestando-se como celulite, ou profundas, causando abscessos ou fasceítes. A abordagem cirúrgica de urgência das infecções cervicais profundas faz parte do tratamento adequado na maioria dos casos e exige conhecimento da complexa anatomia dos espaços cervicais. Atualmente, é infrequente encontrá-las no contexto da cirurgia geral após o advento dos antibióticos, contudo, em geral, são casos graves e que, se não tratados rápida e adequadamente, podem evoluir para o óbito do paciente.

Etiologia

As causas mais frequentes das infecções cervicais profundas são:

- Infecções dos 2º e 3º molares inferiores (angina de Ludwig) que é a causa mais comum em adultos;
- Faringites e amigdalites, que são as causas mais comuns em crianças;

» Infecções de tumores primários e metastáticos em linfonodos cervicais;
» Infecção de cistos cervicais (branquial, tireoglosso ou cisto dermoide);
» Injeção de drogas endovenosas no pescoço;
» Infecção das glândulas salivares.

Anatomia

O sítio dos abscessos e fasceítes cervicais são os espaços cervicais, delimitados pelas fáscias cervicais.

As fáscias cervicais são divididas em superficial, que se estende desde o zigoma até o tórax e envolve os músculos da face e o platisma, e profunda. Esta última é dividida em três lâminas, a saber:

» Superficial: envolve o músculo esternocleidomastoideo, trapézio, glândulas parótidas e submandibulares;
» Média: envolve os músculos pré-tireoidianos, esôfago, laringe, hipofaringe, traqueia e tireoide e subdivide-se ainda em camada muscular e visceral;
» Profunda: recobre os músculos escalenos, elevador da escápula e o esplênio da cabeça. Sobre ela, passam o feixe vasculonervoso e o nervo frênico, e também se subdivide em fáscia pré-vertebral e alar.

Manifestações clínicas

Dependem do sítio de infecção (odontogênico, orofaringe, rinofaringe etc.) e das condições clínicas do paciente (múltiplas comorbidades, tempo de evolução do processo infeccioso, cirurgia prévia ou imunossupressão). Nem sempre o abscesso cervical é facilmente identificado em razão de sua profundidade.

Em pacientes submetidos à traqueostomia, uma das causas do abscesso pode ser uma fístula traqueoesofágica, causando disseminação da infecção para o mediastino. Pacientes graves, na unidade de terapia intensiva (UTI) com cateteres venosos de uso prolongado na veia jugular interna, podem desenvolver tromboflebite supurativa da veia jugular interna.

As manifestações clínicas e achados do exame físico dependem do local da infecção:

» Angina de Ludwig: infecção do espaço submandibular e as seguintes características são observadas: processo inflamatório começa no assoalho da boca, geralmente causada pela infecção do 2º ou 3º molar inferior e dissemina-se para o espaço submandibular por contiguidade; a infecção apresenta-se como um endurecimento da região submandibular, sem formação de muito pus; o processo poupa as glândulas salivares e linfonodos; e a infecção é, frequentemente, bilateral;

» Abscessos peritonsilares, parotídeos, parafaríngeos e submandibulares são geralmente associados com odinofagia e trismo que indica acometimento dos músculos da mastigação (o masseter e os pterigoides) ou envolvimento do ramo motor do nervo trigêmeo. Os achados no exame físico incluem edema de face e pescoço, eritema e descarga oral purulenta. Pode haver também assimetria da orofaringe e a linfadenopatia geralmente está presente;
» Disfagia e odinofagia podem acontecer em decorrência de inflamação das articulações cricoaritenoides;
» Disfonia e rouquidão são achados tardios em infecções cervicais e podem indicar envolvimento do nervo vago;
» A paresia da língua unilateral indica envolvimento do nervo hipoglosso;
» O estridor e a dispneia significam obstrução das vias aéreas e podem ser manifestações da pressão local ou propagação da infecção ao mediastino.

A complicação mais temida das infecções cervicais profundas é a mediastinite necrotizante descendente, que pode ter até 75% de mortalidade. Resulta da extensão retrofaríngea do foco infeccioso até o mediastino posterior. Esta propagação também pode envolver o mediastino anterior através do espaço visceral anterior. Isso ocorre porque a camada média da fáscia cervical profunda funde-se com o pericárdio e a adventícia dos grandes vasos que está adjacente à pleura parietal mediastínica. Assim, a infecção apresenta contiguidade com a pleura e o pericárdio que pode causar derrame pleural e pericárdico com tamponamento cardíaco.

Diagnóstico

O diagnóstico das infecções cervicais profundas é clínico, porém o emprego de exames pode ajudar a confirmar o diagnóstico e avaliar a extensão do problema frente à suspeita de abscesso. Tais exames são:

» A radiografia simples, que pode mostrar áreas de coleção com nível líquido e gás;
» A ultrassonografia, que tem maior precisão para identificar abscesso profundos e para guiar punções para coleta de material para cultura;
» A tomografia computadorizada (TC) com contraste endovenoso de face, pescoço e tórax é o exame de escolha, pois permite avaliar a extensão das lojas, bem como septos e to mediastino.

Tratamento

Deve se basear na garantia da via aérea segura, drenagem de todas as coleções e antibioticoterapia adequada.

» Via aérea: a presença de trismo, de abaulamentos cervicais ou de orofaringe extensos, de pus na cavidade oral e de desvio de traqueia pode dificultar muito a intubação. Sempre considerar intubação por fibroscopia ou até mesmo a traqueostomia;
» Drenagem: as cervicotomias devem ser amplas o suficiente para permitir a limpeza rigorosa e drenagem de todas as lojas do abcesso, de preferência com drenos tubulolaminares. É importante, no momento do fechamento, que não se feche a ferida hermeticamente para permitir melhor drenagem e evitar formação de novo abscesso. Se houver derrame pleural, este deve ser sempre drenado, e caso exista mediastinite associada, deve ser realizada a toracotomia também para drenagem ampla;
» Antibioticoterapia: as infecções profundas cervicais são polimicrobianas e representa a flora do local onde surgiu o foco da infecção. O microrganismo isolado mais comum é o *Streptococcus viridans*, por ser muito abundante na cavidade oral e o *Staphylococcus aureus*. O tratamento preconizado é com antibióticos de amplo espectro para gram-positivos e anaeróbios de cavidade oral.

Referências consultadas

Durazzo M, Pinto F, Loures M, Volpi E, Nishio S, Brandão L, et al. Os espaços cervicais profundos e seu interesse nas infecções da região. Rev Ass Med Brasil. 1997; 43:119-26.

Shah JP. Head and neck surgery and oncology. 4 ed. Mosby, 2012.

Barnes, L. Surgical Pathology of the Head and Neck. 3 ed. CRC Press, 2008.

Capítulo 84

Hematoma cervical pós-tireoidectomia

Vergilius José Furtado de Araújo Neto
Vergilius José Furtado de Araújo Filho
Claudio Roberto Cernea

Introdução

As doenças da glândula tireoide são prevalentes, e as indicações de tireoidectomia são bem-estabelecidas: suspeita ou comprovação de malignidade; sintomas compressivos; hipertireoidismo refratário a tratamento não operatório; e componente mergulhante da tireoide. O procedimento cirúrgico é considerado seguro, com técnica bem-estabelecida desde o início do século XX. Entre as complicações pós-operatórias, destacam-se o hipoparatireoidismo (por trauma cirúrgico das paratireoides), a disfonia (por manipulação ou lesão dos nervos laríngeos) e o hematoma cervical,[1] que, apesar de infrequente,[1-5] trata-se da principal causa de morte relacionada à tireoidectomia. Tendo em vista a potencial gravidade desta complicação, seus sinais e sintomas devem ser prontamente reconhecidos, para diagnóstico e tratamento precoces.

Etiologia

A etiologia da formação do hematoma cervical inclui a perda de ligaduras, a reabertura de vasos previamente cauterizados ou sangramento do parênquima residual da tireoide.[2]

Fisiopatologia

A glândula tireoide é um órgão ricamente vascularizado. Sua irrigação arterial é, na maioria das vezes, proveniente de duas artérias principais (bilateralmente): a artéria tireóidea superior, ramo direto da carótida externa; e a artéria tireóidea inferior, ramo do tronco tireocervical (que, por sua vez, é ramo da artéria subclávia). Já a drenagem venosa da glândula é dada por três veias: a veia tireóidea superior; a média; e a inferior.

Parte fundamental da técnica operatória da tireoidectomia é o cuidadoso controle da hemostasia, sendo necessária a ligadura eficiente dos vasos sanguíneos manipulados (seja por fios, eletrocautério, instrumentos de corrente elétrica bipolar ou ainda por instrumentos ultrassônicos).[3] Entretanto, durante o procedimento, existem duas variáveis fisiológicas que podem estar diferentes do estado basal do paciente no pós-operatório: a pressão arterial; e a pressão intratorácica. A pressão arterial interfere diretamente na pressão intraluminal das artérias e seus ramos no campo operatório. Já a pressão intratorácica pode interferir no retorno venoso e, assim, alterar a pressão das veias ligadas. Se durante o procedimento, a pressão arterial ou a pressão intratorácica estiverem abaixo dos valores basais do paciente, alguns vasos não ligados podem não sangrar no campo operatório, dificultando a percepção do cirurgião sobre a hemostasia. Dessa maneira, ao término da cirurgia, com o aumento da pressão arterial, ou se o paciente realizar alguma força, aumentando a pressão intratorácica, um processo hemorrágico local pode levar à formação de um hematoma.

Uma vez que os compartimentos cervicais não têm comunicação direta com outros compartimentos, um hematoma cervical pode provocar síndrome compartimental, ocasionando a compressão das principais veias cervicais (veia jugular e veia subclávia), levando a estase venosa e edema das estruturas do pescoço, como a laringe e, consequentemente, insuficiência respiratória. É importante salientar que a causa de óbito pelo hematoma cervical é geralmente por obstrução de via aérea, e não por choque hemorrágico hipovolêmico.

Fatores de risco e prevenção

Os fatores que aumentam o risco de desenvolvimento de hematoma cervical pós-tireoidectomia são: sexo masculino; hipertensão arterial sistêmica; hipertireoidismo; distúrbios de coagulação; tempo prolongado de cirurgia; hemostasia inadequada; tireoidectomia bilateral; esvaziamento cervical associado ao procedimento; e reoperação.[1,2]

As medidas de prevenção consistem em cuidados antes, durante e após a cirurgia. Anticoagulantes e antiagregantes plaquetários devem ser usados com cautela no perioperatório, uma vez que podem aumentar o risco de hematoma.[1] É, portanto, fundamental que as comorbidades do paciente sejam analisadas cuidadosamente no pré-operatório, com avaliação pré-operatória de médicos especialistas, para que se pesem o risco e o benefício da manutenção ou suspensão dessas medicações antes da cirurgia.

Na mesa cirúrgica, o posicionamento do paciente com o tronco discretamente elevado em relação aos membros inferiores ajuda a manter menor pressão dos vasos cervicais pelo efeito gravitacional. Durante o procedimento, todos os vasos devem ser ligados com cuidado em todos os tempos da cirurgia. O controle de sangramento apenas se utilizando uma gaze para comprimir pontos de sangramento não é recomendado, pois esta medida pode ser ineficiente, além de aumentar o risco de que o corpo estranho seja deixado em campo. Ao final da cirurgia, antes de se iniciar o fechamento por planos, a pressão arterial do paciente deve ser elevada e uma manobra de Valsalva, com hiperinsuflação pulmonar, deve ser realizada, de maneira a elevar a pressão intratorácica, para revisão hemostática arterial e venosa, respectivamente.[1] O uso de drenos com pressão negativa pode ser considerado em casos selecionados. O dreno teria um papel diagnóstico (o aspecto ou o débito alertariam a presença de sangramento pós-operatório) e terapêutico, para que o sangramento não se acumulasse, evitando, assim, a formação do hematoma. Não há, entretanto, evidência na literatura de que o uso rotineiro de drenos previna a formação de hematomas.[1,4]

O risco de hematoma cervical é maior nas primeiras 6 horas após o procedimento, porém pode ocorrer em até 30 dias de pós-operatório.[2] Sendo assim, é importante que a extubação seja feita de maneira delicada, sem provocar tosse ou reação de força exacerbada do paciente ao fim da anestesia. Além disso, o paciente deve permanecer em repouso relativo nos primeiros dias de pós-operatório, sem realizar atividades físicas intensas ou ser submetido a estresse físico ou emocional, que pode ensejar aumento da pressão arterial.

Diagnóstico e tratamento

O diagnóstico dessa complicação é eminentemente clínico (Figura 84.1). Um paciente que apresente abaulamento cervical expansivo no pós-operatório de uma tireoidectomia deve ser prontamente avaliado, e o caso representa uma urgência cirúrgica. O paciente pode se queixar de disfonia, desconforto respiratório ou dor. Pode apresentar também equimose da pele, taquipneia e, em casos mais graves, sinais francos de desconforto respiratório (como tiragem de fúrcula, uso de musculatura acessória da caixa torácica e estridor laríngeo). O dreno (se presente) com conteúdo francamente hemorrágico e de alto débito pode também ser um sinal de hematoma, porém este não deve ser o único critério diagnóstico, uma vez que a obstrução por coágulos no dreno pode não alterar a qualidade ou quantidade do seu débito.

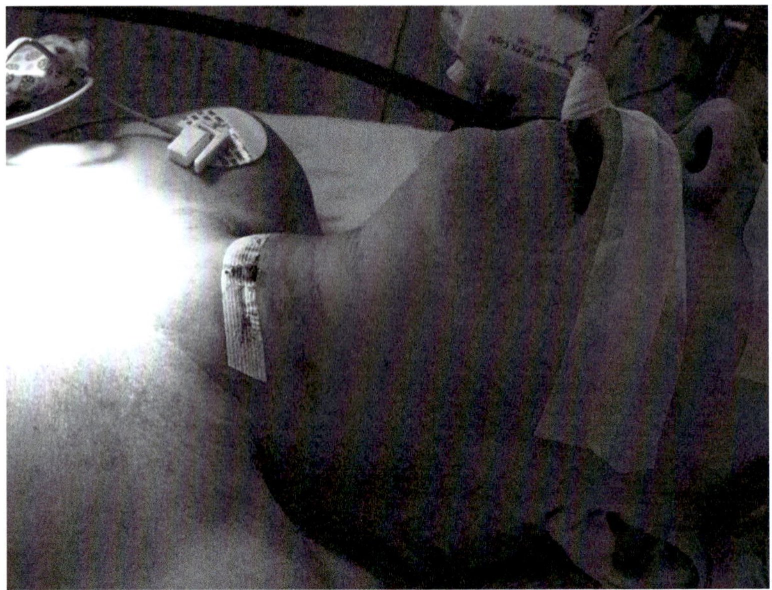

Figura 84.1 – Hematoma após tireoidectomia.

Diante dessa complicação, a equipe cirúrgica deve ser imediatamente notificada para avaliação do paciente. O tratamento consiste em nova abordagem cirúrgica, para drenagem do hematoma e controle do foco de sangramento. Caso o paciente apresente sinais de desconforto respiratório, a via aérea deve ser garantida prontamente, seja por intubação orotraqueal, seja por confecção de via aérea cirúrgica definitiva, com cricotireoidostomia ou traqueostomia. A abertura dos pontos da ferida operatória ainda no leito, com evacuação de coágulos, pode favorecer melhora temporária do quadro de insuficiência respiratória, permitindo que se ganhe algum tempo para intubação e reabordagem na sala cirúrgica.

Conclusão

O hematoma cervical representa a complicação pós-operatória de maior gravidade da tireoidectomia. Clinicamente, o paciente se apresenta com abaulamento cervical expansivo. O diagnóstico deve ser precoce, e a equipe cirúrgica responsável deve avaliar o paciente prontamente. Trata-se de uma emergência cirúrgica, e o tratamento consiste na drenagem do hematoma, no controle do foco de sangramento e na garantia da via aérea.

Referências consultadas

1. Canizzaro MA, et al. How to avoid and to manage post-operative complications in thyroid surgery. Updates Surg. 23 June 2017.
2. Harding J, et. al. Thyroid surgery: postoperative hematoma – prevention and treatment. Current Conceptis in Endocrine Surgery 391: 169-173. 22 December 2005.
3. Hin BH. A systematic review and meta-analysis comparting the efficacy and surgical outcomes of total thyroidectomy between harmonic saclpel versys ligasure. 20:1918-26. Annals of Surgical Oncology.11 Janurary 2013.
4. Liu J, et al. Risk fator for post-thyroidectomy hemorrhage – a meta-analysis. European Society of Endocrinology 16-1757. Februrary 8 2017.
5. Smith RB, et al. Thyroidectomy hemostasis. Otolaryngol Clin North Am. 2016 Jun;49(3):727-48. doi: 10.1016/j.otc.2016.03.006.

Capítulo 85

Insuficiência respiratória aguda por tumores do pescoço

Danielli Matsuura
Marco Aurélio Vamondes Kulcsar

Definição

A insuficiência respiratória aguda causada por tumores cervicais benignos ou malignos ocorre geralmente por obstrução da via aérea pelo crescimento intraluminal do tumor ou por compressão extrínseca.

Epidemiologia

Tumores das vias aéreas superiores são a causa mais comum, principalmente o carcinoma epidermoide (CEC), neoplasia maligna mais prevalente nessa topografia, com crescimento intraluminal e redução da luz das vias aéreas. Dentre os CECs, destacam-se os tumores laríngeos, principalmente os de glote, topografia mais frequente do câncer de laringe e que causam dispneia precocemente pelas características anatômicas locais. Neoplasias da cavidade oral, rinofaringe, orofaringe e hipofaringe causam dispneia geralmente em estádios mais avançados com um volume tumoral importante. Características anatômicas dessas topografias são demonstradas na Figura 85.1.

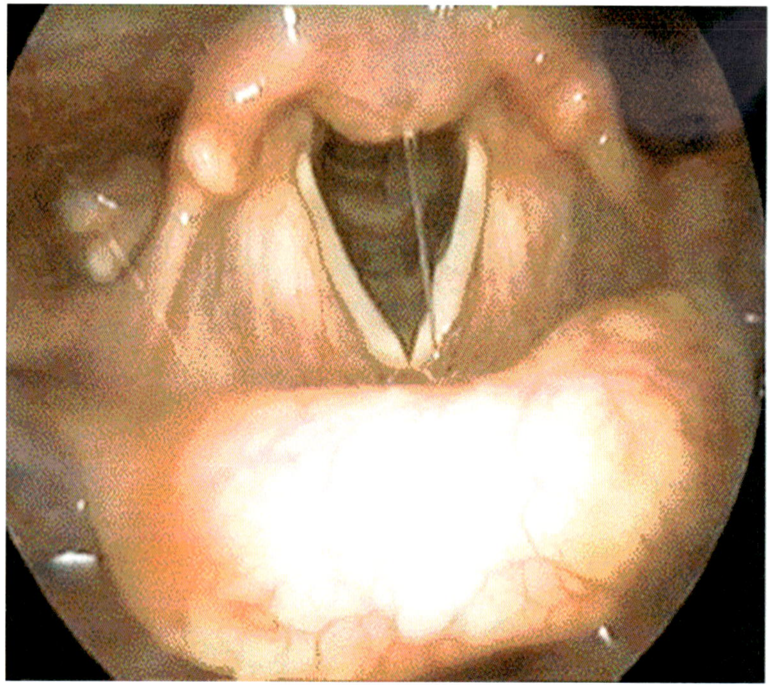

Figura 85.1 – Laringoscopia com a visão da laringe.

Já os bócios volumosos e/ou mergulhantes (Figura 85.2) causam dispneia, geralmente por compressão extrínseca e desvio de traqueia, porém, em geral, apresentam uma evolução lenta e progressiva, e dificilmente levam o paciente ao pronto-socorro, a não ser por uma descompensação aguda por outras causas.

Tumores malignos tireoidianos que causam insuficiência respiratória são pouco frequentes (Figura 85.3). Os carcinomas pouco diferenciados, indiferenciados ou linfomas apresentam crescimento rápido e progressivo em dias ou semanas que em geral causam compressão extrínseca e desvio de traqueia, mas podem também infiltrar a laringe e/ou a traqueia. Os tumores bem diferenciados e medulares raramente causam dispneia aguda, mas podem invadir a via aérea ou ainda evoluir com paralisia mediana do nervo laríngeo recorrente bilateralmente.

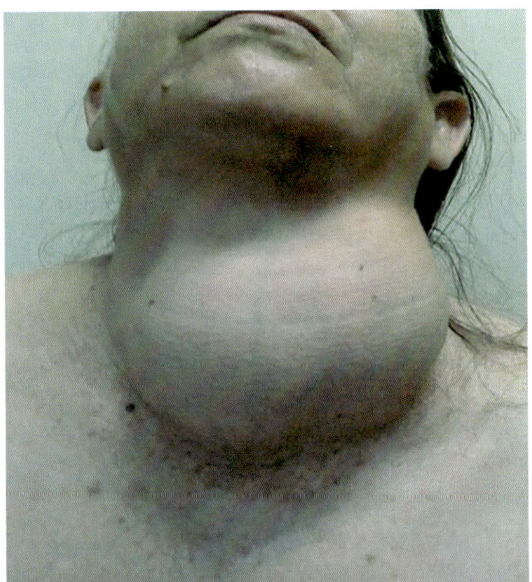

Figura 85.2 – Paciente com bócio volumoso.

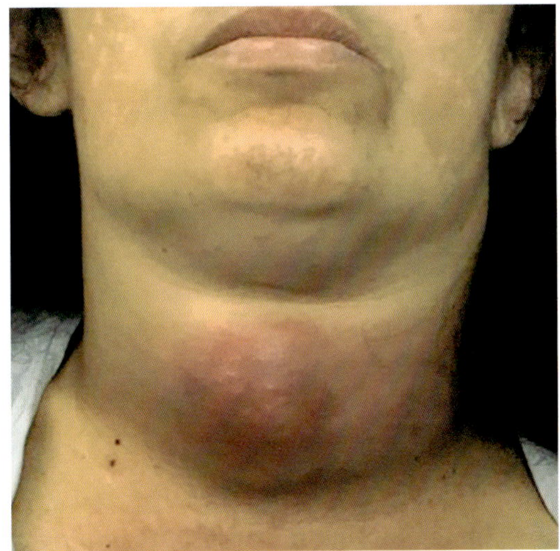

Figura 85.3 – Paciente com carcinoma pouco diferenciado da tireoide e infiltração da pele.

Anamnese e exame físico

É importante realizar uma anamnese dirigida investigando a queixa principal e a história da moléstia atual, investigando o início da dispneia e sintomas associados, doenças prévias, hábitos e vícios, principalmente tabagismo e etilismo.

No exame físico, é importante avaliar estado geral do paciente, saturação de oxigênio, frequência respiratória e frequência cardíaca. Deve-se também atentar para a presença de estridor respiratório e tiragem intercostal e realizar a inspeção avaliando se há algum abaulamento cervical e sua respectiva localização, tamanho e consistência. É fundamental a realização da oroscopia para avaliação da cavidade oral e da orofaringe, no intuito de visualizar algum fator obstrutivo e realizar a propedêutica pulmonar para descartar outras causas.

Exames

Se o paciente estiver com dispneia leve a moderada e tolerar o decúbito, pode-se prosseguir com a propedêutica armada e realizar uma tomografia com contraste endovenoso (se não houver contraindicação) de pescoço e tórax para melhor avaliação do local e extensão da obstrução da via aérea e definição da conduta, conforme demonstrado nas Figuras 85.4 e 85.5.

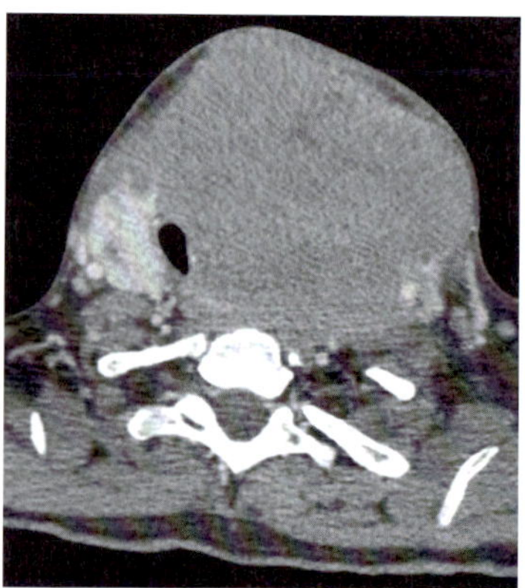

Figura 85.4 – Corte axial de tomografia computadorizada com presença de desvio de traqueia e compressão extrínseca por volumoso tumor tireoidiano.

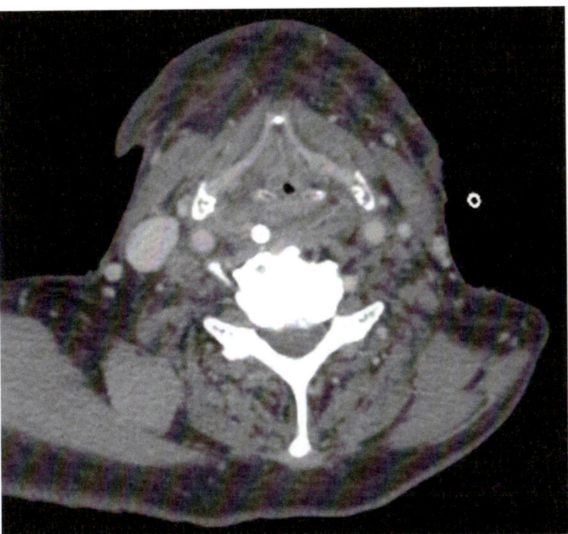

Figura 85.5 – Corte axial de tomografia computadorizada com presença de tumor laríngeo obstruindo a via aérea.

Conduta

Manter o paciente monitorizado e com suporte de oxigênio. Deve-se avaliar cada caso para escolher a melhor opção para garantir uma via aérea pérvia e a ventilação do paciente após identificar a causa da obstrução da via aérea, o tipo de lesão e sua localização. É imperativo também certificar-se de que a dispneia não é de causa pulmonar ou por obstruções traqueais mais distais.

Caso seja factível, proceder com a intubação orotraqueal. Em casos de compressão extrínseca, geralmente a intubação com fibroscópio utilizando tubos mais finos aramados é bem-sucedida, e após a intubação, prosseguimos com a realização da traqueostomia com o paciente sedado. Além do fibroscópio, outros dispositivos utilizados em via aérea difícil são de pouca utilidade. A máscara laríngea raramente consegue ultrapassar o ponto de obstrução para garantir uma ventilação adequada e, em casos de tumores vegetantes, pode causar sangramento importante. O *bougie* pode ser útil em casos em que a glote não é visualizada completamente, mas apenas se não houver risco de atingir o tumor e causar sangramento. Durante a intubação, estar com material preparado para obter uma via aérea cirúrgica de emergência, caso seja necessário, é fundamental.

Tumores ulcerados dentro da via aérea devem ser avaliados quanto ao tamanho e localização, ao grau de obstrução, e deve ser avaliado também o risco de sangramento, que pode dificultar a intubação orotraqueal e até piorar o quadro clínico do paciente. Caso o paciente tolere, pode ainda ser encaminhado ao centro cirúrgico para a realização de uma traqueostomia de urgência ou realizar a cricotireoidostomia e posteriormente convertê-la para a traqueostomia. Na emergência é indicada a cricotireoidostomia, que é o procedimento de escolha por ser mais mais rápido e tecnicamente mais fácil que a traqueostomia.

A cricotireoidostomia pode ser realizada por punção ou por incisão. Na primeira, é utilizado um cateter venoso de calibre 14 ou 16G, acoplado a uma seringa de 5 mL com solução salina. A agulha é inserida na membrana cricotireóidea, mantendo a pressão negativa até ser aspirado ar. Retira-se a agulha e mantém-se o cateter plástico que será conectado ao sistema de ventilação a jato ou manual. Esse método permite ventilação temporária devido ao aumento da PCO_2 e sua eficácia tem sido questionada em alguns trabalhos. A cricotireoidostomia por incisão pode ser realizada do modo tradicional, ou com a utilização de *kits* comerciais estéreis.

Nos casos de alteração anatômica importante que inviabiliza a cricotireoidostomia em tumores laríngeos, deve-se indicar uma traqueostomia com anestesia local, a ser realizada preferencialmente no centro cirúrgico. A técnica está descrita no capítulo de traqueostomia.

Conclusão

A insuficiência respiratória aguda causada por tumores cervicais decorrentes de obstrução da via aérea pelo crescimento intraluminal do tumor ou por compressão extrínseca deve ser manejada individualmente para a escolha da melhor conduta visando a manutenção de uma via aérea pérvia e ventilação adequada.

Referências consultadas

Argiris A, Karamouzis MV, Raben D, Ferris RL. Head and neck cancer. Lancet Oncol. 2008;371:1695-709.

Cabanillas ME, McFadden DG, Durante C. Thyroid cancer. The Lancet. Lancet Publishing Group, 2016.

Difficult Airway Algorithm. Practice Guidelines. Anesthesiology 2013.

Janfaza P, Nadol IB, Galla RI, et al., eds. Surgical anatomy of the head and neck. Philadelphia: Lippincott, Williams & Wilkins, 2001. pp.320-66.

McGill J, Clinton JE, Ruiz E. Cricothyrotomy in the emergency department. Ann Emerg Med. 1982;11:361-4.

Parte 11

Principais acessos em cirurgia

Coordenadores
José Pinhata Otoch
Alfredo Luiz Jacomo

Capítulo 86

Acessos cirúrgicos na região cervical

Flávio Carneiro Hojaij
Alfredo Luiz Jácomo
Mauro Figueiredo Carvalho de Andrade
Flavia Emi Akamatsu
Paulo Massarollo
José Pinhata Otoch

Introdução

Na prática médica, abordar cirurgicamente o pescoço pode ser mais comum do que parece, sendo fundamental, por exemplo, o acesso à via aérea em paciente em que não se consegue uma intubação orotraqueal. Exéreses de linfonodos também podem ser cruciais no diagnóstico de doenças linfoproliferativas e/ou inflamatórias, e as cervicotomias exploradoras nos traumas cervicais fazem ainda parte do conhecimento necessário para o cirurgião no atendimento de emergência. Este capítulo tem como objetivo descrever as principais vias de acesso para os procedimentos descritos, associados aos planos anatômicos estratigráficos. O acesso à glândula tireoide será descrito separadamente.

Acesso às vias aéreas

Cricotireoidostomias

» Anatomia de superfície: reconhecer a cartilagem tireoide, a proeminência laríngea e a cartilagem cricoide.

» Incisão: longitudinal ou transversal, entre a borda inferior da cartilagem tireoide e a borda superior da cartilagem cricoide.
» Estratigrafia: em virtude de a incisão ser pequena (2 a 3 cm) e localizada na região mediana do pescoço, seguimos os seguintes planos:
  - Pele;
  - Tecido celular subcutâneo;
  - Fáscia cervical – lâmina superficial;
  - Separação dos músculos infra-hioideos – fáscia cervical pré-traqueal;
  - Acesso à membrana cricotireóidea (possibilidade de vaso, linfonodo ou lobo piramidal da glândula tireoide sobre a membrana).

Traqueostomias

Incisão longitudinal

» Pele;
» Tecido celular subcutâneo;
» Fáscia cervical – lâmina superficial;
» Separação dos músculos infra-hióideos – fáscia cervical pré-traqueal (atenção para a presença de veia jugulares anteriores e suas anastomoses);
» Acesso à loja visceral (possibilidade de existir tecido gorduroso com vasos e linfonodos ou glândula tireoide sobre a traqueia);
» Avaliar necessidade de:
  - Ligadura de veias tireóideas inferiores (tributárias das veias braquicefálicas) ou artéria ima (ramo direto do arco da aorta, presente em 10% dos casos);
  - Istmotomia ou istmectomia da glândula tireoide.

Incisão transversa

» Pele;
» Tecido celular subcutâneo;
» Músculo platisma – descolamento de retalhos (pré ou transplatismais);
» Fáscia cervical – lâmina superficial;
» Separação dos músculos infra-hióideos – fáscia cervical pré-traqueal (atenção para a presença de veia jugulares anteriores e suas anastomoses);

» Acesso à loja visceral (possibilidade de existir tecido gorduroso com vasos e linfonodos ou glândula tireoide sobre a traqueia);
» Avaliar a necessidade de:
  - Ligadura de veias tireóideas inferiores ou artéria ima;
  - Istmotomia ou istmectomia da glândula tireoide.

Acesso aos linfonodos

Região supraclavicular (nível V)

» Pele;
» Tecido celular subcutâneo;
» Músculo platisma – descolamento de retalhos (pré ou transplatismais);
» Fáscia cervical – lâmina superficial.

Região anterolateral do pescoço (níveis II e III)

» Pele;
» Tecido celular subcutâneo;
» Músculo platisma – descolamento de retalhos (pré ou transplatismais);
» Fáscia cervical – lâmina superficial – acesso à bainha carótica.

Acesso ao esôfago

» Pele;
» Tecido celular subcutâneo – lado esquerdo;
» Músculo platisma – descolamento de retalhos (pré ou transplatismais);
» Fáscia cervical – lâmina superficial;
» Dissecção entre os músculos infra-hióideos e esternocleidomastóideo;
» Dissecção entre a bainha carótica e o complexo laringotraqueal esofágico;
» Exposição do esôfago.

Acesso à glândula tireoide

» Pele;
» Tecido celular subcutâneo;
» Músculo platisma – descolamento de retalhos (pré ou transplatismais);
» Fáscia cervical – lâmina superficial;
» Separação dos músculos infra-hióideos – fáscia cervical pré-traqueal (atenção à presença de veia jugulares anteriores e suas anastomoses);

- Acesso à loja visceral (possibilidade de existir tecido gorduroso com vasos e linfonodos ou glândula tireoide sobre a traqueia).

Acesso às glândulas paratireoides

Inferiores

- Pele;
- Tecido celular subcutâneo;
- Músculo platisma – descolamento de retalhos (pré ou transplatismais)
- Fáscia cervical – lâmina superficial;
- Separação dos músculos infra-hióideos – fáscia cervical pré-traqueal (atenção para a presença de veia jugulares anteriores e suas anastomoses);
- Acesso à loja visceral (possibilidade de existir tecido gorduroso com vasos e linfonodos ou glândula tireoide sobre a traqueia);
- Exposição da glândula tireoide;
- Identificação do nervo laríngeo recorrente inferior;
- Glândulas inferiores mediais ao nervo e abaixo da artéria tireóidea inferior.

Superiores

- Pele;
- Tecido celular subcutâneo;
- Músculo platisma – descolamento de retalhos (pré ou transplatismais);
- Fáscia cervical – lâmina superficial;
- Separação dos músculos infra-hióideos – fáscia cervical pré-traqueal (atenção para a presença de veias jugulares anteriores e suas anastomoses);
- Acesso à loja visceral (possibilidade de existir tecido gorduroso com vasos e linfonodos ou glândula tireoide sobre a traqueia);
- Exposição da glândula tireoide (possibilidade de ligadura dos vasos do polo superior da glândula tireóidea);
- Identificação do nervo laríngeo recorrente inferior;
- Glândulas superiores laterais ao nervo e ao redor da artéria tireóidea inferior.

Referências consultadas

Delaney CP. Netter, anatomia e abordagens cirúrgicas. Rio de Janeiro: Elsevier, 2016:3-35.

Drake RL, Vogh AW, Mitchell AWM. Gray's anatomia para estudantes. 2 ed. Rio de Janeiro: Elsevier, 2010;953-61.

Hojaij F, Vanderlei F, Plopper C, Rodrigues CJ, Jácomo A, et al. Parathyroid gland anatomical distribution and relation to anthropometric and demographic parameters: a cadaveric study. Anat Sci Int. 2011; 86(4):204-12.

Hollinshead WR. Anatomy for surgeons. The head and neck. 3 ed. Philadelphia: Lippincott, 1982:495.

Moore Kl, Dalley AF, Agur AMR. Anatomia orientada para a clínica. 6 ed. Rio de Janeiro: Guanabara Koogan, 2010:1004.

Speranzini M, Ramos M. Operações básicas em cirurgia geral. Rio de Janeiro: Guanabara Koogan, 1986.

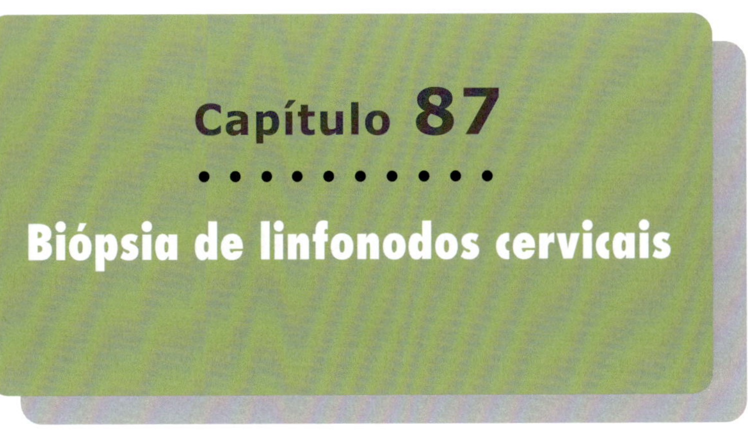

Capítulo 87

Biópsia de linfonodos cervicais

Ana Kober Nogueira Leite
Leandro Luongo de Matos
Claudio Roberto Cernea

Introdução

A biópsia de linfonodos cervicais é um procedimento essencial para o diagnóstico preciso e definição terapêutica de algumas doenças. No entanto, é necessário ter cautela e conhecimento ao indicá-la, pois sua realização de forma intempestiva pode trazer danos significativos aos pacientes.

Portanto, os principais objetivos deste capítulo são: esclarecer as principais indicações das biópsias de linfonodo cervicais e os casos em que não deve ser realizada; abordar de forma sucinta a anatomia cervical de cada região para evitar lesões de estruturas nobres; e fornecer princípios gerais sobre a técnica cirúrgica.

Principais causas da linfonodomegalia cervical

É importante a avaliação individual de cada caso. As hipóteses diagnósticas variam completamente com base na faixa etária, clínica associada à linfonodomegalia, aspecto dos linfonodos ao exame clínico e nos exames de imagem.

O aumento do volume dos linfonodos cervicais pode ser dividido em duas principais causas: inflamatórias/infecciosas; e neoplásicas.

A causa mais comum de linfonodomegalia cervical é reacional a infecções virais de trato aerodigestivo superior, principalmente em crianças. Os agentes causadores mais comuns são adenovírus, rinovírus e enterovírus. Normalmente são autolimitadas (1 a 2 semanas), com diversos linfonodos aumentados em tamanho, alongados, móveis e fibroelásticos.

Também devem ser consideradas como diagnóstico diferencial as doenças infecciosas causadoras da síndrome da mononucleose (*mono-like*). Tais doenças cursam com sintomas inespecíficos como febre, linfonodomegalia, faringite, mal-estar e pode haver hepatoesplenomegalia. A linfonodomegalia pode atingir tamanho acima de 2 cm e durar de 4 a 6 semanas. Os principais agentes causadores são o Epstein-Barr vírus, citomegalovírus, toxoplasmose, sífilis e infecção aguda pelo HIV. Tais suspeitas devem ser investigadas, inicialmente, por meio de sorologias.

Infecções bacterianas também podem cursar com linfonodomegalia. Pode ocorrer uma linfadenite supurativa causada por estafilococos ou estreptococos originados da pele ou da faringe que deve ser tratada com antibióticos. Infecções bacterianas específicas como brucelose, doença da arranhadura do gato e actinomicose são possíveis diagnósticos diferenciais, mas são raras.

Atenção especial deve ser dada ao diagnóstico diferencial de tuberculose ganglionar, pois a infecção pela micobactéria é presente no Brasil. História de contato com pessoa com tuberculose, febre e sudorese noturnas, linfonodomegalia difusa e bilateral, linfonodos com centro necrótico e possível fistulização para pele levantam fortemente essa hipótese.

Entre as doenças neoplásicas, há principalmente as linfoproliferativas (linfomas e leucemias) e as doenças metastáticas.

Febre, mal-estar, perda de peso, sudorese e astenia associados à linfonodomegalia difusa cervical e/ou a outras cadeias deve levantar a hipótese de doença linfoproliferativa.

Linfonodomegalia endurecida, possivelmente fixa, arredondada, normalmente indolor e assintomática favorece a hipótese de doença metastática. Os principais sítios de tumores primários com metástases cervicais são tumores de trato aerodigestivo superior (principalmente carcinomas epidermoides de boca, faringe, laringe), tireoide e lesões malignas de pele (carcinoma epidermoide e melanoma).

Investigação diagnóstica da linfonodomegalia cervical

Para se chegar à indicação de biópsia de linfonodo cervical, deve-se passar inicialmente pela investigação diagnóstica da linfonodomegalia, uma vez que a biópsia é um dos últimos procedimentos a serem realizados por ser o mais invasivo e por ter indicações específicas.

Avaliação clínica com anamnese e exame físico completo é o primeiro passo. Atenção especial deve ser dada a fatores de risco como etilismo e tabagismo, exposição solar e antecedente de exposição à radiação. O exame físico deve incluir palpação de principais cadeias linfonodais e tireoide, associada à oroscopia, laringoscopia e avaliação da pele para lesões suspeitas.

A presença de linfonodomegalia cervical endurecida em paciente tabagista associada à lesão primária suspeita em língua, por exemplo, favorece muito a suspeita de metástase linfonodal cervical. Enquanto isso, diversos linfonodos aumentados em região cervical bilateral e axilar em paciente jovem, sem comorbidades com história de astenia, *rash* cutâneo e perda de peso favorecem a hipótese de doença linfoproliferativa.

Após avaliação clínica inicial, deve-se prosseguir à investigação mediante exames complementares, conforme relevância, e de cada um é demonstrado a seguir.

- Exames laboratoriais: alterações no hemograma geralmente são inespecíficas, entretanto linfocitose é, muitas vezes, encontrada em doenças linfoproliferativas, assim como predomínio de polimorfonucleares em doenças infecciosas. Deve-se ter atenção em casos de pancitopenia e leucose, mais frequentemente associados a doenças de linhagem hematológica. Sorologias para as doenças causadoras da síndrome da mononucleose confirmam sua hipótese clínica têm grande utilidade para excluir diagnósticos diferenciais. Aumento de beta-2-microglobulina e DHL também favorecem o diagnóstico de doença linfoproliferativa;
- Ultrassonografia cervical com doppler colorido: exame não invasivo de fácil acesso e muito útil na investigação da linfonodomegalia,

por meio do qual o radiologista consegue determinar se os linfonodos apresentam aspectos compatíveis com linfonodos reacionais (aumentados de tamanho, mas mantendo arquitetura habitual, forma alongada e hilo vascular preservado) ou se apresentam características não habituais que indicam que se deve prosseguir com investigação. As principais alterações no aspecto ultrassonográfico de linfonodos não habituais, ou atípicos, são: forma arredondada, perda do hilo vascular central, coalescência e a presença de microcalcificações (favorece fortemente a hipótese de metástase de carcinoma papilífero de tireoide). Também excluem a presença de nódulos em tireoide ou glândulas salivares que podem sugerir a origem primária da doença;

» Tomografia computadorizada (TC): quando indicada, deve ser solicitada com contraste endovenoso e das regiões da face e do pescoço. Grande utilidade em avaliar características dos linfonodos para direcionar suspeita diagnóstica, sendo as principais características avaliáveis dos linfonodos atípicos a forma arredondada, linfonodos confluentes, presença de necrose central e invasão de estruturas adjacentes. Também apresenta grande utilidade em identificar e avaliar a presença de lesão primária em casos de linfonodos metastáticos;

» Punção aspirativa por agulha fina (PAAF) guiada por ultrassonografia e análise citológica: exame extremamente útil, deve ser o primeiro exame invasivo realizado na investigação, esgotada a investigação inicial e em quadros persistentes. Muitas vezes, é o único exame invasivo necessário para diagnóstico de linfonodomegalia cervical. Por ser realizado com agulha fina, não há contaminação significativa decorrente do procedimento (p. ex.: implante de células neoplásicas ou disseminação da infecção) e, por ser guiado por ultrassonografia, consegue aspirar material de regiões precisas. Patologistas experientes em citologia conseguem determinar, na maioria dos casos, o diagnóstico de linfonodo metastático e sua origem (p. ex.: metástase de carcinoma epidermoide, metástase de carcinoma papilífero ou medular da tireoide), linfonodomegalia reacional e doença linfoproliferativa (linfoma). Também é possível ter forte suspeita de doenças granulomatosas, como a tuberculose, mas a confirmação do diagnóstico pela citologia é difícil. Dosagem de substâncias específicas como tireoglobulina e calcitonina no aspirado pode ser realizada e é extremamente útil para confirmação diagnóstica nos casos de suspeita de metástase de carcinoma de tireoide. Também, a detecção da micobactéria por exames de biologia molecular (reação em cadeia da polimerase (PCR) em tempo real) pode dar o diagnóstico de tuberculose ganglionar;

» Biópsia excisional de linfonodo cervical: tem grande utilidade na prática clínica, mas só deve ser realizada após avaliação detalhada do caso e confirmação de sua indicação. O procedimento de exérese cirúrgica de linfonodos gera contaminação de toda a região dissecada. Nos casos de doenças metastáticas, pode causar ruptura da cápsula linfonodal e gerar implantes de células neoplásicas fora dos limites do linfonodo, causando importante piora do prognóstico do paciente de forma iatrogênica e desnecessária. Assim, não deve ser realizada nesses casos, ou seja, quando a suspeita é de doença metastática, salvo raras exceções, principalmente quando os recursos prévios foram esgotados e o paciente necessita de diagnóstico para indicar terapêutica. Na prática, suas principais indicações são:
    1. Casos de suspeita de doença linfoproliferativa após citologia para confirmação diagnóstica e definição de subtipo;
    2. Suspeita de doenças granulomatosas quando há dificuldade de confirmação diagnóstica na citologia;
    3. Outros quadros infecciosos não definidos que necessitem de cultura de material.

É importante salientar que cada caso deve ser avaliado de forma individual, no entanto, como regra geral, as biópsias cirúrgicas só devem ser realizadas após PAAF e análise citológica que excluam doenças metastáticas, nunca como 1ª opção de investigação diagnóstica. Com isso, pode-se evitar grandes danos ao paciente.

Princípios gerais da técnica cirúrgica para biópsias de linfonodo na região cervical

A região cervical é rica em estruturas nobres vasculares, nervosas e linfáticas. Tal fato tem de ser levado em conta ao se indicar e realizar procedimentos na região, e o cirurgião deve ter profundo conhecimento da anatomia local para não gerar sequelas, muitas vezes significativas e irreversíveis, no paciente.

A biópsia de linfonodo cervical pode ser realizada sob anestesia local, mas exige cautela. A proximidade da região com a face, necessidade de colocação de campos cirúrgicos sobre a cabeça do paciente, estímulos nervosos gerados pelo uso do bisturi elétrico e eventuais sangramentos podem gerar grandes dificuldades e desconforto durante o procedimento. A avaliação individual do paciente, cirurgião e localização do linfonodo devem ditar se o procedimento será realizado sob anestesia local, local com sedação ou geral.

As incisões devem sempre respeitar as linhas de força do pescoço, portanto devem ser realizadas de forma transversal e, quando possível, sobre prega cutânea existente. Pele e subcutâneo devem ser incisados até exposição do músculo platisma, que também deve ser seccionado. Retalhos de pele devem, então, ser levantados a fim de gerar exposição adequada para procedimento, no plano subplatismal, com descolamento junto ao músculo.

Após levantados os retalhos, a tática cirúrgica depende de cada caso e de cada topografia. Como princípios gerais, devem ser feitas incisões respeitando-se os músculos, afastando-os e utilizando-os como parâmetros anatômicos para identificar o linfonodo-alvo, não sendo necessário seccionar musculatura profunda. Os principais músculos que servem de parâmetro para a anatomia e localização cervical nas biópsias são o esternocleidomastóideo, musculatura pré-tireoidiana e digástrico com seus ventres anterior e posterior.

A seguir, descreve-se a divisão por níveis cervicais, citando as principais estruturas anatômicas que devem ser preservadas nas biópsias.

» Nível Ia (nível submentoniano): não há estruturas nobres a serem preservadas na região submentoniana. Os linfonodos são normalmente superficiais e deve-se apenas respeitar os limites da musculatura do soalho da boca;
» Nível Ib (nível submandibular): localização com muitas estruturas importantes. Superficialmente, abaixo do músculo platisma e junto à mandíbula, está o ramo marginal mandibular do nervo facial que é facilmente lesado por ser superficial e bastante fino. Para evitar a lesão, pode-se realizar incisões mais baixas, distantes do limite inferior do osso da mandíbula. Mais profundamente, está a glândula submandibular que apresenta relação próxima com a artéria

facial. Profundamente a ela, estão os nervos hipoglosso, nervo lingual e o ducto de Whaton. Na biópsia de linfonodos dessa região, todas essas estruturas devem ser identificadas e preservadas, pois eventuais lesões ensejam sequelas significativas;

» Nível II (nível jugulocarotídeo alto): para acessá-lo, deve-se abrir a borda anterior do músculo esternocleidomastóideo. Deve-se ter cautela principalmente com a veia jugular interna, artéria carótida (interna, externa e ramos), nervo vago, nervo hipoglosso e nervo acessório. Ainda, é importante utilizar o ventre posterior do músculo digástrico como limite superior para não haver risco de lesões vasculares junto à base do crânio, que são gravíssimas e de alta mortalidade. Este nível ainda é dividido em nível IIa, anterior ao nervo espinal acessório, e IIb, posterior a este;
» Nível III (nível jugulocarotídeo médio): deve-se ter cuidado principalmente com a veia jugular interna, artéria carótida comum e nervo vago;
» Nível IV (nível jugulocarotídeo baixo): deve-se ter cautela com a artéria carótida comum e nervo vago como nos outros níveis jugulocarotídeos. No entanto, deve-se ter atenção especial ao se realizar procedimentos nessa região em virtude da rica vascularização linfática presente, principalmente por seus ductos principais (ducto torácico a esquerda e ducto linfático direito), que normalmente desembocam na veia jugular interna na transição cervicotorácica. Lesões inadvertidas podem causar fístulas linfáticas graves, de difícil tratamento. Profundamente, sobre o músculo escaleno anterior está o nervo frênico e, entre os ventres anterior e médio, o plexo braquial, que também devem ser preservados;
» Nível V (triângulo posterior): a principal estrutura a ser preservada nesta região é o nervo acessório, em seu trajeto em direção ao músculo trapézio;
» Nível VI (compartimento central): região responsável pela drenagem da glândula tireoide principalmente. Não são indicadas biópsias excisionais de linfonodos nessa localização.

Principais mensagens

» A biópsia aberta de linfonodo cervical não é a forma inicial de investigação de linfonodomegalia na região;

- Preferencialmente, não deve ser realizada antes da exclusão da hipótese diagnóstica de metástases linfonodais;
- Só deve ser realizada por cirurgião com profundo conhecimento da anatomia da região em virtude dos riscos de lesões inadvertidas e de sequelas graves.

Referências consultadas

Araújo Filho VJF, Cernea CR, Brandão LG. Manual do residente de cirurgia de cabeça e pescoço. 2 ed. Barueri: Manole, 2013.

Matos LL, Faro Jr MP, Kanda JL, Geradi Filho VA, Fernades PM. Linfadenopatia cervical na infância: etiologia, diagnóstico diferencial e terapêutica. Arq Bras Ciên Saúde. 2010;35(3):213-9.

Capítulo 88

Acessos cirúrgicos na região torácica

José Pinhata Otoch
Mauro Figueiredo Carvalho de Andrade
Flavio Carneiro Hojaij
Flavia Emi Akamatsu
Alfredo Luiz Jacomo

As vias de acesso para cavidade torácica são múltiplas e podem ser divididas conforme a localização (Quadro 88.1).

Quadro 88.1
Tipos de toracotomias

1. Toracotomia anterior: – Mediana transesternal – Esternotomia; – Direita ou esquerda; e – Bilateral transesternal. 2. Lateral – Axilar 3. Posterolateral 4. Posterior	Cirurgias minimamente invasivas realizadas por vídeo ou vídeo assistidas.

Diferentemente da cavidade abdominal, a cavidade torácica não tem um acesso único, amplo, no qual todos os órgãos podem ser manipulados por uma mesma incisão.

É necessário ter claramente definido, quando se planeja a via de acesso torácica, o órgão que será o alvo da cirurgia, pois cada via definida tem acesso específico a uns órgãos e bastante limitado a vários outros.

O conhecimento da anatomia da caixa torácica é fundamental para realização das toracotomias, visto que os músculos que compõem toda a caixa torácica são básicos para a movimentação da cintura escapular e para a respiração.

Convém lembrar que, para o acesso ao interior da cavidade torácica, sempre é necessário o afastamento de estruturas ósseas. Se o acesso for entre os arcos costais, ele necessariamente deverá ser feito sobre a borda superior das costelas para evitar as lesões ao feixe vásculo nervoso.

Nos acessos realizados por via transesternal mediana, a separação do esterno é realizada com instrumentos específicos e feita de maneira simétrica para possibilitar uma boa cicatrização quando da síntese da ferida cirúrgica.

Vale relembrar que a inserção do músculo diafragma é feita na região posterior junto às vértebras lombares e sobe por todo o arcabouço das costelas, junto ao rebordo costal, até fazer a inserção no ponto mais anterior na altura do apêndice xifoide.

Quando o acesso à cavidade torácica for realizado por via vídeo cirúrgica, tanto na videocirurgia convencional como na videocirurgia assistida, o conhecimento da anatomia de superfície dos lóbulos pulmonares é fundamental para o planejamento do posicionamento dos rocateres.

Toracotomias

Toracotomia longitudinal esternal ou esternotomia

Os planos cirúrgicos são: pele, tecido celular subcutâneo, algumas vezes liberação de parte da inserção do músculo peitoral maior junto à tábua esternal (Figura 88.1).

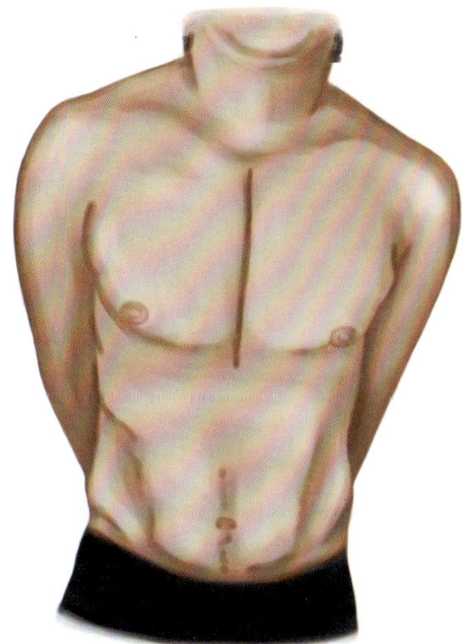

Figura 88.1 – Esternotomia mediana.

Bitoracotomia anterior

Incisão arqueada seguindo os espaços intercostais 4º e 5º à esquerda e à direita, respectivamente.

Abertura da pele tecido celular subcutâneo, musculatura do peitoral maior bilateralmente e incisão da tábua esternal de forma oblíqua. Deve-se prestar atenção ao fato de que, nesta incisão, os vasos torácicos internos direito e esquerdo são ligados.

As vias de acesso esternotomia longitudinal mediana e bitoracotomia anterior têm utilização bastante diferente: enquanto a primeira é uma via utilizada em cirurgias eletivas; a segunda, muitas vezes, é uma opção técnica para as cirurgias de urgência (Figura 88.2).

Estas vias de acesso permitem a abordagem do pericárdio, coração e vasos da base, não sendo utilizadas para outros órgãos.

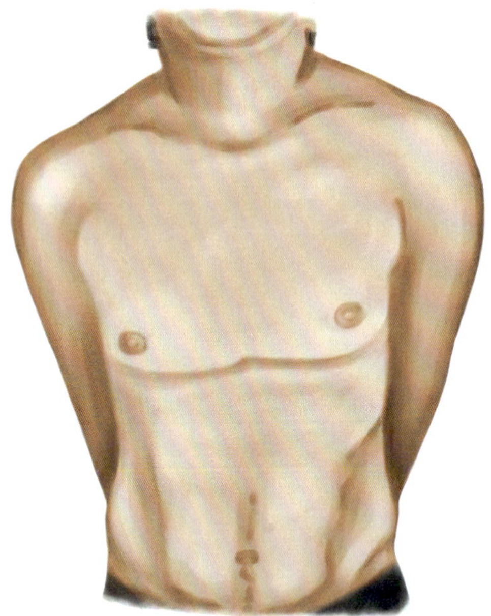

Figura 88.2 – Bitoracotomia anterior.

Incisão subxifóidea para acesso ao saco pericárdico – janela pericárdica

Esta não é uma toracotomia, porém é bastante útil para o acesso ao saco pericárdico e ao diagnóstico e manejo de tamponamento cardíaco nas emergências.

É realizada uma incisão subxifóidea no epigástrio com abertura de pele e tecido celular subcutâneo e fáscia, no músculo reto abdominal na linha média, com rebatimento do peritônio e identificação do diafragma músculo.

Desinserção da fixação do músculo diafragma na tábua posterior do periósteo por divulsão romba e identificação do saco pericárdico no mediastino anterior.

Toracotomia posterolateral e lateral

Para este acesso, a referência são as linhas axilares anterior e posterior e a borda inferior da escápula.

A incisão na pele é realizada a partir da projeção do 5º espaço intercostal na linha axilar anterior em direção à borda inferior da escápula, contornando-a (Figura 88.3).

Nesta incisão, abre-se a pele, o tecido celular subcutâneo e sistematicamente os grupos musculares. O primeiro é o do grande dorsal. Na sequência, será aberto o músculo serrátil anterior. Neste, deve-se ter o cuidado de não se seccionar o nervo torácico longo que corre sobre suas fibras. Para tanto, a incisão é feita mais caudalmente em relação à fixação do músculo e em direção posteroanterior.

A diferença entre a toracotomia posterolateral e a lateral é que, nesta última, não se abre o músculo grande dorsal, causando menor agressão cirúrgica, porém limitando a abertura da incisão.

Utiliza-se o acesso por toracotomia posterolateral direita ou lateral direita para acessar:

- Hilo pulmonar e resseções de parênquima pulmonar;

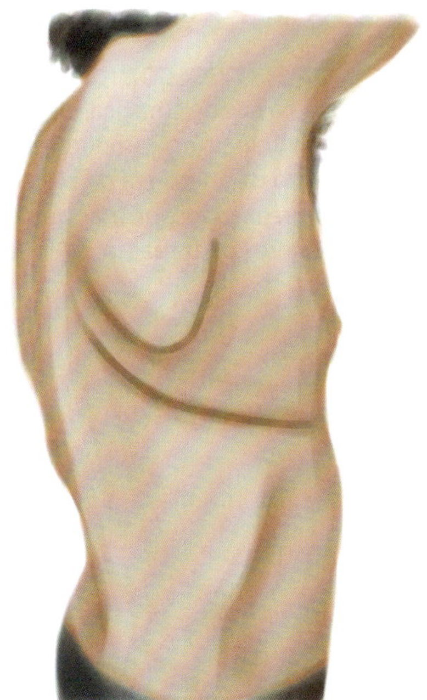

Figura 88.3 – Incisão de toracotomia posterolateral.

» Traqueia intratorácica e carina;
» Esôfago proximal e terço médio.

Utiliza-se o acesso por toracotomia posterolateral esquerda ou lateral esquerda para:
» Hilo pulmonar e ressecções do parênquima pulmonar;
» Crossa de aorta e aorta descendente;
» Esôfago – terço distal

As toracotomias posteriores atualmente têm sua utilização bastante limitada, pois eram muito utilizadas para processos supurativos pulmonares, nos quais havia o interesse de não permitir que a secreção da via aérea do pulmão doente fosse aspirada contralateralmente. Com o advento de ventilação monopulmonar e intubação seletiva guiada por broncoscopia, sua utilização ficou bastante reduzida, para o que contribuiu também o fato de ser preciso um posicionamento em decúbito ventral do paciente na mesa cirúrgica.

Videotoracoscopia ou toracoscopia videoassistida

No acesso por vídeo à cavidade torácica, deve-se levar em conta o local em que se pretende atuar cirurgicamente no interior da cavidade e, a partir do conhecimento da anatomia de superfície, posicionar os trocateres para o acesso ser realizado por triangulação, com a câmera localizada no meio dos trocateres de trabalho.

Capítulo 89

Principais acessos em cirurgias abdominais

José Pinhata Otoch
Alfredo Luiz Jacomo
Paulo Massarolo
Flavio Carneiro Hojaij
Mauro Figueiredo Carvalho de Andrade

Definição

A exposição adequada é um aspecto técnico fundamental nos procedimentos cirúrgicos. O objetivo do acesso cirúrgico é permitir não só a visão, mas também a manipulação segura das estruturas. Outro aspecto relevante é a prevenção de complicações intra e pós-operatórias relacionadas diretamente ao acesso cirúrgico, que incluem lesões viscerais, lesões vasculares, lesões nervosas, infecções, deiscências e hérnias incisionais.

Epidemiologia

Operações abdominais lideram a lista de procedimentos cirúrgicos mais comuns. Segundo dados do DATASUS, mais de 200 mil colecistectomias são realizadas anualmente no Brasil. Complicações das incisões abdominais são relativamente comuns. Em hernioplastias inguinais, a incidência de dor neurogênica chega a 10%.[1] Em cirurgias colorretais, a incidência de hérnias incisionais é de cerca de 4%.[2] Infecções da ferida cirúrgica ocorrem em cerca de 4% das cirurgias limpas e em 35% das contaminadas.[3] Refinamentos técnicos e seleção criteriosa do acesso cirúrgico podem minimizar esses riscos.[4,5]

Bases anatômicas

Habitualmente, o acesso à cavidade abdominal é realizado através da parede abdominal anterolateral. Por essa razão, a compreensão da anatomia da região é essencial para o cirurgião, incluindo o conhecimento da estratigrafia, da disposição das estruturas musculoaponeuróticas, da vascularização e da inervação.

A parede anterolateral do abdome é limitada cranialmente por estruturas osteocartilaginosas da parede torácica (processo xifoide e rebordo costal). O limite caudal é formado pelos ossos ilíaco e púbico da bacia e pelo ligamento inguinal. Internamente à parede, a cavidade abdominal se projeta acima e abaixo desses limites e, por essa razão, alguns recessos peritoniais, como os subfrênicos, são de acesso mais difícil.

O limite entre as regiões anterior e lateral da parede abdominal é definido pela linha semilunar (borda lateral do músculo reto do abdome). O plano horizontal que cruza as duas espinhas ilíacas anterossuperiores (plano interespinal) se projeta a meia distância entre a cicatriz umbilical e a sínfise púbica e subdivide a parede abdominal anterior em regiões anterossuperior e anteroinferior.

Os estratos da parede abdominal incluem pele, tecido subcutâneo, estruturas musculoaponeuróticas, fáscia endoabdominal (transversalis), gordura extraperitoneal e peritônio. A pele apresenta uma capacidade variável de deslocamento em relação aos planos mais profundos, com exceção da cicatriz umbilical, em que é firmemente aderida. Fatores como idade, quantidade de gordura subcutânea e posição postural alteram a topografia da pele e devem ser considerados na definição dos locais de incisão cirúrgica. As linhas de menor tensão da pele se dispõem em sentido aproximadamente transversal (linhas de Langer), ao longo das quais incisões cirúrgicas tendem a produzir uma cicatriz mais estética.

O tecido subcutâneo compreende duas camadas de tecido adiposo e duas fáscias conjuntivas. A fáscia de Camper é mais delgada, ficando entremeada à camada mais superficial de tecido adiposo. A fáscia de Scarpa é mais profunda e membranosa, fica interposta entre as camadas de tecido adiposo e é identificada mais facilmente nas porções inferiores e laterais da parede abdominal. Na linha longitudinal mediana, a fáscia de Scarpa se funde à linha alba e não é individualizada. Inferiormente, funde-se à fáscia profunda da coxa (fáscia lata), numa linha paralela ao ligamento inguinal. Em virtude de sua consistência mais fibrosa, a fáscia de Scarpa é habitualmente suturada para aproximação das bordas do tecido subcutâneo no fechamento das incisões abdominais. Essa manobra ajuda o nivelamento das bordas, contribuindo para a obtenção de um melhor resultado estético.

A disposição dos planos musculoaponeuróticos é diferente nas regiões lateral, anterossuperior e anteroinferior do abdome. O conhecimento dessas variações é importante para orientar o acesso seguro à cavidade peritonial ou à dissecção por planos extraperitoniais. Na parede lateral, existem três estratos musculoaponeuróticos: oblíquo externo; oblíquo; interno e transverso. O músculo oblíquo externo se projeta cranialmente bem acima do gradeado costal, com fixações nas faces externas das oito costelas inferiores, onde se imbrica com digitações do músculo serrátil anterior. Já os músculos oblíquo interno e transverso se fixam nas superfícies externa e interna da cartilagem do rebordo costal, respectivamente. Esse detalhe é importante no planejamento de incisões subcostais.

Na parede anterior, toda a extensão do plano musculoaponeurótico é ocupada pelo músculo reto do abdome, suas bainhas e a linha alba. Na região anterossuperior, o músculo reto é envolvido pelas bainhas aponeuróticas anterior e posterior, que são constituídas por extensões das aponeuroses dos três músculos da parede lateral. Na região anteroinferior, caudal à linha arqueada, todas as aponeuroses dos músculos laterais se posicionam anteriormente ao músculo reto que, nessa porção, não tem bainha posterior e repousa em contato direto com a fáscia transversalis. Na linha mediana, as bainhas do reto de fundem, formando a linha alba. Ao longo de seu trajeto, o reto é cruzado por faixas de tecido fibroso que aderem o músculo às bainhas anterior e posterior (intersecções tendíneas). As intersecções limitam a retração do músculo reto após incisões transversas.

A fáscia endoabdominal é uma lâmina de tecido conjuntivo de espessura variável, que recobre internamente a cavidade peritonial e é separada do peritônio por uma camada de tecido conjuntivo frouxo entremeado por quantidade variável de tecido adiposo (gordura extraperitoneal). Esse plano de gordura frouxa é utilizado habitualmente nos acessos extraperitoniais à cavidade abdominal.

A irrigação arterial da parede abdominal é promovida por um sistema superficial, subcutâneo e outro profundo, situado no plano musculoaponeurótico. Esses dois sistemas se comunicam por meio de uma rede de anastomoses. A plexo superficial depende fundamentalmente das artérias epigástrica superficial, circunflexa ilíaca superficial, e de ramos perfurantes das artérias profundas. Especificamente no monte púbico, o tecido subcutâneo é nutrido por uma rica rede de vasos derivados da artéria pudenda externa e, nessa região, extensões das incisões cirúrgicas abdominais apresentam sangramento mais pronunciado. O sistema profundo tem contribuições relativas de diferentes artérias, dependendo da região: a parede lateral é perfundida pelas artérias intercostais, subcostal, musculofrênica e circunflexa ilíaca profunda; a parede anterossuperior é perfundida principalmente pela artéria epigástrica superior; na parede anteroinferior, a artéria epigástrica inferior é dominante. Na parede inferior, a artéria epigástrica inferior é envolvida por tecido conjuntivo frouxo ao longo do trajeto cranial do vaso desde a sua origem, na artéria ilíaca externa, até penetrar a bainha do músculo reto, na linha arqueada, próximo à linha semilunar (borda lateral). Por essa razão, traumas da artéria nessa região podem determinar hemorragias importantes, que dissecam o espaço extraperitoneal sem exteriorização evidente para planos superficiais.

A drenagem venosa da parede abdominal acompanha os sistemas arteriais, de forma geral. Constituem exceção a drenagem venosa superficial da parede lateral, que depende do sistema toracoepigástrico, e a drenagem da cicatriz umbilical, que segue para o sistema porta hepático por meio de veias periumbilicais.

A inervação sensitiva e motora da parede abdominal é realizada pelos nervos toracoabdominais (raízes T7 a T12) e pelos dos nervos ilioinguinal e ílio-hipogástrico. Na linha axilar média, esses nervos emitem ramos cutâneos laterais, que percorrem o tecido subcutâneo sobre o músculo oblíquo externo, no sentido caudal e medial. Após a emergência dos ramos laterais, as divisões anteriores dos nervos intercostais toracoabdominais (T7 a T11) e do nervo subcostal (T12) continuam na parede abdominal, percorrem o plano entre os músculos oblíquo interno e transverso, penetram lateralmente a bainha do músculo reto do abdome, na linha semilunar e, após inervar esse músculo, se fletem anteriormente e perfuram a bainha anterior, terminando nos ramos cutâneos anteriores. Nas fossas ilíacas, o trajeto dos nervos subcostal, ilioinguinal e ílio-hipogástrico passa medialmente à espinha ilíaca anterossuperior. Cada nervo inerva um dermátomo da parede, correspondendo ao intercostal T10 a região da cicatriz umbilical. Déficits sensitivos ou dor crônica por lesão nervosa podem ocorrer nas incisões abdominais.

Acessos para cirurgia abdominal aberta

Os acessos para cirurgia abdominal aberta podem ser agrupados em três categorias principais: incisões longitudinais; oblíquas; e transversas. A escolha da incisão depende de fatores como a localização das estruturas-alvo, o grau de certeza do planejamento cirúrgico, existência de incisões prévias, biótipo do paciente e a necessidade de rapidez de acesso. Essas variáveis devem ser ponderadas com a avaliação do risco de efeitos adversos do acesso, como dor pós-operatória, lesões de estruturas nervosas e vasculares, risco de deiscência, velocidade de reabilitação e resultado funcional e estético.

As incisões longitudinais são realizadas quase sempre na linha mediana. Nessa região, existem apenas ramos vasculares e nervosos terminais, o que minimiza o risco de sangramento e de lesões nervosas. Na linha mediana, o plano musculoaponeurótico é representado apenas pela linha alba, o que permite acesso mais rápido. Por essa razão, as incisões verticais medianas são utilizadas frequentemente nas laparotomias exploradoras de urgência. Nessas condições, em que o planejamento cirúrgico pré-operatório é mais limitado, as incisões medianas apresentam a vantagem adicional de poderem ser ampliadas cranialmente, até o processo xifoide, e caudalmente, até a sínfise púbica, permitindo a realização de praticamente qualquer procedimento abdominal. Na extensão caudal da incisão mediana, a abertura do peritônio deve sofrer leve desvio lateralmente para evitar a abertura acidental da cúpula vesical. Nas incisões longitudinais paramedianas, o músculo reto do abdome deve ser liberado da sua bainha na face medial e deslocado lateralmente para manter a integridade dos nervos na linha semilunar (paramediana pararretal interna).

Diversas incisões oblíquas são realizadas para procedimentos específicos. As principais são as subcostais e a incisão de McBurney. A localização influencia a extensão da incisão. Incisões subcostais mais extensas são habitualmente necessárias para cirurgias de vísceras localizadas junto às cúpulas diafragmáticas, em recessos protegidos pelos rebordos e gradeados costais. Diversamente, pequenas incisões de McBurney são suficientes para a realização da apendicectomia, na maioria dos casos.

As incisões subcostais são utilizadas para acesso das porções mais craniais e laterais do andar superior da cavidade abdominal. Indicações habituais são a colecistectomia aberta, cirurgias hepatobiliopancreáticas, e a esplenectomia eletiva aberta, entre outras. Um aspecto técnico importante é realizar as incisões subcostais pelo menos 3 cm abaixo da margem costal para evitar a desinserção dos músculos oblíquo interno e transverso, prevenindo dificuldades na síntese da parede, e o risco de hérnia incisional. Como o sentido das incisões subcostais é transversal ao dos nervos toracoabdominais, as principais desvantagens desse acesso são déficits sensitivos ou dor crônica decorrentes da inevitável lesão nervosa. Em incisões mais extensas, pode ocorrer flacidez por denervação de músculos da parede abdominal.

A incisão de McBurney é um acesso oblíquo, realizado na fossa ilíaca direita, na transição entre os terços lateral e medial de uma linha imaginária traçada entre a espinha ilíaca anterossuperior direita e a cicatriz umbilical. Após a secção da pele, subcutâneo e aponeurose do oblíquo externo, um princípio técnico importante dessa incisão é o afastamento das fibras dos músculos oblíquos interno e transverso, para prevenir lesões acidentais dos nervos subcostal, ílio-hipogástrico e ilioinguinal, que transitam nessa região, no plano entre os dois músculos. O prolongamento medial dessa incisão, se necessário, implica a secção da linha semilunar e de porções laterais do músculo reto do abdome, cruzando o trajeto dos vasos epigástricos inferiores, dentro da bainha do músculo reto. Se necessário, esses vasos são identificados e ligados.

As incisões transversas têm como característica principal o maior respeito às linhas de Langer, o que pode proporcionar melhores resultados estéticos. Em comparação com as incisões subcostais, podem limitar a lesão de nervos intercostais. Em contrapartida, oferecem exposição mais limitada dos recessos superiores da cavidade abdominal. São utilizadas com mais frequência em crianças, que, em relação aos adultos, apresentam biótipo mais brevilíneo e maior elasticidade da parede abdominal. Em adultos, os exemplos mais comuns são as incisões de Rockey-Davis e de Pfannenstiel.

A incisão de Rockey-Davis é centralizada no ponto de McBurney, mas se estende medialmente sobre a borda do músculo reto. Além de vantagens estéticas em relação à incisão de McBurney, permite ampliação para a esquerda, para abordagem de coleções pélvicas.

A incisão de Pfannenstiel é uma incisão transversa de cerca de 10 cm, realizada junto à sínfise púbica. Após a abertura da pele e do tecido subcutâneo, a bainha anterior do reto é incisada transversalmente e dissecada do músculo bilateralmente, desde a sínfise púbica até a cicatriz umbilical. O passo seguinte é o afastamento lateral dos músculos reto do abdome direito e esquerdo, com exposição da fáscia transversalis que é seccionada longitudinalmente junto com o peritônio, ao longo da linha mediana. Em virtude da localização, é bastante utilizada em cirurgias pélvicas pelas evidentes vantagens estéticas. Pela mesma razão, também tem sido utilizada como incisão acessória em cirurgias laparoscópicas, para permitir a retirada de peças cirúrgicas mais volumosas. As principais limitações dessa incisão são a restrição do acesso e a lentidão da abertura da parede, pela necessidade de dissecção de vários planos, em sentidos distintos.

Acessos para cirurgia abdominal laparoscópica

Até o final do século XX, incisões extensas eram o acesso-padrão na quase totalidade das cirurgias abdominais. Nas últimas duas décadas, o advento da videoendoscopia substituiu, em muitos procedimentos, as incisões abertas por múltiplos trocateres que permitem a introdução de óticas e de equipamentos especiais, desenvolvidos para permitir a visão por meio de monitores, e o afastamento e a manipulação cirúrgica das vísceras por meio de instrumentos longos, dotados de uma extremidade funcional interna, que é introduzida na cavidade, mas que são controlados pela equipe médica utilizando a extremidade externa. Inicialmente, a técnica videolaparoscópica foi indicada para procedimentos relativamente pequenos, mas localizados em regiões da cavidade abdominal que exigiam incisões desproporcionalmente extensas. A colecistectomia é um exemplo característico dessa situação. Com a experiência adquirida e o progressivo desenvolvimento da tecnologia videoendoscópica, o acesso laparoscópico também tem sido utilizado em cirurgias cada vez mais extensas e complexas.

Com relação à cirurgia aberta, o acesso laparoscópico reduz a dor pós-operatória, abrevia o tempo de internação e de retorno às atividades e reduz o risco de desenvolvimento de hérnias incisionais.[5] Contudo, o acesso inicial ao abdome apresenta um risco maior de lesões inadvertidas de vísceras e vasos que podem ser prevenidas com cuidados técnicos.

A linha mediana é o local preferido para colocação do primeiro trocater, geralmente na cicatriz umbilical. Locais alternativos são outros pontos da linha mediana e o acesso subcostal, lateral à borda do músculo reto e 3 cm abaixo da margem costal (ponto de Palmer). O acesso inicial sob visão direta (técnica de Hanson) reduz o risco de lesões viscerais. Embora mais perigoso, o acesso fechado, com agulha de Veress, é mais rápido e reduz o risco de formação de hérnias incisionais.

Os trocateres adicionais são colocados ao redor da área a ser abordada, em posições que variarão dependendo do procedimento proposto. Essa localização deve levar em conta as opções de conversão para cirurgia aberta, em caso de necessidade, que podem utilizar eventualmente extensões das incisões dos trocateres.

Cuidado especial deve ser tomado na colocação de trocateres no hipogástrio, evitando o trajeto das artérias epigástrica inferior e circunflexa ilíaca profunda e dos nervos subcostal, ílio-hipogástrico e ilioinguinal.

Referências consultadas

1. Schäfer M. Chronic groin pain after open, transabdominal preperitoneal and totally extraperitoneal hernia repair. World J Surg. 2010, 34(4):697-8.
2. Andersen P, Erichsen R, Frøslev T, Madsen MR, Laurberg S, Iversen LH. Open versus laparoscopic rectal cancer resection and risk of subsequent incisional hernia repair and paracolostomy hernia repair: a nationwide population-based cohort study. Surg Endosc. 2018, 32(1):134-44.
3. Anderson DJ, Podgorny K, Berríos-Torres SI, Bratzler DW, Dellinger EP, Greene L, Nyquist AC, Saiman L, Yokoe DS, Maragakis LL, Kaye KS. Strategies to prevent surgical site infections in acute care hospitals: 2014 update. Infect Control Hosp Epidemiol. 2014, 35(6):605-27.
4. Bickenbach KA, Karanicolas PJ, Ammori JB, et al. Up and down or side to side? A systematic review and meta-analysis examining the impact of incision on outcomes after abdominal surgery. Am J Surg. 2013, 206(3):400-9.
5. Kössler-Ebs JB, Grummich K, Jensen K, Hüttner FJ, Müller-Stich B, Seiler CM, Knebel P, Büchler MW, Diener MK. Incisional hernia rates after laparoscopic or open abdominal surgery-a systematic review and meta-analysis. World J Surg. 2016, 40(10):2319-30.

Capítulo 90

Principais acessos em cirurgia inguinal

Paulo Massarolo
José Pinhata Otoch
Alfredo Luiz Jacomo
Flavio Carneiro Hojaij
Mauro Figueiredo Carvalho de Andrade

Definição

O tratamento definitivo das hérnias inguinofemorais é o reparo cirúrgico do defeito da parede. Nas técnicas tradicionais, o reforço é habitualmente anterior, realizado por incisões inguinais abertas. Nas últimas duas décadas, foram desenvolvidas técnicas de reforço posterior, baseadas na visão e manipulação interna da parede utilizando métodos videoendoscópicos de acesso.

Epidemiologia

A hernioplastia inguinofemoral disputa com a colecistectomia o título de procedimento cirúrgico mais comum. No mundo, são realizadas anualmente cerca de 20 milhões de hernioplastias inguinais, sendo 200 mil no Brasil, apenas no Sistema Único de Saúde (SUS).[1]

Bases anatômicas

Consequentemente à multiplicidade de reparos e à complexidade da disposição espacial das estruturas envolvidas, a anatomia topográfica da região inguinal é uma de mais difícil descrição e compreensão. Contribui para essa dificuldade a necessidade de entendimento da anatomia inguinal sob pelo menos dois ângulos diferentes de visão: o anterior, utilizado nas cirurgias abertas; e o posterior, perspectiva utilizada nas abordagens laparoscópicas.

Para o cirurgião, é essencial o conhecimento da estratigrafia e dos principais ligamentos da região; das estruturas musculares, vasculares e nervosas que transitam nessa topografia; dos limites e do conteúdo do canal inguinal; e das zonas de fraqueza da parede.

Do plano superficial para o profundo, os estratos da parede na região inguinal incluem pele, tecido subcutâneo, aponeurose do músculo oblíquo externo, músculos oblíquo interno e transverso, fáscia endoabdominal (transversalis), gordura extraperitoneal e peritônio. O limite caudal da região inguinal é definido pelo ligamento inguinal (Poupart), um espessamento da aponeurose do músculo oblíquo externo que se estende da espinha ilíaca anterossuperior ao tubérculo púbico. Na posição superomedial ao tubérculo púbico, a aponeurose do músculo oblíquo externo apresenta uma fenda por onde o funículo espermático e o nervo ilioinguinal emergem, cruzando anteriormente o ligamento inguinal (anel inguinal superficial).

Posteroinferiormente ao ligamento inguinal, delimita-se uma lacuna até a borda dos ossos ilíaco e púbico (espaço subinguinal), que é ocupada por estruturas que transitam entre o tronco e o membro inferior: na loja muscular, mais lateral, o músculo iliopsoas e os nervos cutâneo lateral da coxa e femoral; na loja vascular, os vasos femorais, linfáticos e ramos femorais do nervo gênitofemoral. O limite medial do espaço subinguinal (anel femoral) é definido pelo ligamento lacunar (Gimbernat), uma extensão do ligamento inguinal até o ligamento pectíneo (Cooper), que fica fortemente aderido à margem superior do ramo do púbis.

Posteriormente à aponeurose do oblíquo externo, a borda inferior dos músculos oblíquo interno e transverso se inserem na porção lateral do ligamento inguinal, desde a espinha ilíaca anterossuperior até o limite da linha hemiclavicular. Nesse ponto, as fibras dos dois músculos descrevem um arco de concavidade inferior (foice inguinal), que segue superiomente à emergência do funículo espermático (anel inguinal profundo), e se fixa ao púbis. Paralela e cranialmente à foice inguinal, transita o nervo ílio-hipogástrico, sobre o músculo oblíquo interno. No espaço entre a foice inguinal e o ligamento inguinal, a continência da parede depende da fáscia transversalis. Esse é um dos pontos de fraqueza da região inguinofemoral, ao lado do anel inguinal profundo e do anel femoral.

O trajeto entre os dois anéis inguinais (profundo e superficial) é denominado "canal inguinal", e contém o funículo espermático e o nervo ilioinguinal. Os limites do canal inguinal são: anteriormente, a aponeurose do oblíquo externo; superiormente, a foice inguinal; inferiormente, o ligamento inguinal; posteriormente, a fáscia transversalis.

Ao longo de toda a extensão da face interna do ligamento inguinal, a fáscia transversalis está aderida e espessada, formando uma estrutura ligamentar (trato iliopúbico). Posterior à fáscia transversalis, localiza-se o plano de gordura extraperitoneal (espaço de Bogros), onde estão várias estruturas importantes: os vasos ilíacos externos; os vasos epigástricos inferiores; eventuais ramos obturatórios dos vasos epigástricos inferiores (*corona mortis*); o ligamento umbilical medial (artéria umbilical obliterada); a face superior do ligamento lacunar; o ligamento pectíneo; o ducto deferente; e os vasos gonadais. Medialmente, o espaço de Bogros é contíguo ao espaço retropúbico (Retzius). Lateralmente aos vasos gonadais, ainda no plano extraperitoneal, a parede posterior do abdome é ocupada pelos músculos psoas maior e ilíaco, sobre os quais transitam os nervos genitofemoral, femoral e cutâneo lateral da coxa, no trajeto em direção ao ligamento inguinal.

A face interna da parede abdominal é recoberta por peritônio. A visão posterior da região inguinal permite identificar o relevo ou a silhueta de várias estruturas extraperitoneais. As pregas umbilicais mediais recobrem os ligamentos umbilicais mediais. A prega umbilical lateral recobre os vasos epigástricos inferiores. A fossa umbilical medial está localizada entre as pregas umbilicais medial e lateral, e tem relação topográfica com o trígono inguinal (Hesselbach), que é delimitado pelos vasos epigástricos inferiores, pelo ligamento inguinal e pela borda lateral do músculo reto do abdome. O anel inguinal profundo fica localizado lateralmente à prega umbilical lateral e também é identificado pela confluência dos vasos gonadais com o ducto deferente (Figura 90.1).

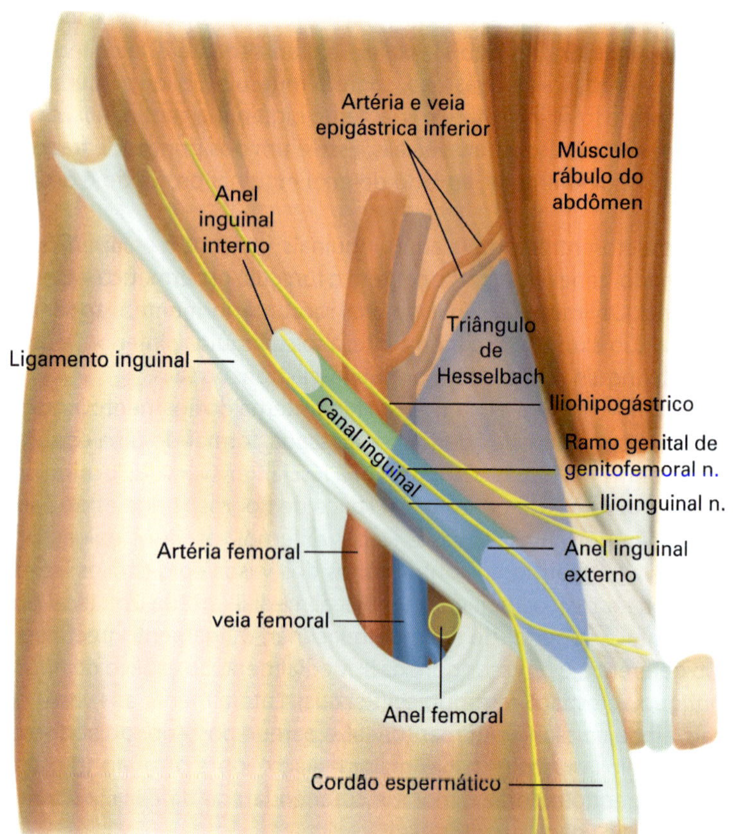

Figura 90.1 – Vista anterior da anatomia da região inguinal.

Na visão posterior, os pontos de fraqueza da região inguinofemoral estão contidos no orifício miopectíneo de Fruchaud, delimitado lateralmente pela borda medial do músculo iliopsoas, superiormente pela foice inguinal, medialmente pela borda do músculo reto do abdome e inferiormente pela linha pectínea. O trato iliopúbico divide o orifício miopectíneo nos compartimentos posterior, onde se formam as hérnias femorais, e anterior, onde se formam as hérnias inguinais. O compartimento anterior é subdividido pelos vasos epigástricos inferiores nos compartimentos medial (trígono de Hesselbach) e lateral (anel inguinal profundo), onde se formam respectivamente as hérnias diretas e indiretas.

Acessos para cirurgia inguinal

No acesso anterior, a incisão da pele é realizada acima e paralela ao ligamento inguinal e o tecido subcutâneo é seccionado até a identificação da aponeurose do músculo oblíquo externo e do anel inguinal profundo. Um risco inerente a esse acesso é a lesão dos nervos ilioinguinal e ílio-hipogástrico. A incisão da aponeurose do músculo oblíquo externo expõe o canal inguinal e permite o cadarçamento do funículo espermático. A inspecção da fáscia transvesalis e a dissecção do funículo espermático permitem a identificação das hérnias diretas e indiretas. A abordagem do anel femoral, se indicada, é feita por meio da incisão da fáscia transversalis e da dissecção do espaço de Bogros.

O acesso videoendoscópico pode ser pela via transabdominal pré-peritoneal (TAPP), ou totalmente extraperitoneal (TEP).[2,3] Na TAPP, o acesso inicial é realizado por meio de um trocater introduzido na cavidade peritonial, pela cicatriz umbilical. A visualização da face posterior da parede abdominal pela cavidade peritoneal permite identificar e distinguir com facilidade os óstios de anéis herniários diretos, indiretos ou femorais. O reforço da parede é realizado por meio de colocação de tela sintética no plano extraperitoneal, entre a fáscia transversalis e o peritônio, recobrindo os limites do orifício miopectíneo de Fruchaud. Para criar o espaço extraperitoneal de colocação da tela, o peritônio é incisado anteriormente ao trato iliopúbico e, ao final do procedimento, suturado.

Na TEP, o portal inicial é introduzido entre a face posterior do músculo reto do abdome e sua bainha posterior, próximo à cicatriz umbilical. Nesse plano, a ótica é orientada inicialmente no sentido caudal, em direção ao espaço retropúbico (Retzius). A seguir, a dissecção se desloca lateralmente, para o espaço de Bogros, completando a dissecção dos limites do orifício miopectíneo, que é recoberto por uma tela sintética de maneira análoga à TAPP. Assim, na TEP, a cavidade peritoneal não é acessada.

Escolha dos acessos para cirurgia inguinal

A escolha do acesso para a cirurgia inguinal depende da familiaridade do cirurgião com o método e de características do paciente.[3] Os métodos abertos podem ser realizados em praticamente qualquer paciente, ao passo que o reparo laparoscópico pode não ser seguro em algumas condições.

Os reparos por acesso aberto podem ou não exigir a implantação de telas sintéticas, como as técnicas de Lichtenstein e Shouldice, respectivamente. Já nos métodos videoendoscópicos, a tela é de uso obrigatório. Por essa razão, o acesso anterior é preferido em pacientes com hérnias encarceradas e estranguladas, nas quais o risco de infecção é maior.[3]

O acesso laparoscópico deve ser indicado preferencialmente em pacientes com hérnias bilaterais, com hérnias recidivadas após uma abordagem pela via anterior, e com hérnias femorais. Em comparação com os métodos abertos, as técnicas laparoscópicas permitem retorno mais rápido às atividades e cursam com menor incidência de dor crônica.[2,3]

O acesso aberto pode ser mais simples e seguro em pacientes com procedimentos prévios no espaço extraperitoneal, como prostatectomias, histerectomias e cesáreas.[3]

Referências consultadas

1. Pedroso LM, Melo RM, Silva-Jr NJ. Comparative study of postoperative pain between the Lichtenstein and laparoscopy surgical techniques for the treatment of unilateral primary inguinal hernia. Arq Bras Cir Dig. 2017, 30(3):173-76.
2. Pisanu A, Podda M, Saba A, Porceddu G, Uccheddu A. Meta-analysis and review of prospective randomized trials comparing laparoscopic and Lichtenstein techniques in recurrent inguinal hernia repair. Hernia. 2015, 19(3):355-66.
3. Miserez M, Peeters E, Aufenacker T, Bouillot JL, Campanelli G, et al. Update with level 1 studies of the European Hernia Society guidelines on the treatment of inguinal hernia in adult patients. Hernia. 2014, 18(2):151-63.

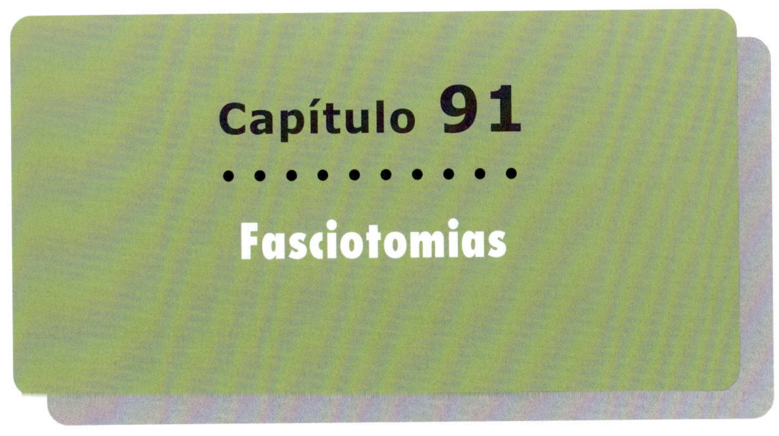

Capítulo 91

Fasciotomias

Mauro Figueiredo Carvalho de Andrade
Alfredo Luiz Jacomo
José Pinhata Otoch

Introdução

As fasciotomias são realizadas como parte do tratamento da síndrome compartimental (SC) dos membros. Compartimentos são regiões topográficas delimitadas por septos provenientes da fáscia profunda que contêm músculos com ação, inervação e irrigação comuns.[1]

Os compartimentos apresentam dimensões relativamente fixas e aumentam a eficiência da contração muscular por opor resistência ao aumento do diâmetro do ventre muscular.[2]

A SC é consequência da alteração da relação entre continente e conteúdo no compartimento. A redução deste espaço ou aumento do volume nele contido aumenta a pressão no compartimento que pode exceder a pressão de perfusão tecidual, ocasionando isquemia e necrose.[3,4] A necrose muscular pode causar insuficiência renal aguda e perda funcional e nervos podem ter lesões irreversíveis.

Entre as causas de SC por redução do compartimento, estão queimaduras de 3° grau e imobilizações gessadas. A SC por aumento do volume das estruturas dos compartimentos é mais comum que as anteriores e pode ser causada por hemorragias (fraturas e lesões vasculares) ou edema muscular (esmagamento, reperfusão, trombose venosa profunda).[3]

Embora a SC possa acometer qualquer compartimento muscular, descrevemos as fasciotomias realizadas nos compartimentos da perna por ser a região mais comumente afetada. Todavia, os mesmos princípios se aplicam aos outros compartimentos musculares.

Diagnóstico da síndrome compartimental

O diagnóstico clínico é baseado nos "6 Ps": palidez; pulsação ausente; parestesia; paralisia; hipotermia (*poikilothermia*); e dor (*pain*). Embora estes sinais sejam patognomônicos da SC, eles podem estar presentes já na fase de irreversibilidade das lesões teciduais. Os nervos são mais sensíveis à hipóxia, e normalmente os primeiros sintomas são dor e parestesia.[4] A isquemia muscular pode provocar dor espontânea ou ser desencadeada com a movimentação ou palpação do grupamento muscular afetado.

Diagnóstico e tratamento precoces são essenciais para a redução dos índices de amputação, do comprometimento funcional e da mortalidade relacionados ao SC. O período de tempo em que a SC causa lesões teciduais irreversíveis é incerto e variável. No entanto, retardo maior do que 12 horas para a realização da fasciotomia nestes pacientes permite a recuperação funcional completa em menos de 10% dos casos.[5]

Em pacientes inconscientes pode ser necessária a realização da medida de pressão no compartimento para o diagnóstico da SC. Embora menos precisa do que a medida obtida com o uso de aparelhos específicos, a utilização de uma agulha inserida no tecido e conectada através de um equipo de três vias a um manômetro comum e a uma seringa com soro fisiológico pode fornecer informações úteis para a decisão terapêutica. Os parâmetros utilizados são pressão tecidual absoluta de 30 mmHg ou a diferença menor que 30 mmHg com relação à pressão diastólica do paciente.

Técnica da fasciotomia

O objetivo da fasciotomia é o de abrir extensamente a fáscia profunda que limita o compartimento afetado e permitir a descompressão da musculatura.

Para a realização adequada do procedimento, é necessário o conhecimento anatômico dos limites e conteúdo dos compartimentos da perna e de estruturas identificadas pela anatomia de superfície para a realização de descompressão adequada e evitar lesões iatrogênicas.

Resumidamente, existem quatro compartimentos fasciais na perna:

» Compartimento anterior

Esta região se localiza anteriormente à membrana interóssea e entre a borda lateral da tíbia e o septo anterolateral da fáscia crural que se insere na fíbula. Neste compartimento estão músculos relacionados à extensão do pé (dorsiflexão), inervados pelo nervo fibular profundo e irrigados pela artéria tibial anterior.

Neste compartimento está o músculo tibial anterior, os extensores longos do hálux e dos dedos e o músculo fibular terceiro.

» Compartimento lateral

Situado entre os septos anterolateral e posterolateral, contém o nervo fibular superficial e os músculos fibulares longo e curto, eversores do pé.

» Compartimento posterior

Localiza-se posteriormente aos ossos da perna e à membrana interóssea e se divide em duas regiões pelo septo transverso em subcompartimentos superficial e profundo. Os músculos têm ação predominantemente flexora do pé, são irrigados pelas artérias tibial posterior e fibular e sua inervação é feita pelo nervo tibial.

No subcompartimento profundo estão o músculo tibial posterior, os flexores longos do hálux e dos dedos e o músculo poplíteo. No superficial localizam-se o gastrocnêmio, o sóleo e o músculo plantar.

A técnica mais utilizada para a realização da fasciotomia na perna consiste na realização de duas incisões verticais na pele que permitem a abordagem dos quatro compartimentos musculares. A extensão da incisão cutânea deve ser ampla o suficiente para evitar liberação incompleta do compartimento ou necrose de pele.

A fasciotomia lateral tem a borda anterior da fíbula como referência. Este acesso possibilita a descompressão dos compartimentos lateral e anterior. Realiza-se uma incisão longitudinal que se inicia 5 cm inferiormente à cabeça da fíbula até 5 cm proximalmente ao maléolo lateral. Esta incisão é paralela e cerca de 2 cm anterior à fíbula. Após o descolamento anterior e posterior da pele e tecido subcutâneo, identifica-se o septo intermuscular anterolateral que separa o compartimento anterior do lateral e a fáscia profunda sobre cada um dos compartimentos é incisada extensamente a uma distância mínima de 1 cm anterior e posteriormente ao septo para evitar lesão do nervo fibular superficial. Este nervo passa a ser subcutâneo ao atravessar o septo no terço distal da perna. Quando o edema dificulta a visualização direta do septo, este pode ser localizado pela identificação de vasos perfurantes presentes nesta região.

O acesso aos compartimentos posteriores é medial. A pele é incisada desde cerca de 5 cm distalmente à tuberosidade da tíbia até 5 cm proximais ao maléolo medial, a 2 cm de distância da borda medial da tíbia. Incisões mais posteriores podem causar lesão à veia safena magna.

A fáscia é amplamente aberta após o descolamento do retalho superficial, expondo-se o subcompartimento superficial. Para a descompressão do subcompartimento posterior profundo necessita-se da abertura do septo transverso. Aborda-se este septo após a secção parcial do músculo sóleo junto à borda medial da tíbia.

Cuidados com a ferida operatória

A presença de infecção é avaliada a cada curativo. Tecidos desvitalizados devem ser removidos por desbridamento cirúrgico e o fechamento progressivo da ferida pode ser feito quando o edema muscular regride. Ocasionalmente é necessário o uso de enxertos de pele para cobertura da fasciotomia.

Referências consultadas

1. Drake RL, Vogl AW, Mitchell AWM. Membro inferior in Drake RL, Vogl AW, Mitchell AWM (ed). Gray's, anatomia para estudantes (Tradução da 2 ed.). Rio de Janeiro: Elsevier, 2010. p.588-99.
2. Benjamin M. The fascia of the limbs and back: a review. J Anat. 2009; 214: 1-18.
3. Bowyer MW. Lower extremitiy fasciotomy: indications and technique. Curr Trauma Rep. 2015; 1: 35-44.
4. Garner MR, Taylor SA, Gausden E, Lyden JP. Compartment syndrome: Diagnosis, management, and unique concerns in the twenty-first century. HSSJ. 2014; 10: 143-52.
5. Sheridan GW, Matsen FA. Fasciotomy in the treatment of the acute compartment syndrome. J Bone Joint Surg Am. 1976;1:112-15.

Índice remissivo

A

B

C

D

E

F

G

H

I

J

L

M

N

O

P

Q

R

S

T

W

Z

IMPRESSÃO:

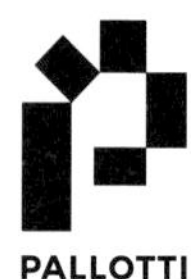

Santa Maria - RS | Fone: (55) 3220.4500
www.graficapallotti.com.br